国内名院、名科、知名专家临床病理"一书一网络平台"丛书

临床病理诊断与鉴别诊断
——口腔颌面部疾病

U0224468

主　　编　李铁军

副 主 编　陈新明　陈小华

主编助理　周传香

编　　者（以姓氏笔画为序）

李铁军（北京大学口腔医学院）

杨邵东（武汉大学口腔医学院）

余飞燕（山西医科大学口腔医学院）

张　芳（山西医科大学口腔医学院）

张　然（北京大学口腔医学院）

张佳莉（武汉大学口腔医学院）

张建运（北京大学口腔医学院）

陈小华（中山大学光华口腔医学院）

陈新明（武汉大学口腔医学院）

周传香（北京大学口腔医学院）

胡　赟（贵州医科大学口腔医学院）

徐　萌（中山大学光华口腔医学院）

人民卫生出版社

图书在版编目（CIP）数据

临床病理诊断与鉴别诊断.口腔颌面部疾病/李铁
军主编. —北京:人民卫生出版社,2020
ISBN 978-7-117-30148-0

Ⅰ.①临… Ⅱ.①李… Ⅲ.①口腔颌面部疾病-病理
学-诊断学②口腔颌面部疾病-鉴别诊断 Ⅳ.
①R446.8②R447

中国版本图书馆 CIP 数据核字（2020）第 111335 号

| 人卫智网 | www.ipmph.com | 医学教育、学术、考试、健康，购书智慧智能综合服务平台 |
| 人卫官网 | www.pmph.com | 人卫官方资讯发布平台 |

临床病理诊断与鉴别诊断——口腔颌面部疾病

主　　编:李铁军
出版发行:人民卫生出版社(中继线 010-59780011)
地　　址:北京市朝阳区潘家园南里 19 号
邮　　编:100021
E - mail:pmph @ pmph.com
购书热线:010-59787592　010-59787584　010-65264830
印　　刷:北京建宏印刷有限公司
经　　销:新华书店
开　　本:889×1194　1/16　　印张:27
字　　数:912 千字
版　　次:2020 年 11 月第 1 版　2024 年 8 月第 1 版第 2 次印刷
标准书号:ISBN 978-7-117-30148-0
定　　价:328.00 元
打击盗版举报电话:010-59787491　E-mail:WQ @ pmph.com
质量问题联系电话:010-59787234　E-mail:zhiliang @ pmph.com

主编简介

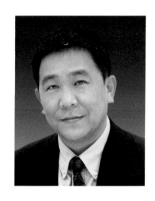

李铁军　教授，博士生导师。　现任北京大学口腔医学院副院长，口腔病理科主任，兼任中华口腔医学会常务理事、中华口腔医学会口腔病理学专业委员会前任主任委员、中华口腔医学会口腔生物医学专业委员会候任主任委员、中华口腔医学会口腔医学教育专业委员会常委、北京市口腔医学会副会长、*Oral Surg Oral Med Oral Pathol Oral Radiol Endod* 杂志编委以及国内多本专业杂志的副主编等职。　主要研究方向为口腔颌面部肿瘤的临床行为和分子发病机制。　先后主持国家自然科学基金（重点、面上）、863 子课题、北京市自然科学基金等 20 余项科研基金，国家杰出青年科学基金获得者。　迄今在国内外发表学术论文 100 余篇，其中 SCI 收录 74 篇；2014—2018 年爱思唯尔 Scopus 数据库发布的中国高被引学者榜单上，连续 5 年被列在医学类前 100 位学者；主编专著 4 部；2001 年获中国高校自然科学奖二等奖，2005 年获教育部提名国家科学技术奖自然科学奖二等奖，2006 年北京市科技进步三等奖；享受国务院颁发的政府特殊津贴待遇，2011 年获卫生部有突出贡献中青年专家称号，2012 年获中国科协全国优秀科技工作者称号。

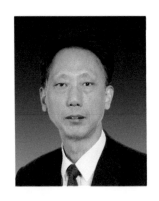

陈新明 武汉大学口腔医学院口腔病理科，一级主任医师、副教授，博士生导师。 曾任多届中华口腔医学会口腔病理学专业委员会副主任委员和湖北省、武汉市医学会病理专业委员会委员，全国医师定期考核口腔专业编辑委员会委员、国家医师资格考试口腔类别试题开发专家委员会委员、教育部学位与研究生教育发展中心学位论文评审专家。 国家教育部、国家卫计委规划教材《口腔组织病理学》第6、7、8版和国家卫计委住院医师规范化培训规划教材《口腔医学 口腔病理科分册》编委。从事临床、教学和科研工作40余年，在口腔癌与癌前病变、牙源性和唾液腺肿瘤、颌骨疾病、口腔黏膜病等的病理诊断方面具有丰富的经验和系列研究。 参编专著5部；以第一作者/通讯作者发表论文百余篇，其中SCI收录30余篇；2015年获教育部高等学校科学研究优秀成果奖自然科学奖二等奖，1997年获湖北省政府科技进步奖三等奖。 先后主持和参与国家自然科学基金、湖北省和武汉市自然科学基金10余项。

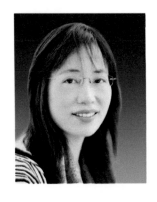

陈小华 中山大学光华口腔医学院口腔病理科主任医师、硕士生导师。 国际牙医师学院院士（ICD）、中华口腔医学会理事、中华口腔医学会口腔病理专业委员会副主任委员、广东省口腔医学会秘书长、广东省口腔医学会口腔医学教育专业委员会常委。《中华口腔医学研究杂志（电子版）》《口腔疾病预防》编委。 普通高等教育本科国家级规划教材《口腔组织病理学》、国家卫生计生委住院医师规培教材《口腔医学 口腔病理科分册》编委，参编《口腔疾病诊疗手册》《根尖周病治疗学》《疑难病理诊断精选》等专著。 从事口腔病理学教学、医疗和科研工作30余年。 主要研究方向为口腔癌及黏膜潜在恶性病变分子生物学及病理机制等方面的研究。 先后主持和参与国家级、省部级科研项目10多项，发表学术论文30余篇。

出版说明

病理诊断是很多疾病明确诊断的主要依据,但即便是经验丰富的病理专家,在日常病理诊断中也经常会遇到以往从来没有见过的"疑难病变"。病理诊断水平的提升需要不断学习、反复实践,只有"见多",才能"识广"。从"多见"的角度来讲,由于人口基数大,国内病理专家所诊断的病例无疑是最丰富的,这方面的临床经验尤其值得总结和推广。

为了充分展现病理学"靠图说话、百闻不如一见"的特点,最大程度发挥互联网的载体优势,最大程度满足病理科医师临床诊疗水平提升的需求,进而更好地服务于国家"强基层""医疗卫生资源下沉"的医疗体制改革战略目标,人民卫生出版社决定邀请国内名院、名科的知名病理专家围绕病理诊断所涉及的各个领域策划出版临床病理"一书一网络平台"丛书,即围绕每个领域编写一本书(如"临床病理诊断与鉴别诊断——乳腺疾病"),搭建一个网络平台(如"中国临床病理电子切片库——乳腺疾病病理电子切片库")。目的是对国内几十家名院病理专家曾经诊断的所有疾病进行系统的梳理和全面的总结。

希望该套丛书对病理科住院医师、专科医师的培养以及国内病理诊断水平的整体提升发挥重要的引领和推动作用。

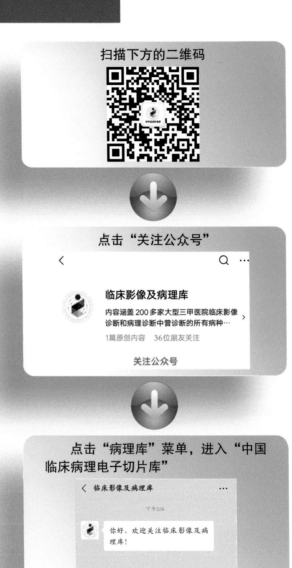

扫描下方的二维码

点击"关注公众号"

临床影像及病理库
内容涵盖 200 多家大型三甲医院临床影像
诊断和病理诊断中曾诊断的所有病种…

1篇原创内容　　36位朋友关注

关注公众号

点击"病理库"菜单，进入"中国
临床病理电子切片库"

< 临床影像及病理库　　…

下午3:16

你好，欢迎关注临床影像及病
理库！

影像库　　病理库　　服务支持

购书前免费试用

"登录"→"商城"→"产品试用"→成功开通"中国临床病理电子切片库"

购书后兑换使用权

"登录"→"商城"→"兑换"→输入激活码（刮开封底涂层获取激活码）→
"激活"→成功开通"中国临床病理电子切片库"

前　言

病理诊断常被医学界称为疾病诊断的"金标准",对此我们应有如下理解。如手术取材、组织标本处理、切片染色等方法得当,一位有经验的病理医师对大多数疾病做出正确诊断,指导临床治疗和预后选择,问题不大。但我们必须强调,病理诊断要密切结合临床,不能遗漏任何临床所见的"蛛丝马迹",如患者年龄、性别、病变部位、临床印象、实验室检查、影像学检查等,避免坐井观天、以偏概全;同时还应认识到病理诊断并非万能,诸如罕见肿瘤诊断的模糊地带、诊断者的主观性、新观念与新技术的发展变化等,均可影响病理诊断的准确性和可靠性,因此客观描述某些病例的病理变化,提出怀疑或倾向性意见,可能更符合事实。其实这种思辨的过程,恰恰是病理诊断和鉴别诊断的过程。此次应邀参加人民卫生出版社组织的临床病理诊断"一书一网络平台"丛书,着重围绕口腔颌面部疾病的临床病理诊断和鉴别诊断编写一本书,搭建一个网络平台(临床病理实例解析系统),旨在为病理医师的日常临床工作提供辅助和参考,同时也希望对病理科住院医师、专科医师培训及病理诊断水平的提升有所裨益。

口腔颌面部疾病与全身其他部位的疾病有一定的相似性,但在很多方面有其特殊性。例如口腔黏膜病、口腔癌及癌前病变、唾液腺肿瘤、牙源性囊肿和肿瘤等均为这个领域所特有的疾病,在病理上也有其独特表现。本书共分九章,着重描述了需常规行病理诊断的口腔颌面部疾病 240 余种,文字基本上以疾病为单位,分别叙述其定义、临床特征、病理变化、鉴别诊断等方面,重点强调与病理诊断相关的内容;书中附大量图片资料,突出病理学"靠图说话"的特点,包括各类临床、影像和病理图片约 1 340 幅,这些图片基本上是几家参编单位的原始资料。本书还邀请武汉大学口腔医学院口腔病理科陈新明教授和中山大学光华口腔医学院口腔病理科陈小华教授为副主编,其他参编单位还包括山西医科大学口腔医学院和贵州医科大学口腔医学院,这样,五个院校的 11 位专家分别负责有关章节的撰写。真所谓"一家之言最愚钝",上述这些专家分别在所负责编写的相关领域有很深的造诣,笔者有幸得到这些专家们的加盟和支持,为本书增加更大的权威性。北京大学口腔医学院的周传香副研究员作为本书的主编助理做了大量的组织协调和文图编辑工作。在此,我向专家们的辛勤付出表示衷心感谢!

在医学和生命科学飞速发展的今天,病理学这个传统学科也发生着不断的变革和扩展,有关病理诊断的新技术、新方法、新理念不断涌现。由于本人才疏学浅,书中难免会有遗漏、错误,敬请广大读者赐教指正。

李铁军

2020 年 4 月 10 日

目　录

第一章　口腔黏膜病 …………………………… 1

第一节　口腔黏膜感染性疾病 ……………… 2
　　一、单纯疱疹 ………………………… 2
　　二、带状疱疹 ………………………… 4
　　三、手足口病 ………………………… 5
　　四、口腔念珠菌病 …………………… 6
　　五、球菌性口炎 ……………………… 7
　　六、坏死性龈口炎 …………………… 8
　　七、口腔结核 ………………………… 9

第二节　口腔黏膜溃疡性疾病 …………… 10
　　一、复发性阿弗他溃疡 …………… 11
　　二、白塞病 ………………………… 12
　　三、创伤性溃疡 …………………… 14
　　四、嗜酸性舌溃疡 ………………… 15
　　五、放射性口炎 …………………… 15

第三节　口腔黏膜疱性疾病 ……………… 16
　　一、天疱疮 ………………………… 17
　　二、良性黏膜类天疱疮 …………… 19
　　三、大疱性类天疱疮 ……………… 21
　　四、副肿瘤性天疱疮 ……………… 21
　　五、类天疱疮样扁平苔藓 ………… 23
　　六、线状 IgA 大疱性皮肤病 ……… 24

第四节　口腔黏膜斑纹类病变 …………… 25
　　一、口腔白斑 ……………………… 25
　　二、口腔红斑 ……………………… 29
　　三、扁平苔藓 ……………………… 31
　　四、慢性盘状红斑狼疮 …………… 33
　　五、口腔黏膜下纤维化 …………… 34
　　六、白色水肿 ……………………… 36
　　七、白色海绵状斑痣 ……………… 36
　　八、良性角化病 …………………… 37
　　九、先天性角化异常 ……………… 38

第五节　口腔黏膜色素异常 ……………… 39
　　一、生理性色素沉着 ……………… 39

　　二、口腔黏膜黑斑 ………………… 40
　　三、口腔黏膜色素痣 ……………… 41
　　四、口腔黑棘皮病 ………………… 41
　　五、色素沉着肠道息肉综合征 …… 41
　　六、原发性慢性肾上腺皮质功能
　　　　减退症 ………………………… 42
　　七、银汞着色 ……………………… 42
　　八、重金属色素沉着 ……………… 43
　　九、烟草及药物引起的色素沉着 … 43

第六节　口腔肉芽肿性疾病 ……………… 44
　　一、梅-罗综合征 …………………… 44
　　二、局限性口面部肉芽肿病 ……… 45
　　三、结节病 ………………………… 45
　　四、克罗恩病 ……………………… 47
　　五、嗜酸性淋巴肉芽肿 …………… 48
　　六、浆细胞肉芽肿 ………………… 49
　　七、坏死性肉芽肿性血管炎（韦格内肉
　　　　芽肿） ………………………… 51
　　八、幼年型黄色肉芽肿 …………… 52

第七节　性传播疾病的口腔表征 ………… 53
　　一、梅毒 …………………………… 53
　　二、淋病 …………………………… 55
　　三、尖锐湿疣 ……………………… 56
　　四、艾滋病 ………………………… 56

第八节　其他唇舌疾病 …………………… 57
　　一、慢性非特异性唇炎 …………… 58
　　二、腺性唇炎 ……………………… 59
　　三、浆细胞性唇炎 ………………… 60
　　四、光化性唇炎 …………………… 60
　　五、正中菱形舌 …………………… 61
　　六、地图舌 ………………………… 61
　　七、沟纹舌 ………………………… 62
　　八、舌扁桃体肥大 ………………… 63
　　九、舌淀粉样变 …………………… 63

第二章 口腔黏膜上皮性肿瘤与黑色素细胞肿瘤 … 66
第一节 乳头状瘤 …………………………… 66
一、鳞状细胞乳头状瘤 …………………… 66
二、寻常疣 ………………………………… 68
三、多灶性上皮增生 ……………………… 69
四、尖锐湿疣 ……………………………… 69
第二节 口腔鳞状细胞癌及其亚型 ………… 71
一、普通鳞状细胞癌 ……………………… 71
二、疣状癌 ………………………………… 75
三、基底样鳞状细胞癌 …………………… 76
四、梭形细胞鳞状细胞癌 ………………… 80
五、乳头状鳞状细胞癌 …………………… 83
六、腺鳞癌 ………………………………… 84
七、棘层松解性鳞状细胞癌 ……………… 84
八、淋巴上皮癌 …………………………… 86
第三节 口咽部人类乳头状瘤病毒(HPV)阳性
鳞状细胞癌 ………………………… 88
第四节 口腔黏膜黑色素细胞肿瘤 ………… 90
一、口腔黏膜色素痣 ……………………… 90
二、口腔黏膜黑色素瘤 …………………… 91

第三章 唾液腺非肿瘤性疾病 ……………… 96
第一节 唾液腺发育性疾病 ………………… 96
一、唾液腺异位 …………………………… 96
二、多囊病 ………………………………… 96
第二节 唾液腺炎症 ………………………… 97
一、病毒性腮腺炎/流行性腮腺炎 ……… 97
二、化脓性唾液腺炎 ……………………… 97
三、慢性阻塞性唾液腺炎 ………………… 98
四、慢性硬化性唾液腺炎/IgG4 相关唾液
腺炎 ……………………………………… 98
第三节 唾液腺上皮性非肿瘤性疾病 ……… 101
一、良性淋巴上皮病变和舍格伦综合征 … 101
二、坏死性唾液腺化生 …………………… 103
三、硬化性多囊性腺病 …………………… 104
四、嗜酸细胞增生症 ……………………… 105

第四章 唾液腺肿瘤 ………………………… 108
第一节 唾液腺良性肿瘤 …………………… 109
一、多形性腺瘤 …………………………… 109
二、肌上皮瘤 ……………………………… 117
三、基底细胞腺瘤 ………………………… 120
四、Warthin 瘤 …………………………… 124
五、嗜酸细胞瘤 …………………………… 129

六、淋巴腺瘤 ……………………………… 132
七、囊腺瘤 ………………………………… 134
八、乳头状唾液腺瘤 ……………………… 136
九、导管乳头状瘤 ………………………… 139
十、皮脂腺腺瘤 …………………………… 140
十一、管状腺瘤 …………………………… 140
第二节 唾液腺恶性肿瘤 …………………… 142
一、黏液表皮样癌 ………………………… 142
二、腺样囊性癌 …………………………… 146
三、腺泡细胞癌 …………………………… 150
四、上皮-肌上皮癌 ……………………… 153
五、肌上皮癌 ……………………………… 157
六、基底细胞腺癌 ………………………… 160
七、透明细胞癌 …………………………… 164
八、分泌性癌 ……………………………… 167
九、多形性腺癌 …………………………… 170
十、唾液腺导管癌 ………………………… 172
十一、导管内癌 …………………………… 175
十二、嗜酸细胞癌 ………………………… 177
十三、腺癌,非特指(NOS) ……………… 180
十四、癌在多形性腺瘤中 ………………… 183
十五、皮脂腺癌 …………………………… 185
十六、淋巴上皮癌 ………………………… 186
十七、鳞状细胞癌 ………………………… 190
十八、差分化癌 …………………………… 191
十九、癌肉瘤 ……………………………… 194
二十、成涎细胞瘤 ………………………… 195

第五章 口腔颌面部囊肿 …………………… 198
第一节 牙源性囊肿 ………………………… 198
一、牙源性角化囊肿 ……………………… 199
二、含牙囊肿 ……………………………… 205
三、发育性根侧囊肿/葡萄样牙源性囊肿 … 207
四、龈囊肿 ………………………………… 208
五、腺牙源性囊肿 ………………………… 208
六、牙源性钙化囊肿 ……………………… 209
七、正角化牙源性囊肿 …………………… 210
八、根尖囊肿 ……………………………… 213
九、炎症性根侧囊肿 ……………………… 216
第二节 非牙源性囊肿 ……………………… 216
一、鼻腭管(切牙管)囊肿 ……………… 216
二、鼻唇(鼻牙槽)囊肿 ………………… 217
三、球状上颌囊肿 ………………………… 217
四、下颌正中囊肿 ………………………… 218

第三节　假性囊肿 …………………………… 218
　　一、动脉瘤性骨囊肿 …………………… 218
　　二、单纯性骨囊肿 ……………………… 221
　　三、静止性骨囊肿 ……………………… 221
第四节　口腔、面颈部软组织囊肿 ………… 221
　　一、皮样和表皮样囊肿 ………………… 221
　　二、鳃裂囊肿 …………………………… 222
　　三、甲状舌管囊肿 ……………………… 223
　　四、畸胎样囊肿 ………………………… 224
　　五、黏液囊肿 …………………………… 224
　　六、舌下囊肿 …………………………… 224

第六章　牙源性肿瘤和瘤样病变 …………… 227
第一节　良性上皮性牙源性肿瘤 …………… 227
　　一、成釉细胞瘤 ………………………… 227
　　二、牙源性鳞状细胞瘤 ………………… 234
　　三、牙源性钙化上皮瘤 ………………… 236
　　四、牙源性腺样瘤 ……………………… 238
第二节　良性混合性牙源性肿瘤 …………… 240
　　一、成釉细胞纤维瘤 …………………… 240
　　二、牙源性始基瘤 ……………………… 241
　　三、牙瘤 ………………………………… 241
　　四、牙本质生成性影细胞瘤 …………… 243
第三节　良性间叶性牙源性肿瘤 …………… 244
　　一、牙源性纤维瘤 ……………………… 244
　　二、牙源性黏液瘤/黏液纤维瘤 ……… 245
　　三、成牙骨质细胞瘤 …………………… 248
　　四、牙骨质-骨化纤维瘤 ……………… 248
第四节　牙源性癌 …………………………… 249
　　一、成釉细胞癌 ………………………… 249
　　二、原发性骨内癌,非特指 …………… 250
　　三、牙源性硬化性癌 …………………… 251
　　四、牙源性透明细胞癌 ………………… 252
　　五、牙源性影细胞癌 …………………… 254
第五节　牙源性癌肉瘤 ……………………… 255
第六节　牙源性肉瘤 ………………………… 255

第七章　颌骨骨及软骨源性肿瘤和瘤样病变 … 257
第一节　良性骨及软骨性肿瘤 ……………… 257
　　一、骨瘤 ………………………………… 257
　　二、骨样骨瘤 …………………………… 258
　　三、成骨细胞瘤 ………………………… 258
　　四、软骨瘤 ……………………………… 259
　　五、软骨黏液样纤维瘤 ………………… 260

　　六、促结缔组织增生性纤维瘤 ………… 261
　　七、骨软骨瘤 …………………………… 263
　　八、滑膜软骨瘤病 ……………………… 263
　　九、婴儿黑色素神经外胚瘤 …………… 265
第二节　恶性骨及软骨性肿瘤 ……………… 267
　　一、骨肉瘤 ……………………………… 267
　　二、软骨肉瘤 …………………………… 269
　　三、间叶性软骨肉瘤 …………………… 272
第三节　纤维-骨性病变 …………………… 273
　　一、骨化纤维瘤 ………………………… 273
　　二、家族性巨大型牙骨质瘤 …………… 276
　　三、纤维结构不良 ……………………… 276
　　四、牙骨质-骨结构不良 ……………… 278
第四节　巨细胞性病变 ……………………… 281
　　一、中心性巨细胞肉芽肿 ……………… 281
　　二、巨颌症 ……………………………… 283
　　三、甲状旁腺功能亢进性棕色瘤 ……… 284
　　四、畸形性骨炎 ………………………… 285
　　五、弥漫性腱鞘巨细胞瘤 ……………… 287
第五节　其他肿瘤 …………………………… 288
　　一、浆细胞骨髓瘤 ……………………… 288
　　二、尤因肉瘤/原始神经外胚层肿瘤 … 289
　　三、颌骨转移性肿瘤 …………………… 291

第八章　口腔颌面部软组织肿瘤和瘤样病变 … 297
第一节　良性肿瘤及瘤样病变 ……………… 297
　　一、牙龈瘤 ……………………………… 297
　　二、结节性筋膜炎 ……………………… 304
　　三、纤维瘤 ……………………………… 305
　　四、肌纤维瘤 …………………………… 307
　　五、脂肪瘤 ……………………………… 309
　　六、血管瘤和血管畸形 ………………… 310
　　七、淋巴管瘤 …………………………… 316
　　八、疣状黄瘤 …………………………… 317
　　九、平滑肌瘤 …………………………… 318
　　十、神经鞘瘤 …………………………… 318
　　十一、神经纤维瘤 ……………………… 320
　　十二、先天性龈瘤 ……………………… 324
　　十三、颗粒细胞瘤 ……………………… 325
　　十四、骨和软骨迷芽瘤 ………………… 325
　　十五、颈动脉体副神经节瘤 …………… 326
　　十六、软组织多形性玻璃样变血管扩张性
　　　　　肿瘤 ……………………………… 328
　　十七、神经胶质异位 …………………… 329

第二节　交界性和潜在低度恶性肿瘤 …………… 331
　　一、侵袭性纤维瘤病 ……………………… 331
　　二、隆凸性皮肤纤维肉瘤 ………………… 331
　　三、孤立性纤维性肿瘤 …………………… 334
　　四、炎性肌纤维母细胞性肿瘤 …………… 334
　　五、低度恶性肌纤维母细胞肉瘤 ………… 336
第三节　恶性肿瘤 …………………………… 338
　　一、成年型纤维肉瘤 ……………………… 338
　　二、脂肪肉瘤 ……………………………… 339
　　三、平滑肌肉瘤 …………………………… 341
　　四、横纹肌肉瘤 …………………………… 342
　　五、恶性周围神经鞘膜瘤 ………………… 342
　　六、滑膜肉瘤 ……………………………… 344
　　七、腺泡状软组织肉瘤 …………………… 346
　　八、口腔转移性肿瘤 ……………………… 348

第九章　口腔颌面部常见淋巴造血系统疾病 ……… 352
第一节　非肿瘤性疾病 ……………………… 352
　　一、非特异性淋巴结炎 …………………… 352
　　二、淋巴结结核 …………………………… 354
　　三、猫抓病 ………………………………… 355
　　四、真菌性淋巴结炎 ……………………… 356
　　五、传染性单核细胞增多症 ……………… 356
　　六、嗜酸性淋巴肉芽肿 …………………… 356
　　七、巨大淋巴结增生症 …………………… 356
　　八、伴巨大淋巴结病的窦组织细胞增生症 …… 357
　　九、组织细胞坏死性淋巴结炎 …………… 358
第二节　淋巴造血系统肿瘤 ………………… 360

　　一、成熟 B 细胞淋巴瘤 …………………… 361
　　二、成熟 T 细胞淋巴瘤 …………………… 378
　　三、淋巴母细胞性淋巴瘤 ………………… 385
　　四、霍奇金淋巴瘤 ………………………… 387
　　五、髓系肉瘤 ……………………………… 391
　　六、朗格汉斯细胞组织细胞增生症 ……… 394

附录 …………………………………………… 397
　附录一　WHO 口腔和舌体肿瘤组织学分类
　　　　　（2017） ……………………………… 397
　附录二　WHO 口咽部（舌根，扁桃体，腺样体）
　　　　　肿瘤的组织学分类（2017） ………… 398
　附录三　WHO 涎腺肿瘤的组织学
　　　　　分类（2017） ……………………… 399
　附录四　WHO 牙源性肿瘤的组织学
　　　　　分类（2017） ……………………… 400
　附录五　WHO 骨组织肿瘤的分类（2013） …… 402
　附录六　WHO 软组织肿瘤的分类（2013） …… 405
　附录七　口腔颌面部常见肿瘤和瘤样病变的
　　　　　免疫组化辅助诊断 ………………… 411
　　一、口腔鳞状细胞癌及其亚型 …………… 411
　　二、唾液腺肿瘤 …………………………… 411
　　三、牙源性肿瘤 …………………………… 412
　　四、颌骨骨及软骨源性肿瘤及瘤样病变 … 412
　　五、口腔颌面部软组织肿瘤和瘤样病变 … 412
　　六、淋巴造血系统肿瘤 …………………… 413

索引 …………………………………………… 415

第一章

口腔黏膜病

口腔黏膜是指覆盖于口腔表面的黏膜,前与唇部皮肤、后与咽部黏膜相连。口腔黏膜的组织结构与皮肤相似,包括上皮和固有层,二者之间为基膜区。黏膜下层主要分布于被覆黏膜,牙龈、硬腭的大部分区域及舌背无黏膜下层,黏膜固有层与深部的骨或肌组织紧密相连。由于口腔的特殊功能和结构,口腔黏膜分为咀嚼黏膜、被覆黏膜和特殊黏膜。口腔黏膜存在许多变异,如色素沉着、白色水肿、异位皮脂腺等。

口腔黏膜病是指发生在口腔黏膜及其下方软组织的疾病总称。其病种繁多,临床表现复杂多变,病因及分类复杂。口腔黏膜病包含主要发生于口腔黏膜的疾病、同时发生于皮肤或单独发生于口腔黏膜上的皮肤疾病、全身性或系统性疾病的口腔表征、性传播疾病、口腔黏膜癌及癌前病变、与黏膜病相关的神经、血管、肌肉、腺体等疾病、合并来源于外胚层和中胚层的某些疾病等。在诊断时应了解口腔黏膜发病与全身的关系及外界刺激对口腔黏膜的影响。口腔黏膜病的诊断包括收集病史及确实的诊断资料、综合分析资料,做出初步诊断;必要时做病理检查或实验室检查,并做临床动态观察,最后验证诊断。本章主要介绍常见的口腔感染性疾病、口腔黏膜溃疡性疾病、口腔黏膜疱性疾病、口腔黏膜斑纹类疾病、口腔黏膜色素异常病变、口腔肉芽肿性疾病、性传播性疾病的口腔表征及其他舌唇疾病(表 1-0-1)。

表 1-0-1　常见口腔黏膜病

口腔黏膜感染性疾病
　一、单纯疱疹
　二、带状疱疹
　三、手足口病
　四、口腔念珠菌病
　五、球菌性口炎
　六、坏死性龈口炎
　七、口腔结核
口腔黏膜溃疡性疾病
　一、复发性阿弗他溃疡
　二、白塞病
　三、创伤性溃疡
　四、嗜酸性舌溃疡
　五、放射性口炎
口腔黏膜疱性疾病
　一、天疱疮
　二、良性黏膜类天疱疮
　三、大疱性类天疱疮
　四、副肿瘤性天疱疮
　五、类天疱疮样扁平苔藓
　六、线状 IgA 大疱性皮肤病
口腔黏膜斑纹类病变
　一、口腔白斑

　二、口腔红斑
　三、扁平苔藓
　四、慢性盘状红斑狼疮
　五、口腔黏膜下纤维化
　六、白色水肿
　七、白色海绵状斑痣
　八、良性角化病
　九、先天性角化异常
口腔黏膜色素异常
　一、生理性色素沉着
　二、口腔黏膜黑斑
　三、口腔黏膜色素痣
　四、口腔黑棘皮病
　五、色素沉着肠道息肉综合征
　六、原发性慢性肾上腺皮质功能减退症
　七、银汞着色
　八、重金属色素沉着
　九、烟草及药物引起的色素沉着
口腔肉芽肿性疾病
　一、梅-罗综合征
　二、局限性口面部肉芽肿病
　三、结节病
　四、克罗恩病

　五、嗜酸性淋巴肉芽肿
　六、浆细胞肉芽肿
　七、坏死性肉芽肿性血管炎(韦格内肉芽肿)
　八、幼年型黄色肉芽肿
性传播疾病的口腔表征
　一、梅毒
　二、淋病
　三、尖锐湿疣
　四、艾滋病
其他唇舌疾病
　一、慢性非特异性唇炎
　二、腺性唇炎
　三、浆细胞性唇炎
　四、光化性唇炎
　五、正中菱形舌
　六、地图舌
　七、沟纹舌
　八、舌扁桃体肥大
　九、舌淀粉样变

第一节　口腔黏膜感染性疾病

口腔黏膜感染性疾病又称感染性口炎,是因病原体如病毒、细菌、真菌或螺旋体所引起的口腔黏膜损害。病毒感染性口腔疾病,如单纯疱疹、带状疱疹、手足口病等;口腔细菌及真菌感染性疾病,如球菌性口炎、口腔念珠菌病等;螺旋体、原虫、寄生虫感染性疾病,如急性坏死性溃疡性龈炎等。本节重点介绍单纯疱疹、带状疱疹、手足口病、口腔念珠菌病、球菌性口炎、坏死性龈口炎、口腔结核等几种口腔黏膜感染性疾病。

一、单纯疱疹

【定义】

口腔单纯疱疹(herpes simplex)是口腔最常见的疾病之一,是由单纯疱疹病毒所引起的急性口腔黏膜及口周皮肤以疱疹为主的感染性疾病,以周期性复发为特征。人类是单纯疱疹病毒的自然宿主,口腔、皮肤、眼、会阴部及中枢神经系统易受累。

单纯疱疹病毒有 2 种血清型,单纯疱疹病毒-1 和单纯疱疹病毒-2,它们的 DNA 核心部分同源,但具有不同的抗原特性。一般认为,单纯疱疹病毒-1 导致大多数口腔和咽部感染,脑膜脑炎和腰部以上的皮炎;单纯疱疹病毒-2 涉及大多数生殖器和肛门感染,导致新生儿疱疹并增加感染 HIV 的风险。虽然引起口腔损害的主要为单纯疱疹病毒-1,但性行为可能导致二者交叉感染,约有 10% 的口腔病损可分离出单纯疱疹病毒-2,且约 15%~37% 的原发生殖器疱疹是由单纯疱疹病毒-1 引起。

【临床特征】

1. 流行病学　单纯疱疹病毒-1 初发感染多发生在 5 岁以下的幼儿,经非性传播途径引起口唇疱疹,但它同样可导致生殖器疱疹。婴儿妊娠期经母体获得单纯疱疹病毒-1 抗体,但出生 6 个月后即行消失,单纯疱疹病毒-1 原发性感染的发病率增加,并在 2~3 岁达到峰值,青少年和成年人仍可能发生原发性单纯疱疹病毒-1 感染;单纯疱疹病毒-2 初发感染多始于性活跃人群,几乎均通过不洁性接触而感染,常潜伏于骶神经根区。据报道,截至 2012 年,全球 15~49 岁个体单纯疱疹病毒-2 感染者总数为 4.17 亿人次(11.30%),每年新增感染者 1920 万,且多在 29 岁以下的年轻群体中,发病率随着年龄增加而增加。

2. 症状

(1)原发性疱疹性龈口炎(primary herpetic gingivostomatitis):当非免疫个体首次接触单纯疱疹病毒-1 时,常引起此类口腔病损。多数病例发生于 1~5 岁的儿童,并

常常处于亚临床状态。本病在成人中也不少见。

1)前驱期:原发性单纯疱疹感染,发病前常有接触疱疹病损害患者的历史。潜伏期为 4~7 天,儿童发病多急骤,有症状的患者出现发热、咽痛、疲乏、恶心、呕吐和伴随的淋巴结肿大,难以与其他上呼吸道病毒感染区分。患儿流涎、拒食、烦躁不安。

2)水疱期:口腔黏膜各部位皆可发生簇集性圆形小水疱,似针头大小,特别是邻近乳磨牙的上腭和龈缘处更为明显。水疱疱壁薄、透明(图 1-1-1),1~2 天后溃破,形成浅表溃疡,有疼痛感。

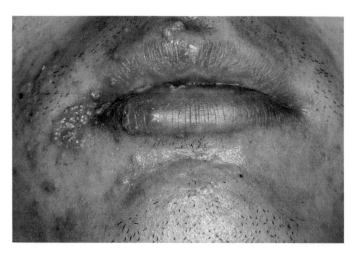

图 1-1-1　单纯疱疹的临床表现
唇周皮肤和唇黏膜水疱成簇分布,少数也可为单个散在,疱液初透明,后渐浑浊干燥,结成黄色痂皮,脱落后形成暂时性的浅黑色素沉着,无继发感染者不留瘢痕

3)糜烂期:广泛性、边缘性的牙龈炎伴疼痛的急性发作为该阶段的典型特征。牙龈出现红斑和水肿,口腔内和口周小水疱汇集成簇,溃破后可引起大面积糜烂,并能造成继发感染,上覆黄色假膜。

4)愈合期:糜烂面逐渐缩小、愈合,发热在 3~4 天内消失,口腔损伤在 7~10 天内痊愈,不留瘢痕。健康儿童的原发性 HSV 感染通常是一种自限性疾病,预后良好,暴露后数周内 HSV1 血清抗体升高,但不能抵抗病毒复发。

(2)复发性疱疹性口炎(recurrent herpetic stomatitis):多达 40% 的单纯疱疹病毒-1 血清反应阳性的个体出现复发性损害。复发性疱疹性口炎与原发感染相比,反复发作症状更轻,持续时间更短,全身受累很少,常出现在唇部皮肤黏膜交界处,故又称复发性唇疱疹。复发的口唇损害有两个特征:①损害复发时,总是发生在原发感染部位或其附近,是再活化病毒从三叉神经节向外周离心迁移并进行局部复制的结果。诱使病毒复发的刺激因素包括应力、局部创伤、手术、发热、免疫抑制、紫外线暴露等,情绪因素也能促使复发。②复发前驱期,患者未来

复发区域常有瘙痒、刺痛、灼痛或肿胀等症状，表明局限于未来复发区域的感觉末梢处的病毒复制。在经典情况下，10h 以内可出现水疱，周围有轻度红斑，24h 内聚结、破裂、浅表糜烂，随后结痂，病灶在 2 周内愈合无瘢痕。

少数患者复发损害表现为复发性口腔内疱疹，病损可发生在任何口腔黏膜表面，在免疫功能低下的患者中更常见。病毒复发影响硬腭的角化组织和由腭大神经、颊神经支配的附着龈，口腔内复发的前驱症状较少，水疱通常在单侧发育而不穿过中线，迅速破裂，形成多发、小而嫩的糜烂，并融合成不规则的浅表溃疡。

3. **治疗** 如果患者在出现水疱 24~48h 内即就诊，给予全身抗病毒药物可抑制疱疹病毒在感染细胞中的 DNA 复制。口腔黏膜局部用药可减轻症状，同时可给予对症和支持治疗，患者卧床休息，保证引入量，维持体液平衡。进食困难者静脉输液，补充维生素；疼痛剧烈者局部麻醉剂涂擦，婴幼儿患者高热者水杨酸类药物退烧。

4. **预后** 单纯疱疹病毒-1 引起的疱疹性龈口炎预后一般良好。但有极少数播散性感染的患者或幼儿可引起疱疹性脑膜炎。

【病理变化】

从新鲜水疱的基部取得的细胞学涂片常用于诊断。当刮去水疱底部进行巴氏染色时，可以看到多核合胞体、毛玻璃样核、核内病毒包涵体 3 种特征性病理学特征。气球状细胞内有嗜伊红的病毒小体，即病毒包涵体，其大小为 3~8μm。病毒在细胞内不断复制，最后引起核膜破裂，加上细胞器变性形成空泡，导致上皮细胞发生气球样变和网状液化。气球样变的上皮细胞显著肿胀，呈圆形，细胞核一个或多个或无（图 1-1-2A）；细胞失去细胞间桥，

彼此分离形成水疱，水疱常位于棘层表浅部位。网状液化是由于上皮细胞内水肿后细胞破裂，形成多房性水疱（图 1-1-2B）。水疱破裂后导致溃疡形成，溃疡浅表有大量中性粒细胞，深部有淋巴细胞，基底部由肉芽组织形成。上皮下的结缔组织中有水肿、血管扩张充血、炎症细胞浸润。溃疡愈合后不留瘢痕。

【鉴别诊断】

1. **手足口病** 因感染柯萨奇病毒 A16 引起的皮肤黏膜病，表现为急性多发溃疡，但口腔损害比皮肤重，托幼单位易流行。主要累及前部口腔，表现为黏膜散在的水疱、丘疹或斑疹，斑疹直径 2~10mm，数量不等，随后破溃，并伴有手足部特征行病变。

2. **疱疹性咽峡炎** 因感染柯萨奇病毒 A4 引起的皮肤黏膜病，呈季节性流行。具有轻度的全身症状，病损限于口腔后部，如软腭、扁桃体、悬雍垂等，丛集的小水疱在以后的 24h 内破溃变为浅溃疡，龈缘处较少累及，病程大约 1 周。

3. **多形性红斑** 一组累及黏膜和皮肤，以靶型或虹膜状红斑为典型病损的急性炎症性皮肤黏膜病。多为急性发作，黏膜充血水肿，常累及牙龈、口唇，为深度的出血性病变。有时水疱破裂，形成广泛而不规则的溃疡或糜烂。斑疹呈水肿性红斑，呈圆形或卵圆形，可向周围扩展，中央暗紫红色，衬以鲜红边缘，若中央水中吸收凹陷为盘状，称为靶形红斑。

4. **疱疹性阿弗他溃疡** 为散在分布的单个小溃疡，病程反复，不经过发疱期；溃疡数量较多，主要分布于口腔内角化程度较差的黏膜处，不造成龈炎，儿童少见，无皮损。

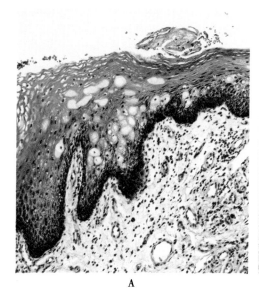 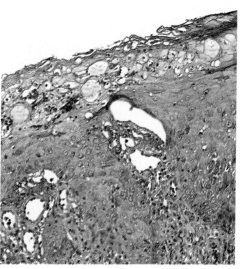

A　　　　　　　　　　　B

图 1-1-2　单纯疱疹的组织学表现
A.上皮细胞发生气球样变；B.上皮细胞网状液化，形成多房性水疱

5. 带状疱疹 是由水痘-带状疱疹病毒引起的颜面皮肤和口腔黏膜的病损，水疱较大，单侧分布于角化组织上，不超过中线，疼痛剧烈。本病任何年龄都可以发生，愈后不再复发。

二、带状疱疹

【定义】

带状疱疹（herpes zoster）是由潜伏在体内的水痘-带状疱疹病毒（herpes varicella-zoster virus，VZV）所引起，以沿单侧周围神经分布的簇集性小水疱为特征，常伴有明显的神经痛。

【临床特征】

1. 流行病学 患有带状疱疹患者可能通过直接接触、空气传播途径或液滴核将带状疱疹传递给血清阴性的非免疫个体。易感群体包括未接种过水痘疫苗的儿童和老人，特别是孕期妇女或免疫功能低下的患者。女性患病率高于男性。一般人群带状疱疹的终生患病率估计约为30%，50岁后风险急剧增加。

2. 症状 本病夏秋季的发病率较高。发病前阶段，常有低热、乏力症状，将发疹部位有疼痛、烧灼感，三叉神经带状疱疹可出现牙痛。本病最常见为胸腹或者腰部带状疱疹，约占整个病变的70%；其次为三叉神经带状疱疹，约占20%，损害沿三叉神经的三支分布。

疱疹初起时颜面部皮肤呈不规则或者椭圆形红斑，数小时后在红斑上发生水疱，逐渐增多并合为大疱，严重者可为血疱，有的可继发感染为脓疱（图1-1-3）。数日后，疱浆混浊而吸收，终成痂壳，1~2周脱痂，遗留的色素也逐渐消退，一般不留瘢痕，损害不超越中线。

口腔黏膜的损害，疱疹多密集，溃疡面较大、唇、颊、

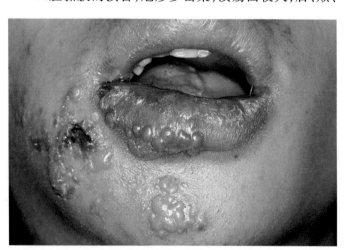

图1-1-3 带状疱疹的临床表现

患处出现粟粒至黄豆大小的丘疹，簇状分布而不融合，继之迅速变为水疱，疱壁紧张发亮，疱液澄清，外周绕以红晕，各簇水疱群间皮肤正常

舌、腭的病损也仅限于单侧。三叉神经第一支除额部外，可累及眼角黏膜，甚至导致失明；第二支累及唇、腭及颞下部、颧部、眶下皮肤；第三支累及舌、下唇、颊及颏部皮肤。

特殊表现有：

（1）眼带状疱疹：系病毒侵犯三叉神经眼支，多见于老年人，疼痛剧烈，可累及角膜形成溃疡性角膜炎。

（2）耳带状疱疹：系病毒侵犯面神经及听神经所致，表现为耳道或鼓膜疱疹。膝状神经节受累同时侵犯面神经纤维时，表现为面瘫、耳痛及外耳道疱疹三联症，称为Ramsay-Hunt综合征。

（3）播散性带状疱疹：指在受累的皮节外出现20个以上的皮损，主要见于机体抵抗力严重低下的患者。

（4）并发HIV感染：HIV感染者并发带状疱疹的概率是一般人群的30倍，病情较重，或表现深脓疱疮样皮损，易引起眼部和神经系统的并发症，可复发。

（5）带状疱疹相关性疼痛：带状疱疹常伴神经痛，但多在皮肤黏膜病损完全消退后1个月内消失，少数患者可持续1个月以上，称为带状疱疹后遗神经痛，常见于老年患者，可能存在半年以上。

（6）其他并发症：带状疱疹的其他神经系统并发症包括无菌性脑膜炎、横贯性脊髓炎和神经感觉听力损伤，还有炎症介导的血管病变，包括巨细胞动脉炎、短暂性脑缺血发作、脑卒中等。

3. 治疗 急性带状疱疹治疗的主要目标是减少或消除急性疼痛和预防带状疱疹后遗神经痛。口内黏膜病损，可用消毒防腐类药物含漱、涂布；口周和颌面部皮肤病损用纱布浸泡消毒防腐药水湿敷，可减少渗出，促进炎症消退。皮损处，以中波紫外线照射，促进皮损干涸结痂，或以红外线或者超短波照射患处，缓解疼痛。

4. 预后 本病具有自限性，预后较好，大多数患者症状好转或者治愈，少数患者黏膜病损痊愈后仍有后遗神经痛。本病愈后可获得较持久免疫，少数可再发。

【病理变化】

镜下可见上皮内疱，多位于上皮层的上部，且水疱上层仍可见层数不等的上皮细胞或表皮细胞。由于细胞内水肿致使一部分上皮细胞呈网状变性，并可见一部分上皮细胞呈气球样变性。早期病损处直接涂片，可观察到被病毒感染的上皮细胞内嗜伊红包涵体。疱的深部可见多核巨细胞。上皮下结缔组织内及血管周围可见不同程度的炎症细胞浸润（图1-1-4）。晚期病毒侵犯上皮全层，一部分上皮破坏形成糜烂或浅溃疡。

【鉴别诊断】

1. 单纯疱疹 是由单纯疱疹病毒引起的颜面皮肤和

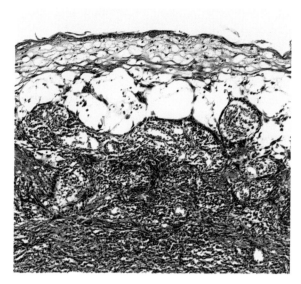

图 1-1-4　带状疱疹的组织学表现
上皮细胞呈网状变性,上皮下结缔组织内及血管周围可见炎症细胞浸润

口腔黏膜的病损,原发感染多见于婴幼儿,急性发作,全身反应重,口腔黏膜任何部位和口唇周围可出现成簇的小水疱,易复发,特别是口腔或生殖器周围,没有慢性神经痛。

2. **接触性皮炎**　皮损仅限于接触部位,典型皮损为丘疹和丘疱疹,严重时红肿同时出现水疱和大疱。常自觉瘙痒或灼痛,没有慢性神经痛。一般病史可鉴别。

3. **多形性红斑**　水疱-大疱型多形性红斑常由红斑-丘疹型发展而来,除四肢远端外,可向心性扩散至前身,口、鼻、眼及外生殖器可出现糜烂,渗出较严重,周围有暗红色晕,病程自限性,常复发。

4. **三叉神经痛**　三叉神经上、下颌支受损常表现为牙痛,其口角、鼻翼、颊部或舌部为敏感区,轻触可诱发,称为扳机点或触发点。其疼痛为剧烈电击样、针刺样、刀割样或撕裂样疼痛,持续数秒或 1~2min,突发突止,间歇期完全正常。

三、手足口病

【定义】

手足口病(hand-foot-mouth disease)是指以手、足和口腔黏膜疱疹或破溃后形成溃疡为主要临床特征的儿童传染病,属丙类传染病。其病原为多种肠道病毒。又名发疹性水疱性口腔炎。

【临床特征】

1. **流行病学**　手足口病的传染源为患者和隐性感染者。柯萨奇 A 和肠道病毒 71 是引起手足口病的主要病原体。肠道病毒主要经粪-口和/或呼吸道飞沫传播,亦可经接触患者皮肤、黏膜疱疹液而感染。托幼单位是本病的主要流行场所,3 岁以下的幼儿是主要罹患者。手足口病的流行无明显的地区性。一年四季均可发病,但夏秋季最易流行。肠道病毒传染性强、隐形感染比例大、传播途径复杂、传播速度快,在短时间内可造成较大范围流行,疫情控制难度大。

2. **症状**　潜伏期为 3~4 天,多数无前驱症状而突然发病。常有 1~3 天的持续低烧,口腔和咽喉部疼痛,或有上呼吸道感染的特征。皮疹多在第 2 天出现,呈离心性分布,多见于手指、足趾背面及指甲周围,也可见于手掌、足底、会阴及臀部(图 1-1-5)。有流涎、拒食、烦躁等症状。

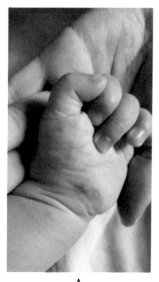
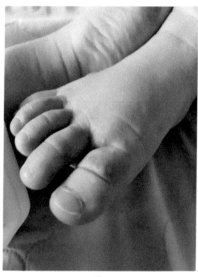
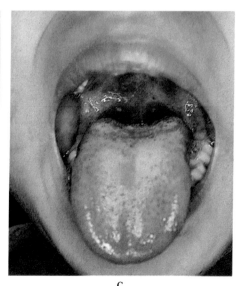

A　　　　　　　　　　B　　　　　　　　　　C

图 1-1-5　手足口病的临床表现
皮疹呈离心性分布,多见于手指、足趾背面及指甲周围,也可见于手掌、足底、会阴及臀部

3. 治疗 由于手足口病的症状较轻,主要应注意患儿的休息和护理,同时也应注意患儿的全身状况,如有神情淡漠、头痛、呕吐等症状,应警惕出现并发症(心肌炎、脑膜炎)。抗病毒治疗能明显缩短发热及皮损愈合时间,减轻口腔疼痛,且无明显不良反应。

4. 预后 手足口病的整个病程为5~7天,个别达10天。一般可自愈,预后良好,并发症少见,但少数患者可复发。少数患者可并发无菌性脑膜炎、脑炎、急性迟缓性麻痹、呼吸道感染和心肌炎等,个别重症患儿病情进展快,易发生死亡。

【病理变化】

手足口病的组织病理学诊断主要是疱疹液中含有高浓度病毒;上皮细胞核内有嗜酸性包涵体;电镜下亦可发现胞质中排列整齐的病毒颗粒。病毒可在人体肠壁细胞中增殖,通过血液循环,从体表受压迫或摩擦部位的皮下和黏膜下组织溢出,在上皮细胞中增殖,出现疱疹。

【鉴别诊断】

1. 水痘(varicella) 是由水痘-带状疱疹病毒初次感染引起的急性传染病,也主要好发于婴幼儿,但以冬春两季多见,以发热及成批出现周身性、向心性分布的红丝斑丘疹、疱疹、痂疹为特征,口腔病损少见。

2. 原发性疱疹性口炎(primary herpetic stomatitis) 四季均可发病,一般无皮疹,偶尔在下腹部可出现疱疹。

3. 疱疹性咽峡炎(herpangina) 由柯萨奇A4型病毒引起,其口腔症状与本病相似,但主要发生于软腭及咽周,而且无手足病变。

四、口腔念珠菌病

【定义】

口腔念珠菌病(oral candidiasis)是由真菌-念珠菌属感染所引起的急性、亚急性或慢性口腔黏膜疾病。

【临床特征】

1. 流行病学 念珠菌是正常人口腔、呼吸道、消化道及阴道黏膜常见的寄生菌。其致病力弱,仅在一定条件下才会造成感染,是一种条件致病菌。目前引起人体感染的念珠菌主要是白念珠菌、都柏林念珠菌、热带念珠菌、光滑念珠菌等。口腔念珠菌病的感染途径主要为内源性感染,但也可在人与人之间传播。近年来,临床上抗生素和免疫制剂广泛应用,导致菌群失调,机体免疫力下降,机体受到菌群感染的机会增大,口腔念珠菌病的发病率大幅度上升。HIV感染者发生口腔念珠菌病与病毒负荷密切相关,口腔念珠菌病是HIV感染者免疫抑制和病情进展的一个临床标志。据有关资料统计,近年念珠菌病的发病率增加了3~5倍,是口腔黏膜最常见的疾病之一。

2. 症状 主要症状为口干、发黏、口腔黏膜疼痛、烧灼感、味觉减退等。发病主要部位是舌背、口角约占80%,主要体征为舌背乳头萎缩、口腔黏膜任何部位可擦去的白色凝斑状假膜、口腔黏膜发红、口角湿白潮红、白色不规则增厚斑块及结节状增生等(图1-1-6)。

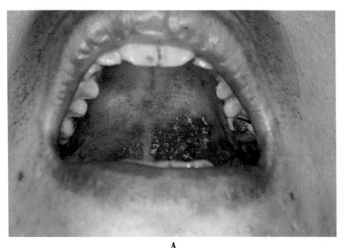
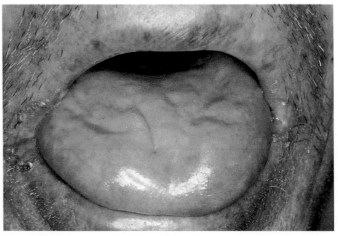

图1-1-6 口腔念珠菌病的临床表现
A.口腔黏膜白色凝斑状假膜;B.舌背乳头萎缩、黏膜发红

口腔念珠菌病的临床分类包括:

(1)念珠菌性口炎:急性假膜型(鹅口疮);急性红斑型;慢性肥厚型;慢性红斑型。

(2)念珠菌性唇炎。

(3)念珠菌口角炎。

(4)慢性黏膜皮肤念珠菌病。

(5)艾滋病相关性白色念珠菌病。

除此之外,其他与白色念珠菌感染有关的口腔黏膜疾病,包括白斑、扁平苔藓、毛舌、正中菱形舌炎等。

3. 治疗　口腔念珠菌病的治疗原则是选择合适的抗真菌药物抑制真菌;停用或少用抗生素、糖皮质激素,给口腔菌群平衡创造条件;使口腔 pH 偏碱性,保持不利于真菌生长的口腔环境。可采用全身和局部相结合的治疗措施。

4. 预后　口腔念珠菌急性感染主要在表层,多为原发性,病程短,抗真菌治疗后效果佳,一般一至数周可痊愈,不易复发;慢性感染则病程长,可持续数月至数年。

【病理变化】

念珠菌侵入组织内引起上皮增生,在细胞胞质内寄生生长。急性假膜型病变表面见大量菌丝;上皮有增生也有萎缩;上皮细胞间液体广泛渗出、潴留,细胞分离,炎性水肿;上皮浅层形成小脓肿,浅层与深层剥离形成裂隙;白色绒膜为坏死脱落的上皮和念珠菌的菌丝和孢子;上皮变薄,上皮下结缔组织炎症细胞浸润,毛细血管充血改变(图 1-1-7)。

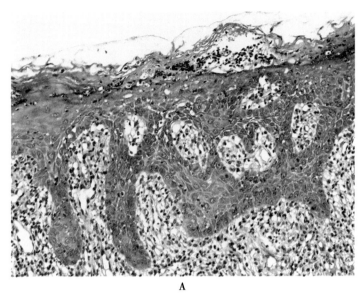
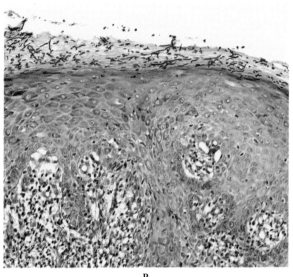

图 1-1-7　口腔念珠菌病组织学表现

A. 角化层内有中性粒细胞浸润,形成小脓肿,上皮下结缔组织炎症细胞浸润;B. 角化层或上皮浅表 1/3 处见大量菌丝(PAS 染色)

慢性增殖型病变的病理变化与急性基本相同,不同的是上皮异常增生,上皮向下增殖呈圆形球根状的上皮钉突,炎症细胞浸润,淋巴细胞、浆细胞多,固有层最密,结缔组织内为慢性炎症细胞浸润,血管扩张、增生,胶原纤维水肿断裂。

【鉴别诊断】

急性假膜型念珠菌口炎应与急性球菌性口炎(膜性口炎)鉴别。膜性口炎是由金黄色葡萄球菌、溶血性链球菌、肺炎双球菌等球菌感染引起,儿童和老年人易罹患,可发生于口腔黏膜任何部位,患区充血水肿明显,大量纤维蛋白原从血管内渗出,凝结成灰白色或灰黄色假膜,表面光滑致密,略高出于黏膜面。假膜易被拭去,遗留糜烂面而有渗血。区域淋巴肿大,可伴有全身反应。涂片检查或细菌培养可确定主要的病原菌。

五、球菌性口炎

【定义】

球菌性口炎(coccigenic stomatitis)是急性感染性口炎的一种,临床上以假膜损害为特征,故又称为膜性口炎。

主要致病菌为金黄色葡萄球菌、草绿色链球菌、溶血性链球菌、肺炎双球菌等球菌,往往是几种球菌同时致病。球菌性口炎虽表现为急性炎症,但大多数是继发于其他损害之后的感染,如疱疹性口炎的糜烂面,药物性口炎大疱破溃后的溃疡面等,可称为继发性球菌性口炎,但一般仍按照其原发损害命名,只是在处理中应该注意继发球菌感染的治疗。

【临床特征】

1. 流行病学　球菌性口炎多发生于体弱和抵抗力低下的患者。缺乏原发损害的葡萄球菌性口炎多见于儿童,一般无特殊全身症状。金黄色葡萄球菌在口内特别是牙龈沟、牙周袋内繁殖活跃,且该菌感染性强,故牙龈为主要发病区,亦可波及舌缘、颊及咽侧黏膜。一般龈缘和龈乳头不受累。

2. 症状　本病可发生于口腔黏膜任何部位,口腔黏膜充血,局部形成糜烂或溃疡。在溃疡或糜烂的表面覆盖着一层灰白色或黄褐色假膜,擦去假膜,可见溢血的糜烂面。周围黏膜充血水肿。患者唾液增多,疼痛明显(图1-1-8)。有炎性口臭。区域淋巴结肿大压痛。有些患者

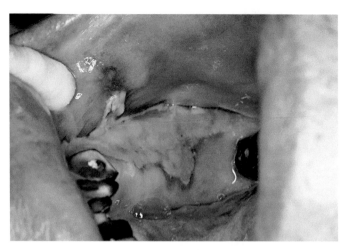

图 1-1-8　球菌性口炎的临床表现
病损有灰黄色假膜覆盖,假膜特点是较厚而微突出黏膜表面,致密而光滑,拭去假膜可见溢血的糜烂面,病损周围炎症反应明显

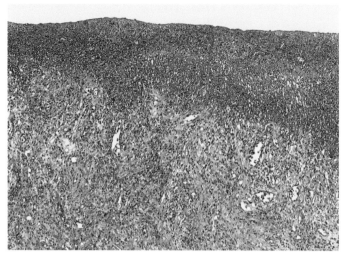

图 1-1-9　球菌性口炎组织学表现
上皮破坏有大量纤维素性渗出,固有层有大量炎症细胞浸润

可伴有发热等全身症状。涂片及细菌培养可明确诊断。血象检查白细胞数增高。

3. 治疗　球菌性口炎感染程度较严重或伴有全身感染症状者,应尽量做细菌学检查和药敏试验,根据药敏试验结果选择具有针对性的抗菌药物。根据不同的感染类型、病情轻重程度、微生物检查结果、宿主的易感性等情况选择用药方式、用药剂量及疗程。同时可补充维生素 $B_1/B_2/C$ 进行辅助治疗。局部可运用消炎防腐药如 0.1%~0.2%氯己定液漱口。口疮膜贴用有消炎、抗菌、止痛作用。

4. 预后　抗生素治疗有效,预后良好。婴幼儿时期患球菌性口炎,治疗不当可因发热、饮食少等而诱发脱水、酸中毒。

【病理变化】

黏膜充血水肿,上皮破坏有大量纤维素性渗出,坏死上皮细胞、多形核白细胞及多种细菌和纤维蛋白形成假膜,固有层有大量炎症细胞浸润(图 1-1-9)。

【鉴别诊断】

1. 坏死性龈口炎(necrotizing gingivitis)　是以梭状杆菌和螺旋体感染为主要病因的急性坏死性溃疡性口腔病变。多见于 18~30 岁的年轻人。牙龈边缘及龈乳头顶端出现坏死,下前牙唇侧多见。本病病理特点主要以组织坏死为主。其特征为细胞核和细胞质溶解,开始为细胞核固缩,以后为核碎裂,最后发生溶解。HE 染色可见坏死组织呈现为一片均质性无结构的淡红色或颗粒状区域。

2. 疱疹性口炎(herpetic stomatitis)　见本章第一节。

3. 剥脱性龈炎(desquamative gingivitis)　好发于

绝经期妇女,病程长,慢性过程伴有全身因素。病变表现为龈表皮剥脱,呈鲜红色,触时极痛。

4. 急性假膜型念珠菌口炎(acute pseudomembranous stomatitis)　见本章第四节。

六、坏死性龈口炎

【定义】

坏死性龈口炎(necrotizing gingivitis),又称为奋森氏口炎(Vincent stomatitis),是由口腔内源性致病菌(梭形杆菌和螺旋体)感染而引发的机会性腐败坏死性疾病,病死率高,愈合后常有颌面部缺损畸形等后遗症。

【临床特征】

1. 流行病学　坏死性龈口炎经常与 HIV 感染、压力和营养不良有关。坏死性龈口炎很少见,但在发展中国家,患病率可能达到 25%。年轻成年人比儿童更容易受到影响,但并发症在 2~7 岁儿童中更常见。

2. 症状　坏死性龈口炎具备 3 个特定的临床表现:疼痛、齿间牙龈坏死和出血。病损可波及牙龈边缘,也可观察到假膜形成(图 1-1-10),可有臭味。常有系统症状,如发热、不适或脱水。

如急性期未得到及时治疗或患者抵抗力极度降低,可合并感染产气荚膜杆菌,导致面部组织迅速变黑、坏死、脱落,并向肌层蔓延,形成坏疽性口炎,也称"走马疳"。此时,组织分解毒性产物和细菌毒素,可引发患者全身中毒症状。

3. 治疗　该病治疗时应遵循如下原则:使用足量有效抗生素(可进行细菌培养以指导临床用药)进行全身抗炎治疗;全身营养支持治疗并纠正水电解质平衡、控制体温;补充维生素及饮用中药制剂,并可少量、多次输入新

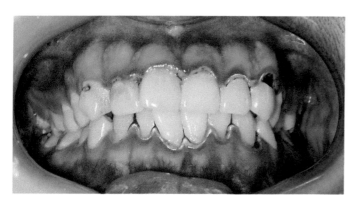

图 1-1-10 坏死性龈口炎的临床表现
牙龈乳头"火山口"样坏死溃疡,表面被覆灰白色假膜,病损主要累及牙龈边缘

鲜血液以增强机体抵抗力;口腔护理、感染坏死区加强清洗换药并于急性期后间断去除感染区明显坏死物;创面愈合后行整形手术改善面部外形。

4. 预后 预后一般良好。若全身状况极度衰弱、营养不良、口腔卫生不佳,如合并产气荚膜杆菌、化脓性细菌或腐败细菌等感染,病变可迅速坏死崩解,甚至造成组织破溃穿孔,形成走马疳。

【病理变化】

坏死性龈口炎的典型临床表现与其组织病理学方面有关,从病变的最浅层到最深层可分 4 个不同的层:①细菌区域,由退化的上皮细胞、白细胞、细胞代谢物和各种细菌组成的浅表纤维网状物(图 1-1-11);②嗜中性粒细胞富集区,由大量白细胞,特别是嗜中性粒细胞和大量不同大小的螺旋体以及位于宿主细胞之间的其他细菌形态类型组成;③坏死区,含有分解的细胞以及中型和大型螺旋体和纺锤状细菌;④螺旋体浸润区,其中组织成分充分保存,但渗入大中型螺旋体。未见其他细菌形态类型。

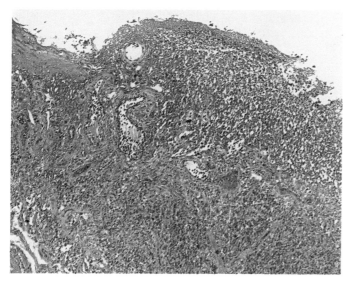

图 1-1-11 坏死性龈口炎组织学表现

【鉴别诊断】

1. 急性疱疹性牙龈炎 病原体为单纯疱疹病毒,口腔牙龈黏膜有散在或成簇小疱疹,疱破裂呈表浅、平坦、边缘整齐的小圆性溃疡。主要为附着龈,不侵犯龈乳头。病程约 1 周,有自限性。患者多为 6 岁以下婴幼儿。

2. 球菌性口炎 见第一节第五小节。

七、口腔结核

【定义】

口腔结核(tuberculosis of oral cavity),亦称皮肤黏膜溃疡性结核病,是指由于结核分枝杆菌引起的口腔黏膜或皮肤的慢性感染性疾病。

【临床特征】

1. 流行病学 结核病是一种常见的慢性感染性疾病,口腔黏膜破损直接接触病原菌或者原发于口腔的结核病极为少见,常由于肺结核感染而导致口腔继发结核。口腔颌面部结核患病率女性多于男性,提示口腔颌面部结核不同于肺结核。近些年耐药结核杆菌比例不断增高,对一线抗结核耐药率为 36.8%,控制结核与防止耐药结核杆菌感染也成为新的焦点。

2. 症状 口腔结核可发生于颌面部皮肤、口腔黏膜、唾液腺、颌骨和淋巴结等组织。由于结核分枝杆菌的数量、毒力与宿主本身免疫条件,可呈现出不同程度的临床症状,全身症状如低热、乏力、盗汗及消瘦等典型症状。局部症状可出现如下表现:

(1)结核初疮(原发性综合征):临床上少见,多见于儿童。对于结核菌素试验阴性的个体,口腔黏膜可能成为结核杆菌首先入侵的部位。经过 2~3 周潜伏期后,于感染部位可出现一小结并可发展成顽固性溃疡,周围有硬结称为结核性初疮,一般无痛感。通常认为可发生在口咽部、回盲部与肺部。发生于口腔的典型损害常位于口咽部或舌部。

(2)结核性溃疡:口腔中最常见的继发性结核损害,可发生于口腔黏膜任何部位,以舌部和口腔后部多见。多为慢性持久性溃疡,边界清楚或呈线状形,边缘微隆起呈鼠啮状,并向中央卷曲呈潜掘状,溃疡基部的质地可能正常或覆有少许灰黄色分泌物,去除后可见暗红色的桑葚样肉芽肿。溃疡边缘有黄褐色粟粒状小结节,无固定位置,破溃后使溃疡扩大并可合并局部感染,疼痛不等。溃疡也可出现硬结但不如恶性病变明显。

(3)寻常狼疮:是皮肤的原发性结核,临床较少见,多发生于无结核病灶且免疫力较好的儿童及青年,可见于身体任何部位,好侵犯口腔周围皮肤、面颊部等。早期表现为绿豆大小的小结节,质软而略高出皮肤表面,边界清楚,常无自觉症状。玻璃片压诊可见结节中央呈圆形的苹果酱色,周围正常皮肤苍白色。结节可自行吸收或破溃形成溃疡并合并感染发生坏死导致组织缺损,形似狼噬,故名狼疮。寻常狼疮也可表现为硬化性肉芽肿。

3. **治疗** 其基本原则为早期、足量、规则以及联合应用抗结核药物进行全身治疗,治疗时通常2~3种药物联用。抗结核需按疗程进行长期治疗,方能取得良好效果,一般疗程3~6个月以上。对症治疗同时消除感染病灶,去除局部刺激因子,采用支持疗法或全身与局部治疗同时进行。改善饮食并调节营养摄入以增强抵抗力。

4. **预后** 少部分患者症状可自行消失,多数患者通过规范的抗结核治疗后或手术切除后药物控制治疗,均能达到治愈无复发。但对于HIV合并结核感染患者,预后不佳。

【病理变化】

1. **大体特征** 多为溃疡性表现,口腔黏膜破损,可略高于周围黏膜,呈鼠啮状,形成潜掘状边缘。周围组织红肿或出现粟粒样小结或硬结,常见于舌部。小结节的位置不定,继发感染后发生坏死,造成组织缺损,形似狼噬。

2. **镜下特征** 特征性的结核病理形态是肉芽肿性病变,中心有干酪样坏死,其外环绕着多层上皮样细胞和多核的朗格汉斯巨细胞,四周为淋巴细胞和纤维包绕(图1-1-12)。抗酸杆菌染色可见结核杆菌于类上皮结节中和干酪样坏死区域出现,亦可出现于朗格汉斯巨细胞和黏膜上皮细胞中。少部分结核肉芽肿也可以表现为增生性病变,伴有纤维化反应而不伴有坏死灶。

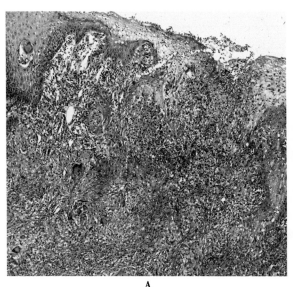
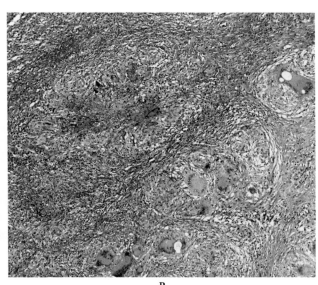

A

B

图 1-1-12 口腔黏膜结核的组织学表现

A.黏膜下结缔组织内形成多个结节及多核的朗格汉斯巨细胞;B.结节中心有干酪样坏死,并见多核的朗格汉斯巨细胞

【鉴别诊断】

1. **创伤性溃疡** 溃疡的形态与慢性机械刺激因子相符合,除去创伤因素后损害在1~2周愈合或明显好转。

2. **头颈部恶性肿瘤** 恶性肿瘤是头颈部黏膜的高发疾病,鼻咽癌、鼻腔恶性淋巴瘤、鳞癌的发病率远远高于同部位的黏膜结核,黏膜结核的症状和后期影像学检查表现均类似恶性肿瘤。如口腔鳞癌亦可表现为溃疡的形态,恶性可呈火山口状,边缘不平滑。溃疡基底可有出血或硬结,患者伴有不同程度疼痛。下颌下及颈部淋巴结常可触及。此外病理检查方面在头颈部肿瘤特别是鼻咽癌的癌旁组织中,经常可以看到有结核样反应,局部可见散在的小灶类上皮细胞,偶有不典型的朗格汉斯巨细胞,但是缺乏干酪样坏死与抗酸染色阴性。

3. **口腔梅毒** 一、二、三期梅毒均可出现溃疡,晚期可出现梅毒瘤样浸润,类似结核病变,可通过梅毒血清试验检测进行鉴别诊断。

4. **深部真菌感染** 如孢子丝菌病、芽生菌病和球孢子虫病,都可能有类似结核的溃疡和肉芽肿。可以采用真菌培养、活检等鉴别。

5. **头颈部黏膜非特异性感染** 鼻炎、喉炎等可与结核病早期症状相似,但临床检查可见局部黏膜通常充血、红肿,表面光滑有光泽,分泌物增多,多数无血性分泌物与溃疡。

(徐萌 陈小华)

第二节 口腔黏膜溃疡性疾病

溃疡(ulcer)是黏膜上皮的完整性发生持续性缺损或

破坏,其表层坏死脱落而形成凹陷。浅层溃疡只破坏上皮层,愈合后无瘢痕。深层溃疡则病变波及黏膜下层,愈合后遗留瘢痕。溃疡可由疱或大疱破裂后形成。

口腔黏膜溃疡类疾病是一组临床以口腔黏膜出现溃疡为特征的疾患,引起口腔溃疡的原因有多种,主要有感染性因素(细菌、病毒、真菌感染);创伤性因素(机械性、摩擦性、物理化学性、放射性及嗜酸性溃疡等);非特异性溃疡(复发性阿弗他溃疡);系统性疾病相关性溃疡(白塞病、胃肠道疾病或出血性疾病等引起的溃疡);皮肤相关性疾病(扁平苔藓、慢性盘装红斑狼疮、疱性疾病);肿瘤(鳞状细胞癌或其他恶性肿瘤等)。本节重点介绍复发性阿弗他溃疡、白塞病、创伤性溃疡、嗜酸性舌溃疡、放射性口炎等几种口腔黏膜溃疡类疾病。

一、复发性阿弗他溃疡

【定义】

复发性阿弗他溃疡(recurrent aphthous ulcer,RAU),又称复发性阿弗他口炎、复发性口腔溃疡、复发性口疮,是口腔黏膜疾病中发病率最高的一种疾病,是以口腔黏膜出现孤立的、圆形或椭圆形浅表溃疡、烧灼样疼痛、反复发作为特征的一种疾病。具有周期性、复发性及自限性等特点。

【临床特征】

1. **流行病学**　流行病学调查显示,复发性阿弗他溃疡的患病率接近20%,但在不同人群中流行病调查研究报道具有较显著差异(特殊人群可达60%)。其病因较为复杂,涉及多方面因素,包括:遗传、免疫失调、病毒或细菌感染、自身免疫、胃肠疾病、贫血、内分泌失调、营养缺乏以及精神紧张等。据统计资料表明,40%~50%的患者

有家族史,且症状比无家族史者更为严重。本病多发于女性,发病年龄多在10~30岁。

2. **症状**　根据溃疡大小、深浅及数目不同将复发性阿弗他溃疡分为轻型、重型和疱疹样溃疡。

(1)轻型阿弗他溃疡:最常见,约占复发性阿弗他溃疡的80%。每次1~5个溃疡,孤立散在,一般直径2~4mm,圆形或椭圆形,边界清晰(图1-2-1A)。好发于角化程度较差的区域,如唇、颊黏膜。溃疡中央凹陷,基底软,外周有约1mm的充血红晕带,表面覆有浅黄色假膜,灼痛感明显。轻型阿弗他溃疡复发一般分为发作期、愈合期和间歇期。发作期又分为前驱期和溃疡期。前驱期有黏膜局部不适,灼痛感;约24h后出现白色或红色丘疹状小点;约2~3天后上皮破损,进入溃疡期;再经4~5天后红晕消失,溃疡愈合,不留瘢痕。整个发作期一般持续1~2周,具有不治而愈的自限性。间歇期长短不一,因人而异。但一般初次间歇期较长,此后逐渐缩短,直至此起彼伏、连绵不断。轻型阿弗他溃疡因刺激痛而影响患者语言、进食和心情。

(2)重型阿弗他溃疡:又称复发性坏死性黏液周围炎、腺周口疮。溃疡大而深,"似弹坑"。直径10~30mm,深及黏膜下层直至肌层。周边红肿隆起,边缘不齐,基底较硬(图1-2-1B)。溃疡常单个发生,或在周围有数个小溃疡。初始好发于口角,其后有向口腔后部移行趋势,如咽旁、软腭、腭垂等。发作期可长达月余甚至数月,有自限性。溃疡疼痛较重,愈后可留瘢痕,甚至造成舌尖、腭垂缺损。

(3)疱疹型阿弗他溃疡:又称阿弗他口炎。溃疡小而多,散在分布于黏膜任何部位,直径小于2mm。黏膜充血发红,疼痛较重。唾液分泌增加,可伴头痛、低热、全身

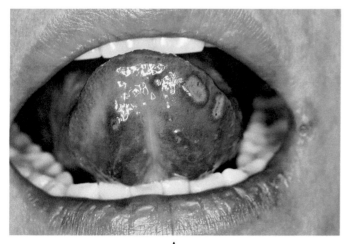

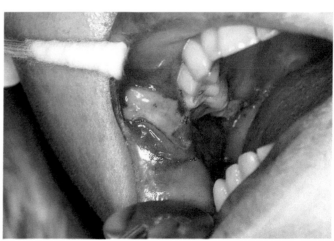

图1-2-1　复发性阿弗他溃疡的临床表现
A.轻型阿弗他溃疡;B.重型阿弗他溃疡

不适、局部淋巴结肿大等症状。发作后不留瘢痕。

3. 治疗　局部对症治疗为主,消炎止痛,保护创面,促进口疮早期愈合。可配合全身治疗。全身治疗包括使用肾上腺皮质及其他免疫抑制剂、免疫增强剂、免疫调节药等。

4. 预后　轻型阿弗他溃疡经 7~10 天可逐渐自愈,不留瘢痕。疱疹型阿弗他溃疡经过治疗,发作后不留瘢痕。重型阿弗他溃疡大而深,一般持续 1~2 个月才能愈合,有的更长,溃疡愈合后在局部遗留瘢痕。

【病理变化】

早期黏膜上皮水肿,细胞内及细胞间均可发生水肿,上皮细胞间有白细胞,后期上皮溶解、破溃、脱落,形成非特异性溃疡。也有在上皮下方形成疱,然后上皮脱落而

成溃疡。溃疡表面可有纤维素性渗出物所形成的假膜,有时表面覆盖坏死组织。溃疡部位为密集的炎症细胞浸润,以中性粒细胞及淋巴细胞为主。

黏膜固有层中胶原纤维水肿、玻璃样变性。结缔组织纤维弯曲紊乱、断裂,严重时胶原纤维破坏消失。炎症明显,大多为淋巴细胞,其次为浆细胞、中性粒细胞及嗜酸性粒细胞,溃疡底部炎症密集且多在血管周围。毛细血管扩张、充血,血管内皮细胞肿胀,管腔肿胀甚至闭塞(图 1-2-2A)。重型病损可深及黏膜下层,除炎症表现外,还有小唾液腺腺泡破坏、导管扩张、导管上皮增生,甚至腺小叶结构消失(图 1-2-2B)。病变组织周围上皮基底膜区可有免疫球蛋白和补体沉积。血清中可检测出抗口腔黏膜上皮抗体。唾液中的 SIgA 含量在发病期升高,缓解期降低。

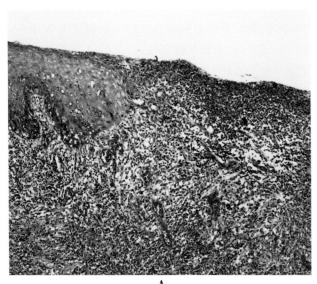
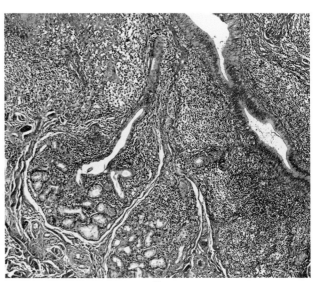

图 1-2-2　复发性阿弗他溃疡组织学表现

A. 上皮脱落,溃疡表面可有纤维素性渗出,溃疡部位见密集的炎症细胞浸润;B. 小唾液腺腺泡破坏、导管扩张、导管上皮增生

【鉴别诊断】

1. 白塞病　与复发性阿弗他溃疡口腔内病变基本相同,此外尚有生殖器溃疡、眼部炎性病变、皮肤结节性红肿等口外症状,属于全身性、慢性、免疫系统疾病。皮肤针刺反应阳性率高。

2. 结核性溃疡　口腔黏膜出现深大溃疡,溃疡边缘不整齐,微隆起成倒凹状,似重型阿弗他溃疡。但其基底呈粟粒状小结节,基底不硬,表面有伪膜;取材涂片抗酸染色可见结核杆菌;组织病理可见结核肉芽肿表现,与重型阿弗他溃疡鉴别。

3. 疱疹性口炎　口腔内小疱疹呈簇状,很快破溃形成成簇的浅表小溃疡。可位于角化和非角化黏膜上。颌下淋巴结肿大。取材涂片可见气球样变细胞、多核巨细胞及核内包涵体。

4. 癌性溃疡　多见于 40 岁以上,且男性多见。溃疡部深浅不一,边缘不齐,底部呈菜花状,周围及基底硬。呈现恶病质。

二、白塞病

【定义】

白塞病(Bechet's disease),又称贝赫切特综合征,是一种全身性、慢性、免疫系统疾病,属于血管炎的一种。主要临床表现为复发性口腔溃疡、生殖器溃疡、眼炎及皮肤损害,也可累及血管、神经系统、消化道、关节、肺、肾、附睾等器官,大部分患者预后良好,眼、中枢神经及大血管受累者预后不佳。

【临床特征】

1. 流行病学　白塞病在任何年龄、国家及种族均可

发病,但发病率有不同程度差异。土耳其、亚洲、中东及地中海沿岸等国家发病率较高,被称为丝绸之路病,这种地域性差异可能与遗传易感性基因在世界范围内的分布有关。普遍认为任何年龄均可患病,好发年龄为16~40岁,即在青壮年多见。我国以女性患者居多,男性患者中血管、神经系统及眼受累较女性多且病情重。

2. **症状** 白塞病临床表现众多,其中复发性口腔溃疡、阴部溃疡、眼部病变为经典的"三联征"。白塞病发病有急性和慢性两型:少数患者为急性发病,可于5天至3个月内2个以上部位同时发生损害,病情重,常伴有高热等。经过一定时期缓解后,可慢性反复发作,2次复发间

隔的平均时间1~2个月。大多为慢性发病,先于1个部位发生损害,经不同时期的反复发作与缓解之后,再分别于其他部位发病。后者以局部损害为主,全身症状较少,但在病程中可以急性加重。

白塞病的主要口腔表现为反复发病的口腔溃疡。眼征为程度不同的单纯结膜炎到色素层炎、角膜炎、虹膜睫状体炎以及视网膜炎等,严重者前房积脓以至失明。生殖器病变为发生于睾丸、阴茎(女性为阴唇)的圆形表浅性溃疡(图1-2-3A)。皮肤表现为丘疹、脓疱、毛囊炎、结节红斑、多形红斑以及脓疱病等(图1-2-3B)。患者常有周期性发热、头疼、关节疼、肝脾大及神经系统症状,心肺也可受累,病程较长,易反复发作。

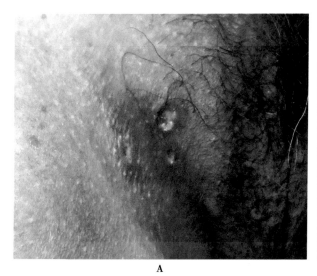
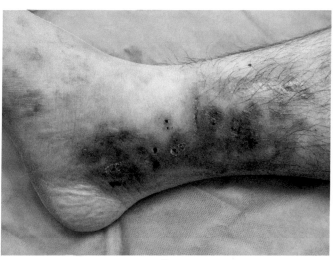

A　　　　　　　　　　　　　　　　　　B

图 1-2-3　白塞病的临床表现

A.生殖器溃疡,病变与口腔溃疡基本相似,溃疡较大;B.皮肤病损,脓疱性结节损害,其数目较多,初为红色丘疹,而后其顶端出现米粒大脓疱

3. **治疗** 目前对于白塞病尚无特效的治疗方法,治疗的主要目的是减轻症状,减少复发,延缓病情进展,预防严重并发症。对于一般治疗,急性活动期的患者应卧床休息;发作间歇期应注意预防复发,控制口、咽部感染、避免进食刺激性食物,伴感染者可行相应治疗。鉴于白塞病是累及多个系统、器官的疾病,故也需要与眼科、消化科、血管外科、心脏外科等多学科联合诊治。

4. **预后** 本病一般呈慢性,多数预后较好。缓解与复发可持续数周或数年,甚至长达数十年。在病程中可发生失明,腔静脉阻塞及瘫痪等。本病由于中枢神经系统、心血管系统、胃肠道受累偶有致死。

【病理变化】

口腔黏膜病变的病理变化与复发性阿弗他溃疡相似:早期黏膜上皮水肿,细胞内及细胞间均可发生水肿,上皮细胞间有白细胞,以后上皮溶解、破溃、脱落,形成非

特异性溃疡。也有在上皮下方形成疱,然后上皮脱落而成溃疡。溃疡表面可有纤维素性渗出物所形成的假膜,有时表面覆盖坏死组织。溃疡部位为密集的炎症细胞浸润,以中性粒细胞及淋巴细胞为主。

本病血管变化较为明显,大多数血管内有玻璃样血栓,管周有类纤维蛋白沉积,一部分血管内皮细胞肿胀且失去完整性,白细胞从血管壁移出,小动脉中膜均质化,小动脉及小静脉壁有炎症细胞。胶原纤维水肿变性,结缔组织内有大量淋巴细胞及浆细胞浸润(图1-2-4)。

【鉴别诊断】

1. **复发性阿弗他溃疡** 详见第二节第一小节。

2. **结核性溃疡** 详见第一节第七小节。

3. **癌性溃疡** 多见于40岁以上,且男性多见。溃疡部深浅不一,边缘不齐,底部呈菜花状,周围及基底硬,呈现恶病质。

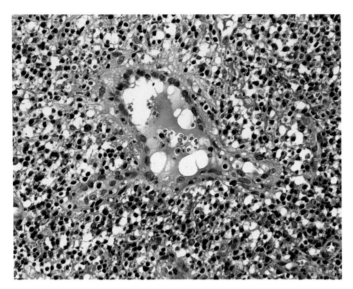

图 1-2-4 白塞病口腔黏膜病变的组织学表现
血管变化明显,为非特异血管周围炎

三、创伤性溃疡

【定义】

创伤性溃疡(traumatic ulceration)是指由机械、物理、化学等局部因素长期慢性刺激所引起的口腔黏膜溃疡性疾病,往往起病较急,伴发感染后,患者疼痛明显,影响进食和说话,对患者身心影响较大,是口腔科门诊急诊中的常见病。

【临床特征】

1. 流行病学 创伤性溃疡被认为是最常见的口腔黏膜溃疡性疾病,与年龄、地区、生活习惯相关。老年人因为牙齿磨耗较严重、边缘菲薄锐利、镶戴假牙的可能性较大,而且其口腔黏膜上皮随年龄的增长而变薄,对疼痛敏感度降低,更易患口腔创伤性溃疡。儿童由于奶瓶喂养不当或不良咀嚼习惯等刺激因素,也是高发人群。

2. 症状 口腔持续性疼痛、黏膜充血,可见口腔黏膜上出现溃疡,大小、部位、形状、深浅不等,与刺激物相适应(图 1-2-5)。病情的严重程度与刺激物存在的时间、患者的身体状况有关。继发感染时疼痛加重,区域性淋巴结肿大、压痛。根据病因可分为以下几类:

(1)褥疮性溃疡:由持久的非自伤性机械刺激造成,多见于老年人,常有残根或不良修复体存在,溃疡较深,色白。

(2)Bednar溃疡:在婴儿上腭翼钩处双侧黏膜,有时因用过硬的橡皮奶头人工喂养,经常在该处摩擦,容易发生溃疡,常呈对称分布,溃疡较浅。

(3)Riga-Fede溃疡:若有乳切牙萌出后切缘较锐,舌系带过短,吸奶时间长,会导致舌系带、舌腹与牙切嵴摩擦发生溃疡,初起时为局部充血肿胀,然后出现小溃

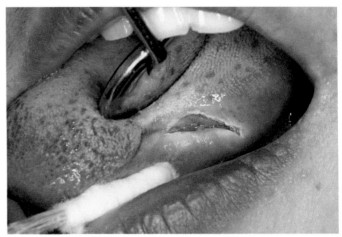

图 1-2-5 创伤性溃疡的临床表现
黏膜充血肿胀,红斑中央有黄色纤维丝状膜,继而黏膜破溃脱落,形成溃疡,逐渐向周围扩展

疡,随着不断摩擦,溃疡扩大,疼痛加重甚至可见增生组织。

(4)自伤性溃疡:好发于青少年,常有咬舌、用笔捅口腔黏膜等不良习惯。

(5)化学性溃疡:溃疡较浅,有白色假膜。

(6)热损伤性溃疡:初为血疱,血疱破溃后糜烂,疼痛明显。

3. 治疗 治疗原则是及早查明刺激因素,去除刺激因素。溃疡大而疼痛者,可用消炎止痛剂及中药粉或药膜敷贴。如果病变严重且持久,为防止继发感染可使用抗生素。

4. 预后 轻度的溃疡一般在10~14天内愈合,严重的情况下,可继发感染、形成瘢痕、挛缩,影响口腔基本生理功能。长期不愈合,溃疡大且深者有癌变的风险。

5. 预防 避免不良理化因素的刺激,养成良好的进食习惯,定期检查口腔牙情况,避免残根或不良修复体的刺激,正确使用药物。

【病理变化】

早期黏膜上皮水肿、溶解、破溃、脱落形成溃疡,表面可由纤维素渗出物形成的假膜,溃疡部有密集的炎症细胞浸润,以中性粒细胞及淋巴细胞为主,黏膜固有层中胶原纤维水肿、玻璃样变性,炎症明显。毛细血管扩张、充血,血管内皮细胞肿胀,管腔肿胀甚至闭塞(图 1-2-6)。

【鉴别诊断】

1. 鳞状细胞癌 多发于老年人,溃疡深大,底部有菜花状细小颗粒突起,边缘隆起翻卷,扪诊有基底硬结,疼痛不明显。镜下观察,鳞状上皮不典型增殖,增殖的上皮侵入结缔组织内,形成许多互相连接的细胞巢(癌巢),在癌巢中进行类似表皮角化过程,形成轮层状小体者,称为癌珠。

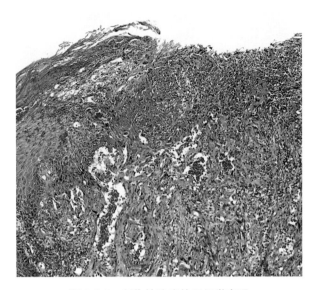

图 1-2-6　创伤性溃疡的组织学表现

2. **重型复发性阿弗他溃疡**　多发于中青年,大多为单个大而深的弹坑状溃疡,边缘整齐,一般持续 1~2 个月,愈后留有瘢痕或组织缺损溃疡深凹,根据病史和临床症状可以判断。

3. **结核性溃疡**　溃疡好发于咽旁、磨牙后区及颊部。溃疡的边缘呈潜凹状,界限清但不整齐,有如鼠咬状,底部较软呈肉芽状,暗红色,可有疼痛。病程进展慢。可取病变表面涂片抗酸染色见结核杆菌,胸部 X 线检查可见肺结核病源。

四、嗜酸性舌溃疡

【定义】

嗜酸性舌溃疡(tongue ulceration with eosinophilia),又称舌溃疡性嗜酸性肉芽肿,是一种罕见的自限性慢性良性病变,创伤可能是发病的重要因素,发病机制不清。临床上少见,易被误诊为恶性肿瘤导致治疗过度。

【临床特征】

1. **流行病学**　可发生于所有年龄的个体中,中年多见,平均患病年龄为 46 岁,男女比例无明显差别。

2. **症状**　表现为无症状、持续时间不长的溃疡,多为单发孤立的较小缺损,表面常覆盖着一层假膜,有硬化、隆起边缘,界限不清,底部白色或带黄色。可发生于舌的任何部位,包括腹面。病变发展迅速,最常见于舌后部,病程发展较快,可在数周后自然消失。早期患者常有疼痛或严重不适,影响口腔正常生理功能,因溃疡部位的不同,可能会有吞咽困难、吞咽痛、发音困难。

3. **治疗**　治疗方法,可使用抗生素,局部或全身适当使用类固醇性药物,冷冻手术和手术切除术。考虑到该疾病与恶性肿瘤易混淆,可通过局部切取或切除病变组织送检病理明确诊断。

4. **预后**　嗜酸性舌溃疡是一种自限性疾病,持续时间不长,预后良好,可复发。

【病理变化】

增生性鳞状上皮表面覆盖着一薄层纤维素分泌物,鳞状上皮局部坏死,脱落缺失,形成溃疡,下方有多种炎症性细胞浸润,如中性粒细胞、淋巴细胞、组织细胞和肥大细胞等,其中嗜酸性粒细胞丰富,散在或较为集中分布。部分病例淋巴细胞较多,炎性细胞多波及黏膜下层、肌层和小涎腺,病变中还可见扩张的小血管、变性的横纹肌细胞和不同程度的纤维组织增生(图 1-2-7)。

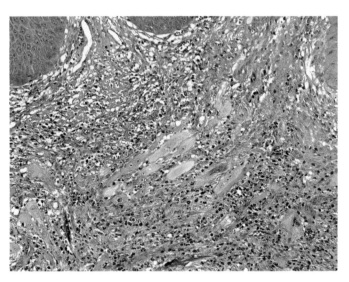

图 1-2-7　嗜酸性舌溃疡组织学表现
炎性细胞波及肌层,见较多嗜酸性细胞浸润

【鉴别诊断】

1. **淋巴瘤**　是一组起源于淋巴结和其他淋巴组织的肿瘤,因嗜酸性舌溃疡的某些病例中镜下可有大量淋巴细胞浸润,易误诊,可结合临床体征和病史加以鉴别,淋巴瘤全身症状比较明显。

2. **创伤性溃疡**　由机械、物理、化学等局部因素长期慢性刺激所引起的口腔黏膜溃疡性疾病,往往起病较急,伴发感染后患者疼痛明显。有明确的创伤病史。溃疡的形状与刺激因素相符合,一旦去除刺激因素则很快可以愈合。

3. **鳞状细胞癌**　多发于老年人,溃疡深大,底部有菜花状细小颗粒突起,边缘隆起翻卷,扪诊有基底硬结,疼痛不明显。

五、放射性口炎

【定义】

放射性口炎(radiate mucositis)是因放射线电离辐射

使放射区域内微血管壁肿胀,管壁变窄或堵塞,急性或慢性口腔黏膜损伤。由于放射治疗是头颈部恶性肿瘤综合治疗的重要方法之一,因此,临床上常见的放射性口腔黏膜炎主要发生在接受放射治疗的头颈部肿瘤患者,故又称放疗诱发性口腔黏膜炎(radiotherapy induced oral mucositis),是放射治疗常见且严重的并发症。

【临床特征】

1. 流行病学 研究显示接受常规分割放疗(2Gy/次,每日1次,每周5次,持续5~7周),患者放射性口炎发生率为97%,其中34%为严重放射性口炎(3~4级)。接受超分割放疗(每日2次或更多照射剂量)的患者100%出现放射性口炎,其中56%出现严重放射性口炎;16%的头颈部恶性肿瘤患者接受放疗后,因发生放射性口炎需住院治疗。11%因发生放射性口炎而改变或被迫中断治疗恶性肿瘤的放疗计划,从而难以获得最佳的抗肿瘤治疗效果,危及患者生命,成为头颈部恶性肿瘤放疗剂量的主要限制因素。

2. 症状 放射性口炎病程分为急性期、急性期至慢性期和迟发期3个阶段。急性期以口腔黏膜炎和味觉障碍为主,可见黏膜糜烂或溃疡,味觉发生变化或对特定味觉不适感以及味觉丧失,黏膜溃疡部位可能发生剧烈疼痛,口中乏味,偏好盐性食物,口感变苦涩等症状,伴有全身性症状,如头晕、乏力、恶心、失眠等。急性期至慢性期以口腔干燥、疱疹或念珠菌感染为主。可见口腔干燥黏膜发生水疱样改变并破溃形成溃疡,或者可见局部黏膜泛白或剥脱的白苔。发生进食咀嚼困难,口腔黏膜有灼痛感或剧烈疼痛。迟发期以张口受限、瘢痕形成、软组织坏死放射性骨髓炎或放射性龋齿为主。主要体征及症状有经口进食困难,吞咽与言语功能障碍,局部口腔黏膜发生坏死,瘢痕形成导致张口受限或严重者发生放射性颌骨骨髓炎,颌骨排脓或部分颌骨坏死,同时也因唾液成分改变所致大量龋齿发生。

3. 治疗 循证医学研究显示,除了对症处理,目前尚匮乏临床可应用的防治措施。目前临床处理的总体原则是:减轻症状、促进愈合、防治合并感染。具体的治疗方法有:局部针对炎症或溃疡采用对症治疗,主要是消炎、止痛,用抗炎漱口液含漱。伴有全身性症状者可采取补充维生素、高蛋白等支持疗法。口干症状明显可用人工唾液。

4. 预后 常规分割放射治疗(2Gy/次,1次/日)后7~14天或累计放疗剂量达到10~20Gy时,将出现急性放射性口炎临床症状,持续到放疗结束后2~4周或采取有效治疗措施后1~2周可愈合。放射治疗结束2年后,又可能出现因唾液腺广泛萎缩而引起的继发慢性放射性

口炎。

【病理变化】

镜下见上皮结构完全崩解,鳞状上皮坏死脱落形成溃疡,其下大量炎性细胞浸润,毛细血管扩张充血,胶原纤维断裂,可见较多纤维性渗出覆盖溃疡表面,其内交织有大量炎症渗出细胞,上皮下固有层血管进一步扩张、充血,管壁及上皮变薄,固有层细胞核浓缩(图1-2-8)。

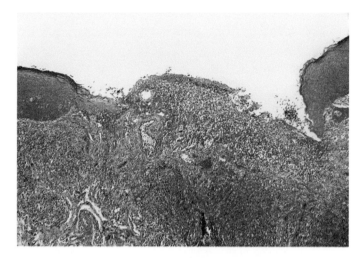

图1-2-8 放射性口炎的组织学表现

【鉴别诊断】

复发性阿弗他溃疡(recurrent aphthous ulcer) 该病仅局限于口腔内发作,有周期性、复发性、自限性。而放射性口炎有放射线暴露病史,可出现上述急、慢性口腔病损。

(徐萌 陈小华)

第三节 口腔黏膜疱性疾病

黏膜或皮肤内贮存液体而成疱(vesicle),疱凸出于黏膜,呈半圆形。一般直径超过5mm者称大疱(bulla);小于5mm者称小疱或水疱;若聚集成簇,称为疱疹。疱的内容物也有差别,因其内容物不同呈现不同的颜色,如含黏液,则呈白色或乳白色,透明或半透明;如含脓液,则多是黄白色或黄色,不透明;如含血液,则为鲜红、暗红或蓝褐色等。疱性疾病常因早期溃破而表现为糜烂、浅表溃疡或假膜损害。组织学上根据疱形成的部位分为上皮内疱和上皮下疱,上皮内疱又称棘层内疱,疱在上皮棘层内或在基底层上,有棘层松解,上皮细胞失去内聚力而分离。见于天疱疮,也见于病毒性水疱。上皮下疱又称基层下疱,疱在基底层之下,基底细胞变性,使上皮全层剥离,见于黏膜良性类天疱疮。

口腔黏膜疱性疾病是一组以口腔黏膜出现水疱为特征的疾患，可能与其他疾病同时发病，病因不明，病程多为慢性，种类甚多，各病间虽有类似口腔黏膜损害，但其组织病理和免疫学方面均表现为各自的特点。本节重点介绍天疱疮、良性黏膜类天疱疮、大疱性类天疱疮等几种口腔黏膜大疱性疾病。

一、天疱疮

【定义】

天疱疮（pemphigus）是一类严重的、慢性的黏膜-皮肤自身免疫性大疱性疾病。

【临床特征】

1. **流行病学**　天疱疮的发病率约为 0.5～3.2/100 000，本病可发生于任何年龄、种族和民族，但更常见于地中海、南亚和犹太人，最多见于 40～60 岁的人群，少见于儿童。发病无明显性别倾向或女性较男性稍多。大多数病例发展缓慢。

2. **症状**　天疱疮临床上分为寻常型、增殖型、落叶型和红斑型四型。发生在口腔的主要为寻常型天疱疮，也是四型中最常见的类型。口腔病变通常为疾病的第一表征，被描述为"最早出现，最晚消失"。患者通常主诉口腔疼痛，表现为口腔黏膜任何部位的多处表浅、凹凸不平的糜烂和溃疡，以软腭、颊及龈黏膜等易受摩擦的部位多见（图 1-3-1A、B）。口腔内形成的疱常常由于疱壁很薄易破裂而形成糜烂面。皮肤病变表现为松弛、大小不等的疱（图 1-3-1C），很快破裂，通常为几小时到几天，导致光秃的红斑样表面。少数情况下可能出现眼睛问题，表现为双侧结膜炎，不易产生瘢痕和睑球粘连。临床检查可有揭皮试验阳性、探针试验阳性和尼氏征（Nikolsky）阳性。

3. **治疗**　天疱疮是一种系统性疾病，所以治疗主要为系统性糖皮质激素治疗，联合使用其他免疫抑制药物，如硫唑嘌呤。糖皮质激素是治疗天疱疮的首选药，使用应遵循"足量、从速、渐减、忌躁"的原则。其治疗的目的在于控制新发病损，促进愈合，防止继发病变，治疗的关键在于糖皮质激素等免疫抑制剂的合理应用，防止各种

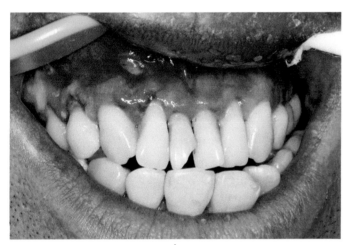

A

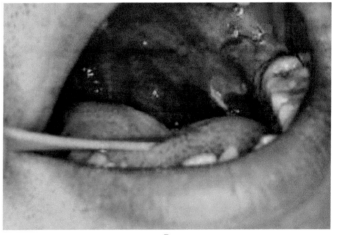

B

图 1-3-1　天疱疮的临床表现
A. 牙龈；B. 腭部和 C. 皮肤表现

并发症。

4. 预后　寻常型天疱疮预后最差,其缓解程度与病情的严重程度和治疗的早期反应有关,因此应及早治疗。在糖皮质激素使用以前,由于感染和电解质紊乱,本病死亡率可达 60%～90%。目前多数寻常型天疱疮患者的病情能获得缓解,75%的患者在治疗 10 年后完全治愈,死亡率为 5%～10%。

【病理变化】

各型天疱疮都是以上皮内棘细胞层松解和上皮内疱(或裂隙)为病理特征。表面上皮的棘层细胞典型的表现为分离脱落,这一特征被称为棘层松解(acantholysis)。镜下可见到松解的单个或呈团的棘细胞,这种细胞较大,球形,核深染,常有胞质晕环绕在核周围,这种游离为单

个或数个成团的细胞,称为天疱疮细胞(又称 Tzanck 细胞)(图 1-3-2A)。如疱顶破裂脱落,往往在疱底可见不规则的乳头向上突起呈绒毛状,疱底仍见有基底细胞附着于结缔组织上方,被描述为类似于"墓碑排"。增殖性天疱疮除表现棘层松解、上皮内疱的特点之外,上皮可呈乳头状增生,钉突伸长(图 1-3-2B)。黏膜固有层有中等程度的炎细胞浸润,以淋巴细胞为主,并有少量的嗜酸性粒细胞。

(1)直接免疫荧光(direct immunofluorescence):在临床、普通组织病理诊断均有困难时,具有重要的诊断价值。采用直接免疫荧光技术染色可见病变部位及其相邻部位的上皮棘细胞间有 IgG、C3 网状沉积(图 1-3-3),少数患者为 IgM 或 IgA 沉积。

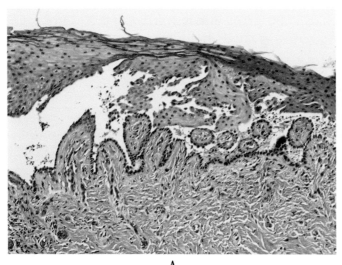
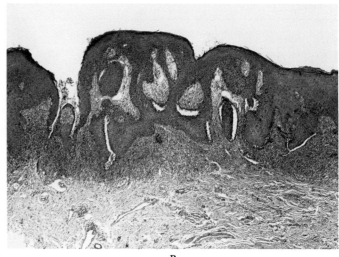

A

B

图 1-3-2　天疱疮的组织学表现
A. 上皮棘层松解,形成上皮内疱,疱底仅见一层基底细胞附着于呈绒毛状的结缔组织上;B. 增殖性天疱疮还表现上皮增生、钉突不规则伸长等特点

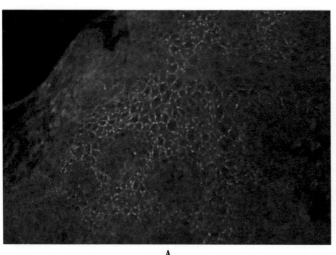
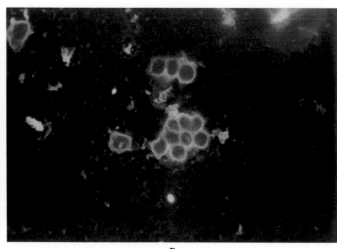

A

B

图 1-3-3　天疱疮的直接免疫荧光染色
A. 上皮棘细胞间有呈网状沉积的 IgG;B. 呈游离状的单个或数个成团的天疱疮细胞也呈 IgG 阳性

（2）间接免疫荧光（indirect immunofluorescence）：是检测患者血清中是否存在抗基底细胞、棘细胞层的细胞间质以及棘细胞的循环抗体，一般抗体效价为1∶50时即有意义。血清对Dsg3呈阳性反应可诊断为寻常天疱疮，仅对Dsg1呈阳性反应可诊断为落叶天疱疮。

【鉴别诊断】

1. **瘢痕性类天疱疮** 好发于老年人，女性多见，皮肤较少见，体窍黏膜易受累。口腔黏膜多为剥脱性龈炎表现，镜下无棘层松解，上皮下疱生成。直接免疫荧光50%可见IgG和C3沿基底细胞膜带呈线状沉积，间接免疫荧光大部分病例血清抗基底膜带抗体检测为阴性。

2. **多形红斑** 该病为急性炎症性病损，有时也可起疱，且以唇部损害变现最为突出。皮肤表现为靶形红斑。镜下可见上皮细胞内或细胞间水肿，上皮内可有疱或裂形成，也可在上皮下形成大疱，但无棘细胞松解。

3. **大疱性表皮松解症** 这一种少见，多为先天性家族遗传性皮肤病，亦可无家族阳性史。尼氏征阴性。直接免疫荧光示基底膜带线状IgG沉积，可见C3沉积。部分患者血清中可检出抗基底膜带（Ⅶ型胶原）抗体。

4. **家族性良性慢性天疱疮** 是一种少见的常染色体显性遗传病。发病年龄通常为10~30岁。病损表现为红斑基础上发生松弛性水疱、糜烂和结痂，尼氏征阳性。组织学特征为基底层上裂隙、水疱、棘层松解，疱腔内可见

大量棘层松解现象，似"倒塌的墙砖"，直接免疫荧光检查为阴性。

二、良性黏膜类天疱疮

【定义】

良性黏膜类天疱疮（benign mucous membrane pemphigoid）是一组皮肤黏膜慢性发疱性自身免疫性疾病，自身抗体直接对抗基底膜的一种或多种成分。临床以水疱为主要表现，好发于口腔黏膜、眼结膜等体窍黏膜，又称黏膜类天疱疮。当眼结膜受累时，形成瘢痕是该病最明显的特征，故又称瘢痕性类天疱疮（cicatrical pemphigoid）。由于该病可以导致失明，因此学者建议取消"良性"，更名为黏膜类天疱疮。

【临床特征】

1. **流行病学** 黏膜类天疱疮发病的平均年龄为50~60岁，女性多见，无种族差异性。有报道该病与脏器的恶性疾病如直肠癌、子宫癌等有关。

2. **症状** 牙龈是最早、也是最常出现体征的部位，典型的表现呈剥脱性龈炎样损害。疱膜较厚，在口内仍易破裂，破后可见疱膜或溃疡，尼氏征阴性。若发生在悬雍垂、软腭、扁桃体、舌腭弓和咽腭弓等处，常出现咽喉疼痛、咽下困难，愈后出现瘢痕（图1-3-4）。发生在口角区则因瘢痕粘连而致张口受限或小口畸形。

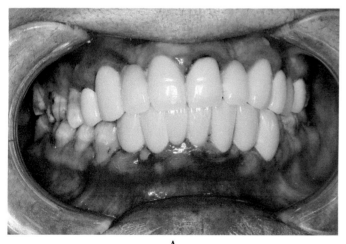
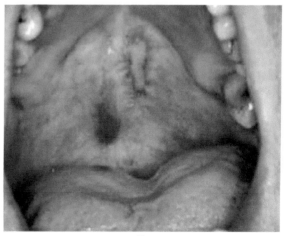

A   B

图1-3-4 类天疱疮的口腔表现
A 牙龈和B 腭部黏膜起疱或破后溃疡

50%~85%的患者出现眼部损害。单纯性的眼部损害被称为眼天疱疮（ocular pemphigus）。本病眼部症状出现较早，早期损害为单纯性结合膜炎，以后可出现睑球粘连，角膜瘢痕可使视力丧失。

皮肤及其他部位损害亦可见，面部、头皮常被累及，胸、腹、腋下、四肢屈侧可受累，皮肤出现红斑或在正常皮

肤上出现张力性水疱，尼氏征阴性，疱壁厚，不易破；疱破后形成溃疡、结痂。咽、气管、食道、尿道、阴部和肛门等处黏膜偶有受累，形成局部纤维粘连。

3. **治疗** 局部治疗，消除口腔各种创伤因素，施行细致的牙周基础治疗，保持口腔卫生。以糖皮质激素制剂的溶液滴液防止纤维性粘连。口腔病情严重或伴有

眼睛、咽喉部黏膜损害可考虑全身糖皮质激素和细胞毒药联合应用，如泼尼松、硫唑嘌呤。氨苯砜与磺胺吡啶、四环素与烟酰胺配合，均可用于治疗黏膜类天疱疮。同时患者需到眼科进行眼结膜的基线检查及相关治疗。

4. 预后　本病为预后较好的慢性自身免疫性疾患，病程较长，可反复发作数年或数十年。眼部形成瘢痕可致失明，不危及生命。

【病理变化】

为了精确诊断，取病变周围组织比病变本身更适合。镜下见上皮形成基层下疱，基底细胞变性，病损部位的上皮全层剥脱，无棘层松解。上皮完整，结缔组织表面光滑，胶原纤维水肿，有大量淋巴细胞、浆细胞及嗜酸性粒细胞浸润。晚期黏膜固有层纤维结缔组织增生（图1-3-5）。

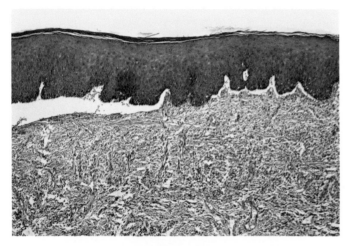

图1-3-5　良性黏膜类天疱疮的组织学表现
形成典型的上皮下疱

（1）直接免疫荧光：接近90%的患者中，病变周围黏膜在基底膜区可见有免疫球蛋白及补体沉积，主要是IgG及C3，偶有IgA、IgM，呈均匀的连续细带（图1-3-6），是本病特异性诊断标志。

（2）间接免疫荧光：仅20%~40%患者血清中出现抗基底膜的自身循环抗体，但即使是阳性患者，其抗体滴度也较低。

【鉴别诊断】

1. 大疱性类天疱疮　本病口腔病损较轻，疱破后易于愈合。口腔损害多在皮损出现后发生，且病情较瘢痕性类天疱疮更易缓解。瘢痕性类天疱疮的口腔黏膜除有水疱外，则以牙龈缘、附着龈的剥脱性损害为主。皮肤的大疱尚属少见。直接免疫荧光可见IgG及C3沿基底膜呈线状沉积；间接免疫荧光约有80%查见抗基底膜带的抗体。

2. 多形红斑　该病为急性炎症性病损，有时也可起疱，且以唇部损害变现最为突出。皮肤表现为靶形红斑。镜下可见上皮细胞内或细胞间水肿，上皮内可有疱或裂形成，也可在上皮下形成大疱，但无棘细胞松解。

3. 糜烂型扁平苔藓　该病可表现为牙龈剥脱性损害，颜色鲜红，触之出血，其邻近区域或口腔其他部位可见白色条纹，组织病理显示基底细胞液化变性和固有层淋巴细胞浸润带。免疫病理显示OLP上皮基底膜区有免疫球蛋白沉积，主要为IgM，也可有IgG及C3的胶样小体沉积。直接免疫荧光可见细小的颗粒状荧光沿基底膜区呈带状分布。

4. 白塞病　该病口腔损害类似于复发性阿弗他溃疡。生殖器、肛周损害为单个或多个溃疡或糜烂面。眼

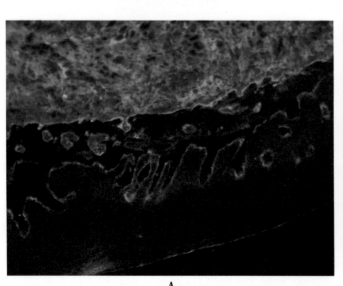

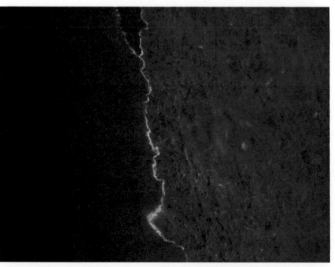

图1-3-6　类天疱疮直接免疫荧光显示
A、B两图分别为C3和C4在基底膜呈线状沉着

部受累表现为虹膜睫状体炎。基本病理变化特点是非特异性血管周围炎,表现为血管周围淋巴单核细胞浸润,血管壁可有 IgM、IgG 和 C3 沉积,大静脉血栓形成,大动脉由于变性、坏死而形成血管瘤。

三、大疱性类天疱疮

【定义】

大疱性类天疱疮(bullous pemphigoid, BP)是类天疱疮中的另一种类型,也是一种慢性自身免疫性的皮肤黏膜病,以泛发的皮肤瘙痒性大疱为特点,大约有 10%~20% 的患者出现黏膜损害。

基底膜区是免疫球蛋白及补体沉着的部位,也是循环自身抗体(抗基底膜抗体)发生反应的部位。大疱性类天疱疮抗原(BPAg)的 2 个成分为:主要抗原 230~240kD BPAg1 以及次要抗原 160~l80kD BPAg2。

【临床特征】

1. 流行病学 该病好发于 60~80 岁的老年人,儿童罕见。无明显性别或人种差异。每年发病率为 10/100 000,在年龄大于 80 岁的老年人群中,BP 的年发病率明显增多,大约为 150~330/1 000 000,罹患类天疱疮 1 年内的死亡率大约为 12%~40%。

2. 症状

(1) 皮肤:常发生在腋窝、腹股沟、前臂内侧等处。早期的皮肤症状为瘙痒,随后在正常或红斑皮肤上出现多发性的张力性大疱,疱液饱满,疱壁较厚,不易破裂,因此创面不多,疼痛轻微;疱破裂后形成表浅的痂,最终发生愈合,无瘢痕形成。尼氏征阴性。

(2) 口腔:累及口腔黏膜并不常见,口内病损开始为疱,疱小,状似粟粒,疱不久破裂,形成大的、表浅的、边缘清晰而光滑的溃疡,尼氏征阴性。损害累及牙龈,类似非特异性剥脱性龈炎(图 1-3-7)。除口腔外,其他体窍黏膜少有累及。

3. 治疗 BP 属于自身免疫性疾病,其治疗方法为系统性免疫抑制治疗。但仅有口腔病损者,应尽量减少或避免全身大剂量使用皮质激素。如单独使用泼尼松无效,可加服其他免疫抑制剂,如硫唑嘌呤。此外,氨苯砜、四环素、四环素和烟酰胺联合应用对某些患者有效。

4. 预后 预后良好,多数患者在 2~5 年后出现自发性减轻。虽可复发,但能自我缓解,病程不超过 5 年。

【病理变化】

病损周围组织可见上皮与结缔组织在基底膜区分离,形成上皮下疱,无棘层松解,基底细胞变性,结缔组织表面平滑,胶原纤维水肿。病变区域通常可见中等数量的急性和慢性炎症细胞,其特征为疱内本身存在嗜酸性粒细胞。

(1) 直接免疫荧光:病损组织的上皮基底膜区可见连续性的线形免疫球蛋白及补体沉积带,主要是 IgG 及 C3,偶有 IgA、IgM。这些自身抗体同半桥粒相关蛋白结合,称为大疱性类天疱疮抗原(BP180 和 BP230),免疫电镜发现位于基底膜透明板的浅层。

(2) 间接免疫荧光:可测出抗基底膜区抗体,并且有 70%~80% 患者血清中抗体效价较高。抗体效价同疾病的活跃程度无关。

【鉴别诊断】

1. 获得性大疱性表皮松解症 该病好发于易受摩擦、外伤的肢端及肘、膝等关节伸侧,组织病理显示在真皮,以中性粒细胞浸润为主。

2. 寻常型类天疱疮 该病为急性炎症性病损,有时也可起疱,且以唇部损害最为突出。皮肤表现为靶形红斑。镜下可见上皮细胞内或细胞间水肿,上皮内可有疱或裂形成,也可在上皮下形成大疱,但无棘细胞松解。

3. 良性黏膜类天疱疮 两者病理表现相似。良性黏膜类天疱疮,除口腔黏膜水疱外,以剥脱性龈炎样损害为主要表现,眼部病变的水疱愈后留有瘢痕,间接免疫荧光抗体多为阴性。大疱性类天疱疮的口腔病损为小疱,疱破后易于愈合,很少有创面。间接免疫荧光抗体多为阳性。

四、副肿瘤性天疱疮

【定义】

副肿瘤性天疱疮(paraneoplastic pemphigus, PNP)是一种与肿瘤相关的致死性自身免疫性发疱性疾病。但 PNP 并不是指天疱疮和肿瘤单纯并发存在,而是一类血

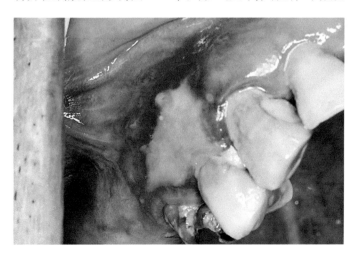

图 1-3-7 大疱型天疱疮牙龈表现

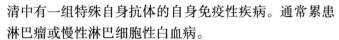

清中有一组特殊自身抗体的自身免疫性疾病。通常累患淋巴瘤或慢性淋巴细胞性白血病。

【临床特征】

1. **流行病学** PNP 的发病年龄范围为 7～76 岁,无明显种族和性别倾向。

2. **症状** 患者通常有淋巴网状系统恶性肿瘤的病史,少数情况下有良性淋巴增生性疾病,如胸腺瘤。约 1/3 的患者,副肿瘤性天疱疮发生恶性肿瘤诊断之前,提示可能存在恶性肿瘤。该病起病急,表现为多形性,有些患者可出现皮肤和黏膜多发性的发疱性病灶,手掌和脚趾也可出现明显的疱。

口腔黏膜表现为多灶性红斑和分散、不规则的溃疡,可累及口腔黏膜的任何部位。其表现类似于天疱疮样改变,如大面积糜烂,揭皮试验阳性,探针试验阳性,尼氏征阳性等。

皮肤受累面积较广,伴有明显的疼痛或瘙痒,病变更像丘疹,类似于皮肤扁平苔藓。唇部表现为血痂,类似于多形性红斑。70% 的患者累及眼结膜,形成瘢痕性结膜炎,类似于瘢痕性类天疱疮。阴道黏膜和呼吸道黏膜也可累及。因此近年来研究者更倾向于将其归于自身免疫性多器官综合征(paraneoplastic autoimmune multiorgan syndrome)。该综合征可表现为天疱疮样、类天疱疮样、多形红斑样、移植物抗宿主病样和扁平苔藓样等至少 5 种异质性皮肤黏膜疾病。

3. **影像学特点** 副肿瘤性天疱疮需要通过 CT、超声等来检查肿瘤的部位、大小、形态等特征。腹部超声检查、胸部 CT 扫描等可以确定腹腔、腹膜后、盆腔和胸腔纵隔肿瘤的存在及位置,对外科手术具有指导作用。胸腺瘤与副肿瘤性自身免疫病相关出现的频率最高,CT 是早期检出及诊断胸腺瘤的最佳方法之一。采用 Masaoka 等标准分期,胸腺瘤分为临床期 I 期(包膜完整,无镜下包膜浸润)、临床 II 期(侵犯周围胸膜或脂肪组织,或镜下包膜浸润)、临床 III 期(侵犯邻近器官包括心包、大血管和肺等)、临床 IV A 期(胸膜或心包播散)、临床 IV B 期(淋巴道或血道转移)。CT 可以准确进行临床分期,有利于决定治疗方案及预后判断。

4. **治疗** 在控制和治疗肿瘤的同时,治疗主要为系统性使用泼尼松,联合免疫抑制剂,如硫酸嘌呤、甲氨蝶呤或环磷酰胺。皮肤损害的治疗效果常优于口腔黏膜损害。局部用药类似于天疱疮的治疗。

5. **预后** 副肿瘤性天疱疮死亡率高,皮肤黏膜病损的治疗效果和预后与肿瘤的性质有一定关系。良性肿瘤患者经手术切除肿瘤后,皮肤黏膜病损可缓解甚至消退。而恶性肿瘤患者多数对糖皮质激素治疗反应差,预后不良。

【病理变化】

副肿瘤性天疱疮在光镜下的表现多种多样,大多数患者可见苔藓样黏膜炎,伴有上皮下疱或上皮内疱。上皮内疱棘层松解,裂隙或水疱均在紧靠基底细胞层的上方,疱底绒毛形成;上皮各层和皮肤附属器均可出现坏死的角质形成细胞,若在棘层松解区出现则是 PNP 的重要提示。

界面皮炎(interface dermatitis)是 PNP 的常见表现,界面空泡改变及真皮浅层血管周围有不同程度淋巴细胞浸润。伴或不伴有棘层松解,不同程度的炎症细胞移入上皮层。可出现坏死的卫星细胞,位于坏死角质形成细胞旁的淋巴细胞。基底细胞层液化变性,口腔黏膜多见,可和棘层松解并存或单独发生;固有层血管周围淋巴细胞浸润,有时呈苔藓样改变,早期水肿,晚期可表现轻微的纤维化。

(1) 直接免疫荧光:在损害周围完整的黏膜或皮肤取材,可见 IgG 伴或不伴有补体 C3 在棘细胞间沉积,部分患者出现基底膜区域的 IgG、C3 和 IgM 沉积。标本同时存在棘细胞间和上皮下免疫沉积反应,是对 PNP 的重要提示。

(2) 间接免疫荧光:应用移行上皮(如小鼠的膀胱黏膜)作为底物,可见抗体特异性沉积于上皮细胞间。阳性率为 76%。单纯肿瘤者的血清结合为阴性。

(3) 免疫沉淀法:血清中的抗体能和角质细胞提取物中的 250kD、230kD、210kD、190kD 大分子量蛋白抗原结合。本指标为目前确诊 PNP 的金标准。

【鉴别诊断】

1. **寻常型天疱疮** 首先出现的症状是口腔黏膜的水疱与糜烂,对糖皮质激素反应较好。组织病理为基底细胞上棘层松解性水疱,无基底细胞液化变性。表皮内也无散在坏死角质形成细胞。间接免疫荧光显示寻常型天疱疮患者血清中的自身抗体不能和膀胱、小肠等移行上皮中的桥粒结合。

2. **中毒性表皮坏死松解** 又称重型药物超敏反应、莱氏综合征,可发生广泛性大疱,波及全身体窍、黏膜和内脏。为急性发病,有较重的全身症状,皮肤可出现全身性、广泛的红斑性水疱及大疱,疱可融合呈大片损害,破溃后呈糜烂面。组织病理表现为表皮细胞肿胀变性,细胞核浓缩,表皮和真皮间有空隙,棘层松解可出现在表皮浅层甚至颗粒层。真皮水肿,血管扩张,血管周围有炎性细胞浸润。

3. **大疱性类天疱疮** 好发于老年人,为张力性大疱,黏膜损害较轻。组织病理表皮下疱,疱内及疱下真皮内有数量不等嗜酸性粒细胞浸润。

4. 扁平苔藓 该病临床表现为紫红色的扁平多角形丘疹,口腔黏膜损害一般为网纹型或糜烂型,主要组织病理变化为基底细胞液化变性,炎症细胞在固有层呈带状浸润,这与 PNP 苔藓样皮损不易鉴别,但 PNP 表皮内可见散在坏死的角质形成细胞及棘层松解现象。

5. 多形性红斑(erythema multiforme) 又称多形性渗出性红斑,是黏膜皮肤的一种急性渗出性炎症性疾病。发病急,具有自限性及复发性。黏膜和皮肤可以同时发病,或单独发病。由于病变多种多样,如红斑、丘疹、疱疹、糜烂及结节等,其形态及颜色不一致,故有多形之称。

任何年龄均可发病,男性多见,好发于青壮年,多累及 20~30 多岁的年轻人,多在春、秋季节发病,有自限性。起病急骤,病程 2~4 周,发病时有全身症状,如高热、头痛、咽痛、关节痛及疲倦等。口腔表现为早期黏膜充血,形成水疱,一般水疱 1~2 天破裂,继而形成糜烂、坏死渗出物、结痂等多形变化。好发于舌、腭、颊、唇及牙龈(图 1-3-8)。皮损常突然发生红斑、丘疹、结节、水疱及大疱。典型的病变可有虹膜样损害,即中央为一大疱,周围为荨麻疹样水肿区,再外有红斑环绕。对称性病变多见于手背、足背、四肢伸侧、面、颈、躯干皮肤。

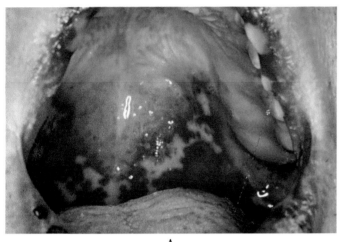
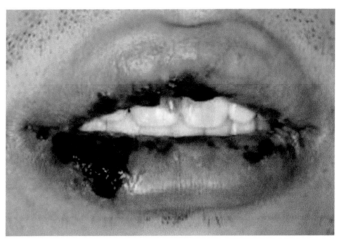

A   B

图 1-3-8 多形性红斑口腔表现
A. 口腔病损广泛糜烂,上覆假膜;B. 上下唇见黑紫色血痂

临床表现可分为轻型和重型 2 种情况。轻型一般无全身症状,病损只限于黏膜和皮肤,无身体其他器官和系统病变。重型常有严重的全身症状,皮肤病损除红斑外还出现大疱、丘疹、结节、糜烂。黏膜病损除口腔表现外,眼结膜、鼻腔、外耳道、阴道、尿道及直肠等部位黏膜均可受累,因身体各腔孔受累称为多窍糜烂性外胚层综合征,亦即斯-约综合征。

组织病理表现为上皮细胞内和细胞间水肿,上皮内可有疱或裂形成,也可在上皮下形成大疱,无棘层松解。结缔组织水肿,有炎症细胞浸润,早期为嗜酸性粒细胞多见,逐渐为中性粒细胞居多。血管扩张,血管内皮细胞肿胀及管壁增厚,血管周围主要为淋巴细胞浸润,有时血管周围有红细胞移出。

治疗应详细询问病史,如发现可疑致敏物质,立即隔离,去除可能诱因。药物治疗应给予泼尼松治疗,同时给予抗组胺、葡萄糖酸钙等药物。该病有自限性,轻型者一般 2~3 周可以痊愈。但重型者或有继发感染时,病期可延长至 4~6 周。若治疗处理得当,一般预后良好。但痊愈后可复发。

五、类天疱疮样扁平苔藓

【定义】

类天疱疮样扁平苔藓(lichen planus pemphigoides)是指其在临床表现、组织病理和免疫荧光检查方面既有典型的扁平苔藓又有大疱性类天疱疮的特征。因其抗原有一定的独特性,更多学者认为本病是一种独立的自身免疫性大疱性皮肤黏膜疾病。

【临床特征】

1. 流行病学 发生于皮肤者,发病年龄较年轻,好发年龄为 35~44 岁。无明显性别差异。

2. 症状 皮肤病损表现为水疱,多在急性发作泛发性扁平苔藓之后突然出现。水疱透明,疱壁紧张,尼氏征常呈阴性。全身任何部位均可发生水疱,但以四肢最为显著,伴有瘙痒。

口腔黏膜损害常见紧张性小水疱围绕于扁平苔藓样白色条纹和斑片周围,破溃形成溃疡面。

3. 治疗 糖皮质激素治疗效果明显,一般采用中小剂量的泼尼松 10~40mg/d,亦可泼尼松和硫唑嘌呤联合治疗。此外红霉素、氨苯砜、羟氯喹、四环素-烟酰胺也可用于该病的治疗。

4. **预后** 该病全身症状相对较轻,预后较好。

【病理变化】

类天疱疮样扁平苔藓的丘疹、斑片损害区镜下显示典型的扁平苔藓样特征,即上皮角化过度、颗粒层增厚、棘细胞层不规则增厚或萎缩、基底细胞空泡变或液化变性、结缔组织浅层淋巴细胞带状浸润,可见胶样小体(图1-3-9)。水疱损害区显示上皮下疱,疱内可见单核及嗜酸细胞,结缔组织浅层血管周围可见中度致密淋巴细胞、组织细胞和嗜酸性粒细胞浸润,但其上方基底细胞无液化变性,因而多完整无损。

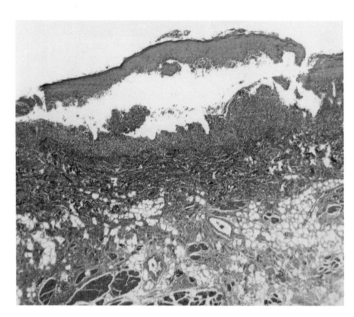

图 1-3-9 类天疱疮样扁平苔藓的组织学表现,有上皮下疱形成

(1)直接免疫荧光:疱性与非疱性损害区均显示基底膜带有 lgC 和 C3 呈线状沉积,外观正常的黏膜皮肤基底膜带也有 1gG 和 C3 呈线状沉积。

(2)间接免疫荧光:约 1/2 的患者血清中可检测到循环 lgG 自身抗体,多沉积于盐裂皮肤的上皮侧。

【鉴别诊断】

1. **大疱性扁平苔藓** 有典型的条纹损害特征,并在此基础上出现水疱或大疱。一般水疱多发生于原有损害区之上。荧光显示无抗基底膜带的自身抗体。组织病理上水疱是由于基底细胞严重液化变性引起上皮-结缔组织分离产生裂隙。而类天疱疮样扁平苔藓因无液化变性,疱腔顶部基底细胞完整。

2. **大疱性类天疱疮** 该病发病年龄较大,儿童少见。水疱发生在外观正常的皮肤或红斑基础上,无扁平苔藓样损害,组织病理为上皮下水疱,无扁平苔藓样组织学特

征。免疫电镜检测其免疫其免疫球蛋白沉积的部位、基底膜带抗原分子和免疫沉淀物反应等均显示与类天疱疮样扁平苔藓有不同之处。

六、线状 IgA 大疱性皮肤病

【定义】

线状 lgA 大疱性皮肤病(linear IgA bullous dermatitis),又称为线状 IgA 病(linear IgA disease),是一种以真皮与表皮间基底膜带线状 IgA 沉积为特点的自身免疫性大疱性疾病。

【临床特征】

1. **流行病学** 本病临床少见,中国发病率罕见报道。可发生于任何年龄,有 2 个发病高峰,分别是幼童和大于 60 岁的老年人,按发病年龄分为成人型和儿童型。女性稍多于男性,病情反复呈慢性经过。

2. **症状** 按发病年龄分为成人型和儿童型。

(1)成人型:多在中青年发病,常突然起病,但也可隐匿起病。皮损似疱疹性皮炎,呈多形性,如水肿性红斑、丘疹、张力性小疱或大疱,尼氏征阴性,可伴有不同程度的瘙痒,环状、腊肠样和串珠样水疱性皮疹有一定的特征性。伴或不伴有黏膜损害(口、鼻、生殖器、眼),口腔损害常表现为颊、舌部的水疱、糜烂、溃疡(图 1-3-10)。

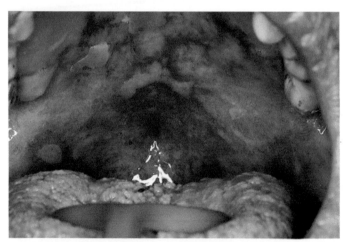

图 1-3-10 线状 IgA 大疱性皮肤病的口腔表现

(2)儿童型:多在学龄前发病,起病急,疾病周期性发作和缓解,病程有自限性,青春期后完全缓解。在外观正常皮肤或红斑上出现张力性水疱,尼氏征阴性,伴不同程度瘙痒。对称的皮损可分布广泛于口周、四肢伸侧面、腹股沟及外阴部,可伴有口腔糜烂和溃疡的黏膜损害。

3. **治疗** 氨苯砜、磺胺嘧啶治疗有效。伴有黏膜损

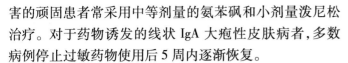

害的顽固患者常采用中等剂量的氨苯砜和小剂量泼尼松治疗。对于药物诱发的线状 IgA 大疱性皮肤病者，多数病例停止过敏药物使用后 5 周内逐渐恢复。

4. 预后 52%以上的线状 IgA 大疱性皮肤病患者经治疗病情缓解，预后良好。

【病理变化】

表皮下水疱，基底膜区域的破坏，疱液内及真皮乳头部位可见嗜中性粒细胞破坏和微脓肿形成。

（1）直接免疫荧光:病损周围皮肤或黏膜基底膜区域出现均匀 IgA 线状沉积，部分患者同时伴有 IgG 和 C3 沉积。

（2）间接免疫荧光:多数线状 IgA 大疱性皮肤病循环 BMZ-IgA 抗体阴性，即使阳性抗体滴度也低。但 75% 以上的儿童病例抗体检测阳性。50% ~ 80% 的病例循环 BMZ-IgA 抗体沉积于盐裂皮肤的表皮侧，10% ~ 15% 沉积于真皮侧，极少数真皮、表皮两侧均有。

【鉴别诊断】

1. 大疱性类天疱疮 两者在临床上均表现为紧张性大疱，大疱性类天疱疮组织病理显示表皮下大疱内有大量嗜酸性粒细胞沉积而中性粒细胞较少，直接免疫荧光显示在基底膜区 IgG 呈线状沉积，而线状 IgA 大疱性皮肤病为 IgA。

2. 疱疹样皮炎 该病为谷胶敏感性肠病，对无谷胶饮食反应良好。与 HLA-B8-DR3 单倍型密切相关，且该类患者 IgA 呈颗粒状沉积在真皮乳头，无循环特异性抗体。

（余飞燕　张芳）

第四节　口腔黏膜斑纹类病变

口腔斑纹类疾病是斑块、条纹或斑块与条纹同时存在的多种损害的总称。包括口腔白斑、口腔红斑病、扁平苔藓、慢性盘状红斑狼疮、口腔黏膜下纤维化、白色海绵状斑痣等疾病。大多数口腔黏膜斑纹类疾病属于口腔潜在恶性病变，在口腔中表现为红色、白色或颗粒状口腔病损。

2005 年世界卫生组织（WHO）把可能引起恶性肿瘤的疾病称作口腔潜在恶性病变（oral potentially malignant disorders），并建议取代"癌前病变"和"癌前状态"，强调其恶变潜能及危险性增加，但并非肯定会发展为癌。口腔潜在恶性病变包括:口腔白斑（oral leukoplakia）、口腔红斑（oral erythroplakia）、口腔扁平苔藓（oral lichen planus）、口腔念珠菌病（chronic candidiasis）、盘状红斑狼疮（discoid lupus erythematosus）、吸烟相关的口腔黏膜角化（smokeless tobacco keratosis）以及口腔黏膜下纤维化（oral submucous fibrosis）等疾病。大多数口腔潜在恶性病变的癌转化率低。

一、口腔白斑

【定义】

口腔白斑（oral leukoplakia）是指发生在口腔黏膜上的白色斑块，不能被擦掉，临床和组织病理学不能诊断为其他任何疾病者，不包括因局部因素去除后可以消退的单纯性过角化。口腔白斑属于口腔潜在恶性病变。

【临床特征】

1. 流行病学 流行病调查研究报道具有差异，原因可能是白斑病的定义经历了演变过程，研究标准和纳入人群不一致等。有些调查中采用了广义的"白斑"含义，包括一系列白色损害的疾病，如白色角化病、白色水肿、白色皱褶病等，因此调查得到的患病率往往较实际情况高。白斑与吸烟习惯有密切关系，在与吸烟相关的白斑中，男性是女性发病率的 12 倍。其他可能的发病因素包括饮酒、感染、营养不良、日晒等。回顾分析，发现 40 ~ 69 岁为口腔白斑的高发年龄段，龈、舌、颊部为白斑高发区。

2. 症状 白斑为灰白色或乳白色斑块，边界清楚，与黏膜平齐或略为高起，舌舔时有粗涩感。可分为均质型（homogeneous leukoplakia）和非均质型（non-homogeneous leukoplakia）两类，发生在口腔各部位黏膜，以颊、舌黏膜最为多见。均质型病损为白色，表面平坦、起皱、呈细纹状或浮石状（图 1-4-1A）。非均质型白斑表现为白色病损中夹杂有疣状、结节、溃疡或红斑样成分（图 1-4-1B）。其中，表面呈粗糙的乳头状突起者称疣状白斑（verrucous leukoplakia）。一般情况下，非均质型白斑较均质型白斑恶变危险性高。白斑的发病部位也与恶变有重要关系，特别是发生在口底。舌腹部以及舌侧缘部位的白斑，被认为是高危险区，其癌变率比其他部位的口腔黏膜白斑要高。应进行定期的追踪观察。患者可无症状或自觉局部粗糙、木涩，较周围黏膜硬，伴有溃疡或癌变时可出现刺激痛或自发痛。

3. 治疗 白斑目前尚无根治的方法。其治疗原则是:卫生宣教、消除局部刺激因素、监测和预防癌变。主要的治疗药物为去角化药物，监测和预防癌变的重要手段是组织病理活检和定期随访。光动力治疗白斑，定位准确、对其他正常组织损伤较小，取得了一定的疗效，有望成为一种对该疾病进行有效控制的备选方法。

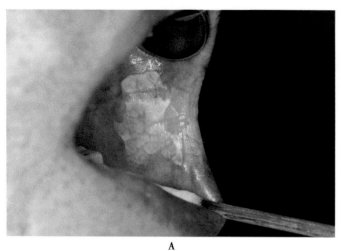
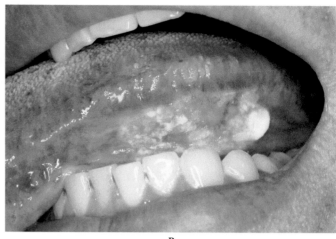

图 1-4-1 口腔白斑的临床表现
A. 斑块状均质型白斑；B. 颗粒状非均质型白斑

4. 预后 口腔白斑患者约 1%~2% 发生癌变。病理检查有无异常增生及异常增生程度对预测癌变最有价值，是目前预测白斑风险的重要指标。有报道显示，上皮异常增生的癌变率可达 12%。白斑的临床表现，如白斑的外观（均质或非均质），白斑的大小及部位对白斑预后判断也有一定的提示作用。

【病理变化】

白斑不是一个病理学诊断名称，其组织病理学观察主要是判断两方面：是上皮单纯性角化，还是伴有上皮异常增生。白斑的病理改变包括上皮增生，有过度正角化或过度不全角化（图 1-4-2A、B）。或两者同时出现为混合角化。上皮单纯性增生，主要表现为上皮过度正角化，上皮粒层明显和棘层增生，没有非典型细胞，上皮钉突可伸长且变粗，但仍整齐且基底膜清晰。固有层和黏膜下层有淋巴细胞、浆细胞浸润（图 1-4-3）。

上皮异常增生（dysplasia）是一个病理学诊断名词，指上皮增殖和成熟过程的异常及结构紊乱。在组织学上，表现为上皮细胞形态异常，即非典型性（atypia）以及上皮结构整体紊乱。上皮组织结构及成熟过程异常包括：上皮层次紊乱，基底细胞极性丧失，基底细胞增生、出现多层基底样细胞，滴状钉突，单个细胞成熟前角化（错角化），细胞间黏附下降，核分裂象增加，浅层出现核分裂象。上皮细胞形态的非典型性包括：细胞核增大，细胞核形态异常（核多形性），细胞增大，细胞形态异常（细胞多形性），核浆比例增大，核深染，异常核分裂象，核仁增大、数量增加。上皮异常增生一般从基底层和副基底层开始，逐渐向上波及整个上皮层。传统的上皮异常增生分为三个程度，依次为轻、中、重度上皮异常增

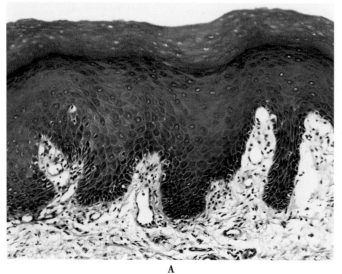
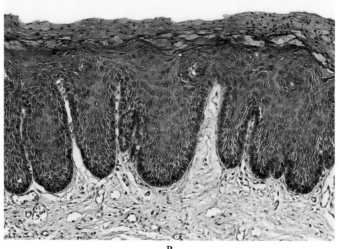

图 1-4-2 口腔白斑病理呈单纯性过角化
A. 上皮过度正角化；B. 上皮过度不全角化

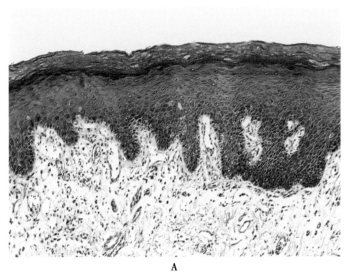
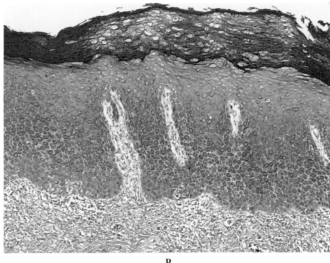

图 1-4-3　上皮单纯性增生
A.上皮过度正角化,颗粒层明显,棘层增生;B.上皮过度不全角化,棘层增生,上皮钉突伸长且变粗

生(图 1-4-4)。①上皮轻度异常增生(mild dysplasia):上皮结构紊乱局限在上皮层下 1/3 内,即基底层及副基底层,伴轻微细胞非典型性(图 1-4-4A、B);②上皮中度异常增生(moderate dysplasia):主要指上皮结构紊乱延伸至上皮中 1/3(图 1-4-4C),若细胞非典型性较明显时可诊断为重度异常增生;③重度异常增生(severe dysplasia):结构紊乱超过上皮 2/3,伴细胞非典型性(图 1-4-4D)。若上皮全层结构紊乱,伴细胞非典型性改变,其上皮层内细胞发生恶变,但异常的上皮细胞尚未突破基底膜,未侵犯结缔组织可诊断为原位癌(carcinoma in-situ)。如果上皮细胞突破基底膜,侵犯结缔组织,应诊断浸润癌(图 1-4-4E、F)。2017 版 WHO 头颈肿瘤分类将上皮异常增生分为两个级别,低级别、高级别上皮异常增生。异常增生在白斑中的发生率约 1%~3%。白斑伴有上皮异常增生时,其恶变潜能随上皮异常增生程度的增加而增大。

增殖性疣状白斑属于一种特殊白斑,复发率和恶性转化率都比较高。与一般的白斑相比,增殖性疣状白斑发病年龄大,一般超过 60 岁,女性多见,男女比例为 1:4。增殖性疣状白斑在口内可多发,主要表现为上皮表面高低不平呈刺状或乳头状增生,表层有过度角化,粒层明显,棘层增生,可没有非典型细胞。上皮钉突可伸长且变粗,但仍整齐且基底膜清晰(图 1-4-5A)。固有层和黏膜下层有淋巴细胞、浆细胞浸润(图 1-4-5B)。增殖性疣状白斑有时可伴上皮异常增生,细胞出现非典型改变(图 1-4-5C、D)。增殖型疣状白斑可发展为疣状癌或鳞状细胞癌。

【鉴别诊断】

1. 白色水肿　一般无自觉症状,发生于双颊咬合线附近。呈半透明或乳白色,牵拉时变浅,扪之柔软。白色水肿的镜下所见,主要是棘层明显增厚而无角质层,棘细胞肿胀,越近浅层越明显,核消失或浓缩,胞质不染色,深层棘细胞与基底细胞无异常,上皮钉突不规则伸长,结缔组织少量炎症细胞浸润。

2. 白色海绵状斑痣　又名白皱褶病,本病在出生时已经存在,白皱褶病是少见的常染色体显性遗传疾病,除了口腔黏膜外,还可发生在鼻腔、肛门与外阴。损害呈灰白色或乳白色,表现为皱襞状、海绵状、鳞片状粗厚软性组织。镜下所见:鳞状上皮显著增厚,甚至可达 40~50 层以上而无粒层,棘细胞肿胀,越近表面越明显,胞质不染色,结缔组织有少量炎症细胞浸润。

3. 扁平苔藓　斑块型扁平苔藓与白斑有时难以鉴别,特别是舌背上的扁平苔藓与白斑鉴别时较困难,需要依靠组织病理检查来确诊。通常情况下斑块型扁平苔藓多伴有口腔其他部位的病损,可见不规则白色线状花纹,常有充血、糜烂;而白斑多为独立病损,黏膜不充血。扁平苔藓有时有皮肤病变,白斑没有皮肤病变。

4. 口腔黏膜下纤维化　以颊、咽、软腭多见,初期为小水疱与溃疡,随后为淡白色斑纹,似云雾状,并可触及黏膜下纤维性条索,后期可出现舌运动及张口受限,吞咽困难等自觉症状。

5. 梅毒　Ⅱ期梅毒患者颊部黏膜可出现"梅毒斑"。初期为圆形或椭圆形红斑,周围可见乳白色边缘,逐步形成圆形或卵圆形灰白色黏膜斑。患者可同时伴有皮肤梅毒疹——玫瑰疹的出现。实验室检查,血浆反应素环状卡片快速试验(RPR)及螺旋体血凝素试验(TPHA)可确诊。

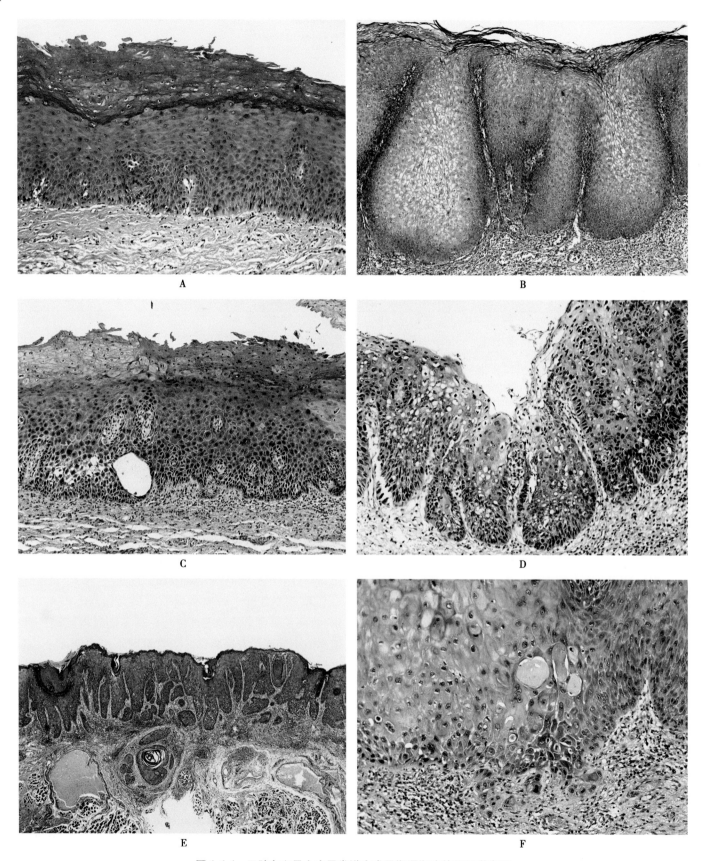

图 1-4-4　口腔白斑呈上皮异常增生或早期浸润癌的组织学表现

A. 上皮轻度异常增生,基底样细胞增多,排列紊乱,但局限于近基底层 1/3 的上皮内;B. 上皮轻度异常增生,表现滴状钉突;C. 上皮中度异常增生,上皮结构紊乱从基底层延伸至棘层中部,伴较明显的细胞非典型性;D. 上皮重度异常增生,上皮几乎全层结构紊乱,细胞间黏附下降,伴明显的细胞非典型性;E. 早期浸润癌;F. 高倍镜显示个别细胞早期浸润,突破基底膜

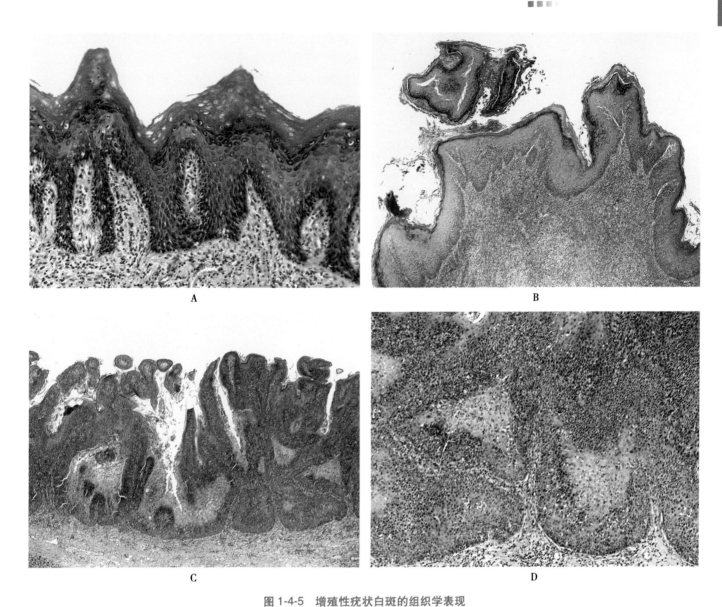

图 1-4-5　增殖性疣状白斑的组织学表现

A. 上皮表面高低不平呈刺状或乳头状增生，表层有过度角化，粒层明显，棘层增生；B. 疣状白斑伴固有层慢性炎症细胞浸润；C. 疣状白斑伴上皮异常增生；D. 高倍镜下可见细胞非典型改变

二、口腔红斑

【定义】

红斑(erythroplakia)，也称为增殖性红斑，1911 年由奎来特(Queyrat)提出，因此又称为奎来特红斑，指口腔黏膜上出现的鲜红色、天鹅绒样斑块，在临床上及病理上不能诊断为其他疾病者。因此红斑这个含义不包括局部感染性炎症，如结核、真菌感染等。红斑属于口腔潜在恶性病变。

【临床特征】

1. 流行病学　红斑发病率在 0.02%~0.1%，男性稍多见，最多见于 41~50 岁。

2. 症状　红斑边界清楚，范围固定，临床有不同表现：均质型红斑(homogenous erythroplakia)；间杂型红斑

(interspersed erythroplakia)，红白间杂，红斑的基底上有散在的白色斑点；颗粒型红斑(granular erythroplakia)，有颗粒样微小的结节，似桑葚状或似颗粒肉芽状表面，微小结节为红色或白色。以舌缘、龈、龈颊沟、口底及舌腹较多见，有时出现多发病变(图 1-4-6)。

3. 治疗　一旦确诊后，立即行根治切除术。手术切除较冷冻治疗更为可靠。

4. 预后　口腔红斑病属于口腔潜在恶性病变，国外有报道口腔黏膜红斑的癌变率高达 85%，国内的报道达52%。全面评估症状和体征，早期发现病损，并活检和长期随访，可防止癌变。

【病理变化】

红斑是个临床名词，镜下诊断可有以下 4 种情况：①上皮萎缩；②上皮异常增生；③原位癌；④鳞状细胞癌

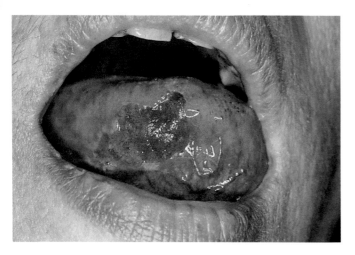

图 1-4-6 红斑的临床表现
图示舌腹侧的颗粒型红斑,呈红色绒面或颗粒状表面

（浸润癌）。均质型红斑在镜下有的表现为上皮萎缩,有的为上皮异常增生或原位癌。均质型红斑有些上皮是均匀萎缩,大多是钉突增生而钉突间上皮萎缩变薄,结缔组织内血管增生、扩张、充血,通过钉突间菲薄的上皮表现为红色(图 1-4-7)。颗粒型红斑大多为原位癌或已经突破基底膜的早期浸润癌(图 1-4-8),只有少数为上皮异常增生,这种类型的癌可以面积较大,也有的表现为多中心性生长。颗粒型形成的机制是上皮钉突增大处的表面形成凹陷,而高突的结缔组织乳头形成红色颗粒。红斑的表面上皮由不全角化层所覆盖,钉突之间的上皮萎缩变薄,结缔组织中血管增生且扩张充血,因此临床表现为红斑。

【鉴别诊断】

1. 糜烂性扁平苔藓 病损往往左右对称,在充血糜

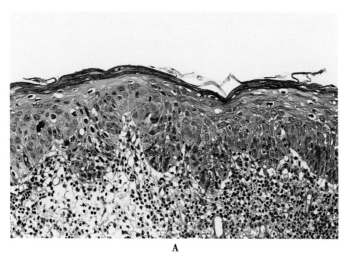

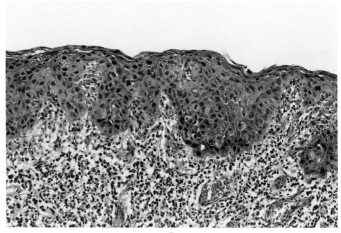

图 1-4-7 红斑的组织学表现
A. 上皮萎缩明显,呈重度异常增生;B. 固有层结缔组织慢性炎症,血管增生、扩张、充血

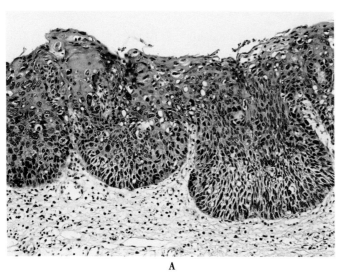

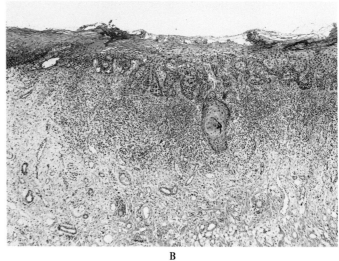

图 1-4-8 红斑的组织学表现
A. 上皮全层细胞非典型表现,但未突破基底膜,为原位癌;B. 呈重度异常增生的上皮,出现早期侵润,为早期浸润癌

烂区周围有白色条纹组成的病损。病理检查发现上皮细胞不全角化,基底细胞液化变性,固有层内由淋巴细胞带状浸润。

2. 白斑　稍高出黏膜表面白色斑块。颗粒状病损往往需与颗粒型红斑相鉴别。病理检查发现上皮增生,粒层明显,棘层增厚,上皮钉突增大,有时可见到上皮异常增生。

三、扁平苔藓

【定义】

口腔扁平苔藓(oral lichen planus,OLP)是一种常见口腔黏膜慢性非感染性炎性疾病。皮肤及黏膜可单独或同时发病。大约28%的口腔扁平苔藓患者伴有皮肤病损。口腔扁平苔藓长期糜烂病损有恶变现象,恶变率为0.4%~2%,WHO将其列入口腔恶性潜在病变。

【临床特征】

1. 流行病学　扁平苔藓患病率为0.5%左右,发病年龄范围在11~89岁,好发于40~49岁,患者中女性多于男性,男女之比约为1:1.5。

2. 症状　病损可见于口腔任何部位,以颊黏膜最为多见,其余依次为舌、牙龈、唇、颊沟、舌下等。病损常有对称分布的特点。典型病损是在黏膜上出现白色或灰白色条纹,条纹之间的黏膜发红,这些条纹可呈网状、线状、环状或树枝状。舌黏膜的扁平苔藓一般为灰白色斑块状,似黏膜表面滴了一滴牛奶,比白斑色浅,且不似白斑高起、粗糙。

本病在临床常分为网状型、丘疹型、斑状型、萎缩型、溃疡型及疱型六型,以网状型最为多见。前三型为白色病变,后三型为红色病变。

(1)网状型:白色交织的条纹,似花边状,这种网状条纹是扁平苔藓的典型特征(图1-4-9A),称为威肯姆线(Wickham straie)。

(2)丘疹型:白色散在或连成线状的小丘疹,可向网状型或斑状型发展。

(3)斑状型:呈白色斑片,好发于颊及舌背(图1-4-9B)。如果在口腔中找不到扁平苔藓其他类型的表现,此型与均质型白斑几乎不能区别。

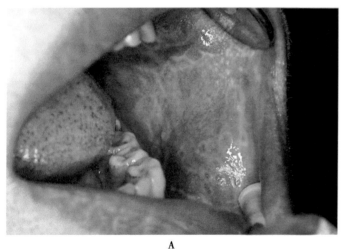 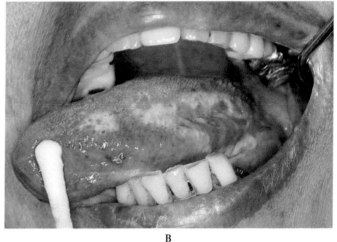

图1-4-9　口腔黏膜扁平苔藓的临床表现
A.颊部呈网状白色条纹;B.舌部呈斑片状

(4)萎缩型:上皮萎缩,病变呈红色。发生于颊部,可见红色黏膜周围有白色条纹。发生于牙龈表现为剥脱性龈病损。

(5)溃疡型:又称糜烂型扁平苔藓。病变部位可见大小不等糜烂面,糜烂和溃疡有假膜覆盖,边缘不规则,可见散在白纹。

(6)疱型:此型少见。网状白纹病损区由于积液形成疱,疱破后形成溃疡。

3. 治疗　扁平苔藓治疗的主要目的是促进病损愈合、缓解进食疼痛和不适、防止癌变。包括身心调节、局部治疗及全身治疗。

4. 预后　长期以来,口腔扁平苔藓被认为是一种良性病变,极少癌变。但近年来癌变病例报告渐多且意见不一,WHO将其列为口腔潜在恶性病变。组织学如上皮出现异常增生,特别是对萎缩型和溃疡型应提高警惕,更应注意追踪观察。

【病理变化】

在黏膜的白色条纹处,上皮为不全角化层,在黏膜发红部位,则上皮表层无角化,且结缔组织内血管可有扩张充血。一般棘层增生较多,也有少数表现为棘层萎缩。上皮钉突显示不规则延长,少数上皮钉突下端变尖,呈锯齿状(图1-4-10A)。基底细胞液化、变性,基底细胞排列紊乱,基底膜界限不清(图1-4-10B),基底细胞液化严重时可形成上皮下疱(图1-4-10C)。黏膜固有层有密集的淋巴细胞浸润带,其浸润范围一般不达到黏膜下层。研究证实,这些浸润的淋巴细胞主要是T细胞。在上皮内可见白细胞移出,并有变性现象。在上皮的棘层、基底层或黏膜固有层可见圆形或卵圆形的胶样小体(colloid body)或称civatte小体,其直径平均为10μm,均质嗜酸性,PAS染色阳性呈玫瑰红色。这种小体可能是细胞凋亡(apoptosis)的一种产物。

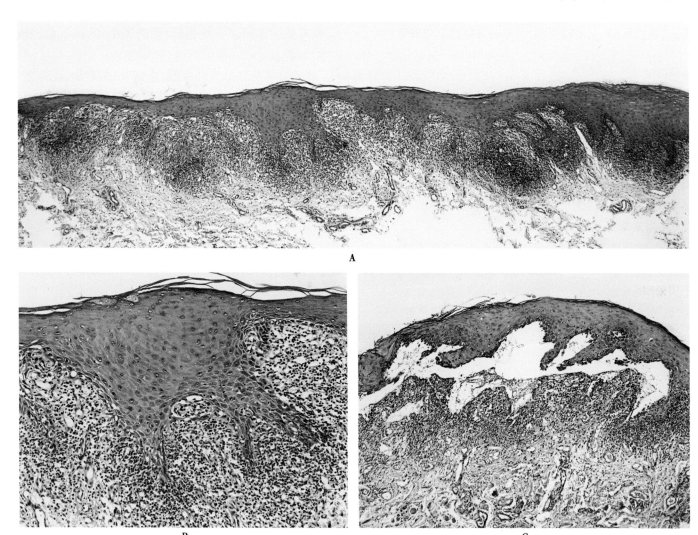

图1-4-10　扁平苔藓组织学表现

A. 上皮钉突下端变尖呈锯齿状,固有层有密集的淋巴细胞浸润带;B. 基底细胞液化、变性,基底膜界限不清;C. 有时可形成上皮下疱,又称疱型扁平苔藓

【诊断原则】

口腔扁平苔藓的诊断需要结合临床表现和组织学特点综合考量,一般来说,有以下几种情况:①临床表现典型的扁平苔藓特点(如对称性多发、白色网状条纹或斑块、伴皮肤病损等),组织学表现也典型,病理报告应为"符合扁平苔藓";②临床表现典型,组织学不典型,病理报告应客观描述组织学所见,不能排除扁平苔藓;③临床表现不典型,组织学表现某些扁平苔藓的特点,病理报告描述组织学所见,建议临床排除其他具有苔藓样组织学表现的疾病(如苔藓样反应等);④临床表现典型,但组织学上病变上皮具有异常增生改变,病理报告应为上皮异常增生,并作适当分级(如轻、中、重)。无论是以上哪种情况,病理医师应与口腔黏膜病科的临床医师密切沟通,明确各种病理报告的真实含义,比如第①、②种情况,临床医师均可按扁平苔藓进行治疗或试探性处治;第④种情况,临床医师应考虑恶变的可能,积极处治,并嘱患者密切随诊。

【鉴别诊断】

1. 盘状红斑狼疮　上皮表层角质栓形成,固有层炎症细胞呈散在浸润,胶原纤维变性、断裂,血管周炎细胞浸润及基膜区荧光带。

2. 白斑　斑块型口腔扁平苔藓与口腔白斑有时很难

鉴别,特别是舌背部的病损。舌背部口腔扁平苔藓病损灰白色,舌乳头萎缩或部分舌乳头呈灰白色小斑块状突起,局部柔软。而舌白斑为白色或白垩状斑块,粗糙稍硬,病理检查对鉴别有重要意义。口腔白斑上皮基底细胞不会出现液化变性,基底膜界限清晰,黏膜固有层有少量炎症细胞浸润。

3. 红斑 口腔红斑病间杂性红斑有时与口腔扁平苔藓很易混淆。其表现为红白间杂,即在红斑的基础上有散在白色斑点,常需依靠组织病理检查确诊。镜下红斑上皮萎缩,角化层消失,棘细胞萎缩仅有 2~3 层,常有上皮异常增生或已是原位癌。

4. 天疱疮 天疱疮临床检查可见尼氏征阳性,镜下可见棘细胞层松解,上皮内疱形成,脱落细胞检查可见天疱疮细胞。免疫荧光检查上皮棘细胞周围有 IgG 为主的免疫球蛋白沉积,翠绿色荧光呈网络状。

5. 良性黏膜类天疱疮 上皮完整,棘层无松解,上皮下疱形成。免疫荧光检查类天疱疮基底膜处可见均匀细线状翠绿色荧光带。

6. 苔藓样反应 某些患者服用甲基多巴、阿的平、氯喹、氨苯唑、卡托普利、奎尼丁等药物后,或进行口腔治疗后,与填充材料、修复体材料相对应的口腔黏膜出现放射状白色条纹或白色斑块类似口腔扁平苔藓样病损。苔藓样反应镜下表现为基底细胞液化,固有层有混合性炎细胞浸润,除淋巴细胞外,尚有嗜酸性粒细胞和浆细胞,可累及固有层浅层和深层血管周围。可有局灶性角化不全,血管增生,吞噬有色素颗粒的巨噬细胞。当引起反应的药物停止使用,或去除引起病灶处的充填物后,苔藓样病变就明显减轻或消失。

7. 多形渗出性红斑 疱型口腔扁平苔藓有时与多形性红斑相类似,但多形性红斑以唇红大面积糜烂,并附有厚血痂为特点,往往伴有发热等急性过程。多形性红斑皮肤上出现红斑,红斑中心有小水疱,损害外观似"虹膜"或"靶环"。

四、慢性盘状红斑狼疮

【定义】

慢性盘状红斑狼疮(chronic discoid lupus erythematosus)是最常见的一类慢性皮肤型红斑狼疮,病损累及黏膜和皮肤,以萎缩凹下呈盘状为主要特点。WHO 将其列为口腔潜在恶性病变。

【临床特征】

1. 流行病学 慢性盘状红斑狼疮的发病率约为 0.4%~0.5%,女性患者约为男性的 2 倍,任何年龄段的人群均可发生,但以 20~40 岁的中青年人最为好发。

2. 症状 慢性盘状红斑狼疮主要发生于口颊部皮肤与黏膜,全身多无损害。先发生于皮肤的外露部位,鼻梁两侧面部的皮肤呈鲜红色斑,其上覆盖白色鳞屑,称之为蝴蝶斑。还可发生于面部其他部位或手背等处,为圆形红斑,当揭去其上面的鳞屑,可见扩大的毛囊,在鳞屑内面,可见呈棘状突起的角栓塞。口腔病损多发生于唇黏膜,其特征为红斑样病损,中央萎缩凹陷。可有糜烂、出血,在唇红部可出现结痂。陈旧性病变可有萎缩、角化,病损周围可见白色放射状条纹(图 1-4-11)。

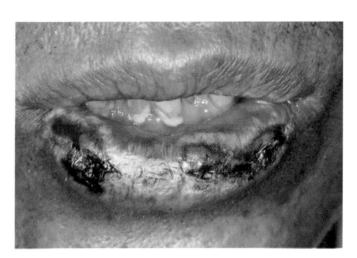

图 1-4-11 慢性盘状红斑狼疮的口腔表现
下唇红斑样病损,中央有糜烂、出血、结痂,病损周围可见白色放射状条纹

3. 治疗 对于慢性盘状红斑狼疮目前无根治性疗法,但恰当的治疗可使大多数患者病情明显缓解。包括尽量避免或减少日光照射,避免寒冷刺激,积极治疗感染病灶,调整身心健康。局部使用糖皮质激素及全身治疗。

4. 预后 未治疗的慢性盘状红斑狼疮皮损倾向于持续存在。经过治疗,伴有少许鳞屑损害可在 1 个月或 2 个月内完全消失,伴有较多鳞屑的慢性损害和瘢痕可逐渐消失。慢性盘状红斑狼疮发展成系统性红斑狼疮危险性约为 6.5%。慢性盘状红斑狼疮可发生癌变,癌变率约为 0.5%~4.83%。

【病理变化】

1. 镜下特征 慢性盘状红斑狼疮镜下可表现上皮增生或萎缩。上皮表面有过度角化或不全角化,角化层可有剥脱,有时可见角质栓塞(图 1-4-12A)。基底细胞发生液化、变性,上皮与固有层之间可形成裂隙或上皮下疱,基底膜不清晰。上皮下结缔组织内有淋巴细胞和浆细胞浸润,炎症浸润较深在,血管周有淋巴细胞浸润。胶原纤维发生类纤维蛋白变性,HE 染色呈嗜碱性变(图 1-4-12B);血管扩张、管腔不整,在断面上呈各种畸形,血管内可见玻璃样血栓,血管周围有类纤维蛋白沉积。

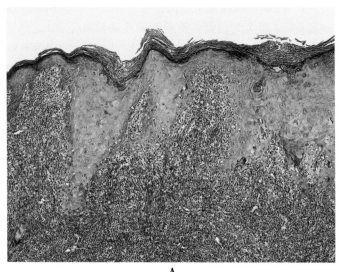 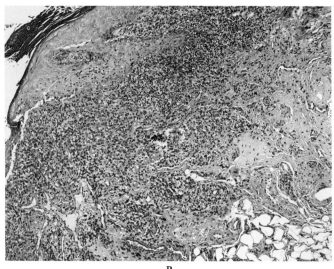

A   B

图 1-4-12 慢性盘状红斑狼疮组织学表现

A. 上皮过度角化,角质栓塞形成,基底细胞液化变性,固有层内慢性炎症细胞浸润;B. 上皮性炎症较深在,可见血管周围炎及胶原间质嗜碱性变

2. 免疫组化

（1）直接免疫荧光:可检测病损部位上皮基底膜区域有免疫球蛋白、补体沉积,形成一条翠绿色的荧光带,又称为狼疮带（图 1-4-13）。

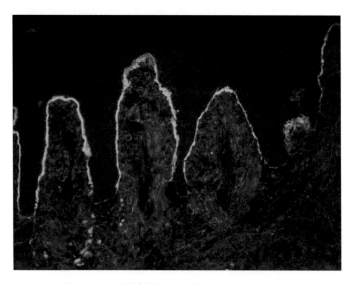

图 1-4-13 慢性盘状红斑狼疮的直接免疫荧光
上皮基底膜免疫球蛋白沉积,为狼疮带阳性

（2）间接免疫荧光:可以检测患者自身循环抗体存在的情况及其滴度改变。多数活动期的患者都可检测出抗核抗体以及抗天然 DNA 抗体,在病情缓解期,患者的自身循环抗体一般为阴性。

【鉴别诊断】

慢性盘状红斑狼疮需与扁平苔藓、慢性唇炎、良性淋巴组织增生性唇炎、多形渗出性红斑等相鉴别。

1. 扁平苔藓 组织学上,上皮表层无角质栓形成,固有层有淋巴细胞浸润带,胶原纤维无变性、断裂,血管周炎细胞浸润不明显,基膜区无荧光带。

2. 慢性唇炎 慢性唇炎特别是慢性糜烂性唇炎也好发于下唇,与唇红部的盘状红斑狼疮易混淆。盘状红斑狼疮表现为棘层萎缩、基层细胞液化变性、深层及血管周围炎细胞浸润。直接免疫荧光检查盘状红斑狼疮在基底层有荧光带。慢性唇炎仅为一般慢性炎症,缺乏特征性。

3. 良性淋巴组织增生性唇炎 好发于下唇的以淡黄色痂皮覆盖的局限性损害,其典型症状为阵发性剧烈瘙痒。组织病理表现为黏膜固有层淋巴细胞浸润,并形成淋巴滤泡样结构。

4. 多形渗出性红斑 可能是一种变态反应性疾病,发病急聚,病变为充血红斑,继而形成水疱、脱皮、渗出、结痂、糜烂及溃疡等多形变化。上皮细胞内及细胞间水肿,可见上皮内疱形成,也可形成上皮下疱。结缔组织有水肿,血管扩张,血管周围主要为淋巴细胞浸润,其中也掺杂中性粒细胞和嗜酸性粒细胞。

五、口腔黏膜下纤维化

【定义】

口腔黏膜下纤维化（oral submucous fibrosis, OSF）是一种慢性进行性具有潜在癌变的口腔黏膜疾病。WHO将其列为口腔潜在恶性病变。本病病因不明,与食辣椒、嚼槟榔有关,B 族维生素和蛋白质缺乏也与本病有关。

【临床特征】

1. 流行病学 主要发生于印度、巴基斯坦等东南亚国家与地区,我国主要发生在湖南和台湾。湖南湘潭流行病学调查,口腔黏膜下纤维化患病率为 0.96%。该病好发于 30~50 岁,男女性别无明显差异。流行病学调查表明,咀嚼槟榔是口腔黏膜下纤维化的主要致病因素。

2. **症状** 早期仅表现为口腔黏膜灼痛感,在进食刺激性食物时更明显。随后可表现为口干、味觉减退、唇舌麻木、黏膜水疱、溃疡等自觉症状。后期开口困难、张口受限、语言和吞咽困难。易发于颊、软腭、唇、舌、口底、咽等部位。颊部常对称性发生,黏膜苍白,可扪及垂直向纤维条索(图1-4-14);腭部主要是软腭受累,黏膜出现斑块状白色病损,严重者软腭缩短、悬雍垂变小,组织弹性降低,舌、咽腭弓出现瘢痕样条索,常伴有口腔溃疡与吞咽困难。舌背、舌腹和口底黏膜苍白,舌乳头消失,严重时舌系带变短、舌活动度减低。

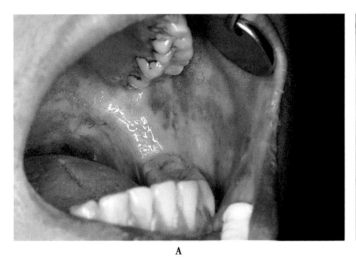
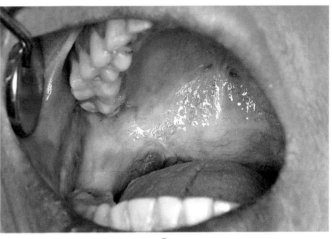

A   B

图 1-4-14 口腔黏膜下纤维化的临床表现
A、B.患者双颊及腭部黏膜变白,轻度不透明,触诊发硬,可发现纤维条索

3. **治疗** 口腔黏膜下纤维化主要是由于咀嚼槟榔引起,应加大卫生宣教,去除致病因素。严重张口受限者进行手术治疗。

4. **预后** 口腔黏膜下纤维化属于口腔潜在恶性病变,与口腔鳞状细胞癌的发生密切相关。国内报道口腔黏膜下纤维化的癌变率为 1.7%。

【病理变化】

主要变化为结缔组织发生纤维变性。早期,出现一些细小的胶原纤维,并有明显水肿,血管有时扩张充血,有中性粒细胞浸润。继而上皮下方出现一条胶原纤维玻璃样变带,下方胶原纤维间水肿,有淋巴细胞浸润。中期,胶原纤维出现中度玻璃样变,有淋巴细胞、浆细胞浸润。晚期,胶原纤维全部玻璃样变,结构消失,血管狭窄或闭塞(图 1-4-15A)。上皮萎缩、上皮钉突变短或消失。有的上皮增生、钉突肥大。上皮细胞出现空泡性变(图1-4-15B)。上皮有时出现异常增生。张口度严重受损的患

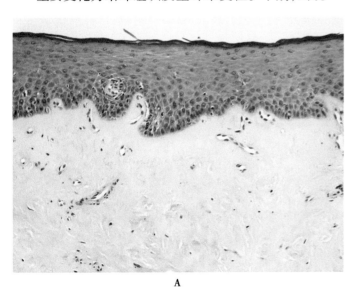
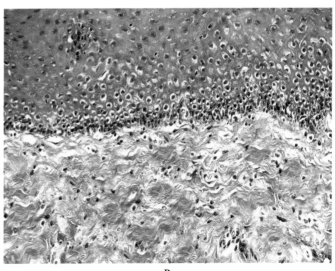

A   B

图 1-4-15 口腔黏膜下纤维化的组织学表现
A.上皮萎缩,上皮下结缔组织胶原纤维玻璃样变,细胞成分少,血管数目减少;B.上皮细胞出现空泡性变

者,则可见大量肌纤维坏死。

【鉴别诊断】

口腔黏膜下纤维化应与口腔黏膜白斑、扁平苔藓以及白色角化病等白色病变相鉴别。

1. **白斑** 口腔黏膜白斑可无症状或轻度不适,不会出现张口受限、吞咽困难等症状,触之柔软,无斑块或纤维条索。口腔黏膜白斑组织学上固有层无胶原纤维玻璃样变,结构消失,血管狭窄或闭塞。

2. **扁平苔藓** 扁平苔藓触之柔软,无斑块状或纤维条索。黏膜有白色条纹,可有充血、糜烂,伴刺激性疼痛。有时因咽部病损溃疡、糜烂而影响吞咽,但不会出现张口受限、牙关紧闭、吞咽困难等严重症状。组织学上黏膜固有层有密集的淋巴细胞浸润带。

3. **白色角化病** 白色角化病为灰白色、浅白色或白色斑块,平滑、柔软。不会触之有斑块状或纤维状条索,不会有张口受限、吞咽困难等。局部有明显的机械或化学因素刺激,除去刺激因素后,病损可减轻或完全消退。

六、白色水肿

【定义】

白色水肿(leukoedema)是一种常见的口腔黏膜水肿改变,病因不清。多发生于颊黏膜上灰白色、弥漫、边界不清的水肿样病变,颇似白斑,但较白斑软,有时出现皱褶。

【临床特征】

1. **流行病学** 学者对3 360名成人进行口腔健康检查显示,白色水肿的发病率为约2.6%。

2. **症状** 双颊黏膜透明、弥散、乳白或灰白色、面纱样无症状的黏膜改变(图1-4-16)。有时出现皱褶,主要的诊断特点为拉伸黏膜时,病损暂时消失。

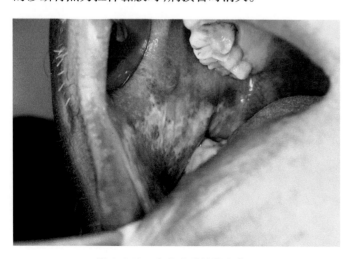

图 1-4-16 白色水肿的临床表现
黏膜呈白色面纱样改变,可见皱褶

3. **治疗** 未见恶变倾向,无需治疗。

【病理变化】

镜下见上皮增厚,棘细胞层呈轻度增生,上皮细胞内水肿,胞核固缩或消失,出现空泡变性,上皮下结缔组织无明显变化(图1-4-17)。

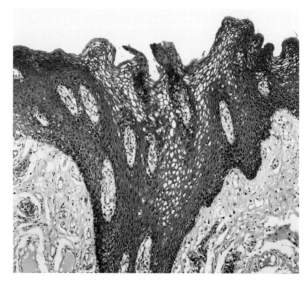

图 1-4-17 白色水肿组织学表现
棘层细胞增生,细胞内水肿,胞核固缩或消失,出现空泡变性

【鉴别诊断】

白色水肿在临床和病理上应注意与白色海绵状斑痣和白斑相鉴别。

七、白色海绵状斑痣

【定义】

白色海绵状斑痣(white sponge nevus),又称白皱褶病,是一种罕见的常染色体显性遗传性疾病,特征是口腔黏膜灰白色,增厚,折叠,海绵状损害,口外黏膜也可受影响。

【临床特征】

1. **流行病学** 本病为罕见疾病,患病率低于1/200 000,往往发生于儿童早期,有50%患者在20岁前确诊。无种族和性别差异,有家族史,为常染色体显性遗传,与角蛋白CK4及CK13基因突变有关。

2. **症状** 白色海绵状斑痣为颊黏膜两边对称,弥漫性,灰白色水波样皱褶或沟纹或灰白色斑和半圆形串珠状损害,病变黏膜呈柔软海绵状折叠,表面有小滤泡,粗糙的白色区域有时可刮去(图1-4-18),无出血,无痛。病变可累及唇黏膜、舌头、口底和牙槽黏膜。较少见于鼻腔、食管、直肠和阴道黏膜。症状可能涉及整个口腔黏膜,或者单独分布为不连续的白色斑块。患者常无自觉症状,可能会出现恶化和缓解期。

需治疗。但患者可能会由于黏膜质地改变或病变不美观而寻求治疗。目前白色海绵状斑痣没有标准治疗方法，口服维 A 酸或局部涂抹，对斑块有消除作用。口服青霉素、氨苄西林和四环素的抗生素治疗取得了不同程度的效果，也可使用四环素漱口水。本病预后良好。

【病理变化】

组织病理学特征棘突层增厚和空泡形成，伴有广泛角化过度和角化症（图 1-4-19）。表层为增厚、未脱落的不全角化细胞。棘细胞增大，层次增多，棘细胞空泡性变，胞核固缩或消失。基底膜完整，基底层角质形成细胞广泛空泡化，但分化良好。电镜下细胞之间的细胞间隙狭窄，细胞质皮层微弱，上皮钉突增宽且有时相互融合。在角质形成细胞内富含 Odland 小体，但是在细胞间隙中很少存在。黏膜下结缔组织胶原纤维水肿，有轻度慢性炎症细胞浸润。

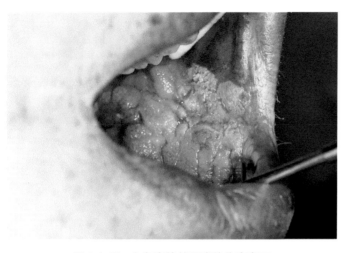

图 1-4-18 白色海绵状斑痣的临床表现

颊黏膜上白色至灰色，弥漫性，增厚，波纹状或天鹅绒般柔软的"海绵状"斑块，斑块的表面很厚，可折叠

3. 治疗及预后 白色海绵状斑痣无症状时，通常不

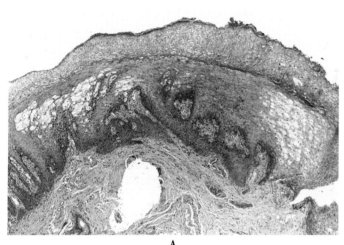

A

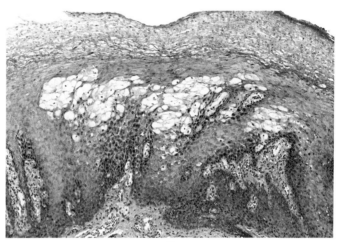

B

图 1-4-19 白色海绵状斑痣的组织学表现

A. 上皮表层增厚，为未脱落的不全角化细胞；B. 高倍示棘细胞空泡性变，胞核固缩或消失

【鉴别诊断】

1. 白斑 为口腔潜在恶性病变，无家族史，好发于 40 岁以上中老年男性。表现为灰白色或乳白色斑块，边界清楚，与黏膜平齐或略为高起，不能被刮下。镜下表现为上皮过度正角化，上皮粒层明显和棘层增生。

2. 念珠菌病 由念珠菌感染引起的口腔黏膜疾病。可发生在任何年龄，多见于长期使用激素、HIV 感染者、免疫缺陷者、婴幼儿及衰弱者。病损可发生在口腔黏膜任何部位，表现为乳白色绒状假膜，多不易剥离，若强行剥离可出血。镜下表现为增厚的不全角化上皮，棘层常有增生，基底处大量炎症细胞聚集。标本培养镜检可确诊。

3. 扁平苔藓 好发于中年女性，患者常有疼痛、粗糙不适感。病损左右对称，为小丘疹连成的线状白色或灰

白色花纹，组成网状、树枝状、环状或半环状，也可表现为白色斑块，不能刮除或揭下。镜下表现为上皮过度不全角化，基底层液化变性，固有层淋巴细胞浸润。

八、良性角化病

【定义】

良性角化病（benign hyperkeratosis），又称口腔白色角化症、前白斑。由于局部慢性机械刺激或化学刺激引起口腔黏膜上皮过角化增生形成白色斑块。刺激去除后可消退。

【临床特征】

1. 流行病学 多见于口腔卫生不良的男性，并且有局部化学、机械刺激因素，如残冠残根、错位牙、磨损牙、不良修复体刺激局部，嗜好烟、酒、醋、辣、烫食物，口内有

两种不同的金属修复物、维生素 A 缺乏等。吸烟人群高发,30~39 岁人群中最为普遍。

2. **症状**　良性角化病可发生在口腔的任何部位,以颊、唇、舌部多见。患者可无自觉症状,当病变广泛、严重时,往往出现口干、麻木与粗涩感,少数患者有刺激痛。病损为灰白色、浅白或乳白色边界不清的斑块或斑片。不高出或略高于黏膜表面,表面平滑、基底柔软无结节。发生在硬腭黏膜及牙龈,呈弥漫性分布、伴有散在红色点状的灰白色或浅白色病损,多由长期吸烟所致。因而又称为烟碱性(尼古丁性)白色角化病或烟碱性(尼古丁性)口炎,其上的红色点状物为腭腺开口。长期未得到有效抑制有可能发展为口腔白斑。

3. **治疗及预后**　治疗伴发疾病;去除刺激因素(如戒烟);可口服或局部使用维甲酸,消退白色网纹,改善溃疡面,有较快效果。本病预后良好。

【病理变化】

良性角化病由两个基本病变组成:黏膜过度角化和真皮硬化。上皮的浅表角质层非常厚。可以区分由有核细胞组成的上层,以及由于存在大量扩散的角母蛋白而呈现粉红色下层。角母蛋白是在细胞原生质中散布的微小颗粒,导致黏膜过度角化。严重角化的鳞状上皮出现不规则增厚,细胞排列成 3 层或 4 层叠加层,而在乳头的空隙处可以有 6 层或 7 层,但未发现上皮异常增生。棘层增厚,基底层细胞正常,基底膜完整。固有层可存在局灶轻度非特异性慢性炎症浸润,黑色素从基底细胞流入固有层。

【鉴别诊断】

1. **白斑**　被认为是口腔潜在恶性病变,好发于 40 岁以上中老年男性。表现为灰白色或乳白色斑块,边界清楚,与黏膜平齐或略为高起,不能被刮下。镜下表现为上皮过度正角化,上皮呈现异常增生。

2. **假膜性念珠菌病**　念珠菌病是通常由白色念珠菌引起的常见的口腔内真菌感染。常发生于免疫能力降低或正接受抗生素治疗的患者。口腔黏膜有白色假膜性白斑,用纱布擦拭时多不易剥离,若强行剥离可出血。镜下表现为增厚的不全角化上皮,棘层常有增生,基底处大量炎症细胞聚集。标本培养镜检可确诊。

3. **白色水肿**　为良性病变,可能与吸烟、嚼槟榔有关。患者无自觉症状。多见于双颊黏膜咬合线附近,为灰白色或乳白色半透明斑膜,柔软无压痛。病理表现上皮增厚,细胞内水肿,出现空泡性变,胞核固缩或消失,基底层无明显改变。

4. **白色海绵状斑痣**　通常在出生或儿童早期,为常染色体显性遗传遗传,最常见的是双侧颊黏膜,也涉及腹侧舌、唇黏膜、软腭、肺泡黏膜和口腔底部。病变表现为双侧颊黏膜上白色至灰色,弥漫性,增厚,波纹状或天鹅绒般柔软的"海绵状"斑块。斑块的表面很厚,可折叠,并且可从下面的组织剥离,剥去时无痛。病理表现为基底膜完整,基底层角质形成细胞广泛空泡化,但分化良好。棘细胞增大,层次增多,棘细胞空泡性变,胞核固缩或消失。表层为增厚、未脱落的不全角化细胞。

九、先天性角化异常

【定义】

先天性角化异常(dyskeratosis congenita,DKC/DC),是一种罕见的进行性先天性疾病,以短端粒为特征,具有高度可变的表型。其表现通常有皮肤色素异常、指甲营养不良和口黏膜白斑三联征,但可能并不全有,也可表现类似于早衰。该疾病最初主要影响皮肤,但导致早期死亡的原因主要是进行性骨髓衰竭,发生率在 80% 以上。先天性角化异常也与肺纤维化、肝纤维化和肝硬化、恶性肿瘤、发育迟缓、食管、尿道或泪管狭窄发生的风险有关。然而,其临床症状的高度异质性,使得仅基于临床特征诊断困难。

【临床特征】

1. **流行病学**　先天性角化异常于 10 岁之前起病,造血功能抑制多见于 20 岁之前。大部分病例出现完整三联征,但存在随年龄增长而三联征完全显现的可能,纯合 WRAP53 突变位点是先天性角化异常发展的基础。

2. **症状**

(1) 口腔内病变:①牙齿,龋齿和牙周病早期发生率高于一般人群,根/冠比降低归因于牙齿发育异常。②黏膜,大约 80% 的患者出现黏膜白斑,通常涉及颊黏膜、舌和口咽部。白斑可为疣状,并可能发生溃疡,甚至恶变为鳞状细胞癌。患者牙周疾病的患病率和严重程度也可能会增加。

(2) 皮肤:主要发现是异常皮肤色素沉着,棕黄色至色素过度沉着或色素减退斑块和色斑斑点或网状斑点。大约 90% 的患者出现网状色素沉着,伴有萎缩和毛细血管扩张皮肤病变。皮肤表现可能在临床和组织学上类似于移植物抗宿主病。典型分布为太阳暴露区域,包括上身、颈部和头面部。其他皮肤表现可能包括脱发、眉毛和睫毛脱落、头发过早变白、多汗症。

(3) 指甲和趾甲:约 90% 的患者出现指甲营养不良,指甲受累通常在趾甲受累前。渐进式指甲营养不良始于起皱和纵向分裂,在小的或基本不存在的指甲中可发生渐进性萎缩、变薄和翼状胬肉。

(4) 骨髓衰竭:约 90% 患者有一种或多种谱系的外

周血细胞减少症。在某些情况下,这是最初的表现,发病年龄中位数为10岁。骨髓衰竭是导致死亡的主要原因,约70%的死亡与骨髓衰竭导致的出血和机会性感染有关。

(5)肺部并发症:大约20%的先天性角化异常患者出现肺部并发症,包括肺纤维化和肺血管异常。

(6)神经系统:患者可能有学习困难和智力低下。

(7)眼部:与结膜炎、睑炎和翼状胬肉有关。约80%的患者发生泪道狭窄,导致泪溢。

(8)骨骼系统:患者可有下颌发育不良、骨质疏松、无血管坏死和脊柱侧凸。

(9)胃肠系统:可能包括食管狭窄、肝脾肿大、肠病和肝硬化。

(10)泌尿生殖系统:低麻痹性睾丸、尿道下裂和输尿管狭窄。

3. 治疗 本病无特殊治疗方法,仅能做对症处理,对范围局限的白斑可进行局部完整的切除或电凝、激光、冷冻等物理治疗,避免这些白斑恶变。监测和预防癌变的重要手段是组织病理活检和定期随访。有些患者可通过免疫抑制或造血干细胞移植改善症状。

4. 预后 先天性角化异常与预期寿命较短有关,但许多患者活到60岁。

【病理变化】

先天性角化异常组织病理无重要诊断价值,唯一特征变化是真皮上部具有噬色素细胞。其他病理表现:黏膜上皮增生、颗粒层增厚,角化过度或不全,伴有中度上皮发育不良的轻度上皮棘皮症,以及通过表皮全层延伸至数个区域。周边表皮轻度萎缩。基底层液化变性,有水疱形成,疱旁基底层色素增加,真皮浅层淋巴细胞、组织细胞浸润。

除口腔病变外,其他部位皮肤病理结果显示萎缩性上皮覆盖在中等胶原结缔组织上,黑素细胞存于真皮中。色素线和色素减少的孔呈网状分布,不规则形状的深褐色斑点在色素线中弥散分布。

【鉴别诊断】

可根据没有皮肤色素异常,指甲营养不良,进行性骨髓衰竭等症状与口腔黏膜白斑相鉴别。

(徐萌　陈小华)

第五节　口腔黏膜色素异常

口腔黏膜色素异常可由内源性或外源性因素引起,使口腔黏膜颜色呈现异常,颜色改变包括黑色、红色、白色等,黑色病变在临床较为常见。

人皮肤、黏膜内,黄褐色至黑色的为黑色素,红色的为氧合血红蛋白,蓝色或紫色的为还原血红蛋白,黄色的为胡萝卜素,黑褐色的为类黑素。其中最有病理意义的是由黑色素细胞分泌的黑色素,其分布于口腔黏膜上皮基底细胞层,镜下呈黄褐色或黑褐色颗粒状,其直径约为0.3μm。由于黑色素产生的量、色素所在的部位和深度不同,口腔色素沉着可以表现为棕色、黑色或蓝色。一般来说,表浅的色素沉着常为棕色,而深部的色素沉着可以是黑色或蓝色。生理性色素沉着与遗传有关,程度与局部的物理、化学、机械刺激及黑色素细胞的活跃性有关。病理性色素沉着与疾病类型有关。组织学上黑色素沉着有两大类,一是黑色素细胞数目正常,但黑色素颗粒增多,表明黑色素细胞活动旺盛,如各种全身或局部原因引起的黑斑均属此类;另一类为黑色素细胞增多,如黑色素痣和黑色素瘤(后一类疾病见第二章第四节)。

一、生理性色素沉着

【定义】

生理性色素沉着(physiologic pigmentation),又称为种族性的色素沉着,是对称性分布,且不影响组织正常结构的病变。色素沉着发生部位广泛,在口内主要见于牙龈。口腔黏膜损伤后也可出现色素沉着,称为炎症后色素沉着(postinflammatory pigmentation)。

【临床特征】

1. 流行病学 口腔黏膜生理性色素沉着因种族而有所不同,除白种人外,其他人种均有不同程度的可辨认的黑色素沉着于皮肤和黏膜,黑人、亚洲人的口腔黏膜色素沉着较普遍,尤其是黑人和因纽特人牙龈黑色素沉着极为普遍。这些色素沉着在儿童时期就已出现,并多年保持不变,一般无症状。无性别差异。

2. 症状 口腔黏膜可见广泛的暗褐色或青黑色点状、带状或斑片状区,形状大小不等,色泽均匀,局限或泛发,表面平坦,不高出黏膜表面,常见于牙龈、颊、唇、硬腭及舌背,而软腭及口底很少发生。

3. 治疗 一般不需处理,可追踪观察。

【病理变化】

生理性色素沉着并不是由于黑素细胞数量增加,而是黑素产物分泌增多的结果,可见黑素存在于基底细胞周围和巨噬细胞附近。

【鉴别诊断】

1. 烟草性色素沉着(tobacco smoke-induced pigmentation) 多见于30岁以后,呈进行性加重。主要见于牙龈,用烟斗者易累及腭和颊黏膜,叼烟嘴者可见硬腭改变。色素沉着的严重程度与吸烟量无关,而和吸烟持续的时间长短有密切关系,戒烟三年后色素沉着可逐渐消失,通过吸烟史和临床表现可鉴别。

2. 色素沉着息肉综合征(pigmentation polyposis syndrome) 为常染色体显性遗传病,其特征为口腔黏膜、口周皮肤等部位可见黑素斑,胃肠道多发性息肉。询问病史有腹痛、便血等症状和家族史时应考虑此病。

3. 艾迪生病(Addison disease) 为原发性慢性肾上腺皮质功能减退症。本病除皮肤、黏膜色素沉着外,还可出现许多全身系统的症状,如乏力、虚弱、食欲减退、体重减轻、血压降低、低血钠、高血钾等。该病的诊断需检测血尿皮质醇的基础水平、血 ACTH 水平及行 ACTH 兴奋试验。

4. Albright 综合征 又称多骨性纤维异常增殖症,是发生于儿童和青少年的一种少见的先天性疾病,病程进展缓慢,且有自限性,表现为皮肤和黏膜色素沉着,纤维性骨炎和性早熟。骨 X 片显示骨密度减低,呈毛玻璃改变,患骨膨大、弯曲、畸形,可以鉴别。

5. 多发性神经纤维瘤病 为神经系统发育障碍的全身性疾病,属于常染色体显性遗传病,主要表现为口腔皮肤的多发性神经纤维瘤和咖啡牛奶斑。

二、口腔黏膜黑斑

【定义】

口腔黏膜黑斑(oral melanotic macules),又名口唇黑变病、口唇黑斑、口唇雀斑,是指口腔内一个或数个局灶性色素沉着斑点,是指与种族性、系统性疾病、外源性物质所致的口腔黏膜色素沉着无关的黑素沉着斑。其特点是表皮或上皮基底层过度色素沉着伴有黑素细胞数目轻度增加。有多种综合征伴有多发性黑斑或雀斑。一般多由于黑素细胞活动旺盛、合成黑素颗粒增多沉积所致。

【临床特征】

1. 流行病学 女性多于男性,比例约为 2:1。

2. 症状 患者一般无自觉症状,多偶然发现,唇部尤以下唇最常见,牙龈、颊、腭及其他部位亦可发生,舌及口底黏膜很少见。口腔黏膜黑斑表现为棕色至黑色的均匀一致的椭圆形斑片,边界不规则,但境界清楚(图 1-5-1),不高出黏膜表面,多孤立散在分布,直径 1~20mm,大多数黑斑在 0.1~0.6cm。

固有层浅层也可见色素,称色素失禁(melanin incontinence),可位于细胞外或被巨噬细胞吞噬,这种细胞称噬色素细胞(melanophage)。

3. 治疗 若能排除恶性前病变或肿瘤者,则无需治疗。如病变出现色泽加深、病变近期增大,发生溃疡、出血等,应及时手术切除。亦可采用激光、冷冻治疗,但治

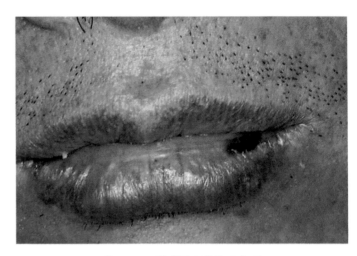

图 1-5-1 黏膜黑斑的临床表现
下唇左侧可见一黑斑,棕黑色斑,不高出于黏膜表面,边界不规则,但境界清楚

疗前应去活检明确诊断,如病理显示固有层有大量黑素细胞及 S-100 阳性细胞增多,应选用手术方法而不宜使用激光、冷冻治疗。

4. 预后 黏膜黑斑为良性病变。

【病理变化】

所有类型的黑斑具有相似的组织病理学改变(图 1-5-2)。黑素细胞一般没有变化或轻度增加,单个散在分布于上皮与固有层交界处。上皮基底细胞层或基底细胞上层显著色素过度沉着,呈棕色带状,与下层结缔组织分界明显,黑素颗粒小,呈圆形,均匀散布于胞质内。结缔组织内常有噬黑色素细胞和轻度炎症细胞浸润。

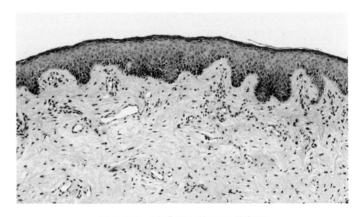

图 1-5-2 黏膜黑斑的组织学表现
上皮基底细胞层有显著的色素过度沉着,结缔组织内噬黑色素细胞和轻度炎症细胞浸润

【鉴别诊断】

1. 早期原位黑色素瘤(malignant melanoma) 最常发生的部位是上颚,其次为牙龈,在发展为肿瘤前,一部分患者先有黏膜黑斑,初起为一扁平、缓慢扩展的无症状黑素沉着区,以后黑素沉着区粗糙、隆起、易出血,出现

肿块。因此早期原位黑色素瘤病变局部存在时,有时唯一的诊断线索就是核染色质深或细胞突起不规则。所以对上颚及牙龈上出现的黏膜黑斑应警惕恶变。

2. 色素痣(pigmented nevus)　为黑色素细胞的良性肿瘤,由圆形或多角形的痣细胞组成,典型是成巢状分布,可位于上皮和/或结缔组织内。

3. 外源性色素沉积(exogenous pigmentation)　一些重金属如铅、汞、铋等可导致口腔色素沉着,大多会引起龈缘着色。

三、口腔黏膜色素痣

色素痣(pigmented neves),又称黑素细胞痣(melanocytic naevus)、痣细胞痣(nevocellular naevus),为黑色素细胞的良性肿瘤。好发于颜面部皮肤,偶见于口腔黏膜、睑结膜等处。痣细胞的来源推测可能是神经嵴细胞向上皮和表皮的迁移,或来源于残留的黑素细胞。为常染色体显性遗传,属发育畸形(详见第二章第四节)。

四、口腔黑棘皮病

【定义】

口腔黑棘皮病(oral melanoacanthosis),又称口腔黑棘皮瘤(oral melano acanthoma),其病因不清,近年发现本病常与内分泌疾患、遗传因素、肥胖症及全身疾病如恶性肿瘤等因素有关。常与皮肤黑棘皮病同时存在,单纯口腔病变者罕见。以皮肤角化过度、色素沉着及乳头瘤样增生为特征的一种少见皮肤病。

【临床特征】

1. 流行病学　良性黑棘皮病发生于新生儿或幼儿期,有家族倾向。恶性肿瘤诱发的黑棘皮病,多数为腺癌。常在40岁以后发病。

2. 症状　口腔主要累及唇、颊黏膜及舌、腭等部位,病变局部增厚或呈乳头瘤状增生,部分黏膜表面似丝绒状或小颗粒状突起,致使黏膜表面失去光滑感,多为单发呈灰褐色或黑褐色粗糙病损,唇角连接处可发生湿疣样损害。皮损好发于颈、腋窝、乳房及腹股沟等皱褶部位,其他部位的皮肤及黏膜也可受累。

3. 治疗　良性黑棘皮病一般不需治疗。若皮损引起美容缺陷者,可做美容手术。恶性黑棘皮病在切除肿瘤后,病损可减退,可复发。

4. 预后　恶性黑棘皮病预后不良,肿瘤恶性程度较高,经常短期内致人死亡。

【病理变化】

黏膜呈乳头瘤样增生,上皮表层过度角化,棘层增厚,基底层细胞胞质内可有黑色素沉积。固有层可见树枝状黑素细胞,结缔组内可见血管扩张及胶原纤维水肿,嗜酸性细胞浸润(图1-5-3)。

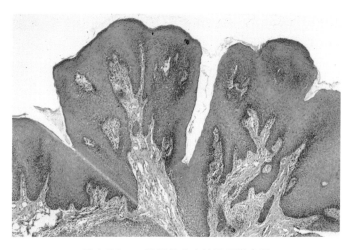

图1-5-3　口腔黑棘皮病的组织学表现
皮肤角化过度、色素沉着及乳头瘤样增生

【鉴别诊断】

色素痣(pigmented nevus)　应有痣细胞存在,由圆形或多角形的痣细胞组成,典型呈巢状分布,可位于上皮和/或结缔组织内。

五、色素沉着肠道息肉综合征

【定义】

色素沉着肠道息肉综合征(hereditary intestinal polyposis syndrome),又名普杰病(Peutz-Jeghers disease),为一种常染色体显性遗传疾病,其致病基因位于19p13.3的STK11。其特征为口腔黏膜、口周皮肤及手指、足趾出现黑色素斑点、胃肠道多发性息肉,并有家族遗传性。

【临床特征】

1. 流行病学　患者年龄可从出生至成年人,但多见于儿童和青少年,发病平均年龄25.3岁。男女比例相似。

2. 症状

(1) 色素斑:是本病的主要特征之一。色素沉着部位以唇红、口周皮肤和颊黏膜最常见,此外可见于手掌、足底、指趾、眼睑、鼻部、牙龈和硬腭。出生后数月可出现,损害呈黑色、棕黑色、褐色或蓝黑色,扁平不隆起,散在或群集分布,大小不一,常为1~5mm,外形为圆形、椭圆形,可相互融合,有时左右对称,通常口周唇红部色素沉着较皮肤先出现。随着年龄增长色素沉着斑可增大,数目增加,色泽加深,到成年后有时黑斑变浅或消失,而口腔黏膜色素沉着仍可清晰可辨。

(2) 消化道多发性息肉:是本病的重要特点,息肉多见于小肠、结肠,也可发生于胃、十二指肠,息肉大小0.5~

5cm,多有蒂。患者常有慢性腹痛、呕吐、腹泻、贫血和黑便等症状,严重者可出现肠梗阻和肠套叠等并发症。

3. **影像学特点**　钡餐、超声、CT、MRI检查均可发现息肉,但较小的息肉在萎陷的肠管内易被肠壁掩盖,尤其合并肠套叠时更易漏诊。

4. **治疗**　对口周及口腔色素沉着斑,一般不需治疗。也可行冷冻疗法,以减轻患者精神负担。息肉可行手术治疗。

5. **预后**　本病胃肠道息肉有恶变倾向,应注意预防其恶变。

【病理变化】

黏膜皮肤损害表现为基底细胞层内的黑素细胞黑素颗粒增加,或伴黑素细胞增生。肠道息肉表现为错构瘤,镜下可见黏膜肌层呈树枝状增生和非特异性腺管增生。

【鉴别诊断】

1. **雀斑**　主要分布于面颊部而非口周处,黏膜不受累,色较浅,呈棕黄色,夏显冬隐。

2. **着色性干皮病**　皮损分布均匀而不规则,无群集口腔周围的特点。

3. **艾迪生病(Addison disease)**　无色素口周聚集的特点,肾上腺皮质功能减退的全身症状明显。血液生化检查可发现低血钠、高血钾。

六、原发性慢性肾上腺皮质功能减退症

【定义】

原发性慢性肾上腺皮质功能减退症(primary adrenal cortical impairment of chronic disease),又称艾迪生病(Addison disease),是由于各种原因破坏双侧肾上腺的绝大部分,引起肾上腺皮质激素分泌不足所致。常见病因有结核、自身免疫反应、恶性肿瘤转移、白血病及真菌感染,而获得性免疫缺陷综合征(艾滋病)目前成为引起本病的又一个原因。

【临床特征】

1. **流行病学**　该病多见于成年人,老年和幼年较少见。结核性者男性多于女性,自身免疫所致特发性者女性多于男性。

2. **症状**　色素沉着是本病早期症状之一,也是最具特征性的表现。色素沉着散见于皮肤及黏膜内,为青铜色、褐色或黑褐色,全身皮肤弥漫性色素沉着。口腔黏膜色素沉着一般早于皮肤色素沉着,容易发生在唇红部、颊黏膜、牙龈、舌边缘和舌尖等容易受到摩擦和暴露于日光下的部位。色泽为蓝黑色或暗棕色,形状可为斑块、斑点或斑纹。皮肤色素沉着可遍及或局限于一处,以暴露于日光的皮肤及正常色素沉着的部位最明显。一般认为色素沉着突然增加是本病恶化的标志之一,但色素沉着的程度与病情轻重无关。

3. **实验室检查**　血中和尿中皮质醇降低,而促皮质素(ACTH)增高,血钠低而血钾高。

4. **治疗及预后**　除病因治疗外,还要行基础治疗,即长期使用肾上腺皮质激素替代补充,一般口服泼尼松或其他皮质激素类药物。黏膜色素沉着目前无有效治疗方法,由于患者抗感染能力低,因此应保持口腔卫生。

【病理变化】

上皮基底层及固有层色素增加,在固有层的上部有中等量噬黑色素细胞,棘层增厚,上皮钉突延长,并有轻度慢性炎症。该病色素过度沉着无法与生理的色素过度沉着以及皮肤黏膜等一些非特异性色素沉着相区别,故不能仅根据组织病理学检查做出诊断。

【鉴别诊断】

对于黏膜皮肤色素沉着,有乏力、食欲减退、体重减轻、血压降低者要考虑本病的可能。该病最具有诊断价值的方法为ACTH兴奋试验。临床上应与其他口腔黏膜色素异常如口腔黑斑、吸烟及药物性色素沉着、重金属色素沉着等相区别。

七、银汞着色

【定义】

银汞着色(amalgam pigmentation),又名银汞纹(amalgam tattoo)、局限性银沉着病(focal argyrosis),是一种医源性病损,发生于软组织损伤时银汞颗粒植入或用银汞合金充填修复时对口腔黏膜的慢性磨擦而致被动转移所致。通常发生于拔牙后或使用旧的银汞合金充填物处理。

【临床特征】

1. **症状**　病变常发生于用银合金修复牙齿邻近的软组织。因此,最常累及牙龈、颊黏膜、腭和舌。软组织对银汞相对具有一定耐受性,因此临床上炎症症状较少见。病损呈灰色斑状或黑色沉着,不随时间和延长而改变。如果银颗粒比较大,用软组织X线可检测到。

2. **治疗及预后**　此色素斑对人体无害,一般不需处理。

【病理变化】

银汞在组织内有团块和颗粒两种形状。银汞颗粒直径大约为$0.5\sim1.0\mu m$,分布在固有层或黏膜下层,而不在上皮内(图1-5-4)。颗粒沿胶原纤维排列,与基底膜平行,环绕小血管,如组织学上银染时银颗粒分布。团块周围有慢性炎症反应,并有巨噬细胞与多核巨细胞构成异物细胞型肉芽肿,称为银汞肉芽肿。巨细胞有异物型、朗

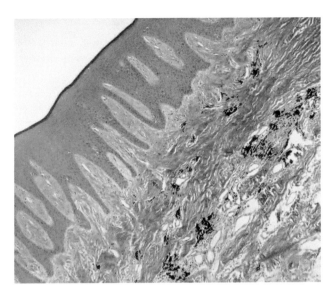

图 1-5-4 黏膜银汞着色的组织学表现
散在分布于上皮与固有层交界处,结缔组织内噬黑色素细胞和轻度炎症细胞浸润

格汉斯型并偶有星状体,说明组织对银汞的反应是多样的。

【鉴别诊断】

黏膜银汞着色病变常发生于用银合金修复牙齿邻近的软组织,临床应与色素痣鉴别。色素痣应有痣细胞存在,由圆形或多角形的痣细胞组成,典型呈巢状分布,可位于上皮和/或结缔组织内。

八、重金属色素沉着

【定义】

重金属色素沉着(heavy-metal pigmentation)主要指一些重金属如砷、铋、铂、铅等导致口腔色素沉着,是患者长期暴露于这些重金属的蒸汽环境中的结果。长期以来,砷和铋的化合物用来治疗梅毒、扁平苔藓和其他皮肤病,是产生口腔重金属沉着的又一原因。顺铂治疗某些恶性肿瘤,其副作用是在牙龈区产生铋线等。

【临床特征】

1. 症状 长期使用铋制剂可在龈缘出现蓝黑色的铋线,唇、颊、舌缘及一切发生创伤与炎症的区域亦可出现。黏膜可发生炎症及溃疡,口中有金属味及灼热感。

牙龈的铅沉着往往来自职业性慢性铅中毒,形成铅线。并非所有的铅中毒患者均出现铅线,铅中毒尚有涎腺肿大、口中金属味、唾液分泌过多等症状。牙龈铅线是由硫化铅沉着而引起的。

水银中毒主要是职业性的。慢性中毒时,牙龈肿胀、充血,出现龈裂,牙龈缘颜色可出现紫或灰黑色,口腔黏膜易溃疡。重者出现口炎及牙齿松动。

2. 治疗及预后 严重金属中毒的治疗涉及去除与致病物进一步接触、支持治疗、消除污染以及使用螯合剂。DMSA(2,3-二巯基丁二酸)和 DMPS(2,3-二巯基丙烷-1-磺酸盐)可以用于治疗铅中毒。口腔治疗主要是保持口腔卫生,去除龈缘处的局部刺激因素,防止感染。全身进行排毒治疗后,色素沉着可逐渐消退。

【病理变化】

长期使用铋制剂可在镜下见黑褐色的硫化铋颗粒沉着于牙龈结缔组织固有层内,主要沉着在有炎症处的毛细血管内皮细胞及管周的组织细胞及成纤维细胞内。水银中毒镜下可见结缔组织固有层乳头中毛细胞血管的内皮细胞及管周的组织细胞内有黑褐色的硫化汞沉着。

【鉴别诊断】

临床上应与其他口腔黏膜色素异常如口腔黑斑、吸烟及药物性色素沉着、烟草及药物引起的色素沉着、色素沉着息肉综合征、艾迪生病等相区别。

九、烟草及药物引起的色素沉着

【定义】

烟草及药物引起的色素沉着(tobacco smoke & drug-induced pigmentation)是指因过量吸烟或服用某些药物所致的沉着于口腔黏膜的色素斑。吸烟及药物所导致的口腔黏膜黑色素异常是由于吸烟时烟草的有害成分刺激黑素细胞,使其功能亢进,所产黑色素量增多,从而形成色素斑。药物性色素沉着与服用药物有关。

【临床特征】

1. 流行病学 烟草性的口腔黏膜色素沉着(tobacco smoke-induced pigmentation)的严重程度和吸烟的量无关,而和吸烟持续的时间长短有密切关系,女性比男性更易出现。

药物性色素沉着(drug-induced pigmentation)与所服用药物有关,包括奎纳克林、氯喹、羟化氯喹、奎尼丁、齐多呋定、四环素、米诺四环素、氯丙嗪、口服避孕药、氯法齐明、酮康唑、胺碘酮、博来霉素、环磷酰胺,此外某些含漱剂如氯己定或中药也可使黏膜出现一过性色素沉着。

2. 症状 过度吸烟可使口腔黏膜出现深灰色或棕黑色不规则黑素斑,可见于 25%~31% 的吸烟者,主要见于牙龈、唇和颊部,用烟斗吸烟时,易累及腭和颊黏膜。

药物性色素沉着口腔表现为口腔黏膜出现色素斑,色灰或蓝黑,常见于硬软腭交界处。服用安定附着龈可发生褐色或黑色的色素沉着;口服避孕药可于附着龈上出现多发性浅褐或灰色的色素沉着区;用抗疟药氯喹 3~4 个月后,约有 25% 患者出现色素沉着;长期使用苯妥英钠及有关制剂可使皮肤光照部位出现褐斑,面颈部及唇为好发部位。

3. 治疗及预后 吸烟引起的色素沉着在戒烟 3 年后逐渐消退,而药物引起的色素沉着在停用所服用药物后,色素沉着仍会保留一定时间。

【病理变化】

烟草及药物引起的色素沉着病理表现见邻近基底细胞层区有色素沉着,上皮基底层黑色素量增多,黑素细胞数量正常,显示黑素细胞产生黑素的功能增强,类似于生理性色素沉着和黏膜黑斑。

【鉴别诊断】

1. 口腔黑棘皮瘤(oral melanoacanthoma) 其病因不清,与内分泌疾患、遗传因素、肥胖症及全身疾病如恶性肿瘤等因素有关。常与皮肤黑棘皮病同时存在,单纯口腔病变者罕见。病理表现以皮肤角化过度、色素沉着及乳头瘤样增生为特征。

2. 黑色素痣(melanocytic nevus) 分为交界痣、皮内痣、混合痣,较少见于口腔黏膜,表现为较小的、界清、略突起的棕色、灰蓝色、黑色丘疹。临床上难以区分色素痣和早期黑色素瘤,尤其是腭部病损。

3. 色素沉着息肉综合征(pigmentation polyposis syndrome) 又称普杰病,为常染色体显性遗传病,其特征为口腔黏膜、口周皮肤等部位可见黑素斑,胃肠道多发性息肉。询问病史有腹痛、便血等症状和家族史时应考虑此病,其诊断需行肠镜检查。

4. 恶性黑色素瘤(malignant melanoma) 口腔颌面部恶性程度很高的一种恶性肿瘤,多发生于牙龈及颊部,扁平状凸起肿块,表面常溃破,生长迅速,侵犯牙槽突及颌骨,呈放射状扩展,周围出现卫星结节。当固有层深部组织出现大量含黑色素细胞时,应注意排除恶性黑色素瘤的可能性,免疫组化染色 S-100 蛋白呈阳性反应。

5. 艾迪生病(Addison disease) 为原发性慢性肾上腺皮质功能减退症。本病除皮肤、黏膜色素沉着外,还可出现许多全身系统的症状,如乏力、虚弱、食欲减退、体重减轻、血压降低、低血钠、高血钾等症候群。该病的诊断需检测血尿皮质醇的基础水平、血 ACTH 水平及行 ACTH 兴奋试验。

(余飞燕 张芳)

第六节 口腔肉芽肿性疾病

肉芽肿(granuloma)是由巨噬细胞及其衍生的细胞局限性浸润和增生所形成的结节状病灶,其本质是迟发型超敏反应介导的特殊类型的慢性炎症。口腔黏膜肉芽肿性疾病是指发生于口腔黏膜固有层及黏膜下层的肉芽肿性病变。常为突出于黏膜表面的结节或肿胀,也可表现

为黏膜下浸润块,其表面的黏膜可发生坏死脱落并形成溃疡。有的肉芽肿性疾病局限于口腔,如化脓性肉芽肿、口腔黏膜异物性肉芽肿等;有的是全身系统性疾病在口腔的表现,如蕈样肉芽肿、致死性恶性网状细胞增多症等。有的病因明确,如梅毒、结核等感染性疾病,而多数肉芽肿性疾病原因不明。有的只是炎症性肉芽组织,如化脓性肉芽肿;有的由特殊类型的细胞组成,如嗜酸性肉芽肿、浆细胞肉芽肿、巨细胞肉芽肿;有的属上皮样肉芽肿,如结核、结节病、梅-罗综合征、克罗恩病等。有些肉芽肿是致命性疾病,如恶性肉芽肿、韦格内肉芽肿,故肉芽肿的诊断和鉴别诊断极为重要,需要结合临床表征、组织病理学检查、实验室检查、影像学检查等多种方法方可做出正确诊断。本节重点介绍梅-罗综合征、局限性口面部肉芽肿病、结节病、克罗恩病、嗜酸性淋巴肉芽肿、浆细胞肉芽肿、坏死性肉芽肿性血管炎(韦格内肉芽肿)、幼年型黄色肉芽肿等几种常波及口腔或口腔黏膜的肉芽肿性疾病。

一、梅-罗综合征

【定义】

梅-罗综合征(Melkersson-Rosenthal's syndrome)是 Melkersson 和 Rosenthal 首先报道的面部神经血管性水肿伴有面瘫和沟纹舌的综合征。典型特征是面部反复发作的肿胀、面神经麻痹、出现沟纹舌。

【临床特征】

1. 流行病学 本病发生于儿童及青年人,无性别差别。梅-罗综合征的病因不明。有些作者认为本病是对某种非特异性抗原或细菌产物的过敏反应。少数病例也可能与遗传因素有关。

2. 症状 口腔表征主要是唇及面部的复发性肿胀,一般单唇发病(图 1-6-1)。此外颊黏膜也可肿胀、增厚,咀嚼时可形成创伤性溃疡;舌腹、口底的肿胀可形成"双

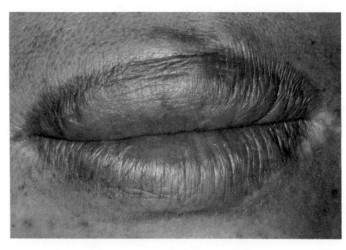

图 1-6-1 肉芽肿性唇炎的临床表现

舌"。牙龈可出现局限性或广泛性复发性肿胀,而面部及眼睑的肿胀可能影响视力。其他部位的损害:患者还可有耳鸣、盗汗等自主神经功能紊乱症状。肉芽肿性唇炎是本病的基本和必要症状,单独的肉芽肿性唇炎可看作是本综合征的不全型,而面神经麻痹、沟纹舌只出现于一部分病例。

3. 治疗及预后 本病多采用对症治疗,预后良好。

【病理变化】

主要表现为非干酪化的上皮样肉芽肿。肉芽肿以淋巴细胞为主,有不同程度的浆细胞和上皮样细胞。肉芽肿形成分为:间质水肿期、淋巴细胞弥散浸润期、淋巴细胞灶样浸润期和肉芽肿形成期(图 1-6-2)。

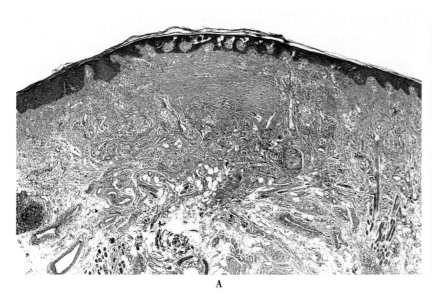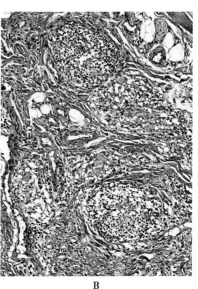

A   B

图 1-6-2　肉芽肿性唇炎的组织学表现

A. 低倍镜示黏膜固有层及黏膜下层内灶性炎症;B. 高倍镜示肉芽肿改变,为非干酪化上皮样肉芽肿

【鉴别诊断】

1. 结节病 口面部出现结节样肿大,肺门淋巴结改变,实验室检查异常和非结核结节的病理表现是本病的特点。

2. 克罗恩病 回肠末端节段性肠炎、X 线检查肠管狭窄可作为鉴别依据。

二、局限性口面部肉芽肿病

【定义】

局限性口面部肉芽肿病(localized orofacial granulomatosis)是一种慢性无干酪性坏死的肉芽肿病。病变主要表现在口腔和面部,与结节病和克罗恩病的口面部表现相似,但无这些疾病的全身病变。还被称为局限性类肉瘤病变、局限性口腔肉芽肿病。

【临床特征】

本病的病因不明确,可能与遗传因素和免疫功能异常有关。部分患者有婴儿湿疹或哮喘等病史,有人认为食物过敏或微生物引起的超敏反应可能是发病原因。口腔表现主要为唇肿、颊肿、龈肿、舌肿。其治疗应首先去除口腔病灶,病损局部注射或口服激素类药物。

【病理变化】

本病表现为非干酪样坏死性肉芽肿,典型病变组织细胞和淋巴细胞组成结节,肉芽肿中心有血管通过;病变不典型时,病理表现为组织水肿,淋巴细胞可弥散浸润。

【鉴别诊断】

1. 结节病 口面部出现结节样肿大,肺门淋巴结改变,实验室检查异常和非结核结节的病理表现是本病的特点。

2. 克罗恩病 本病出现口腔黏膜线状溃疡,病理改变为非干酪化上皮样细胞肉芽肿。但回肠末端节段性肠炎、X 线检查肠管狭窄可作为鉴别依据。

三、结节病

【定义】

结节病(sarcoidosis),又称类肉瘤病,是一种病因不明、多器官受累的肉芽肿性疾病。临床上,90%的患者肺部受累,也常见于皮肤、眼和淋巴结,发生于口腔颌面部者相对少见,症状不具特异性,有时仅以腮腺和颈部淋巴结肿大等口腔颌面部表现为特征,容易发生误诊、误治。

【临床特征】

1. 流行病学 结节病呈世界性分布,发病率近年呈增高趋势。任何年龄、性别和种族均可发病,且有两个发病高峰:第一高峰为青年期,第二高峰为50岁以上的中年期。女性多于男性。而且女性比男性更容易发生严重的并发症且预后不佳。黑种人的发病率是白种人的10倍且预后差。

2. 症状 结节病以肺部最常受累,头颈部约占10%～15%,以颈部淋巴结最好发,腮腺占6%。结节病可仅局限于口腔颌面部而无肺部等全身异常表现,因此有人提出将本病分为系统性和局部性两类,后者以口腔病损为主。口腔黏膜结节病可发生于唇、舌、颊、腭及口底等处,引起唇、颊组织增厚,形成"巨唇、巨颊"。肿胀处呈紫红色,触之硬韧,并可扪到不粘连的结节样物。腮腺病变多为无痛性肿大,进展缓慢,有时伴口干症。颈部淋巴结的慢性肿大亦是结节病常见的症状,肿大的淋巴结不粘连。颌骨受累较少见,但易引起牙齿松动。皮肤病损表现为颌面部、颈部、肩部和四肢紫蓝色硬性结节。结节病可发生于颌骨内,病变侵犯牙槽骨时,可表现为多囊性骨质破坏,且易引起牙齿松动。牙龈部位的结节病可表现为牙龈溃疡、肿胀,有时与牙周炎的表现类似。

3. 治疗 结节病大多具有良性经过,50%的患者病情具有自限倾向。病情轻者,可不作特殊治疗,或暂不作治疗。局部性的结节病患者,无全身症状,病变孤立,可予完整手术切除而不主张常规激素治疗,术后严密随访观察。如不能完整切除,或伴发其他全身病变,术后需辅以激素治疗,定期随访。

4. 预后 结节病的预后大多较好,但Ⅳ期结节病预后差,约30%的患者死于呼吸衰竭。

【病理变化】

结节病的组织学特征为大量(非干酪坏死性)上皮样细胞组成的肉芽肿性结节(图1-6-3A),其中上皮样细胞多,巨细胞少或无,淋巴细胞亦不多见,结节内有小血管(图1-6-3B)。与结核结节中心干酪样坏死不同,结节病的坏死为结节中央有小灶样纤维素样坏死。网状纤维染色可见大量嗜银的网状纤维。可见多核巨细胞,巨细胞内偶见舒曼小体,为圆或卵圆形、周缘有层板状钙化、HE染呈深蓝色小体。肉芽肿内偶见星状体,这是巨细胞内含有的似星形的包涵体。晚期病变可发生重度纤维化。

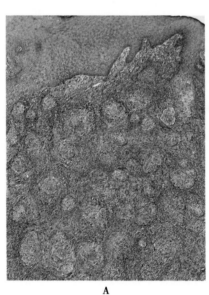
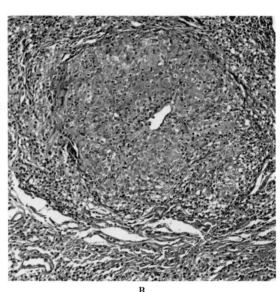

A   B

图1-6-3 结节病组织学表现
A.大量上皮样细胞形成肉芽肿性结节;B.结节内有小血管

【鉴别诊断】

1. 结核病 结核的浸润部位常极接近表皮,并破坏表皮形成溃疡,但结节病散在浸润于真皮层内,与表皮稍有距离,并不引起溃疡。结核的上皮样细胞在结节的中心,淋巴细胞大量排列在结节周缘,结节内没有血管,因而常有干酪样坏死。结节病的上皮样细胞与淋巴细胞掺杂排列,淋巴细胞不多,结节内有血管,不形成干酪样坏死。结节病的结节中可见丰富的网织纤维;结核的结节

中无网织纤维,结节周围的网织纤维大多也被破坏。结核菌素试验阳性,可自病变处培养出结核分枝杆菌;胸部X线检查可见肺结核表现;抗结核治疗可取得疗效。

2. 梅-罗综合征 出现颌面部复发性肿胀,主要表现为肉芽肿性唇炎,可能同时出现面神经麻痹和沟纹舌,组织病理为非干酪性上皮样肉芽肿。

3. 克罗恩病 出现口腔黏膜线状溃疡。病理改变为非干酪化上皮样细胞肉芽肿,但回肠末端局限性肠炎、X

线检查肠管狭窄可作为鉴别诊断的依据。

四、克罗恩病

【定义】

克罗恩病（Crohn's disease）是一种伴有免疫异常的发生于消化道黏膜的慢性、复发性肉芽肿性炎症，从口腔至肛门各段消化道均可受累。其发病原因不明，病变主要发生在回肠末段，其次为结肠、近端回肠和空肠处，同时该病还常伴有皮肤、结节性红斑及关节等部位的肠外表现。青壮年多见。

【临床特征】

1. 流行病学 北美和西欧等发达国家是克罗恩病的高发区，发病率可高达29.3/100 000。然而，在最近20多年来，西方国家的克罗恩病发生率保持相对稳定，甚至出现下降趋势，而东欧和亚洲地区的发生率则呈现出持续上升趋势。在中国、韩国、日本等东亚国家，克罗恩病的发病率上升更甚，而东南亚国家的发病率较低。

2. 症状 临床主要表现为腹痛、腹泻、腹部肿块、肠穿孔、肠瘘形成和肠梗阻等症状，并伴发热和营养不良等肠外症状。10%的病例出现口腔病损。口腔黏膜颊、唇、龈、腭、咽等部可受累，形成线状溃疡，或形成肉芽肿、小结节及龈增生。线状溃疡如刀切口，边缘高起，颇似牙托边缘刺激引起的溃疡。口腔黏膜还可发生线状增生皱襞及颗粒状、沙砾状结节样增生。唇可发生弥漫性肿胀硬结，牙龈亦可表现为明显发红并呈颗粒状表面。

3. 治疗 克罗恩病的治疗仍以内科治疗为主，并强调个体化治疗，但目前常用的大多数药物也都存在着一定的副作用。外科治疗尚主要局限于并发症的治疗，因此，克罗恩病患者的临床治愈率仍然较低。

4. 预后 克罗恩病在早期缺乏特异性临床表现，患者在病情较轻时往往不愿接受结肠镜检查或进一步治疗，直到发生肠瘘或功能障碍时，才予以重视，以至于预后较差。预后不良主要指三年内至少出现以下一种情况：并发症、肠切除手术或因克罗恩病死亡。并发症主要包括肠梗阻、腹腔脓肿、肠瘘、肠穿孔、消化道大出血、复杂肛瘘等。

【病理变化】

1. 大体特征 肠道病变常呈跳跃式、节段式分布，病变之间黏膜正常，界限清楚。病变处肠壁增厚、变硬，肠腔狭窄。黏膜皱襞呈块状增厚，如鹅卵石样。黏膜面有纵行或横行溃疡呈沟渠状，常位于肠系膜侧。口腔黏膜形成线状溃疡，或形成肉芽肿、小结节及龈增生。

2. 镜下特征 口腔病变组织活检可见裂隙状溃疡。溃疡初期表浅，后期呈裂隙状，表面覆以坏死组织，其下

可见大量淋巴细胞、浆细胞和单核细胞浸润（图1-6-4A），部分区域可见非干酪化的上皮样细胞肉芽肿及多核巨细胞。肠病变黏膜下层高度水肿，并见淋巴管扩张，有的部位黏膜下淋巴组织增生并伴有淋巴滤泡形成，肌层增厚。部分病例肠壁内可见少量上皮样细胞和多核巨细胞构成的肉芽肿，肉芽肿中心无干酪样坏死。溃疡穿孔可引起瘘管和脓肿形成（图1-6-4B）。

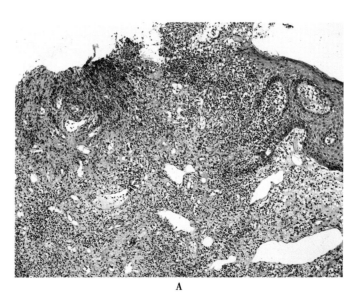

A

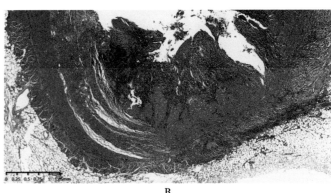

B

图1-6-4 克罗恩病的组织学表现

A. 克罗恩病口腔黏膜溃疡的组织学表现；B. 克罗恩病肠道的组织学表现

【鉴别诊断】

1. 原发性肠淋巴瘤 为一种少见疾病，约占肠道恶性肿瘤的1%～4%。可发生于肠道的任何部位，临床主要表现为腹痛、血便、腹部包块、发热、体重下降等非特异性症状。原发性肠淋巴瘤以肿块型最为常见，该型多呈息肉样突向肠腔，可单发也可多发，表面可有糜烂或溃破。原发性肠淋巴瘤病灶呈多中心性，淋巴瘤细胞以黏膜下浸润为主，故内镜下病理活检阳性率较低。

2. 肠结核 是由原发或继发结核分支杆菌引起的肠道慢性特异性感染。肠结核主要临床表现为发热、腹泻、体重下降等，同时伴有肠外及肛周病变。肠结核病程，一

般为 6~7 个月。肠结核病理活检特征性表现为干酪样坏死性肉芽肿,数目多,且多位于固有层。CT 造影中,肠结核中肠壁不均匀强化,对称性增厚,淋巴结环形强化更为常见。

3. 溃疡性结肠炎　是一种病因尚不十分清楚的结肠和直肠慢性非特异性炎症性疾病,病变局限于大肠黏膜及黏膜下层。溃疡性结肠炎临床表现多样,典型表现为腹泻、腹痛、便血、黏液便、黏液脓血便及便秘等消化道症状,也可有发热、消瘦等全身症状;部分患者还可伴有多种肠外表现。

五、嗜酸性淋巴肉芽肿

【定义】

嗜酸性淋巴肉芽肿(eosinophilic lymphogranuloma)是指一种罕见的、病因不明的慢性免疫炎性良性疾病,又称嗜酸性粒细胞增生性淋巴肉芽肿或木村病(Kimura's disease),发病率低,对放射线敏感、切除后有可能复发,但预后较好。常见为头颈部无痛性皮下肿物,常累及大唾液腺或淋巴结,伴嗜酸性粒细胞和 IgE 升高,部分患者还可伴发有肾脏病变。

【临床特征】

1. 流行病学　本病多发生于亚洲,主要为东南亚地区,在我国高发于四川、贵州、广东、湖南和湖北等地。发病男女比例为(3.5~7.0):1,超过 1/3 的患者发病年龄在 20~40 岁,儿童发病率较低,男女发病比例约为 28:1,病程约几个月到几十年,逐步进展。

2. 症状　主要是无痛性皮下结节,大涎腺肿大和颈部淋巴结无痛性肿大。常伴有表面皮肤瘙痒和色素沉

着,有报告称其发生率约为 16.7%。其病程长,发展缓慢,以单发多见,约有 8% 病例可伴发肾病综合征、哮喘等胶原血管性疾病。通常会侵及皮下组织,导致皮下脂肪萎缩,局部皮肤瘙痒。病变可浸润局部淋巴结,耳郭周围、腋窝、腹股沟较多见。原发于甲状腺、颌下腺的嗜酸性淋巴肉芽肿很少会侵及口腔黏膜。

3. 治疗　嗜酸性淋巴肉芽肿治疗目前尚无标准的治疗方案,治疗目标主要是保持美容和功能,兼顾防止复发和减少治疗后的并发症。主要的治疗方法有手术、放疗和药物治疗。起始多为针对单发且界限清楚的病变进行外科手术,术后可行预防性放疗。

4. 预后　嗜酸性淋巴肉芽肿虽然为良性疾病,但仍可局部再发或全身多发。

【病理变化】

1. 大体特征　多为灰白色,质地中等的无痛肿块,少数呈灰红、灰黄色,质嫩;据肿块部位血运及周边组织情况有视觉差异,组织周围无明显包膜。

2. 镜下特征　可总结为以下几点:①淋巴细胞不同程度增生并形成大小不一的滤泡,生发中心活跃,可见纤细、嗜伊红色无定形物沉积,套区结构明显;②不同程度的嗜酸性粒细胞浸润,聚集于滤泡旁、滤泡间及滤泡内,形成嗜酸性微小脓肿(图 1-6-5A);③淋巴滤泡间大部分有类似副皮质区内早期血管增生,随着病变发展,嗜酸性粒细胞和淋巴细胞数量增加,血管壁增厚,甚至呈洋葱皮样外观(图 1-6-5B);④间质中常有纤维化,大多见于皮下和涎腺中。

【鉴别诊断】

嗜酸性淋巴肉芽肿是一种良性病变,发病率低且临

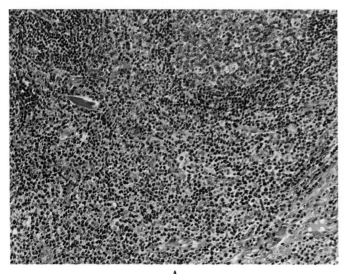

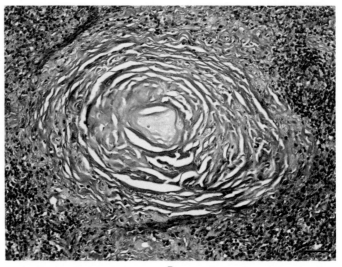

A　　　　　　　　　　　　　　　　　　　　　　B

图 1-6-5　嗜酸性淋巴肉芽肿的组织学表现

A.淋巴样组织增生形成滤泡,滤泡间有不同程度的嗜酸性粒细胞浸润;B.血管壁增厚,呈洋葱皮样外观

床表现不具有特异性,有数据表明误诊率可高达 50%且易漏诊,综合病史、查体、影像学和实验室检查,尤其是亚裔青年男性,头颈部出现无痛性肿块,隐匿起病、病情反复且伴有外周血嗜酸性粒细胞增高、IgE 增高,甚至有蛋白尿时,应高度怀疑此病,要适时进行局部穿刺或外科切除明确诊断。注意与以下几种疾病区分。

1. 血管淋巴样组织增生伴嗜酸性粒细胞增多症(angiolymphoid hyperplasia with eosinophilia,ALHE)　也称上皮样血管瘤,主要发生于头颈部;多见于西方女性(另有研究称无人种差异,但常见于 30~50 岁女性),病程较 Kimura 短,临床常见多发丘疹、结节样皮损,病灶有完整包膜,外周血嗜酸性粒细胞及血清 IgE 多正常,一般不累及淋巴结。镜下特征:厚壁血管增生,内皮细胞呈上皮样,胞质内有空泡,周围组织有较少嗜酸性粒细胞浸润(图 1-6-6),有时也可伴淋巴细胞浸润和淋巴滤泡形成,但后者程度与嗜酸性淋巴肉芽肿相比较不明显。

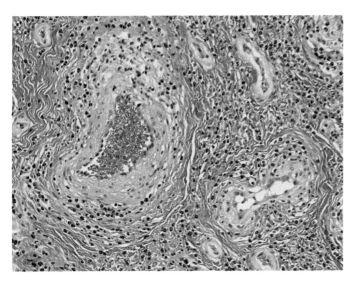

图 1-6-6　血管淋巴样组织增生伴嗜酸性粒细胞增多症的组织学表现
血管及血管内皮细胞增生,伴大量嗜酸性粒细胞浸润

2. 朗格汉斯细胞增多症　临床表现为发热、皮疹、肝脾淋巴结肿大及骨质破坏;镜下特征:病灶内有嗜酸性粒细胞浸润,有嗜酸性微脓肿,此外有较多咖啡豆样朗格汉斯细胞增生(与嗜酸性淋巴肉芽肿不同),间质纤维化。免疫组化检测结果显示 S-100 和 CD1a 阳性为其特征性表现。

3. Castleman 病　患者常表现为单个无痛性淋巴结肿大(纵隔淋巴结肿大多见),肿块直径最大可达 25cm,较嗜酸性淋巴肉芽肿病大;镜下特征:环心排列洋葱皮样结构或帽状带淋巴细胞增生、浆细胞成片增生、Russell 小体形成,生发中心多萎缩,一般无大量嗜酸性粒细胞浸润。

4. 霍奇金淋巴瘤　常见于青年人的恶性肿瘤,主要在颈部淋巴结和锁骨上淋巴结,镜下淋巴结组织结构明显破坏,可见经典 CD15 和 CD30 染色阳性的镜影细胞,有特异性的免疫组化表现,易与嗜酸性淋巴肉芽肿病鉴别。

六、浆细胞肉芽肿

【定义】

浆细胞肉芽肿(plasma cell granuloma,PCG)是指由多克隆浆细胞组成的一种类肿瘤病变。不同文献对该疾病组织学本质是肿瘤性疾病还是炎性病变有不同看法,但大多数文献认为浆细胞肉芽肿属于炎性病变,属于一种特发性炎性假瘤。

【临床特征】

1. 流行病学　该病极为罕见,多为散发病例。发病无年龄和性别差异,发生于口腔时最常累及牙龈和唇部。该病病因目前不明,创伤、基因、内分泌和自身免疫性等因素被认为是可能的诱因。

2. 症状　浆细胞肉芽肿口腔病损好发于牙龈,主要表现为相关牙龈的肿胀不适,随后在牙龈乳头处形成肉芽肿,病变发展成进行性,可波及相关牙齿的整个牙龈及牙周组织,增生的牙龈色红、水肿,表面光亮,质软,易出血。早期为牙周的垂直吸收,随后牙槽骨即遭到迅速破坏使牙齿松动。根据口腔内的不同临床表现归纳总结为三种:

(1)红斑型:呈鲜红色斑片,好发于游离龈常累及附着龈,也可发生在牙龈、唇部、上腭等部位,边界清楚隆起,扪诊实性无凹陷性,牙周治疗可缓解但不能消退红斑。

(2)红斑糜烂型:患者出现不规则的糜烂或溃疡(溃疡常为浅表型),发生于唇部的红斑色常鲜红,数目外形不定,疼痛不明显,有油漆样的光泽。

(3)增生型损害:表现形式多样:多发型文献描述病损颜色常呈鲜红色,有鹅卵石样、颗粒状、疣状、球状等多种增生表现形式。单发型多表现为质中等,色稍红或鲜红色单个部位结节或黏膜凸起,一般无蒂。

浆细胞肉芽肿发生于呼吸道,临床上可引起咽喉不适、发音障碍和轻度呼吸困难等症状;发生于颅内者最常见的症状为头痛,可伴其他症状(如癫痫发作),因部位和大小不同可出现相应的体征(如肢体偏瘫、视力损害等)。浆细胞肉芽肿发生于皮肤者极为罕见,多表现为孤立坚硬的丘疹、结节或斑块,躯干及四肢多见。

3. **治疗** 浆细胞肉芽肿发生在牙龈时,需要对牙周进行基础治疗,包括龈上治疗、龈下刮治以及根面平整术,从而有效去除牙齿上的软垢、牙石和菌斑,牙周的基础治疗有助于浆细胞肉芽肿的康复。发生在呼吸道、颅内及皮肤的浆细胞肉芽肿以手术切除为主,术中若能将病变完全切除,则疾病可以痊愈;若病变部位呈浸润生长,不可完全切除者,可辅以放射治疗及糖皮质激素治疗。一些非甾体抗炎药及抗生素在对特定类型的浆细胞肉芽肿治疗中也可产生一定疗效。

4. **预后** 本病预后尚可,切除病变组织后组织大多恢复良好,但具有一定的复发风险,故术后对患者仍需密切观察,嘱患者定期复查。

【病理变化】

基本病理变化为肉芽组织,上皮角化不全,固有层浅层密集的浆细胞呈片状浸润或固有层广泛浆细胞呈带状浸润,有的病例可混有淋巴细胞浸润,并有浆细胞退化而形成鲁塞尔小体(Russel 小体),没有异型细胞及核分裂象(图 1-6-7)。

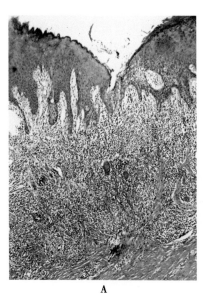 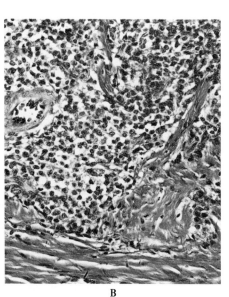

图 1-6-7 浆细胞肉芽肿组织学表现
A. 上皮固有层内致密的炎症细胞浸润;B. 高倍镜见固有层有密集的浆细胞呈片状浸润

【鉴别诊断】

1. **浆细胞瘤(plasmocytoma)** 当浆细胞肉芽肿以浆细胞浸润为主时,需要与浆细胞瘤进行鉴别。后者浆细胞呈片状、弥散分布,有不成熟浆细胞,浆细胞呈单克隆性增生,可出现核分裂象和淀粉样蛋白沉积,而且其他炎细胞少见,而浆细胞肉芽肿多为淋巴细胞与成熟浆细胞混合,免疫组化染色显示浆细胞为多克隆性。

2. **朗格汉斯细胞组织细胞增生症(Langerhans cell histiocytosis)** 浆细胞肉芽肿和朗格汉斯细胞组织细胞增生症在病理检查上应相互鉴别,朗格汉斯细胞组织细胞增生症的组织中含有大量的嗜酸性粒细胞,胞质有一定的结构特征,浆细胞肉芽肿偶见嗜酸性粒细胞,但是一般数量较少。

3. **青春期龈炎(puberty gingivitis)** 患者年龄在青春期前后,牙龈边缘和龈乳头均可发生炎症,其明显的特征是轻刺激易出血,龈乳头肥大,牙龈色、形、质的改变与浆细胞性龈炎相似,可有牙龈增生的临床表现。患者口腔卫生不佳、牙齿清洁不彻底等可以导致积聚在牙齿表面的细菌、软垢和牙石增多,刺激局部牙龈产生炎症,然而牙龈炎症肥大的程度超过局部刺激的程度。这是因为牙龈是性激素的作用器官之一,青春期少年儿童体内性激素水平发生改变,导致牙龈组织对菌斑等局部刺激物的反应性增强,产生较明显的炎症反应,或使原有的慢性龈炎加重。

4. **肌上皮瘤(myoepithelioma)** 发生于牙龈的肌上皮瘤并不少见,而且肌上皮可以表现为浆细胞样,但肌上皮除了表现为浆细胞样外,还可以出现透亮细胞、梭形细胞及上皮样改变,而且免疫组化染色肌上皮同时表达上皮和肌源性标记物,而浆细胞肉芽肿中的浆细胞上皮和肌源性标记物阴性。

5. **炎症性肌纤维母细胞瘤(inflammatory myofibroblastic tumor)** 当浆细胞肉芽肿富于纤维成分而炎细胞成分较少时,需要与炎症性肌纤维母细胞瘤鉴别。后者为真性肿瘤,肌纤维母细胞增生比较明显,而炎细胞通常散在分布,很少出现浆细胞密集巢状排列,梭形细胞肌源性标记物弥漫阳性,ALK 有时也可以阳性。

七、坏死性肉芽肿性血管炎（韦格内肉芽肿）

【定义】

坏死性肉芽肿性血管炎（granulomatosis with polyangiitis），原名韦格内肉芽肿（Wegener granulomatosis），是一种少见的系统性血管炎病，是1936年由病理学家Wegener报告，病因不清。该病以进行性坏死性肉芽肿和广泛小血管炎为基本特征，主要累及上下呼吸道、肾脏、皮肤等脏器而产生相应的临床表现。对免疫抑制剂有效，为自身免疫性疾病。由于本病的临床症状和影像学表现均无特异性，因此，临床上常常误诊为其他疾病。

【临床特征】

1. 流行病学 男性发病率略高于女性，各种人种均可发病，儿童到老年人均可发病，中年人多发，40~50岁是本病的高发年龄，平均年龄为41岁。

2. 症状 坏死性肉芽肿性血管炎可表现为经典的三联征，即上、下呼吸道炎症和肾小球肾炎。该病活动期常有发烧、乏力和体重下降等非特异症状。上呼吸道受累主要为副鼻窦炎，表现为鼻出血、鼻塞和鼻甲肥大等；下呼吸道受累则多种多样：肺部阴影、结节和薄壁空洞较为常见，临床上多表现为咳嗽、胸痛和咯血，大咯血者可危及生命。肾受累多表现为血尿、蛋白尿和肾功能减退。除以上三联征外，其他脏器受累也较常见，如结膜炎、中耳炎、听力下降、关节肌肉疼痛、皮疹和外周神经炎等。极少数患者病变累及腮腺、乳腺、尿道、宫颈和阴道。

坏死性肉芽肿性血管炎（韦格内肉芽肿）在口腔的特征性表现为肉芽肿性牙龈炎红斑丘疹，黏膜坏死和非特异性溃疡，对邻近结构有影响或没有影响。临床上讲，最

具特征的病变表现为牙龈增生，表面充血和瘀斑，触及时出血。由于它的外观，被称为"草莓牙龈"；其他较少见的临床表现有肉芽肿、腭骨坏死等；大唾液腺受累罕见，常累及腮腺和下颌下腺，单侧或双侧均可发病。

3. 治疗 结合糖皮质激素和免疫抑制剂的缓解诱导疗法。一旦缓解，治疗转为维持治疗以减少复发风险。

4. 预后 一般而言，坏死性肉芽肿性血管炎（韦格内肉芽肿）患者一旦肾受累则病情进展迅速，发展为纤维素样坏死性肾小球肾炎甚至新月体性肾小球肾炎，如未及时治疗，多可进展到终末期肾功能衰竭，但早期正确诊断，及时治疗，往往能控制病情发展，预后较好。

【病理变化】

最为普遍的病理表现是各种炎细胞浸润的非特异性炎症（图1-6-8A），在每份病理标本中都可以见到。除此之外还可以见到肉芽肿、多核巨细胞、实质组织坏死、微脓肿和血管炎等表现。实质组织坏死包括大面积的地图样坏死和小灶性坏死，放射状栅栏样组织细胞环绕着嗜酸性胶原组织或嗜碱性坏死区域形成非干酪样肉芽肿。血管炎主要累及小到中等口径的动脉和静脉，少数毛细血管也可见到，但未见大血管受累。血管炎的病变类型包括有血管壁肉芽肿样病变的肉芽肿性血管炎，以及以中性粒细胞、淋巴细胞或组织细胞浸润为主的非肉芽肿性血管炎，且后者比前者更为常见，病变常是偏心性的，而不是围绕血管平均分布（图1-6-8B）。

【鉴别诊断】

1. 复发性坏死性黏膜腺周围炎（periadenitis mucosa necrotica recurrens） 有反复发作口腔溃疡病史，没有全身症状和身体其他系统病症，口腔溃疡发生在非角

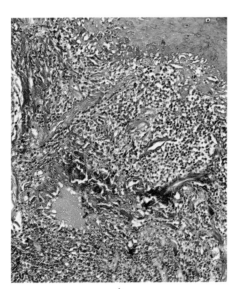

A

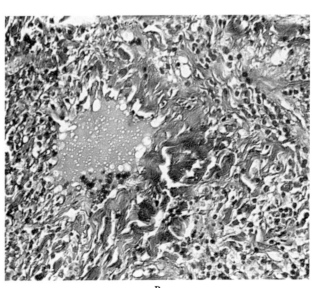

B

图 1-6-8 坏死性肉芽肿性血管炎的组织学表现
A. 黏膜上皮下方的非特异性炎症；B. 高倍镜示血管炎

化黏膜,经2~3月溃疡可痊愈,愈后留下瘢痕。

2. 结核性溃疡(tuberculosis ulcer) 口腔结核性溃疡多有口腔外部结核病史或结核病接触史,口腔溃疡深大而有潜掘性,疼痛剧烈。病理表现有干酪样坏死的结核性肉芽肿结节。

3. 结节病(sarcoidosis) 颌面部及全身多个系统出现慢性肉芽肿性病变,无坏死性血管炎性病变。口腔病损以肿胀和结节为特点,很少出现溃疡。病理变化为非干酪样坏死的肉芽肿结节。肺门淋巴结肿大、结核菌素反应减弱、血沉加快等是本病的特点。

4. 恶性肉芽肿(granuloma malignant) 恶性肉芽肿的病变过程和病理表现与坏死性肉芽肿性血管炎相似。自身免疫性疾病恶性肉芽肿属于恶性肿瘤。恶性肉芽肿病损局限在口鼻部中线处。坏死性肉芽肿性血管炎被认为是自身免疫性疾病,累及全身系统导致血管炎和肾脏等变化。

八、幼年型黄色肉芽肿

【定义】

幼年型黄色肉芽肿(juvenile xanthogranuloma)是一种罕见的非朗格汉斯细胞组织细胞增多症,常以单发性或多发性皮肤结节发生于婴幼儿。该病为良性自愈性疾病,常发生于头颈部,其次为躯干和四肢,也可见于皮下部位及其他器官。

【临床特征】

1. 流行病学 该病在临床中并不常见,暂无流行病学资料,以往许多研究证实幼年型黄色肉芽肿最常出现于婴儿期和童年早期,男性患者较女性患者多见,其中男女比例从3:2到4:1不等。大多数病变在青春期开始消退,但20岁以后发病者可稳定持续存在。

病变发生在口腔及颌面部的幼年型黄色肉芽肿很少见,与经典型和系统型幼年型黄色肉芽肿不同,口腔幼年型黄色肉芽肿的发病年龄范围较广,婴幼儿占比较少,而成年人占比更多。男性患者仍较女性患者多见。

2. 症状 经典皮肤幼年型黄色肉芽肿患者皮肤会有单个到多个成簇的病灶,好发于头颈部,其次为躯干和四肢。病灶直径为3mm~1cm,也偶有发现直径大于2cm的巨大病变。病灶表现为散在的红黄色圆顶形丘疹和结节,表面可有浅表性毛细血管扩张。病变通常无症状,数月至数年后会自行消退。

系统性幼年型黄色肉芽肿是发生在皮肤以外其他部位的幼年型黄色肉芽肿,常影响不同器官系统,包括皮下、骨骼肌、中枢神经系统、眼和眼眶、口咽、心包腔、肺、肝、睾丸、网膜和脾脏。眼是最常见的皮肤外病变部位,

可出现前房积血和青光眼。40%~50%的系统性幼年型黄色肉芽肿患者出现并发皮损,皮损通常先于器官受累。系统性幼年型黄色肉芽肿病变可以是限制性或浸润性,也可以是单发或多发。

口腔病变的幼年型黄色肉芽肿很少见,病变受累部位有腭牙龈、舌、舌根、舌侧牙龈、上下唇、咬肌内、颊黏膜、扁桃体柱、上颌骨、下颌牙槽黏膜和睑颊。

3. 治疗 幼年性黄色肉芽肿为良性增生性病变,属自限性疾病,可于数年内自愈或趋于稳定,一般采取保守性治疗,必要时采取手术治疗。但应注意的是,系统性病变有多器官受累,患者除皮肤病变外还出现眼虹膜肿瘤、宫颈肿块、骨质破坏、肺结节、肝脾肿大或凝血功能障碍,呈现恶性肿瘤征象,可能会危及生命,需采取积极的治疗,如放疗和化疗,并密切监测和随访。幼年性黄色肉芽肿发病率低,使得对其全方位的研究具有局限性,其诊断治疗方法都有待提高。

4. 预后 多数经典幼年型黄色肉芽肿为良性病变,预后良好,遗留少许色素或轻微萎缩或不留痕迹。但当系统性病变累及器官,并呈现恶性肿瘤征象时,有时呈侵袭性进程,预后较差。口腔幼年型黄色肉芽肿预后良好,病变复发率相对较低。

【病理变化】

早期损害见大量组织细胞集聚,其间混杂有少量淋巴样细胞和嗜酸性粒细胞。即使在很早期的损害中,通常也可出现一定程度的脂质化,使一些组织细胞的胞质淡染,空泡化(图1-6-9A),脂肪染色阳性。成熟的损害常表现为泡沫细胞、Touton巨细胞、异物巨细胞、组织细胞和嗜酸性粒细胞组成的肉芽肿性浸润。损害中的Touton巨细胞很多,大都具有一个完整的、由细胞核排列成的"花环",周围有泡沫状胞质环绕,这是本病的典型组织像(图1-6-9B)。偶尔,即使在成熟的损害中,也无Touton巨细胞存在。陈旧性损害中,成纤维细胞增生,以纤维化取代了部分细胞浸润。

【鉴别诊断】

1. 朗格汉斯细胞组织细胞增生症 早期幼年型黄色肉芽肿与朗格汉斯细胞组织细胞增生症相似,单核组织细胞胞质中脂滴及多核巨细胞均不明显,此时鉴别诊断主要依靠免疫组化:朗格汉斯细胞组织细胞增生症患者皮损对S-100及CD1a标记持续阳性,而对抗单核/巨噬细胞的抗体标记反应较弱,而幼年型黄色肉芽肿患者皮损对单核/巨噬细胞的标记物有较强反应(Ki-M1P或抗CD68),但对CD1a及S-100标记通常为阴性。另外在超微结构上,Biebeck颗粒通常不出现在幼年型黄色肉芽肿的组织细胞中,而在朗格汉斯细胞组织细胞增生症细

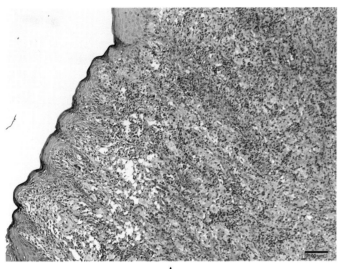 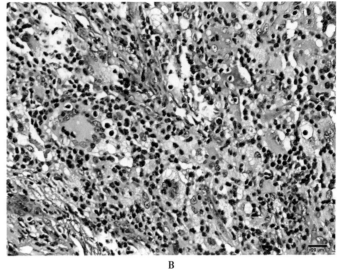

图 1-6-9 幼年型黄色肉芽肿组织学表现
A. 大量组织细胞集聚,出现一定程度的脂质化;B. 高倍镜见 Touton 巨细胞

中常见。临床表现上,朗格汉斯细胞组织细胞增生症患者系统损害较常见,而幼年型黄色肉芽肿患者较少伴有内脏系统损害。

2. 黄色瘤 系血脂、脂蛋白代谢异常引起的皮疹,有多种皮肤表现,可形成黄色结节,发生于婴幼儿、儿童的黄瘤病多与家族遗传有关,临床上可检测到相关的血脂或脂蛋白指标异常,常伴有高胆固醇血症。镜下以增生的泡沫状组织细胞为主,部分病变内可见多核巨细胞,可见细胞外胆固醇性结晶沉积。而幼年型黄色肉芽肿患者一般血脂检查正常,无高胆固醇血症,也无细胞外胆固醇性结晶沉积。

3. 纤维组织细胞瘤 好发于成年人真皮内,常单发,以增生的梭形纤维母细胞为主,肿瘤与表皮之间间隔正常的真皮带,而幼年型黄色肉芽肿好发于婴幼儿皮肤,瘤细胞常紧紧围绕汗腺等皮肤附属器生长。

4. 皮肤肥大细胞增生症 系皮肤中肥大细胞异常增生聚集,临床上多表现为红棕色、褐色的结节或斑块、斑片,皮肤镜可见明显的网状色素结构,病理检查可见肥大细胞浸润。

(徐萌 陈小华)

第七节 性传播疾病的口腔表征

性病(venereal diseases)是强调性行为在疾病传播过程中扮演重要角色。在我国,梅毒、淋病、软下疳、性病性淋病肉芽肿和腹股沟肉芽肿属于传统意义的性病范畴。1975 年世界卫生组织将性传播疾病(sexually transmitted diseases)定义为通过性接触、类似性行为以及间接接触传播的疾病。目前性传播疾病的涵盖范围已扩展至包括最少 50 种致病微生物感染所致的疾病,除上诉传统的 5 种外,还包括非淋菌性尿道炎、尖锐湿疣、生殖器疱疹、艾滋病等。其中具有口腔表征的性传播疾病主要有梅毒、艾滋病、尖锐湿疣、淋病、疱疹病毒感染等。

性接触是性传播疾病的主要传播方式,此外还可通过输血、注射血制品、接受器官和组织移植而直接感染。妊娠和分娩导致的母婴传播以及病原体通过污染的衣物、便器、浴盆等间接传播疾病。近年来,随着性观念改变,同性性行为、口交等性行为方式增加,口腔黏膜梅毒、尖锐湿疣、淋病等性病的发病日益增多。口腔还可以是某些性传播疾病的首发部位或出现疾病特异性的临床表征。如艾滋病中的口腔念珠菌病、口腔毛状白斑等多种口腔黏膜损害常常为发现疾病提供线索。本节将介绍梅毒、淋病、尖锐湿疣、艾滋病。

一、梅毒

【定义】

梅毒(syphilis)是由苍白密螺旋体引起的一种全身慢性性传播疾病,可侵犯人体几乎所有器官,其临床表现复杂多样。主要经性接触传播,也可经胎盘传播。根据传染方式分为后天(获得性)梅毒和先天(胎传)梅毒。

苍白密螺旋体又称梅毒螺旋体,属厌氧微生物,对温度和干燥特别敏感。人类是梅毒螺旋体的唯一宿主,是其唯一的传染源。人感染螺旋体后,潜伏期后于入侵部位发生硬下疳,硬下疳自愈后进入无症状潜伏期,为一期梅毒。经 6~8 周,未被机体杀死的螺旋体大量繁殖,进入血液循环,散布至全身各处,出现皮肤黏膜症状,引起二期梅毒。若二期梅毒不经治疗,5~10 年或更长时间后,病变可损害皮肤黏膜、心血管、神经等多脏器,进入三期(晚期)梅毒。

【临床特征】

1. 流行病学　20 世纪 80 年代,梅毒在我国重新出现。自 20 世纪 90 年代末以来,全国梅毒报告病例数明显增加,流行呈现快速上升趋势,梅毒报告病例数在我国乙类传染病报告中居第三位,高危人群梅毒感染率高。截至 2017 年 12 月 31 日,全国 31 个省(自治区、直辖市)累计报告梅毒 534 622 例,较 2016 年累计报告数增长 8.4%。其中一期梅毒 65 941 例、二期梅毒 49 118 例和胎传梅毒 5 773 例、三期梅毒 3 950 例和隐性梅毒 409 840 例。

2. 症状

(1) 获得性梅毒

1) 一期梅毒(primary syphilis):主要表现为硬下疳和淋巴结肿大,一般无全身症状。硬下疳好发部位主要在外生殖器,口腔内多见唇舌部。硬下疳表现为圆形或椭圆形单个斑块,表面有黄色薄痂或为光滑面,可形成溃疡,边界清楚,周边微隆,基底平坦,软骨样硬度,无痛(图 1-7-1)。病损区取材涂片检查有大量的梅毒螺旋体。引流区淋巴结肿大,无疼痛,淋巴结穿刺检查有大量的梅毒螺旋体。硬下疳发生后 3 周,梅毒血清试验开始阳性。

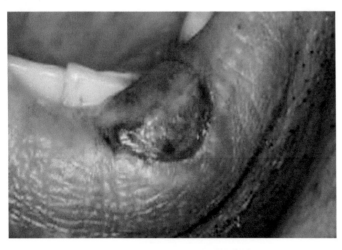

图 1-7-1　梅毒硬下疳下唇的临床表现

2) 二期梅毒(secondary syphilis):常见的口腔损害为梅毒黏膜斑、梅毒性咽峡炎及梅毒性舌炎。梅毒黏膜斑多见于舌部,肉眼见损害呈灰白色、光亮而微隆的斑块,边界清楚,表面不光滑,但触诊无粗糙感。一般无自觉症状。梅毒性黏膜炎见黏膜充血、弥漫性潮红,可形成溃疡,表面被覆黄白色假膜。舌背有大小不一的光滑区,舌乳头消失。

3) 三期梅毒(tertiary syphilis):口腔黏膜三期梅毒损害主要是树胶肿、三期梅毒舌炎和舌白斑。树胶肿主要发生在硬腭,其次为舌、唇、软腭,肉眼见黏膜表面有结节,中心形成溃疡,可造成腭穿孔,出现发音和吞咽功能障碍。梅毒性舌炎初起出现舌乳头消失区,损害区光滑发红,范围逐渐扩大,表现为萎缩性舌炎及间质性舌炎,并且易恶变为鳞癌。

(2) 胎传梅毒:根据发病时间不同,胎传梅毒分为早期先天梅毒、晚期先天梅毒和先天潜伏梅毒。晚期先天梅毒多在 2 岁以后发病,到 13~14 岁才有多种症状相继出现,绝大部分为无症状感染,其中以角膜炎、骨损害和神经系统损害常见,心血管梅毒罕见。标志性损害有哈钦森牙与桑葚牙,如果有哈钦森牙、神经性耳聋和间质性角膜炎,则合称哈钦森三联症。

3. 实验室检查

(1) 梅毒螺旋体检查:适用于早期梅毒皮肤黏膜损害,如硬下疳、黏膜斑等,包括暗视野显微镜检查、免疫荧光染色和银染色。

(2) 梅毒血清学实验:为诊断梅毒的必需检查方法,对潜伏梅毒血清学诊断尤为重要,采用非梅毒螺旋体抗原血清试验进行病例筛查、梅毒螺旋体抗原血清试验做证实试验。

(3) 脑脊液检查:用于诊断神经梅毒,脑脊液 VDRL 试验是神经梅毒的可靠诊断依据。

4. 治疗及预后　梅毒治疗首选青霉素 G、苄星青霉素。治愈标准包括临床治愈及血清治愈标准。其中血清治愈为 2 年内梅毒血清反应由阳性转为阴性,脑脊液阴性。治疗后定期体检及进行非梅毒螺旋体抗原血清学试验,以了解是否治愈或复发。

【病理变化】

梅毒的基本病变为血管内膜炎及血管周围炎(图 1-7-2)。镜下可见病变区血管内皮细胞肿胀、增生,管周有大量淋巴细胞、浆细胞浸润。晚期梅毒还有梅毒肉芽肿形成,可见上皮样细胞和巨噬细胞肉芽肿性浸润,有时可见坏死组织。

【鉴别诊断】

患者病史、皮肤和黏膜的临床表现、梅毒血清学反应、活检及抗生素治疗效果等有助于梅毒的诊断。梅毒黏膜斑应与白色角化病、白斑、盘状红斑狼疮、药疹、扁平苔藓、念珠菌病等相鉴别;腭部梅毒树胶肿应与恶性肉芽肿等相鉴别。

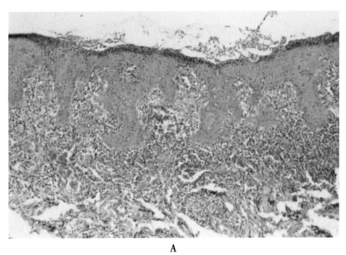
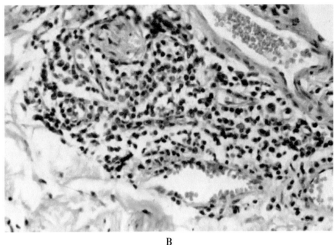

图 1-7-2 梅毒的组织学表现

A. 黏膜慢性炎症,血管增多、扩张;B. 高倍镜示血管周围大量淋巴细胞、浆细胞浸润

二、淋病

【定义】

淋病(gonorrhea)是最常见的性传播疾病,由奈瑟淋球菌(Neisseria gonorrhoeae)引起的泌尿生殖系统感染的性病,其潜伏期短,传染性强。

奈瑟淋球菌是一种革兰氏阴性双球菌,主要侵犯黏膜,常位于中性粒细胞内,慢性期则在细胞外。人是淋球菌的唯一天然宿主,淋病患者是传播淋病的主要传染源。成人淋病主要通过性接触传播,偶尔可因间接接触传染。

【临床特征】

1. 流行病学 淋病在世界范围内广泛流行,其发病有明显的季节性,每年在 7~10 月份发病率最高,12~次年 3 月份发病率最低。解放初期,我国淋病患者居性病的第二位,到 60 年代中期淋病基本被消灭。80 年代淋病再次复燃,从沿海城市向内陆城市蔓延,而且每年发病率增长很快,在性病的发病中属首位。截至 2017 年 12 月 31 日,全国 31 个省(自治区、直辖市)累计报告淋病 143 624 例,较 2016 年增长 20.3%。男性多于女性,男女性别比约为 5.2:1。在世界的流行情况以欧美和非洲一些国家较高,在性活跃者、青少年、受教育较少、未婚者中发病率较高。

2. 症状 淋病潜伏期一般为 1~10 天,平均 3~5 天,淋病主要表现为淋菌性尿道炎、淋菌性宫颈炎、输卵管炎、前庭大腺炎及盆腔炎等。口腔黏膜病变主要为淋菌性口炎及淋菌性咽炎。淋菌性口炎主要发生在口交者,病损多发生于附着龈、龈缘、舌、上腭、咽部等,表现为口腔黏膜充血、糜烂或浅表溃疡,并覆有黄白色假膜,假膜易拭去,露出渗血创面,充血水肿明显。淋菌性咽炎感染率约为 20%,但此类感染中约 80% 无症状,仅少数患者有轻微咽痛和红肿,淋菌培养阳性。

3. 实验室检查

(1)直接涂片法:取尿道或宫颈分泌物涂片,革兰氏染色,镜下可见大量多形核白细胞,细胞内可见革兰氏阴性双球菌。

(2)细菌培养法:是目前确诊淋病的唯一推荐方法。可出现典型菌落,氧化酶试验阳性。镜检可见到革兰氏阴性双球菌,必要时可做糖发酵及荧光抗体检查加以确诊。聚合酶链反应检测淋病奈瑟菌 DNA 及直接免疫荧光试验可协助确诊。

4. 治疗 淋病治疗关键是早期诊断,早期治疗,用药足量、足时,同时治疗性伴侣,并注意有无其他性病感染等。治愈标准:治疗结束后 2 周内,在无性接触史情况下症状体征全部消失。在治疗结束后 4~7 天,淋病奈瑟菌涂片和培养阴性。

5. 预后 淋病急性期及时正确治疗可完全治愈。无合并症淋病经单次大剂量药物治疗,治愈率达 95%;治疗不彻底,可产生合并症,甚至不育、宫外孕、盆腔炎、尿道狭窄或失明及播散性淋病。

【病理变化】

口腔黏膜表现为非特异性的黏膜充血、糜烂或浅表溃疡,镜下见上皮破坏有大量纤维素性渗出,坏死上皮细胞、多形核白细胞及多种细菌和纤维蛋白形成假膜,固有层有大量淋巴细胞浸润。

【鉴别诊断】

1. 急性球菌性口炎 是由金黄色葡萄球菌、溶血性链球菌等为主的球菌感染所引起的急性炎症。临床上以形成假膜为特征,亦称膜性口炎。患区充血水肿,有灰黄色或灰白色假膜覆盖,局部疼痛明显,区域淋巴结肿大,可伴有全身症状。通过涂片检查和细菌培养可明确诊断。

2. 急性假膜型念珠菌性口炎　亦称鹅口疮或雪口病。以新生儿和婴儿最为多见,口腔黏膜的颊、舌、软腭、唇多见。其特征是在充血的黏膜上出现白色凝乳状斑点或斑片,斑片稍用力可擦掉。通过念珠菌涂片培养可明确诊断。

3. 急性坏死性龈口炎　本病可发生于营养不良或免疫力明显低下的儿童和成年人。早期龈缘组织坏死,溃疡形成,上覆灰白色假膜,伴疼痛、出血、口臭。急性期如未能控制病情,坏死可蔓延到深层牙周组织或邻近的黏膜,而形成坏死性银口炎。坏死区涂片和革兰氏染色可见大量螺旋体和梭形杆菌。

三、尖锐湿疣

尖锐湿疣(condyloma acuminatum),又称生殖器疣、性病性疣、性病性湿疣,为常见的性传播疾病,是由人乳头瘤病毒(human papillomavirus)所致的皮肤黏膜性疾病(详见第二章第一节)。

四、艾滋病

【定义】

艾滋病是获得性免疫缺陷综合征(acquired immune deficiency syndrome, AIDS)的简称,主要特征是患者的细胞免疫功能严重缺陷,并由此导致多种机会性感染,并发罕见的恶性肿瘤。AIDS具有传播速度快、波及地区广及死亡率高等特点。

人类免疫缺陷病毒(HIV)侵入人体后,通过受体选择性地侵犯细胞表面表达$CD4^+$抗原的细胞,使$CD4^+$细胞依赖性免疫反应受影响,患者免疫功能不断下降,诱发顽固性的机会性感染和恶性肿瘤,最终导致死亡。

【临床特征】

1. 流行病学　自1981年首次报道该病以来,截至2010年底,全球约有3400万HIV感染者,2010年艾滋病死亡人数约180万人。1985年我国发现首例艾滋病患者。AIDS患者、HIV感染者是本病的传染源,其传播方式主要是性接触传播、血液传播及母婴传播。其中我国2017年新发现的134 512例HIV感染者/AIDS患者中,异性性传播69.6%;同性性传播25.5%;注射毒品传播3.2%;母婴传播0.4%;性接触加注射毒品传播0.2%;既往采血浆传播0.001%;既往输血及使用血制品传播0.003%;传播途径不详1.0%。

AIDS患者、HIV感染者中,男性多于女性,其中2017年新发现的HIV感染者/AIDS患者中,HIV感染者中男女之比为3.4∶1;AIDS患者男女之比为4.0∶1。

2. 症状　从感染HIV到发展成AIDS要经历一个长期、复杂的过程,感染者可有不同的临床表现,分为三个阶段:急性感染期、无症状感染期以及症状感染期。多数HIV感染者都有口腔表现,与HIV感染密切相关或有关的口腔病损如下:真菌感染、Kaposi肉瘤、病毒感染、HIV相关性牙周病、坏死性口炎、溃疡性损害、非霍奇金淋巴瘤、涎腺疾病等。

(1)真菌感染:口腔念珠菌病在HIV感染者的口腔损害中最为常见,是免疫抑制的早期征象。其常发生于无任何诱因的健康成年人,表现为假膜型、红斑型口腔念珠菌病和口角炎,以假膜型最为常见。组织胞浆菌病是由荚膜组织胞浆菌引起的一种真菌病,表现为舌、腭、颊部的慢性肉芽肿或较大的溃疡、坏死。

(2)Kaposi肉瘤:是一种罕见的恶性肿瘤,口腔中好发于腭部和牙龈,呈单个或多个褐色或紫色的斑块或结节,初期病变平伏,逐渐发展高出黏膜,可有分叶、溃烂或出血。

(3)病毒感染:毛状白斑是HIV患者全身免疫严重抑制的征象之一,口腔内表现为双侧舌缘呈白色或灰色斑块,可蔓延至舌背和舌腹,在舌缘处呈皱褶外观,不能被擦去。带状疱疹、单纯疱疹均病情重,范围广,病程长,病损可持续一个月以上。乳头状瘤表现为口腔疣状损害。

(4)HIV相关性牙周病:牙龈线性红斑又称HIV相关性龈炎,表现为游离龈界限清楚的火红色充血带,宽约2~3mm,无牙周袋及牙周附着丧失,常规治疗疗效不佳。HIV相关性牙周炎进展快,牙周附着丧失,牙松动甚至脱落。坏死性牙周炎,以牙周软组织坏死和缺损为特点,疼痛明显,牙槽骨破坏,牙齿松动。

(5)坏死性龈口炎:口腔恶臭,龈缘及龈乳头有灰黄色坏死组织,极易出血,广泛组织坏死,严重者与走马牙疳相似。

(6)溃疡性损害:患者口腔内常发生复发性阿弗他溃疡,口腔黏膜出现单个或多个反复发作的圆形或椭圆形疼痛性溃疡,不易愈合。

(7)非霍奇金淋巴瘤:常以无痛性颈、锁骨上淋巴结肿大为首要表现,病情发展迅速,易发生远处扩散。口内好发于软腭、牙龈、舌根等部位,表现为固定而有弹性的红色或紫色肿块,可伴溃疡。

(8)涎腺疾病:常累及腮腺、下颌下腺的淋巴上皮。单侧或双侧大唾液腺弥漫性肿胀,质地柔软,常伴有口干症状。

3. 实验室检查

（1）HIV 检查：包括抗体检测、抗原检测、病毒核酸检测、病毒载量检测、病毒分离培养等，其中 HIV 抗体检测是最常用的方法。

（2）免疫功能检查：包括外周血淋巴细胞计数减少、$CD4^+$ 细胞计数减少、$CD4^+/CD8^+$ T 细胞比值<1、β_2 微球蛋白测定增高。

4. 治疗及预后　本病为致死性疾患，目前尚无根治疗法，死亡率高。其治疗主要为抗病毒治疗、增强免疫功能、针对机会性感染和肿瘤进行治疗、支持、对症治疗、提供健康和心理咨询等。预防本病的关键是控制传染源、

切断传播途径、加强对高危人群监测和防护。HIV 疫苗研制可能对将来 HIV 的预防起到积极作用。

【病理变化】

HIV 感染的口腔念珠菌病、HIV 牙龈炎、HIV 牙周炎、Kaposi 肉瘤、非霍奇金淋巴瘤等与非 HIV 感染的同名疾病病理表现相似。

口腔毛状白斑的病理表现为口腔黏膜上皮表层不全角化，呈粗糙的皱褶或绒毛状，棘层增生，近表层 1/3 的棘细胞层常见气球样细胞，电镜下可见大量病毒颗粒，DNA 原位杂交证实为 EB 病毒。上皮钉突伸长、肥大（图 1-7-3）。

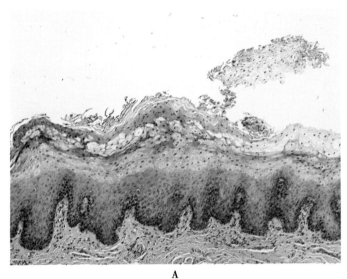
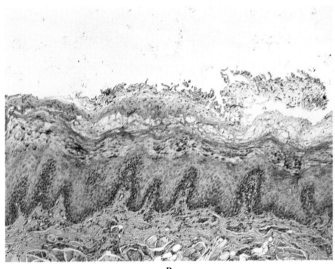

图 1-7-3　毛状白斑的组织学表现
A. 上皮过度不全角化，角化层下方见细胞空泡样变；B. PAS 染色见表层角化层有念珠菌菌丝

【鉴别诊断】

患者伴有严重的机会性感染、少见性肿瘤以及 $CD4^+$ 细胞数明显下降时，应考虑本病可能，通过 HIV 抗体或抗原检测可以确诊。临床上需与非 HIV 感染性边缘性龈炎、口腔白斑、斑块型扁平苔藓、白色念珠菌病、单纯疱疹、三叉神经带状疱疹、成人牙周炎等相鉴别。

1. 边缘性龈炎、成人牙周炎　龈缘充血由牙菌斑和牙结石引起，去除牙菌斑和牙结石后充血消退，而 HIV 感染者牙龈线性红斑对局部洁治常无效，其 HIV 抗体检测阳性。成人牙周炎一般病情发展较慢，经牙周系统治疗后疗效较好，而 HIV 相关性牙周病病情发展迅速，短时间内发生严重而广泛的骨吸收和附着丧失，牙齿呈进行性松动。

2. 口腔白斑、斑块状扁平苔藓　白斑好发于两颊、软腭、口底或舌腹，临床表现为皱纸型、疣状、结节型及颗粒型白色斑块，病理检查可伴有不同程度的上皮异常增生。舌背斑块型扁平苔藓表现为灰白色，常伴舌乳头萎缩，病

理检查可见固有层内淋巴细胞带状浸润、基底细胞液化变性等特征性病理表现。而毛状白斑好发于双侧舌缘，病理检查很少看到上皮异常增生。毛状白斑需通过药物治疗才能消退，且容易复发。

3. 口腔念珠菌病　普通人群口腔念珠菌病一般多见于老人和婴幼儿，有一定诱因。而 HIV 感染者发生的口腔念珠菌病多见于中青年人，无明显诱因，病情常严重而反复，累及附着龈、咽部、软腭、腭垂的假膜型和累及颊、舌的红斑型口腔念珠菌病具有高度提示性。

4. 单纯疱疹、三叉神经带状疱疹　在免疫力正常的患者，两病具有自限性，病程约 2 周左右。HIV 感染者发生的疱疹损害病情严重，且病程在 1 个月以上。

（张芳　余飞燕）

第八节　其他唇舌疾病

临床上，我们还常遇到前面几节尚未描述的一些唇

舌的口腔黏膜疾病。唇炎(cheilitis)是发生于唇部的炎症性疾病的总称。唇是口腔的门户,唇红是黏膜与皮肤的移行部分,独特的生理环境决定了唇部是口腔最易受到伤害的部位,也是皮肤和黏膜疾病最易出现病损的部位。除了某些全身性疾病和其他口腔黏膜病在唇部的表现外,唇炎是特发于唇部的疾病中发病率最高的疾病。目前对唇炎的分类尚不统一,根据病程分为急性唇炎和慢性唇炎;根据临床特征分为糜烂性唇炎、湿疹性唇炎、脱屑性唇炎;根据病因病理分为慢性非特异性唇炎、腺性唇炎、光化性唇炎、良性淋巴增生性唇炎、肉芽肿性唇炎等。舌是口腔的主要组成部分,也是机体生理病理的重要表现部位。舌不仅仅是口腔黏膜病的好发部位,而且一些全身性疾病的早期症状常出现在舌部。舌部疾病主要临床表现为感觉异常和色、形、质的改变,如乳头增生、萎缩和肿胀。

一、慢性非特异性唇炎

【定义】

慢性非特异性唇炎(chronic cheilitis),又称慢性唇炎,是不能归入前述各种有特殊病理变化或病因的唇炎,病程迁延,反复发作。

【临床特征】

1. 流行病学　病因不明,好发于中青年,女性居多,与各种慢性持续性刺激有关,如气候干燥寒冷、风吹、烟酒或其他刺激、化学接触、温度、药物等。

2. 症状　按临床表现特点可分为以脱屑为主的慢性脱屑性唇炎和以渗出糜烂为主的慢性糜烂性唇炎。

(1)慢性脱屑性唇炎:多见于 30 岁以前的女性,常累及上下唇红部,但以下唇为重。唇红部干燥、开裂,有黄白色或褐色脱屑。轻者有单层散在性脱屑,重者鳞屑重叠、密集成片,可无痛地轻易撕下皮屑,暴露鳞屑下方鲜红的"无皮"样组织。邻近的皮肤及颊黏膜常不累及。有继发感染时呈轻度水肿充血,局部干胀、发痒、刺痛或灼痛(图 1-8-1)。病情反反复复,可持续数月甚至数年不等。

(2)慢性糜烂性唇炎:上下唇红部反复糜烂,渗出明显,结痂剥脱,反复发生。有炎性渗出物时会形成黄色薄痂,有出血时会形成血痂,有继发感染时会结为脓痂。痂皮脱落后形成出血性创面,灼热疼痛,或发胀发痒,患者常不自觉咬唇、舔舌或用手揉擦,以致病损部位皲裂、疼痛加重,渗出愈加明显,继之又结痂,造成痂上叠痂,使唇红部肿胀或慢性轻度增生,下颌下淋巴结肿大(图 1-8-2)。患部可有暂时愈合,但常复发。

临床可根据病程反复,时轻时重,寒冷干燥季节好

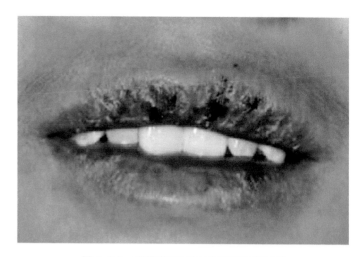

图 1-8-1　慢性非特异性唇炎的临床表现
上下唇干裂、脱屑,纵形及浅短皲裂,覆盖黄红痂皮

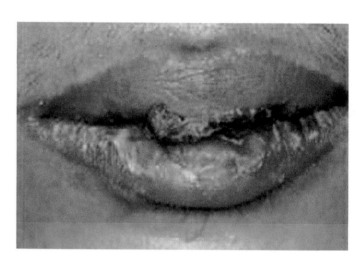

图 1-8-2　慢性非特异性唇炎的临床表现
上下唇大量黄色渗出物及黄白色痂皮

发,唇红反复干燥、脱屑、肿胀瘙痒、渗出结痂等临床特点,并排除后述各种特异性唇炎后,做出诊断。

3. 治疗　避免刺激因素是首要的治疗措施,例如改变咬唇、舔舌等不良习惯,避免风吹、寒冷刺激,保持唇部湿润等。慢性脱屑性唇炎可用抗生素软膏或激素类软膏,如金霉素眼膏、氟轻松软膏、曲安奈德乳膏等局部涂布;慢性糜烂性唇炎应以局部湿敷为主要治疗手段。

4. 预后　一般预后良好,但易复发。

【病理变化】

为非特异性炎症表现。上皮可有角化不全或过角化,也可有剥脱性病损,上皮内细胞排列正常或有水肿,固有层淋巴细胞、浆细胞等浸润,血管扩张充血。

【鉴别诊断】

1. 干燥综合征　可出现唇红干燥、皲裂及不同程度脱屑、唇红部呈暗红色等症状,但有口干、眼干、合并结缔组织病等其他 SS 典型症状。

2. 糖尿病引起的唇炎 部分糖尿病患者也发生口燥、唇红干燥、干裂、脱屑等症状，但有血糖升高和"三多一少"等糖尿病的典型症状。

3. 慢性光化性唇炎 好发于日照强烈的夏季，与曝晒程度有关，脱屑呈糠秕状，痒感不明显。

4. 念珠菌感染性唇炎 有时表现为唇部干燥脱屑，而不出现假膜红斑糜烂等特征性表现，但常伴有念珠菌口炎和口角炎，实验室检查可发现念珠菌。

5. 盘状红斑狼疮、扁平苔藓、多形性红斑 三者除了易出现唇红部糜烂性损害外，同时能见到相应的特征性口腔内及皮肤损害。

二、腺性唇炎

【定义】

腺性唇炎（cheilitis glandularis）是以唇腺增生肥大、下唇肿胀或偶见上下唇同时肿胀为特征的唇炎，病损主要累及唇口缘及唇部内侧的小唾液腺，是唇炎中较少见的一种疾病。

【临床特征】

1. 症状 按临床表现特点可分为：单纯型、浅表化脓型、深部化脓型3型。

（1）单纯型腺性唇炎：是腺性唇炎中最常见的一型。唇部浸润性肥厚，可较正常人增厚数倍，有明显的肿胀感，并可扪及大小不等的小结节。唇部黏膜面可见针头大小如筛孔样排列的小唾液腺导管口，中央凹陷，中心扩张，有透明的黏液自导管口排出，挤压唇部则见更多黏液如露珠状。睡眠时因唾液分泌减少和黏稠度增加而致上下唇红粘连，清醒时又因干燥而黏结成浅白色薄痂（图1-8-3）。

（2）浅表化脓型腺性唇炎：又称 Baelz 病，由单纯型继发感染所致。唇部有浅表溃疡、结痂、痂皮下集聚脓性分泌物，去痂后露出红色潮湿基底部，挤压可见腺口处排出脓性液体。在慢性缓解期，唇黏膜失去正常红润，呈白斑样变化。

（3）深部化脓型腺性唇炎：此型为前两者反复脓肿引起深部感染而致，深部黏液腺化脓并发生瘘管，长期不愈可发生癌变，是严重的腺性唇炎。唇红表面糜烂、结痂、瘢痕形成，呈慢性病程，此起彼伏，唇部逐渐弥漫性增厚肥大。

2. 临床诊断 依据唇部腺体肿大硬韧，病损累及多个小腺体，唇部黏膜面可见针头大小紫红色中央凹陷的导管开口，有黏液性或脓性分泌物溢出，扪诊有粟粒样结节等临床表现可诊断单纯型腺性唇炎。浅表化脓型还可见到表浅溃疡及痂皮；深部化脓型可见到唇部慢性肥厚增大及深部脓肿、瘘管形成与瘢痕，必要时应做病理检查以明确深部化脓型腺性唇炎是否癌变。

3. 治疗及预后 局部治疗可注射泼尼松龙混悬液、曲安奈德注射液等皮质激素制剂，或用放射性核素32P贴敷。内服可用10%碘化钾溶液。对于唇肿胀明显，分泌物黏性较强者，在小心切除下唇增生的小唾液腺后，行红唇切除术及美容修复。对唇肿明显外翻，疑有癌变者，应尽早活检明确诊断。深部化脓型迁延不愈有可能癌变。

【病理变化】

以小腺体明显增生为特征。镜下可见到唇腺腺管肥厚扩张，导管内有嗜酸性物质，腺体及小叶内导管周围炎细胞浸润。黏膜上皮细胞有轻度细胞内水肿，黏膜下层可见异位黏液腺。脓性腺性唇炎可见到上皮下结缔组织

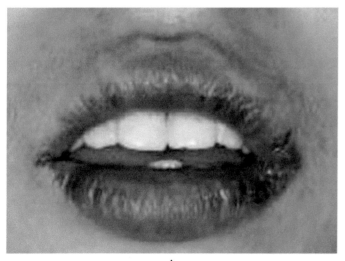

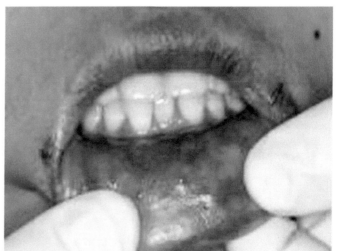

A   B

图 1-8-3 腺性唇炎临床表现
A. 下唇干燥微肿，唇红黏膜见小颗粒；B. 挤压下唇内侧黏膜见清亮透明黏液溢出

内小脓肿形成。

【鉴别诊断】

1. **肉芽肿性唇炎** 自唇的一侧发病后向对侧进展，形成巨唇，不易消退。

2. **良性淋巴组织增生性唇炎** 以淡黄色痂皮覆盖的局限性损害伴阵发性剧烈瘙痒为特征。

3. **黏液腺囊肿** 单发于唇部，肿块呈淡蓝色、柔软、界清、可活动，有时突出于黏膜表面呈疱状，直径 0.5 ~ 1cm，进食后肿胀明显增加，自行破裂后消失，但易复发。

三、浆细胞性唇炎

【定义】

浆细胞性唇炎（cheilitis plasmacellularis）是发生在唇部的以浆细胞浸润为特征的慢性炎症性疾病。浆细胞增生症是在口、眼、外阴、肛门等处均出现以浆细胞增生为特征的一种反应性炎症，如口腔部位有同样的临床病理表现，则称为口部浆细胞症（plasmacytosis circumorificialis）。

【临床特征】

1. **流行病学** 多见于中老年人，病因不明，可能与局部微循环障碍、内分泌失调、糖尿病、高血压等有关。

2. **症状** 主要累及下唇，亦可侵犯上唇。开始在唇黏膜出现小水疱，很快破溃。黏膜潮红，糜烂肿胀，可见细小出血点，部分唇黏膜表面形成明显痂皮。若表面不糜烂，则可见境界清楚的局限性暗红色水肿性斑块，表面有涂漆样光泽。病程缓慢，有时可自然缓解，但易反复发作。长期反复发作可在黏膜损害基础上发生局灶性上皮萎缩及肥厚性改变，使唇黏膜形成高低不平的表面。由于缺乏特征性的临床表现，很容易与其他唇部疾病相混淆，必须通过组织病理学检查才能确诊。

3. **治疗** 有糜烂、痂皮者可湿敷，表面不糜烂者可局部外用抗生素软膏、免疫抑制性大环内酯类抗生素软膏、糖皮质激素软膏。上述治疗无效，可使用糖皮质激素在病损下局部注射。严重者可用 X 线治疗或用放射性核素局部贴敷治疗。

【病理变化】

黏膜上皮轻度增生，上皮钉突狭长，从黏膜固有层到黏膜下层，有弥漫性聚集成团的浆细胞，形状多样，有的浆细胞体积巨大，核在细胞中央，在细胞内外有许多罗梭小体，在浆细胞团之间可见到弹力纤维消失，但有细小的嗜银纤维交织成网状。除浆细胞外，还有极少数多核白细胞、组织细胞、淋巴细胞等。有时可见到淋巴滤泡样结构。

【鉴别诊断】

1. **浆细胞瘤** 少见，但口咽为常见部位，浸润的浆细胞有较明显的异型性。

2. **良性黏膜淋巴组织增生病** 组织病理学上可见淋巴滤泡，其中心为网织红细胞，周围为密集的淋巴细胞。

3. **唇部扁平苔藓** 组织病理有胶样小体和表皮萎缩，固有层浅层常以淋巴细胞浸润为主。

4. **天疱疮** 除唇部损害外，其他部位可见典型棘层松解的大疱性损害。

四、光化性唇炎

【定义】

光化性唇炎（actinic cheilitis），又称日光性唇炎，是过度日光照射引起的唇炎，分急性和慢性两种。

【临床特征】

1. **流行病学** 有明显的季节性，往往春末起病，夏季加重，秋季减轻或消退。多见于农民、渔民及户外工作者，50 岁以上男性多发。

2. **症状**

（1）急性光化性唇炎：此型起病急，发作前常有曝晒史。表现为唇红区广泛水肿、充血、糜烂，表面覆以黄棕色血痂或形成溃疡，灼热感明显，伴有剧烈的瘙痒。往往累及整个下唇，影响进食和说话，如有继发感染则可出现脓性分泌物，结成脓痂，疼痛加重，较深的病损愈后留有瘢痕（图 1-8-4）。一般全身症状较轻，2 ~ 4 周内可愈合，也可转为亚急性或慢性。

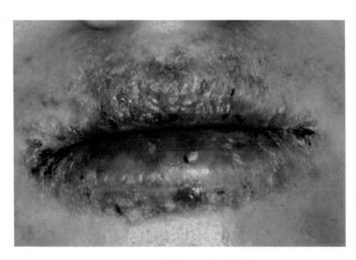

图 1-8-4 光化性唇炎的临床表现
上下唇及口周黄色及血色结痂，脱屑明显

（2）慢性光化性唇炎：又称脱屑性唇炎。隐匿发病或由急性转变而来。早期下唇干燥无分泌物，不断出现白色糠糠样鳞屑，厚薄不等，易剥去，鳞屑脱落后又生新屑，病程迁延日久可致唇部组织失去弹性，形成皱褶和龟裂。病程长，可出现局限性唇红黏膜增厚，角化过度，浸润性乳白斑片，称为光化性白斑病，最终发展成疣状结节,易演变成鳞癌,因而该病被视为癌前状态。患者瘙痒感不明显,但常因干燥不适而用舌舔唇,引起口周1~2cm宽的口周带状皮炎,致使口周皮肤脱色变浅,伴灰白色角化条纹和肿胀。此外尚可并发皮肤日光性湿疹。

依据明确的光照史和湿疹糜烂样或干燥脱屑样临床表现可做出临床诊断。根据病程进一步诊断为急性或慢性光化性唇炎。组织学检查有助于明确病变的程度。

3. 治疗 因该病具有癌变潜能,故应早期诊断和治疗。一旦诊断明确,应立即减少紫外线照射,停用可疑的药物及食物。局部可用具有吸收、反射和遮蔽光线作用的防晒剂。唇部有渗出糜烂结痂时,用抗感染溶液湿敷。干燥脱屑型可局部涂布维A酸、激素类或抗生素类软膏。全身可用硫酸羟氯喹、烟酰胺、对氨基苯甲酸、复合维生素B等药物治疗。对怀疑癌变或已经癌变的患者应抓紧手术。

【病理变化】

黏膜上皮角化层增厚,表层角化不全,细胞内与细胞间水肿和水疱形成,棘层增厚,基底细胞空泡性变,血管周围及黏膜下层有炎细胞浸润。上皮下胶原纤维嗜碱性变,地衣红染色呈弹性纤维状结构,称日光变性。少数慢性光化性唇炎标本可出现上皮异常增生的癌前病变构象。

【鉴别诊断】

光化性唇炎在继发感染时,除表现为湿疹糜烂结痂外,尚能见到白色放射状条纹形成的围线或口腔黏膜的珠光白色条纹。应与盘状红斑狼疮、扁平苔藓、唇疱疹鉴别。当出现干燥脱屑样病损表现时,应与慢性非特异性唇炎鉴别。当其急性期瘙痒明显,应与良性淋巴增生性唇炎鉴别,后者病损局限、很少超过1cm,以黄色痂皮为主。

五、正中菱形舌

【定义】

正中菱形舌炎(median rhomboid glossitis)是发生在舌背人字沟前方呈菱形的炎症样病损。可能的因素有:发育畸形(有人认为该病是舌发育过程中奇结节未能陷入侧突,而形成无乳头区的先天性畸形)、白色念珠菌感染、糖尿病等疾病的继发感染也可引起。同义名正中菱形舌。

【临床特征】

1. 流行病学 发病率约为0.3%,成人多见,先认为可能与局部白色念珠菌感染、内分泌失调、维生素缺乏、微血管损伤或者大量应用抗生素、激素引起。

2. 症状 损害位于轮廓乳头前方,舌背正中后1/3处。一般为菱形或近似菱形的长椭圆形,色红,舌乳头缺

如(图1-8-5)。临床上分为光滑型及结节型。患者常无自觉症状及功能障碍。

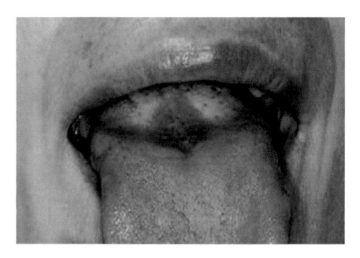

图1-8-5 正中菱形舌炎的临床表现

3. 治疗及预后 一般不需治疗。有白色念珠菌感染和糖尿病可疑者应作相应检查和对因治疗。如发现基底变硬,需用活检明确是否有恶变。

【病理变化】

组织学无特异性表现。一般表现为棘层萎缩,少数也可表现为不全角化和棘层增生、上皮钉突伸长等。固有层有少量炎性细胞浸润。

【鉴别诊断】

慢性增殖型念珠菌病 该病除舌背结节状增生外,还好发于腭、颊等口腔黏膜其他部位,可有白色绒毛及红斑症状出现,病理学表现为角化不全、棘层增厚上皮增生、微脓肿形成。

六、地图舌

【定义】

地图舌(geographic tongue)是一种浅表性非感染性的舌部炎症。因其表现类似地图标示的蜿蜒国界,故名地图舌。成人常伴沟纹舌。又名地图性舌炎、游走性舌炎、良性游走性舌炎、游走性红斑、游走疹、边缘剥脱性舌炎、糠疹舌炎。原因不明,有家族性聚集倾向。与遗传、免疫、精神心理因素、全身与口腔局部等其他因素有关。

【临床特征】

1. 流行病学 该病患病率有报道达0.1%~14.1%,发病年龄儿童多发,尤以6个月~3岁多见,也可发生于中青年。成人中女性多于男性。

2. 症状 特征是舌背上游走性红斑。病损萎缩与修复同时发生,使病变位置及形态不断变化,似在舌背移动"游走"。成人常伴沟纹舌(图1-8-6)。病损可昼夜间发

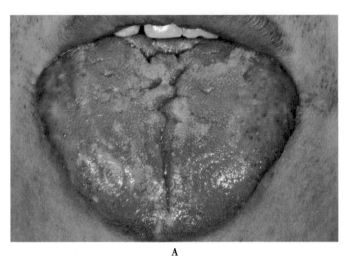
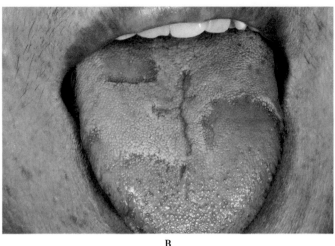

図 1-8-6　地图舌
A. 地图舌伴沟纹舌；B. 地图舌的临床表现

生明显的位置移动。地图舌往往有自限性,间歇缓解期黏膜恢复如常。病损部位由周边区和中央区组成。中央区表现为丝状舌乳头萎缩微凹,黏膜充血发红,表面光滑的剥脱样红斑。周边区表现为丝状舌乳头增厚,呈黄白色条带状或弧线状分布,宽约数毫米,与周围正常黏膜形成明晰的分界。

3. 治疗及预后　该病预后良好,一般不需治疗。心理疏导有利于消除患者的恐惧心理。避免局部刺激因素,必要时对症及抗炎治疗。

【病理变化】

本病为一种浅层慢性剥脱性舌炎。分为萎缩区与边缘区。萎缩区丝状乳头消失,上皮表层剥脱,棘层可变薄,上皮有明显的白细胞移出,近表层处有微脓肿形成。边缘区上皮过度不全角化,棘层增生,上皮细胞水肿(图 1-8-7)。

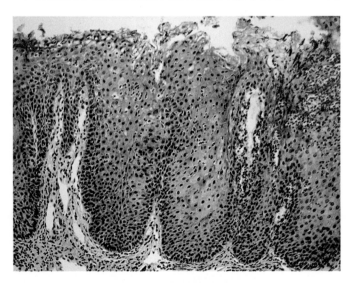

図 1-8-7　地图舌的组织学表现
上皮表层剥脱,上皮内中性粒细胞浸润,固有层血管充血,有淋巴细胞浸润

固有层血管充血,有淋巴细胞、浆细胞和组织细胞浸润。

【鉴别诊断】

典型地图样损害见于舌背区,即可确诊。有时应与扁平苔藓、萎缩性念珠菌感染等相鉴别。一般不需做病检。

七、沟纹舌

【定义】

舌背上可见纵横、深浅、长短不一的裂纹,称为沟纹舌(fissured tongue)或裂纹舌,又名阴囊舌(scrotal tongue)、脑回舌(cerebriform tongue)或皱褶舌(rugae tongue)。病因目前尚无统一意见,流行病学调查可能与下列因素有关:年龄、地理环境、人种及营养因素、全身疾病因素(如银屑病、梅罗综合征等)、遗传因素、病毒感染、迟发性变态反应、苔藓样变等。

【临床特征】

1. 流行病学　发病率小于 10%,10 岁前发病率较低,10~60 岁随年龄增加而发病率增高,60 岁以后上升趋势停止。沟纹舌的严重程度与年龄成正相关,特别是 40 岁以后更明显。

2. 症状　以舌背不同形态、不同排列、不同深浅长短、不同数目的沟纹或裂纹为特征。沟底黏膜连续完整,无渗血。患者常无自觉症状,但继发感染时会出现口臭和疼痛。病程发展缓慢,有的沟纹随年龄增长而加重。沟纹舌舌体较肥大,可形成巨舌(图 1-8-8)。

3. 治疗及预后　无症状者一般不需治疗,但应作好解释,消除患者恐惧心理。正中纵深沟裂疼痛难忍者,可考虑手术切除沟裂后恢复外形。

【病理变化】

沟底上皮明显变薄,上皮内微小脓肿形成。丝状乳

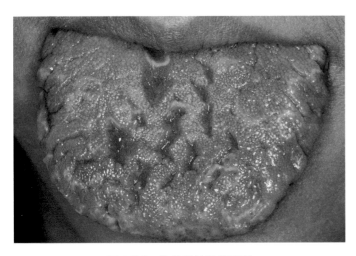

图 1-8-8　沟纹舌的临床表现

头变大、上皮钉突增长。上皮下结缔组织增生以及大量淋巴细胞、浆细胞浸润。裂纹可深及黏膜下层或肌层。超微结构见丝状乳头增生，毛状结构消失。裂沟和侧壁无乳头，代之以黏膜隆起，上皮的排列紊乱中断。细胞

表面很少微生物附着。

【鉴别诊断】

症状典型，较易诊断。有时应与舌开裂性创伤鉴别。后者常有创伤史、疼痛明显，舌黏膜连续性中断，有渗血。

八、舌扁桃体肥大

【定义】

舌扁桃体肥大（tonsilla lingualis）是舌侧缘后部至咽喉呈环状分布的扁桃体组织增生性改变。可能与上呼吸道感染或不良义齿刺激有关。

【临床特征】

1. **流行病学**　发病率女性高于男性，29~49 岁年龄段高发。

2. **症状**　舌根侧缘对称性结节状隆起，暗红色或淡红色（图 1-8-9）。大的舌扁桃体结节可数个聚集，有刺激痛。患者常有患癌症的疑虑，因而频频伸舌自检，多处求医。

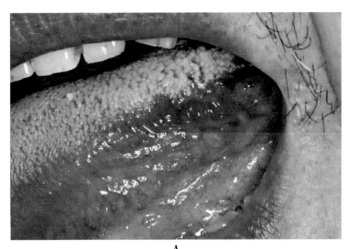

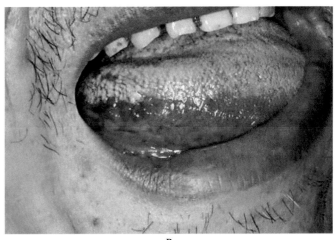

A　　　　　　　　　　　　　　B

图 1-8-9　舌扁桃肥大临床表现
A、B 舌根侧缘对称性结节状隆起，鲜红色

3. **治疗及预后**　一般不必治疗，必要的解释有助于消除患者恐癌心理。怀疑癌症者应及时活检，明确诊断。

【病理变化】

黏膜固有层和黏膜下层有数个淋巴滤泡形成。

【鉴别诊断】

诊断主要依据特有的发病部位和症状，但伴溃疡者应注意与舌癌鉴别。

九、舌淀粉样变

【定义】

淀粉样变（amyloidosis）是一种少见的蛋白质代谢紊乱引起的全身多脏器受累的综合征。这种蛋白质即淀粉样物质。淀粉样变分为原发型和继发型两类。原发型淀粉样变是原因不明的淀粉样变，没有任何先发和并发疾病。继发型淀粉样变常见于多发性骨髓瘤、长期结核病、风湿性关节炎、严重贫血、肾疾病等。口腔淀粉样变最常见、最早出现的是舌淀粉样变（amyloidosis lingual）。本病的发病机制尚不清楚。一般认为与蛋白质代谢紊乱有关。有两种淀粉样纤维蛋白：一种是原因不明的淀粉样物质，是发生于慢性破坏性疾病的淀粉样物质；另一种是来自免疫球蛋白的淀粉样物质，发生于能产生大量免疫球蛋白的疾病。单核巨噬细胞在淀粉样物质浸润的形成中发挥作用。

【临床特征】

1. 症状　舌的淀粉样物质沉积的表现是进行性巨舌症,舌体增大变硬。舌两侧有牙痕,同时舌底及口底也可增厚,显示颏下区膨隆。由于巨舌引起言语不清,影响进食及吞咽,仰卧时因舌后坠发出鼾声。晚期引起口唇闭合困难,舌体活动受限,舌痛明显,影响咀嚼、吞咽、语言等生理功能。牙龈黏膜常见淀粉样浸润,因此牙龈活检在诊断全身性淀粉样变时有较高的阳性率。此外,继发型淀粉样变常累及肾脏、心脏、肝脏及皮肤等器官。

2. 治疗　尚缺乏特效疗法,关键是治疗能诱发本病的原发疾病。原发型淀粉样变预后不良,继发型预后较前者好。局限型病损预后较好。

3. 预后　本病预后较差,如有症状者存活仅 2~3年,大多死于心、肾衰竭和肺炎等继发感染。影响预后的最重要因素是心脏是否受累。

【病理变化】

淀粉样物质 HE 染色表现为粉染均质状物质(图 1-8-10A)。采用不同的组织化学方法染色,在偏光或荧光显微镜下呈现不同颜色特点,如:苯酚刚果红染色呈红色(图 1-8-10B);PAS 甲基紫染色呈红色;Masson 染色呈蓝色;硫磺素 T 染色呈黄绿色荧光等。淀粉样物质的条索或团块边缘部分,着色常模糊,轮廓渐渐变淡。淀粉样物质内部,着色深浅不一,不完全均匀一致。与玻璃样变的边缘和轮廓较清晰,界限分明,着色一致不同。淀粉样物质沉积于黏膜的结缔组织乳头层及血管周围。在舌部可在舌肌和间质中。

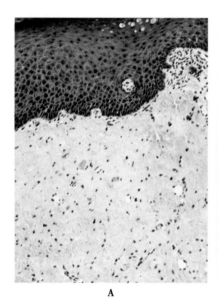

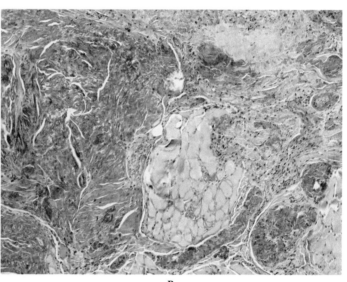

A　　　　　　　　　　　　　　B

图 1-8-10　舌淀粉样变的组织学表现
A.上皮下方的结缔组织呈均质状红染;B.刚果红染色呈阳性

超微结构观察,淀粉样物质由密集的原纤维组成,纤维有两种。一种较多,直径为 7.5nm 的无分支纤维,具有交叉 β-蛋白性质,和免疫球蛋白轻链相似;另一种较大,直径为 150nm 的短杆状纤维,由浆蛋白形成的 α-球蛋白组成。

【鉴别诊断】

早期应与沟纹舌、梅罗综合征鉴别。中晚期结节明显时应与舌部脉管瘤、局限性上皮细胞增殖症、舌部纤维瘤、神经纤维瘤病鉴别。

（张芳　余飞燕）

参 考 文 献

1. Fatahzadeh M. Oral Manifestations of Viral Infections. Atlas Oral Maxillofac Surg Clin North Am,2017,25:163-170.

2. Fatahzadeh M, Schwartz RA. Human herpes simplex labialis. Clin Exp Dermatol,2007,32:625-630.

3. Sttassburg M, Knolle C. Diseases of the oral mucosa. A color atlas. 2nd ed. Quintessence Publishing Co. Inc. ,1994.

4. Greenberg MS, Glick M. Buket's Oral Medicine:diagnosis and treatment. 11th ed. Onario:B. C. Decker Inc. ,2008.

5. 李铁军. 口腔病理诊断. 北京:人民卫生出版社,2011.

6. El-Naggar AK,Chan JKC,Grandis JR,et al. World Health Organization classification of head and neck tumours. Lyon:IARC,2017.

7. Jones KB,Jordan R. White lesions in the oral cavity:clinical presentation,diagnosis, and treatment. Semin Cutan Med Surg, 2015, 34 (4):161-170.

8. Nadeau C,Kerr AR. Evaluation and Management of Oral Potentially Malignant Disorders. Dent Clin North Am,2017,62(1):1-27.

9. 汪说之,陈新明. 口腔诊断病理学. 武汉:湖北科学技术出版社,

2003.

10. Jingling Xue, Mingwen Fan, Shuozhi Wang, et al. A clinical study of 674 patients with oral lichen planus in China. J Oral Pathol Med, 2005,34:467-472.

11. 陈新明,汪说之,熊世春. 口腔黏膜色素痣. 中华口腔医学杂志, 1993,28(2):106-108.

12. 陈新明,汪说之,李原. 口腔黏膜良性局灶性黑色素性病损—41 例临床病理研究. 华西口腔医学杂志,1997,15(3):242-246.

13. Li T-J, Chen X-M, Wang S-Z, et al. Kimura's disease: a clinicopathological study of 54 Chinese patients. Oral Surg Oral Med Oral Pathol Oral Radiol Endod,1996,82:549-555.

14. Smh A, Abushouk A I, Attia A, et al. Malignant transformation of oral lichen planus and oral lichenoid lesions: A meta-analysis of 20095 patient data. Oral Oncology,2017,68:92-102.

15. 高岩,李铁军. 口腔组织学与病理学. 2 版. 北京:北京大学医学出版社,2013.

16. Alberto Consolaro, Eduardo Sant'Ana et al. Gingival juvenile xanthogranuloma in an adult patient: case report with immunohistochemical analysis and literature review. Oral Surg Oral Med Oral Pathol Oral Radiol Endod,2009,107(2):246-252.

17. 高天文,廖文俊. 皮肤组织病理学入门. 2 版. 北京:人民卫生出版社,2018.

第二章

口腔黏膜上皮性肿瘤与黑色素细胞肿瘤

口腔黏膜上皮为复层鳞状上皮,主要是角质形成细胞,根据所在部位和功能不同,可分为角化或非角化复层鳞状上皮。上皮内还分布一些非角质形成细胞,包括黑色素细胞、朗格汉斯细胞和梅克尔细胞。本章主要介绍口腔黏膜上皮角质形成细胞和黑色素细胞来源的常见良、恶性肿瘤(表2-0-1)。

表 2-0-1　口腔黏膜上皮肿瘤与黑色素细胞肿瘤

乳头状瘤
　　一、鳞状细胞乳头状瘤
　　二、寻常疣
　　三、多灶性上皮增生
　　四、尖锐湿疣
口腔鳞状细胞癌及其亚型
　　一、普通鳞状细胞癌
　　二、疣状癌
　　三、基底样鳞状细胞癌
　　四、梭形细胞鳞状细胞癌
　　五、乳头状鳞状细胞癌
　　六、腺鳞癌
　　七、棘层松解性鳞状细胞癌
　　八、淋巴上皮癌
口咽部人类乳头状瘤病毒(HPV)阳性鳞状细胞癌
口腔黏膜黑色素细胞肿瘤
　　一、口腔黏膜色素痣
　　二、口腔黏膜黑色素瘤

第一节　乳头状瘤

口腔乳头状瘤(papilloma)是一组局部上皮呈外生性和息肉样增生形成的疣状或菜花状外观的肿物,包括鳞状细胞乳头状瘤、寻常疣、尖锐湿疣和多灶性上皮增生。

一、鳞状细胞乳头状瘤

【定义】

鳞状细胞乳头状瘤(squamous cell papilloma)是一种

鳞状上皮呈良性局限性外生性增殖形成的疣状或菜花状外观的肿物。部分与人类乳头状瘤病毒(human papillomavirus,HPV)感染有关,特别是HPV6和HPV11亚型。

【临床特征】

1. 流行病学　任何年龄均可发病,儿童和20~50岁成人常见。男女比例相当。口腔任何部位均可发生,最常见的部位是软腭、唇、舌和牙龈黏膜。

2. 症状　临床表现为质软、有蒂、呈丛状的指状突,或为无蒂的圆顶样病损,表面呈结节、乳头状或疣状(图2-1-1)。表面可以是白色或正常黏膜颜色,取决于病变表层角化程度。直径常<1cm。通常为单发,在几个月内生长迅速,达5mm,少数情况下为多发。多发的病例可见于HIV感染或器官移植的患者。

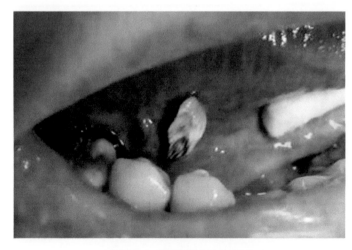

图 2-1-1　鳞状细胞乳头状瘤
外生性突起,有蒂,表面呈指状突起

3. 治疗及预后　手术切除一般可治愈。复发少见,尚未有恶性转化或播散的病例报道。

【病理变化】

1. 大体特征　外生性、分支状带蒂或无蒂的圆顶样病损,表面分叶状或指状突起,白色至红色,直径常<1cm。

2. 镜下特征　外生性生长的复层鳞状上皮呈指状突

起,其中心为血管结缔组织(图 2-1-2A)。上皮表层通常有不全角化或正角化,也可能无角化。鳞状上皮常增厚,但是表现为正常成熟分化。基底层或基底层细胞常增生,增生的基底细胞可伴有较多核分裂。有时在上皮棘层上部可见与 HPV 感染有关的挖空细胞。挖空细胞核深染、皱缩状、偏中心位,核周有明显的晕状空隙(图 2-1-2B)。结缔组织轴心可有不同程度的感染性改变,间质水肿或玻璃样变。

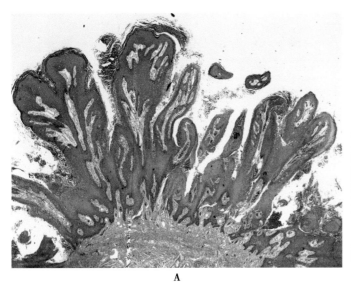

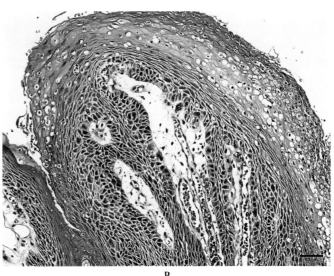

图 2-1-2 鳞状细胞乳头状瘤的组织学表现
A. 外生性分支状突起由增生的鳞状上皮和纤维血管轴心构成;B. 鳞状上皮分化好,细胞形态温和,异型性不明显。棘层可见挖空细胞

【鉴别诊断】

口腔黏膜呈疣状/乳头状外观的病变很多。良性的病变主要包括乳头状瘤(鳞状细胞乳头状瘤、寻常疣、尖锐湿疣、局灶性上皮增生)、纤维上皮息肉/刺激性纤维瘤、疣状黄瘤、炎症性乳头状增生、乳头状唾液瘤等。具有潜在恶性病变主要包括疣状增生、乳头状异常增生、增殖性疣状白斑等。恶性的病变主要包括疣状癌和乳头状鳞状细胞癌等。乳头状瘤易与其他疣状或菜花状外观的病变混淆,有时诊断较困难。鉴别诊断时要结合病史和临床情况综合考虑,必要时行实验室检查。乳头状瘤各类型之间也需要相互鉴别(见后述)。

1. **炎症性乳头状增生(papillary hyperplasia)** 是一种反应性组织增生,常见于佩戴义齿的患者腭部。通常无临床症状,病损黏膜呈红斑状、砾石状或乳头状。组织学表现为黏膜上皮乳头状增生,其中心由纤维组织支持。乳头表面覆以过度不全角化的复层鳞状上皮,上皮可呈假上皮瘤样增生,乳头中心为结缔组织,可表现为疏松水肿或致密胶原化,常见较多的慢性炎细胞浸润,主要是淋巴细胞和浆细胞。

2. **纤维上皮息肉(fibroepithelial polyp)** 临床上,发生于舌尖的病变有时形成乳头-结节状而可能误诊为乳头状瘤。病变由致密、相对无血管和少细胞的纤维组织构成,粗大胶原纤维束的交错排列是其明显特点,并且与邻近正常组织之间无明显分界,表面覆盖一层复层鳞状上皮。

3. **巨细胞纤维瘤(giant cell fibroma)** 大部分发生于 30 岁以下的年轻人,女性较多见,好发于牙龈,舌、腭、颊和唇黏膜也是常见发生部位。约 28% 的病例表面呈乳头状或圆凸状,临床上常诊断为鳞状细胞乳头状瘤或寻常疣。组织学上,病变由排列疏松的血管纤维性结缔组织构成,含有体积较大、星形、双核或多核的成纤维细胞,常位于纤维结缔组织表层。被覆薄的角化鳞状上皮,上皮钉突细长,向下延伸。

4. **疣状黄瘤(verruciform xanthoma)** 多见于中老年人,平均年龄 50 岁。好发于牙龈和硬腭等咀嚼黏膜。病损临床表现为无痛、缓慢生长、界限清楚的斑块或结节,表面呈乳头状或颗粒状。临床上容易诊断为鳞状细胞乳头状瘤、寻常疣、尖锐湿疣、白斑等。组织学上,病变上皮常呈乳头瘤状增生,表层过度不全角化,致密的不全角化层常呈特征性橙色或桃红色,并延伸到上皮陷窝内形成角质囊肿。真皮乳头层内的结缔组织中可见大量的泡沫细胞聚集。

5. **疣状增生(verrucous hyperplasia)** 病变表现为高分化角化上皮完全呈外生性生长,较邻近的正常上皮表浅,缺乏向下的、超出邻近鳞状上皮黏膜上皮的钉突增生。可见明显的细胞学异型性。

6. 乳头状鳞状细胞癌 与鳞状细胞乳头状瘤一样，以显著的乳头状生长为特点，乳头有纤细的纤维血管轴心，表面覆以明显恶性的鳞状细胞。可有间质浸润，但常较难确定。如未见间质侵袭，病变可称为乳头状异常增生、原位乳头状鳞状细胞癌或非浸润性乳头状鳞状细胞癌。

7. 疣状癌 鳞状上皮呈疣状增生，伴有大量的角化物，上皮钉突呈球根状（杵状）突入间质内，呈推挤式生长。

二、寻常疣

【定义】

寻常疣(verruca vulgaris)是一种良性的、病毒诱导的鳞状上皮局灶性增殖，呈疣状或菜花状外观。多与 HPV 亚型 2、4、40、57 等相关。

【临床特征】

1. 流行病学 多见于皮肤，口腔黏膜少见。好发年龄 20~30 岁，男性较女性稍多见，男女比例为 3∶2。最好发部位包括唇、腭、舌前部和牙龈。

2. 症状 多数患者无明显不适。病损表现为黏膜外生性肿块，表面呈乳头状、疣状或砾石状，可呈白色、粉红色，基底有蒂或无蒂(图 2-1-3)。常迅速生长达最大直径 5mm。常为单发，少数为多发或簇状。

3. 治疗及预后 手术切除为治疗选择，切除后可能复发。部分病例尤其是儿童患者，病变可自然消退。

【病理变化】

1. 大体特征 外生性乳头状或砾石状，基底有蒂或无蒂。

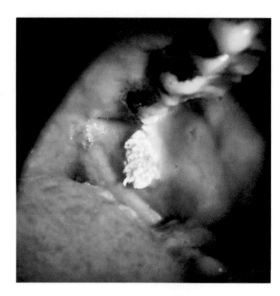

图 2-1-3 口腔寻常疣
外生性疣状突起，基底无蒂

2. 镜下特征 鳞状上皮呈外生性、乳头状增生，表面被覆厚的角化层，似"教堂尖顶"状。颗粒层明显，上皮钉突延长，边缘的上皮钉突向中心聚集弯曲呈抱球状(图 2-1-4A)。在上皮表层(颗粒层和靠近颗粒层的棘层)常见大量的挖空细胞(图 2-1-4B)。

【鉴别诊断】

1. 鳞状细胞乳头状瘤 与鳞状细胞乳头状瘤相比，寻常疣有宽和扁平的基底，上皮钉突延长，边缘的上皮钉突向中心弯曲呈抱球状，广泛过度角化，似"教堂尖顶"状颗粒层明显，上皮表层常见大量的挖空细胞。

2. 尖锐湿疣 与鳞状细胞乳头状瘤和寻常疣相比，尖锐湿疣好发于成年人，常呈多发，病灶大。

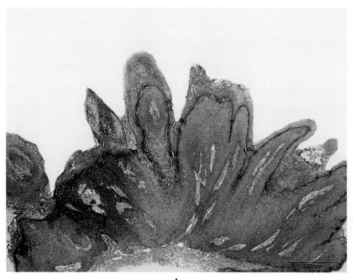 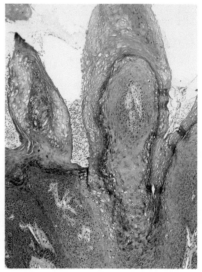

A   B

图 2-1-4 寻常疣的组织学表现
A.鳞状上皮呈乳头状增生，表层明显过度角化，上皮钉突延长、内倾；B.颗粒层显著

三、多灶性上皮增生

【定义】

多灶性上皮增生(multifocal epithelial hyperplasia)，又称为局灶性上皮增生(focal epithelial hyperplasia)、赫克病(Heck's disease)等，是由 HPV 感染引起的良性鳞状上皮增殖，几乎只发生于口腔黏膜，大部分病例与 HPV 亚型 13 和 32 密切相关。

【临床特征】

1. 流行病学　好发于儿童和青少年，成人少见。女性好发，男女比例为 1∶5。最常见部位是唇、颊、舌缘等。下唇比上唇更多发。发生在颊黏膜的病变大部分位于咬合线沿线。腭部和口底黏膜很少受累，常发生于 HIV 阳性的患者。

2. 症状　临床表现为多发、质软、扁平的丘疹，常聚集成簇，颜色常与正常黏膜相同(图 2-1-5)。偶见病变表面呈乳头状改变。单个病变较小(0.3～1.0cm)，分散且界限清晰，但这些病变常紧密地聚集以致整个病变区域呈现圆石或裂缝样外观。常无明显不适，多为偶然发现。

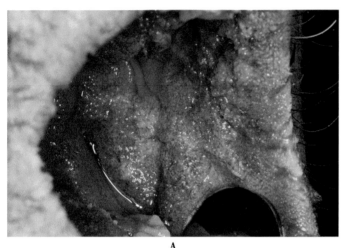
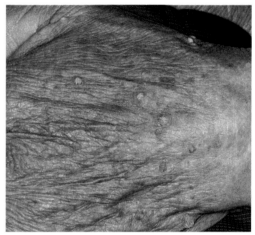

A

B

图 2-1-5　多灶性上皮增生的临床表现
A. 颊黏膜多发；B. 手背皮肤的多个病变

3. 治疗及预后　首选治疗为手术切除，对于弥漫性病变，文献报道局部应用干扰素或咪喹莫特乳膏是有效的治疗方法。发生于儿童的病例可以自然消退。

【病理变化】

1. 大体特征　黏膜表面多发、质软、扁平的丘疹，常聚集成簇，颜色常与正常黏膜相同，偶见病变表面呈乳头状改变。

2. 镜下特征　上皮增生伴棘层增厚和表层不全角化，增厚的上皮向上延伸而不向下延伸到固有层，上皮钉突变宽，常汇合在一起，有时呈球棒状。表浅棘层细胞常见挖空细胞样改变(图 2-1-6)。有时可见表层细胞细胞核呈有丝分裂样改变，称为有丝分裂样细胞(mitosoid cells)(图 2-1-7)。固有层常较疏松，血管丰富，有不同程度淋巴细胞浸润。

【鉴别诊断】

多灶性上皮增生和尖锐湿疣都常表现为多发，但多灶性上皮增生病灶数目更多，累及部位更广泛；多灶性上皮增生好发于儿童和青少年，而尖锐湿疣好发于成年人。组织学上，尖锐湿疣无有丝分裂样细胞。

四、尖锐湿疣

【定义】

尖锐湿疣(condyloma acuminatum)是由 HPV 感染而引起的一种性传播疾病，口腔尖锐湿疣是肛门和生殖器部位尖锐湿疣的口腔表现。病变中常可检测到 HPV 亚型 2、6、11、53、54 等。

【临床特征】

1. 流行病学　常见于成年人，男性多见，好发于唇、软腭及舌等。常通过性接触传播，口腔尖锐湿疣也可以是生殖器尖锐湿疣通过自体接种传播。发生在儿童的尖锐湿疣，可能与性侵犯有关。多发的病变提示患者可能有免疫缺陷。

2. 症状　临床表现为无痛、界限清楚、宽基底的外生性结节，伴有短而圆钝的表面突起。病变表面粉红色，通常比鳞状细胞乳头状瘤和寻常疣大，平均大小为 1～1.5cm(图 2-1-8)。可以是多发的，常呈串珠状。

3. 治疗及预后　小的孤立性的病变多采取手术切除。复发常见。

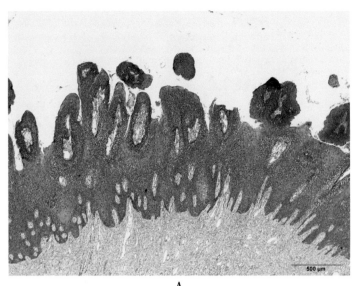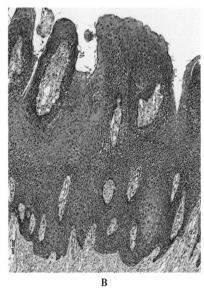

A   B

图 2-1-6 多灶性上皮增生的组织学表现
A.鳞状上皮增生,棘层增厚;B.棘层增生,表层角化不明显

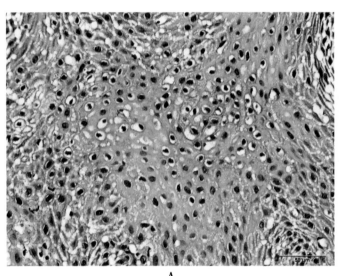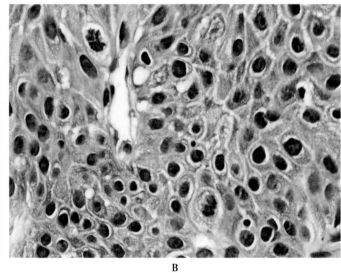

A   B

图 2-1-7 多灶性上皮增生的组织学表现
A.棘层较多挖空细胞;B.可见有丝分裂样细胞

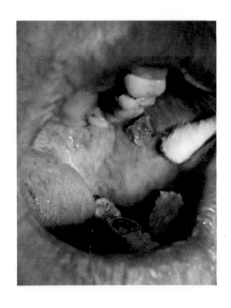

图 2-1-8 口腔尖锐湿疣
颊部多发的外生性乳头状或菜花状结节

【病理变化】

组织学表现与鳞状细胞乳头状瘤相似。鳞状上皮良性增生,伴有轻度角化的乳头状突起,这些突起比鳞状细胞乳头状瘤更圆钝、更宽,突起之间有充满角质的凹陷(图 2-1-

9A)。上皮钉突呈球根样、较短,钉突的长度均等,并不向内弯曲。挖空细胞比鳞状细胞乳头状瘤更常见(图 2-1-9B)。病变中常可检测到 HPV 亚型 2、6、11、16、18、53、54 等(图 2-1-10)。结缔组织常水肿,血管丰富,伴有不同程度的炎细胞浸润。

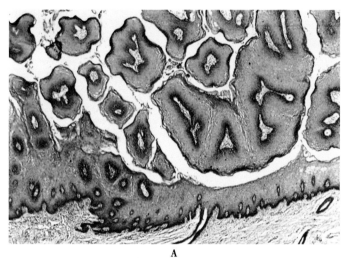
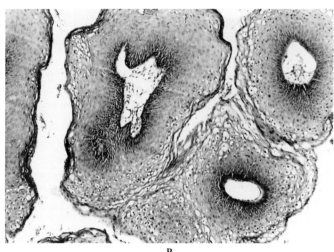

图 2-1-9 尖锐湿疣的组织学表现
A.外生性乳头状生长,棘层增厚,基底宽;B.可见大量挖空细胞

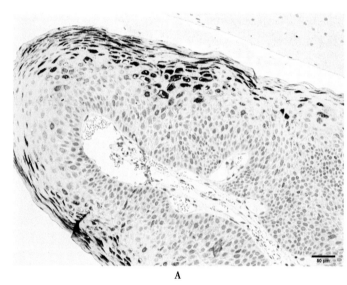
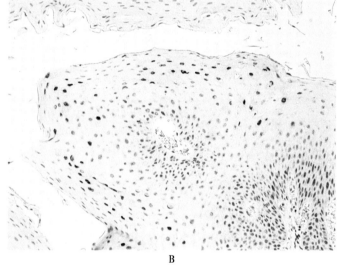

图 2-1-10 口腔尖锐湿疣 HPV 检测
A.原位杂交 HPV6/11 阳性;B.原位杂交 HPV16/18 阳性

【鉴别诊断】

口腔尖锐湿疣常为多发,偶尔单发,单发的病变常需要与鳞状细胞乳头状瘤和寻常疣鉴别,二者体积均比尖锐湿疣小,鳞状细胞乳头状瘤常有蒂。疣状黄瘤临床表现如大小、颜色可与尖锐湿疣相近,组织学特征(表层不全角化和固有层黄色瘤细胞)易与尖锐湿疣(有挖空细胞)鉴别。乳头状鳞状细胞癌好发于 60~70 岁患者,牙龈和牙槽嵴黏膜是最常见部位,而尖锐湿疣常见于 20~30 岁成年人,好发舌、唇等部位。组织学上,乳头状鳞状细

胞癌乳头表面被覆明显恶性的鳞状细胞。

(杨邵东 陈新明)

第二节 口腔鳞状细胞癌及其亚型

一、普通鳞状细胞癌

【定义】

口腔鳞状细胞癌(oral squamous cell carcinoma)是一

种发生于口腔被覆鳞状上皮、具有不同程度鳞状分化的恶性上皮性肿瘤，特征是形成角化珠和/或出现细胞间桥。

【临床特征】

1. 流行病学 口腔鳞状细胞癌是口腔最常见的恶性肿瘤，约占所有口腔恶性肿瘤的 90%。在中老年人群中发病率最高，其发病率随着地域的变化亦有不同。多发

生于烟酒、槟榔嗜好者，男性更易受累。好发于舌、牙龈、颊、唇、口底、腭部等。

2. 症状 临床表现变化大，很大程度上取决于肿瘤的部位和分期。早期多表现为非均质性白斑、红斑、糜烂或溃疡。多数表现为凹陷性溃疡性病变或蕈样肿块（图 2-2-1）。许多患者在最初发现时已发生局部淋巴结转移。

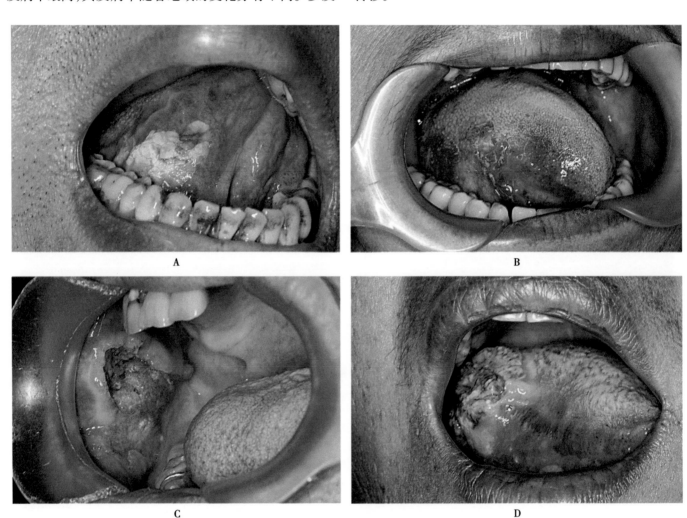

图 2-2-1 口腔鳞状细胞癌的临床表现
A. 白斑；B. 红斑；C. 凹陷性溃疡；D. 蕈样肿块

3. 治疗及预后 口腔鳞状细胞癌需手术切除，常辅以颈部淋巴结清扫术和放化疗。影响预后最重要的因素包括肿瘤大小、淋巴结转移和远处转移等。常规的组织学分级与临床转归相关性较差，与预后相关的组织学危险指征包括：游离性浸润、神经周围和血管淋巴管浸润、骨侵犯以及肿瘤深度。切除后手术标本的切缘检查可更好地反映局部复发的可能性，切缘黏膜存在重度异常增生与局部复发和再发肿瘤有关，颈部淋巴结包膜外浸润、两个或以上淋巴结转移以及Ⅳ和Ⅴ区颈部淋巴结受累均与较差的预后相关。

【病理变化】

1. 大体特征 从轻微的灰白色黏膜增厚至大的溃疡性、平坦或蕈样肿块，切面灰白色、实性、界限不清（图 2-2-2）。

2. 镜下特征 浸润的巢状和条索状肿瘤细胞有不同程度的鳞状分化（粉红胞质、细胞间桥及角化珠形成）（图 2-2-3A）。侵袭性生长是鳞状细胞癌的首要特征，侵袭表现为病变上皮不规则延伸通过基底膜到达上皮下结缔组织，可深达下层脂肪组织、肌肉或骨组织，并可能侵袭破坏血管、淋巴管（图 2-2-3B）。常伴有间质纤维化及慢性

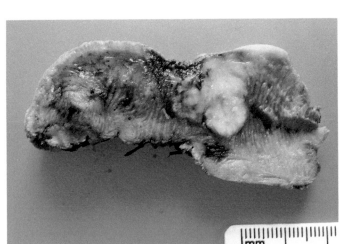

图 2-2-2　舌背黏膜鳞状细胞癌的切除标本
切面呈实性、灰白色，侵入深部肌肉组织

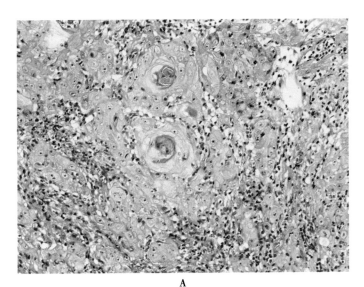

A

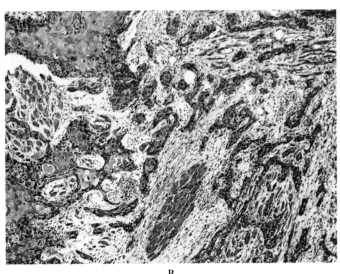

B

图 2-2-3　鳞状细胞癌的组织学表现
A. 癌细胞胞质丰富，红染，伴角化珠形成；B. 不规则癌巢浸润横纹肌

炎症反应。

根据肿瘤的恶性程度、细胞和细胞核的多形性以及细胞分裂活性等，口腔鳞状细胞癌可分为高分化/Ⅰ级、中分化/Ⅱ级、低分化/Ⅲ级。高分化者与正常的鳞状上皮类似，角化明显，核分裂象少，非典型核分裂和多核细胞极少，胞核和细胞多形性不明显（图 2-2-4A）。中分化则具有独特的核多形性和核分裂，包括非正常核分裂，角化不常见（图 2-2-4B）。低分化鳞状细胞癌以不成熟的细胞为主，有大量的正常或不正常的核分裂，角化非常少（图 2-2-4C）。角化在高或中分化鳞状细胞癌中均可出现，不能作为鳞状细胞癌分级的重要组织学标准。

口腔鳞状细胞癌组织学存在异质性（图 2-2-4D），即同一病例的不同部分癌细胞的分化、异型性、增殖活性和浸润能力等有差异。

3. 免疫组化　口腔鳞状细胞癌几乎都表达细胞角蛋白（CKs），包括 AE1/AE3、34βE12，CKs 5,5/6,10,13,14,17,18 和 19，不表达 CK7 和 CK20。鳞状细胞癌还表达 EMA 和 p63。低分化的鳞状细胞癌可能表达 vimentin，不表达淋巴标记物（LCA）、黑色素细胞标记物（S-100、HMB45、Melan-A）或其他间叶标记物（actins、desmin）。

【鉴别诊断】

鳞状细胞癌的诊断通常很明确。偶尔需与其他病变相鉴别，如假上皮瘤样增生、坏死性涎腺化生等。

1. 假上皮瘤样增生（pseudoepitheliomatous hyperplasia）　是上皮的一种良性增生状态，由于炎症或肿瘤的刺激使被覆或邻近的鳞状上皮反应性过度增生，不规则延长的上皮脚深入到间质中，病变广泛甚至出现角化珠时看起来像浸润，尤其在横切面上，增生的上皮与表面上皮分离时似高分化鳞状细胞癌。但是增生的上皮细胞核质比不高，异型性不明显。

2. 坏死性唾液腺化生（necrotizing sialometaplasia）　是一种累及小涎腺的良性自限性病变。典型的临床表现为腭部黏膜形成火山口样溃疡。病理特点为小涎腺腺泡的坏死伴有导管明显增生和鳞状化生，病变组织仍保存唾液腺的小叶状结构（图 2-2-5A）。鳞状上皮巢外形规则，多呈圆形，而不具备浸润性鳞状细胞癌的不规则状（有细胞坏死，而无角化），鳞化的上皮细胞形态温和，核异型性小（图 2-2-5B）。坏死性涎腺化生鳞状上皮巢周边常有残留的肌上皮细胞，可通过 calponin 和 α-smooth muscle actin 免疫标记。此外，坏死性唾液腺化生 Ki-67 指数低及 p53 常阴性或局灶阳性。

3. 外生性生长的鳞状细胞癌　需要与疣状癌和乳头状鳞状细胞癌相鉴别。外生性鳞状细胞癌由一个广基的瘤体构成，缺乏显著分支状的纤维血管轴心，肿瘤细胞有

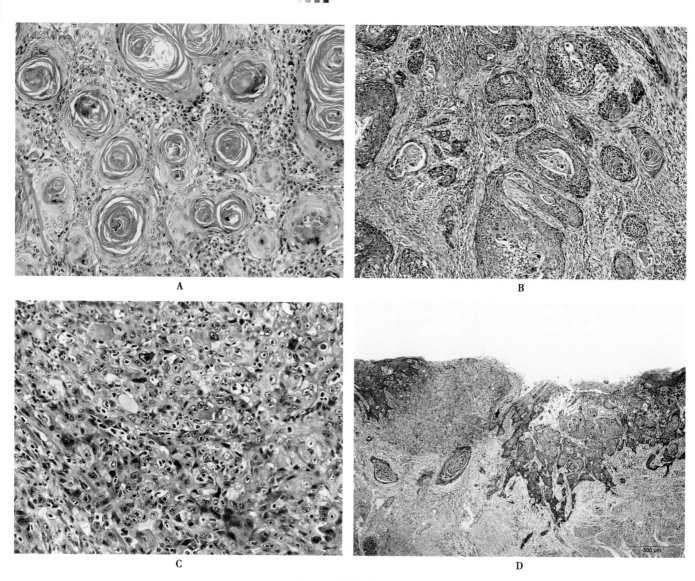

图 2-2-4 鳞状细胞癌分级

A.高分化鳞状细胞癌,细胞分化好,角化明显;B.中分化鳞状细胞癌,细胞中度异型性,可见角化;C.低分化鳞状细胞癌,细胞异型性明显,核分裂象多见;D.左侧区域为低分化成分,右侧区域为高分化成分

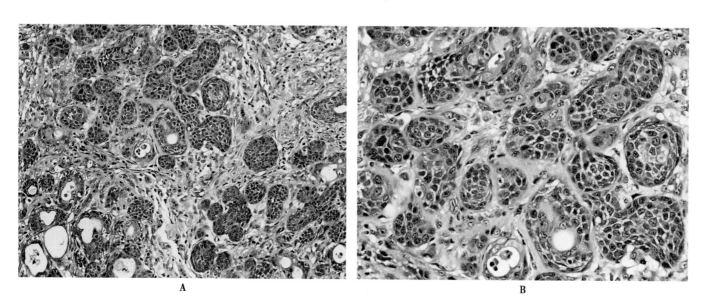

图 2-2-5 坏死性唾液腺化生

A.部分化生的鳞状细胞团内可见残留腺腔;B.细胞异型性小,可见核分裂

异型性。疣状癌由厚的棒状乳头和具有明显角化、分化良好、呈钝性突入间质内的鳞状上皮构成,鳞状上皮缺乏一般恶性肿瘤的细胞学改变。乳头状鳞状细胞癌以显著的乳头状生长为特点,乳头有纤细的纤维血管轴心,表面被覆明显恶性的鳞状细胞。疣状癌侵袭是由宽大、粗钝的上皮钉突组成的推进式浸润缘在同一水平上浸润。许多乳头状鳞状细胞癌并无明显浸润,可能代表鳞状上皮原位癌的一种类型,但是这种癌性上皮明显增生往往形成一个大的临床病变,超出通常原位癌的概念。但是不管是疣状癌还是乳头状癌,如果有多灶的浸润性癌成分,它们与传统性鳞状细胞癌的区别只是学术性的,应该按传统性鳞状细胞癌进行分类和处理。

二、疣状癌

【定义】

疣状癌(verrucous carcinoma)是一种非转移性的高分化鳞状细胞癌的亚型,以外生性、疣状缓慢生长和边缘推压为特征。

【临床特征】

1. **流行病学** 好发于 60 岁以上老年人,吸烟、酗酒的男性居多。以下唇多见,颊、舌、牙龈、牙槽黏膜均可发生。

2. **症状** 病变开始时为边界清楚、细的白色角化斑块,迅速变厚,发展成钝的乳头状或疣状,表面突起(图 2-2-6)。此肿瘤通常表现为宽的基底或者无蒂,一般无症状,不出现溃疡和出血。

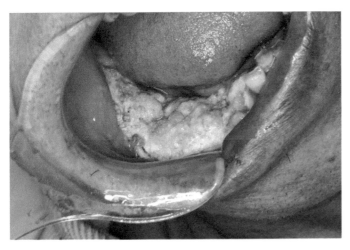

图 2-2-6 下颌牙龈疣状癌的临床表现

3. **治疗及预后** 疣状癌以缓慢的局部侵袭性生长为特征,如不治疗,可引起局部广泛破坏。广泛地外科切除而不做颈清手术,5 年无病存活率是 80% ~ 90%。单纯的疣状癌一般不转移。但疣状癌中可含有传统的鳞状细胞

癌病灶,可称为杂交瘤。约 1/5 的疣状癌可与鳞状细胞癌共存,认识这种变异非常重要,这类杂交性肿瘤更易局部复发,甚至具有转移的潜能。

【病理变化】

1. **大体特征** 疣状癌境界清楚的广基的外生性疣状肿块,质较硬,棕褐色到白色(图 2-2-7)。切面肿瘤与间质分界清楚。

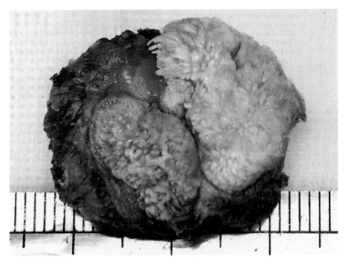

图 2-2-7 疣状癌大体标本
境界清楚、基广的外生性疣状肿块

2. **镜下特征** 疣状癌由分化良好、伴有明显角化的鳞状上皮和纤细的血管轴心构成。鳞状上皮呈疣状或乳头状增生,棘层细胞厚,表层角化明显,乳头间裂隙充满角质物。上皮钉突呈球根状(杵状)突入间质内,呈推挤性而非浸润性生长,基底膜一般完整而无浸润现象(图 2-2-8A、B)。上皮钉突常见变性,可伴有上皮内脓肿形成(图 2-2-8C)。鳞状上皮缺乏恶性的细胞学特征,形态上大于鳞状细胞癌的细胞,核分裂象少见且位于基底层。肿瘤邻近间质常有密集的淋巴细胞、浆细胞浸润(图 2-2-8D)。周围的黏膜表现为从增生到疣状癌的渐进性过渡。癌周上皮下陷呈杯状包围在疣状癌的周边,是进行深部活检的理想部位。

【鉴别诊断】

1. **鳞状上皮乳头状瘤** 可发生过度角化,并具有较厚、棒状的乳头和较宽、无蒂的基底,但不表现向下方的基底细胞增生、推移,也缺乏累及下方固有层的膨胀性生长。

2. **角化棘皮瘤** 多发生于暴露于日光的唇部皮肤,口内病变极少见。病变以含中央角质栓的杯状结构为特征,基底部可表现类似疣状癌的粗钝边缘,但病变常伴有不规则舌状的假上皮瘤样增生,有些类似鳞状细胞癌。

3. **假上皮瘤样增生** 鳞状上皮反应性过度增生,不

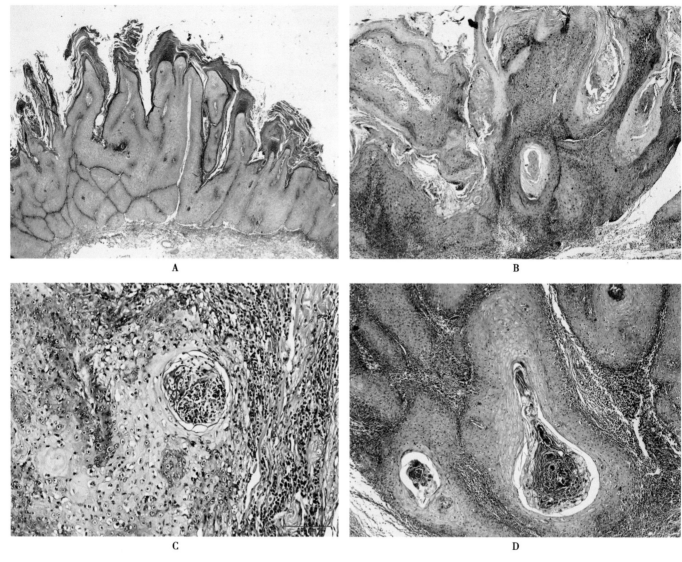

图 2-2-8　疣状癌的组织学表现

A. 分化较好的鳞状上皮形成外生性疣状外观；B. 乳头间裂隙充满角质物,细胞异型性不明显；C. 上皮内微脓肿形成；D. 宽大、圆钝、向下推进的上皮钉突,固有层内淋巴细胞、浆细胞浸润

规则延长的上皮脚深入到间质中,病变广泛甚至出现角化珠时看起来像浸润,有别于疣状癌的宽钝、推进式边缘。

4. 疣状增生(verrucous hyperplasia)　病变表现为高分化角化上皮完全呈外生性生长,较邻近的正常上皮表浅,缺乏向下、超出邻近鳞状上皮黏膜上皮的钉突增生。可见明显的细胞学异型性。仅依赖组织学和疣状癌鉴别通常很困难,需要病理医师与临床医师密切配合取较大的组织进行活检。

5. 杂交瘤疣状癌　在总体疣状癌形态背景下,出现灶状分化较差的鳞状细胞癌区域。因为多达 20% 的疣状癌同时可伴有常规的鳞状细胞癌,多处取材全面观察是鉴别的关键。

6. 外生性鳞状细胞癌　由一个广基的瘤体构成,缺乏显著的分支状纤维血管轴心,肿瘤细胞有异型性。

7. 乳头状鳞状细胞癌　以显著的乳头状生长为特点,乳头有纤细的纤维血管轴心,表面覆以肿瘤性、不成熟的基底样或多形性细胞。肿瘤细胞具有显著异型性。可有间质浸润,但较难确定。

8. 穿掘性癌/隧道癌　是高分化鳞状细胞癌的一种罕见亚型,病理表现为复层鳞状上皮增生,具有宽大的钉突,中央含角质以及含角质的隐窝,穿掘至深部组织中,细胞无明显恶性表现(图 2-2-9)。

三、基底样鳞状细胞癌

【定义】

基底样鳞状细胞癌(basaloid squamous cell carcinoma)是一种侵袭性的、高级别的鳞状细胞癌的亚型,主要由基底样细胞成分构成,并伴有鳞状细胞分化。

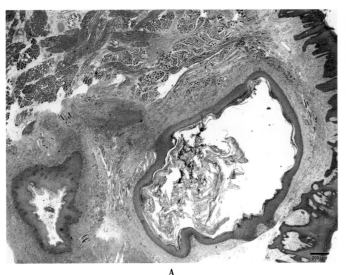

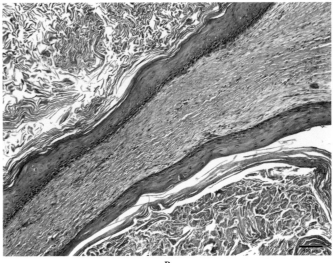

图 2-2-9 穿掘性癌
A.鳞状上皮增生,穿掘至深部组织中,中央含角质;B.细胞无明显恶性表现

【临床特征】

1. 流行病学 多发于 40~85 岁的吸烟酗酒人群,男性好发。多发部位包括:喉、下咽、舌根及口底等。

2. 症状 肿瘤生长迅速,表现为中央溃疡性肿块,伴黏膜下广泛硬结。80%的患者在诊断时伴有颈部淋巴结转移。

3. 治疗及预后 手术是基底样鳞状细胞癌的主要治疗方式,由于其淋巴结转移率较高,即使临床或影像学上未检测到淋巴结肿大,也须行改良根治性颈淋巴清扫术。术后应辅以放化疗。基底样鳞状细胞癌侵袭性强,发展迅速,预后较普通鳞状细胞癌差。

【病理变化】

1. 大体特征 无特征性的大体表现,与普通鳞状细胞癌难以区分。多为伴黏膜溃疡的质硬肿瘤,切面实性,灰白色,界限不清。可表现为息肉样肿物。

2. 镜下特征 镜下有两种成分:基底样上皮细胞区和鳞状细胞分化区。基底样细胞小,核浓染,核仁不明显,胞质少,常排列成实性巢状、条索状、腺样或筛状,外周细胞常排列成栅栏状(图 2-2-10A),明显的核分裂活性,肿瘤巢中央粉刺样坏死常见(图 2-2-10B)。基底样细胞和细胞岛常常被黏液基质或基底膜样物质包围(图 2-2-11),肿瘤内也可有 PAS 阳性的基底膜样物质充满的微囊。在基底细胞巢内可见少量鳞状分化灶,包括角化珠形成,单个细胞角化。基底样细胞区周边可混杂普通鳞状细胞癌成分,相互过渡或分离存在,但整个肿瘤应以基底样细胞成分为主(图 2-2-12A)。肿瘤常伴有表面黏膜

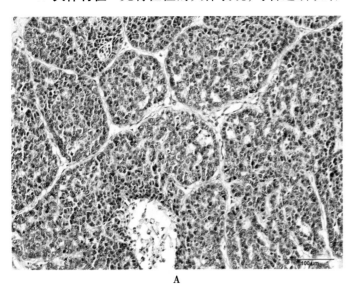

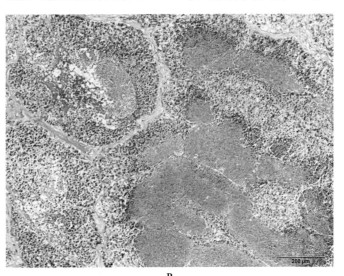

图 2-2-10 基底样鳞状细胞癌
A.基底样细胞呈巢状分布,巢周边细胞呈栅栏状排列;B.基底样细胞巢伴粉刺样坏死

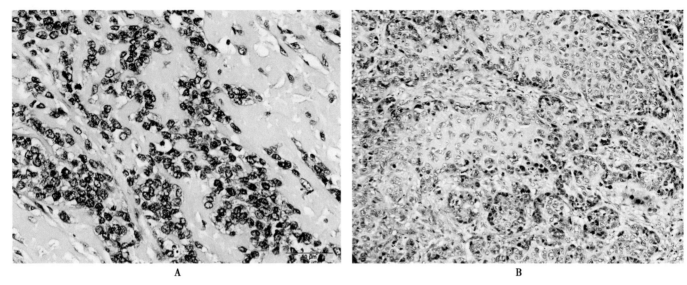

图 2-2-11　基底样鳞状细胞癌
A. 基底样细胞间可见基底膜样物;B. 基底细胞样鳞状细胞癌,基底样细胞间可见黏液样基质

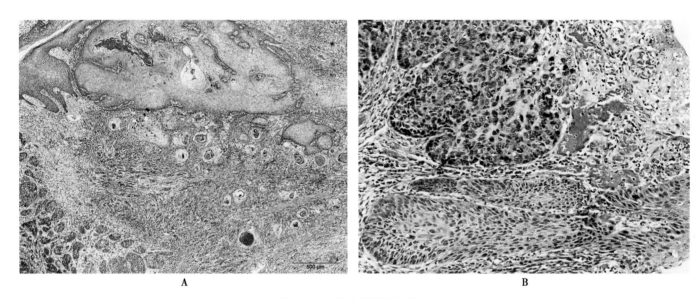

图 2-2-12　基底样鳞状细胞癌
A. 由基底细胞样细胞和鳞状细胞巢两种成分构成;B. 基底细胞样区和表面鳞状上皮重度异常增生

上皮异常增生或原位癌成分,有时可看到基底样细胞成分与表面异常增生上皮直接相移行(图 2-2-12B)。

3. 免疫组化　肿瘤细胞弥漫性表达 CK5/6、34βE12、CK14、p63(图 2-2-13A),少部分病例可局灶表达 vimentin(点状)、S-100(图 2-2-13B)、CD117,罕见表达 α-SMA、calponin、Chromogranin A、Synaptophysin。p53 常阳性表达,Ki-67 指数高。肿瘤细胞不表达 CK7。

【鉴别诊断】

1. 神经内分泌小细胞癌　肿瘤由成片、条索、巢状排列的较一致的小细胞构成,细胞胞质少,核染色质细腻、细颗粒状,核分裂象多,缺乏鳞状细胞分化,可见菊形团,很少有明显的小叶状、筛孔状及假腺样结构,癌巢周边的瘤细胞不呈栅栏状排列(图 2-2-14)。常见片状坏死,但不是粉刺状坏死。免疫组化示神经内分泌小细胞癌神经内分泌标记物如 Chromogranin A、Synaptophysin 等阳性,基底样鳞状细胞癌瘤细胞较少阳性。神经内分泌小细胞癌中,角蛋白CAM5.2 常呈核周点状阳性,高分子量角蛋白常为阴性。

2. 实性型腺样囊性癌　肿瘤细胞呈巢状或片状,细胞胞质少,核深染,可伴有中央坏死(图 2-2-15)。无鳞状分化灶,不伴有表面上皮的异型增生或原位癌,细胞形态较温和,核分裂象少;有肌上皮成分,α-SMA、S-100 蛋白阳性,p63 常在瘤巢周边细胞阳性或散在阳性。

3. 实性型基底细胞腺癌　常见于大涎腺,口内少见。肿瘤主要由两种细胞构成:一种细胞体积较小,细胞胞质少,细胞核深染,此种细胞常排列在肿瘤细胞团的周围;另一种细胞多角形,有的呈梭形,体积较大,有嗜伊红胞

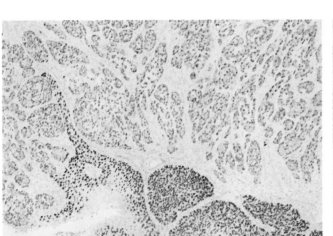
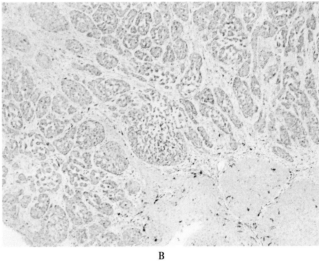

图 2-2-13　基底样鳞状细胞癌
A. 基底样成分 p63 弥漫阳性；B. 基底样成分弱表达 S-100

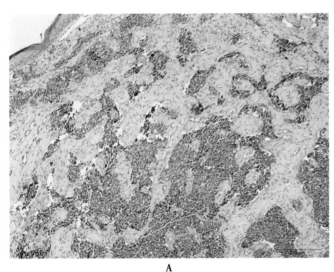
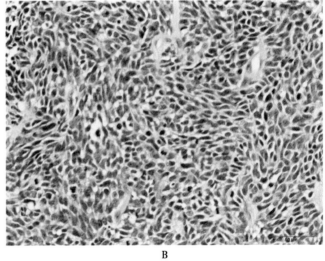

图 2-2-14　神经内分泌小细胞癌的组织学表现
A. 黏膜下肿物呈不规则巢状排列；B. 肿瘤细胞小，胞质少，核染色质细腻、细颗粒状，核分裂象多，缺乏鳞状细胞分化

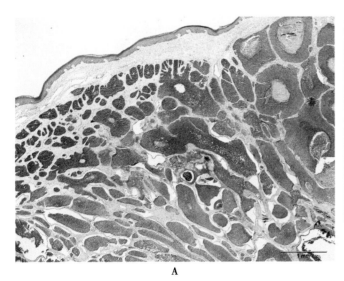
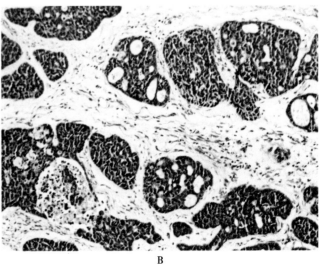

图 2-2-15　实性型腺样囊性癌的组织学表现
A. 黏膜下肿物呈实性巢状浸润性生长；B. 局灶见典型筛孔状结构

质,胞核染色较浅,此种细胞常排列在肿瘤细胞团中央(图 2-2-16)。肿瘤细胞大小较一致,异型性不明显。可见

鳞状化生,但一般不形成大片的鳞状细胞癌区,癌巢中央无粉刺状坏死。CK7 阳性,vimentin、S-100 亦可局灶阳性。

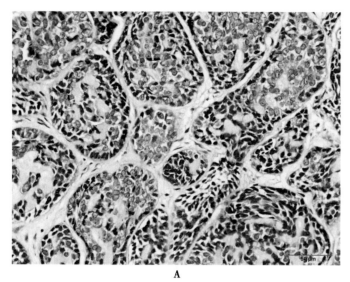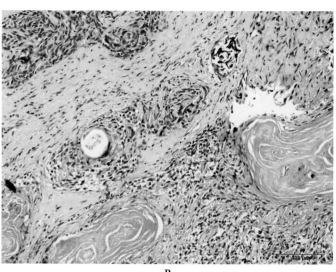

图 2-2-16　实性型基底细胞腺癌的组织学表现
A. 肿瘤由两种细胞构成,巢周边基底样细胞栅栏状排列;B. 局灶见鳞状化生

4. 口咽部 HPV 阳性鳞状细胞癌　形态学上与基底样鳞状细胞癌相似,但免疫组化显示 p16 弥漫强阳性,或原位杂交或 PCR 检测高危型 HPV 病毒(HPV16/18)或 E6/E7 癌基因阳性。

四、梭形细胞鳞状细胞癌

【定义】

梭形细胞鳞状细胞癌(spindle cell squamous carcinoma)是鳞状细胞癌的一种变异型,是一种双相性肿瘤,由显著恶性梭形细胞和/或多形性细胞和原位或侵袭性的普通鳞状细胞癌成分构成。前者具有间叶样/肉瘤样形态,但为上皮来源,研究支持肿瘤为单克隆起源,间叶样/肉瘤样成分是由癌通过上皮-间叶转化(epithelial-mesenchymal transition)衍化而来。

【临床特征】

1. 流行病学　患者平均年龄 65 岁(范围 30～95岁),好发于男性。头颈部梭形细胞鳞状细胞癌最常见部位是喉,其次为口腔。口腔内,舌、牙龈/牙槽黏膜、磨牙后区为好发部位。

2. 症状　临床上,持续不愈合的溃疡、疼痛和感觉异常是主要症状。肿瘤生长迅速,易早期转移。

3. 治疗及预后　外科手术切除,发生于口腔的梭形细胞鳞状细胞癌预后较普通鳞状细胞癌差。

【病理变化】

1. 大体特征　主要表现为带蒂的息肉样肿块,表面黏膜常溃疡,少数表现为无蒂的结节样或菜花样肿块或

内生性浸润性生长,平均大小约为 2cm,切面质硬。

2. 镜下特征　肿物具有组织学上的双相特点,即有鳞状上皮成分和恶性梭形细胞成分构成。梭形细胞成分常构成肿瘤的大部分,可排列成不同的形状,包括束状、丛状、席纹状或鱼刺状(图 2-2-17)。瘤细胞呈肥胖的梭形,也可呈圆形或上皮样(图 2-2-18),胞质分布在核两端,染色嗜酸性或嗜双色性。细胞核呈梭形,多形性常较明显,核深染,核分裂象包括病理性核分裂,易见。偶尔可见肿瘤性骨或软骨等化生灶。有时只见梭形细胞,可能被误认为是真的肉瘤。部分病例肿瘤细胞仅轻度异型性,与纤维母细胞形态相似。鳞状上皮成分少,可表现为上皮异常增生、原位癌或浸润性癌。浸润的鳞状细胞癌成分可能比较局限,需多切片才能显示出来。可见鳞状细胞癌成分与梭形细胞成分移行(图 2-2-19A)。当鳞状成分不明显时,诊断需要有免疫组化或超微结构显示上皮分化的证据。由于经常伴有纤维素坏死的表面溃疡,异常增生的上皮或原位癌难以辨别(图 2-2-19B)。

3. 免疫组化　梭形细胞鳞状细胞癌可表达上皮和间叶标记物。但是不同的病例中梭形细胞的反应性不一样,约有 30% 的病例呈角蛋白阴性。最有用的上皮标记物为 CKpan、CK34βE12(图 2-2-20A)、CK1、CK18、EMA、p63(图 2-2-20B)、p40 等,波形蛋白呈一致性的阳性表达(图 2-2-21A)。其他标记物,如 muscle specific actin、desmin、S-100、α-SMA(图 2-2-21B)、HHF-35、CK7、CK5/6、CK14、CK17 呈不同程度表达。肿瘤不表达 GFAP、CD34、myogenin、MyoD1、Chromogranin 或 HMB-45。

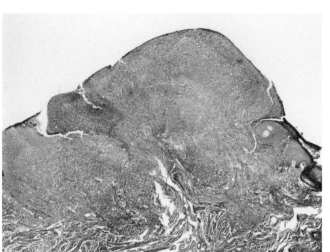
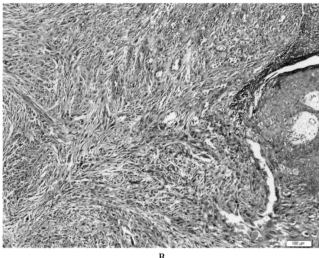

A

B

图 2-2-17　梭形细胞鳞状细胞癌的组织学表现
A. 低倍镜示舌缘外生性溃疡性肿物；B. 肿瘤主要由异型的梭形细胞构成

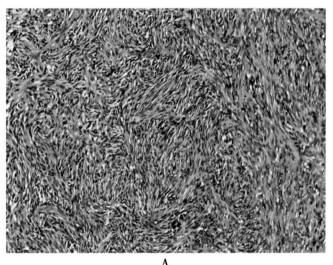
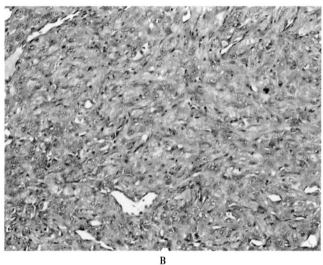

A

B

图 2-2-18　梭形细胞鳞状细胞癌的组织学表现
A. 梭形细胞编织状排列，似纤维肉瘤；B. 瘤细胞呈肥胖的梭形或上皮样，细胞异型性明显

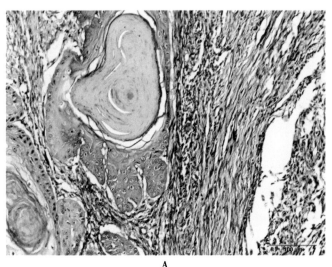
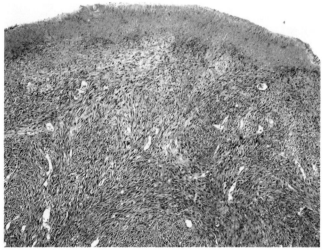

A

B

图 2-2-19　梭形细胞鳞状细胞癌的组织学表现
A. 由普通鳞状细胞癌和恶性梭形细胞成分构成；B. 表面上皮缺失伴纤维素样坏死

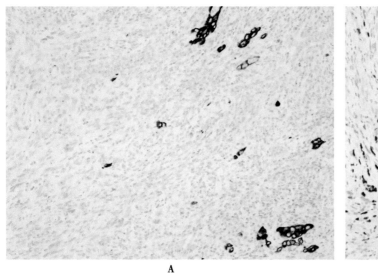
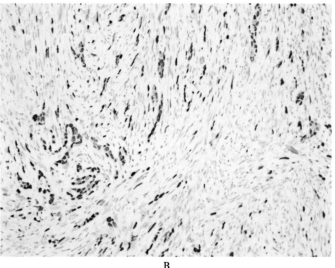

图 2-2-20　梭形细胞鳞状细胞癌免疫组化染色
A. CK34βE12 标记鳞状细胞团；B. 局灶细胞 p63 阳性

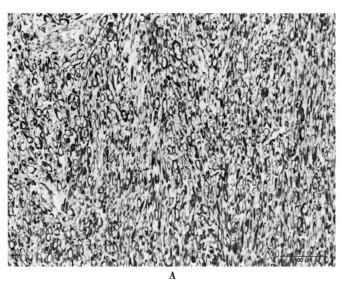
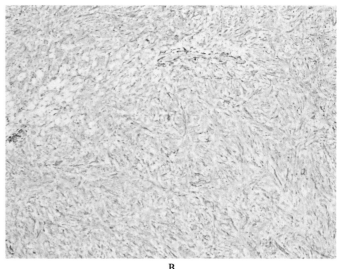

图 2-2-21　梭形细胞鳞状细胞癌免疫组化染色
A. 肿瘤细胞 vimentin 弥漫强阳性；B. 肿瘤细胞 α-SMA 弱阳性表达

【鉴别诊断】

梭形细胞鳞状细胞癌的诊断具有挑战性，鉴别诊断包括任何梭形细胞病变。需要注意的是，发生于黏膜的任何恶性梭形细胞肿瘤首先都应考虑到梭形细胞鳞状细胞癌。

1. 黏膜黑色素瘤　发生于口腔的黏膜黑色素瘤往往有上皮和梭形细胞形态，并可缺乏色素沉着（图 2-2-22A），原位成分和适当的免疫组化染色有助于诊断。黑色素瘤表达 S-100（图 2-2-22B）、HMB45、Melan-A。

2. 梭形细胞肌上皮癌　肌上皮癌有时主要由梭形细胞构成，但常可见少量其他形态的肿瘤性肌上皮细胞，如透明细胞、上皮样细胞、浆细胞样细胞。肿瘤细胞呈巢状或片状排列，常见大量黏液样基质或基底膜样物质。瘤细胞表达角蛋白及肌上皮标记物。

3. 具有梭形细胞形态的软组织肿瘤　包括肉瘤（如低度恶性肌纤维母细胞肉瘤、平滑肌肉瘤、滑膜肉瘤、恶性周围神经鞘瘤、血管肉瘤），良性或中间性间叶肿瘤（如结节性筋膜炎、肌纤维瘤、孤立性纤维瘤、炎性肌纤维母细胞性肿瘤等），反应性梭形细胞病变。梭形细胞鳞状细胞癌中，恶性鳞状上皮成分的存在是诊断的关键。但是有时，特别是在小活检时，由于表面溃疡而使得形态上仅表现为完全由梭形细胞构成。此时就需要找到梭形细胞上皮分化的证据。由于不同的病例中梭形细胞的反应性不一样，因此最好联合运用多种上皮标记物，如 CK AE1AE3、CK1、CK18、EMA、p63 等。需要注意的是，阳性的上皮性标记物可帮助确定梭形细胞鳞状细胞癌的诊断，但是阴性时也不能完全排除梭形细胞鳞状细胞癌的

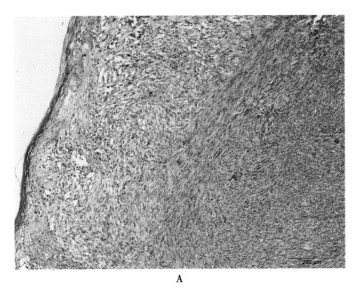

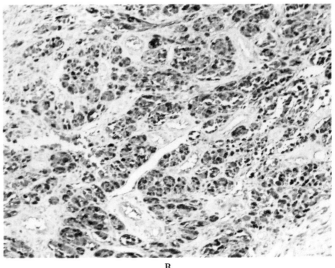

图 2-2-22　口腔黏膜黑色素瘤
A. 低倍镜示黏膜下梭形细胞肿瘤,色素少;B. 免疫组化染色呈 S-100 强阳性

诊断,尤其在伴有相应临床表现时。另一方面,上皮标记物包括角蛋白、EMA 和 p63 都可能在一些软组织肿瘤中呈阳性表达。因此,正确的诊断需要细心的形态评估、免疫组化的合理使用及判读并结合临床。

五、乳头状鳞状细胞癌

【定义】

乳头状鳞状细胞癌(papillary squamous cell carcinoma)是一种少见的亚型,以外生性乳头状生长和预后良好为特征。

【临床特征】

1. **流行病学**　好发于 60~70 岁男性患者,口腔内、牙龈和牙槽嵴黏膜是最多见部位,其次为颊、腭、舌和下唇等。

2. **症状**　外生性乳头状肿块,可伴表面黏膜溃疡。

3. **治疗及预后**　手术治疗为首选治疗。5 年生存率 70% 左右。肿瘤可以转移至局部淋巴结,但很少有远处转移。虽然报道结果不一,但乳头状鳞状细胞癌的患者预后一般要比鳞状细胞癌患者好。

【病理变化】

1. **大体特征**　表现为柔软、质脆、外生性、息肉样肿物,常发自于一个较细的蒂,但也有广基性的病变。

2. **镜下特征**　肿瘤以显著的乳头状生长为特点,乳头状结构呈细指状,中央为纤细的纤维血管轴心(图 2-2-23A)。乳头表面覆以肿瘤性的不成熟鳞状上皮,表层角化少或缺乏,呈基底细胞样。也可覆以角化性的多形性上皮,类似高级别角化型上皮异常增生。肿瘤基底部可

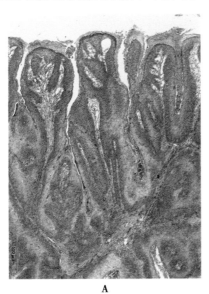

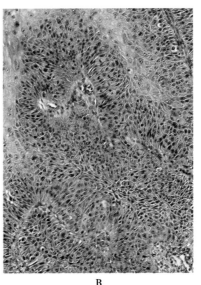

图 2-2-23　乳头状鳞状细胞癌的组织学表现
A. 肿瘤呈外生性、乳头状生长;B. 乳头被覆多形性鳞状上皮细胞,分化不成熟

有或无间质侵袭,间质侵袭由单个或多个癌巢构成(图2-2-23B)。如未见间质侵袭,病变可称为乳头状异常增生、原位乳头状鳞状细胞癌或非浸润性乳头状鳞状细胞癌。在肿瘤-间质界面常有致密的淋巴浆细胞浸润,而乳头内炎症细胞很少。

【鉴别诊断】

1. 外生性鳞状细胞癌 鉴别较困难,外生性鳞状细胞癌常由一个广基的瘤体构成,缺乏显著的分支状纤维血管轴心。乳头状鳞状细胞癌的蒂比外生性鳞状细胞癌更好界定。

2. 鳞状细胞乳头状瘤 鳞状上皮分化好,细胞形态温和,异型性不明显。乳头状鳞状细胞癌的肿瘤细胞具有显著的细胞异型性,可有间质浸润。

3. 疣状癌 鳞状上皮呈疣状增生,伴有大量的角化物,缺乏恶性的细胞学特征,基底部呈推挤式生长。

六、腺鳞癌

【定义】

腺鳞癌(adenosquamous carcinoma)是少见的鳞状细胞癌的组织病理学亚型,特征是由鳞状细胞癌和真性腺癌两种成分构成。

【临床特征】

腺鳞癌好发于男性,多发生于40~70岁患者。治疗选择手术治疗和放化疗。据报道,腺鳞癌比鳞状细胞癌更具有侵袭性,且75%的患者有局部淋巴结转移,25%的患者有远处转移,5年生存率15%~25%。

【病理变化】

1. 大体特征 边界不清的黏膜硬结,常有溃疡形成,也可表现为外生性或息肉样肿块。

2. 镜下特征 主要特征是肿瘤含鳞状细胞癌和真的腺癌两种成分(图2-2-24A)。两种成分可能出现在很接近的区域,但二者倾向于分界清楚,不像黏液表皮样癌那样相互融合。鳞状细胞癌成分可为原位癌或侵袭性癌,分化可从好到差。腺癌成分多见于肿瘤的深部,可呈管状、腺泡样或腺样结构(图2-2-24B),可见典型的黏液生成,黏液可在腺腔中,也可在细胞内而表现为印戒细胞,但黏液细胞并非诊断的必要条件。两种癌均常见核分裂象、坏死和周围组织,包括周围神经浸润。

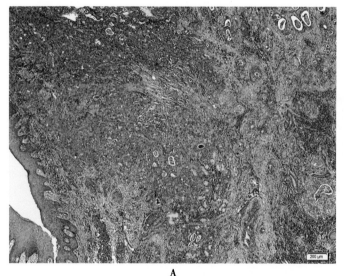
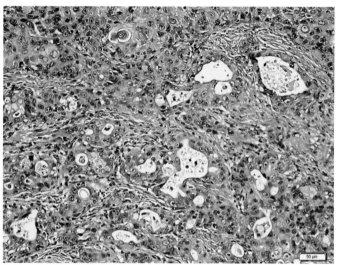

A   B

图 2-2-24 腺鳞癌的组织学表现
A.由鳞状细胞癌和腺癌两种成分构成;B.腺样结构内含有黏液

3. 免疫组化 鳞状细胞癌和腺癌成分都表达高分子量角蛋白,腺管成分表达 EMA 和 CK7(图 2-2-25),CK20 阴性。

【鉴别诊断】

1. 鳞状细胞癌侵及腺管 残留的腺体分叶结构及缺乏明显的异型性可与腺鳞状细胞癌鉴别。

2. 黏液表皮样癌 缺乏表面黏膜成分(异常增生、原位癌),常有中间细胞,一般无真正的鳞状细胞癌分化

及两种明显不同的癌成分。

3. 棘层松解性鳞状细胞癌 没有真的腺管形成,黏液染色阴性。

七、棘层松解性鳞状细胞癌

【定义】

棘层松解性鳞状细胞癌(acantholytic squamous cell carcinoma),又称腺样鳞状细胞癌(adenoid squamous cell

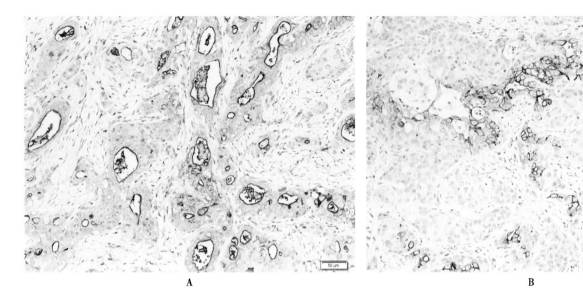

图 2-2-25 腺鳞癌的免疫组化染色
A.腺管分化区域 EMA 阳性;B.腺管分化区域 CK7 阳性

carcinoma),是鳞状细胞癌的一种少见组织病理学亚型,特征是肿瘤细胞棘层松解,形成假性腔隙和假性腺管分化的表现。

【临床特征】

最好发于头颈部皮肤。口腔内罕见,最常见部位为牙龈、舌、口底黏膜等,男性多发,平均年龄 60 岁左右。其症状、治疗和预后与普通鳞状细胞癌相似。也有部分学者认为其侵袭性较普通鳞状细胞癌更强。

【病理变化】

肿瘤由鳞状细胞癌构成,常为中分化,但在癌巢内有灶状的棘层松解,形成腺管样分化的外观(图 2-2-26)。假性腔隙内常有松解的棘层细胞和角化不良的细胞,或

细胞碎片,或形成空隙。常位于肿瘤深部。肿瘤中没有真的腺管分化和产生黏液的证据,可见透明细胞或梭形细胞。间质纤维结缔组织常增生,有淋巴浆细胞样反应。假血管性鳞状细胞癌(血管肉瘤样鳞状细胞癌、假血管腺样鳞状细胞癌)是棘层松解性鳞状细胞癌的一种亚型,因棘层过度松解形成融合的腔隙和管道,腔隙内有红细胞和中性粒细胞,肿瘤细胞呈上皮样或梭形,细胞常无明显角化及细胞间桥,细胞呈乳头样或靴钉样向裂隙内突出,形成血管肉瘤样外观(图 2-2-27)。

免疫组化特征为棘层松解性鳞状细胞癌和假血管性鳞状细胞癌表达上皮细胞标记物如 CK(图 2-2-28A)、EMA、p63(图 2-2-28B)等,可表达 vimentin。

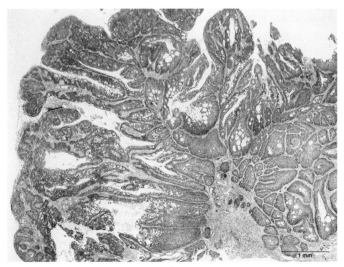

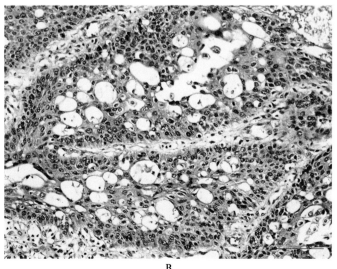

图 2-2-26 棘层松解性鳞状细胞癌的组织学表现
A.低倍镜下表现;B.高倍镜见癌巢内棘层松解,形成假性腺腔

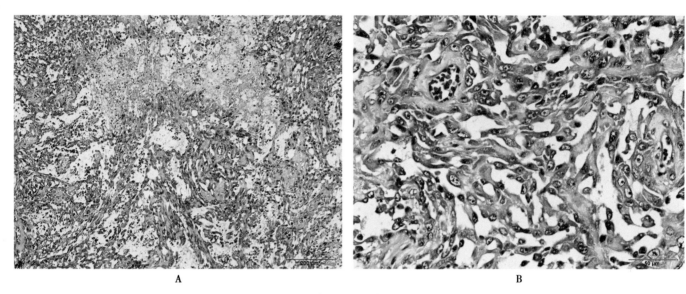

图 2-2-27 假血管性鳞状细胞癌的组织学表现

A.异型肿瘤细胞形成裂隙,吻合呈网状,腔内可见红细胞,类似血管肉瘤;B.肿瘤细胞呈上皮样或梭形,核分裂象易见

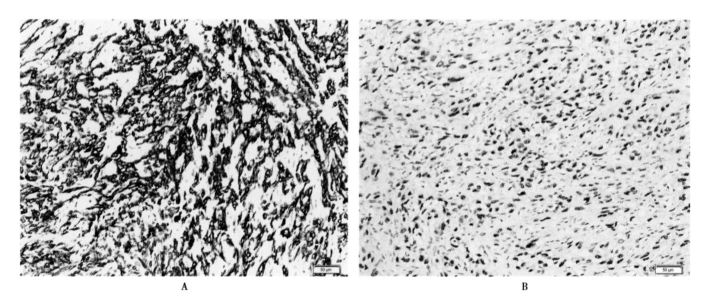

图 2-2-28 假血管性鳞状细胞癌的免疫组化染色

A.肿瘤细胞 CK 34βE12 阳性;B.假血管性鳞状细胞癌,肿瘤细胞 p63 阳性

【鉴别诊断】

1. 棘层松解性鳞状细胞癌 需与腺鳞癌、腺样囊性癌和黏液表皮样癌鉴别,棘层松解性鳞状细胞癌没有真的腺管形成,黏液染色阴性。

2. 血管肉瘤 假血管性鳞状细胞癌表达上皮细胞标记物如 CKs、EMA、p63 等,不表达血管内皮标记物如 CD34、CD31 和 FⅧ。注意不能单用 CKs 来鉴别,大约 1/3 血管肉瘤病例表达 CKs,尤其是上皮型血管肉瘤。

八、淋巴上皮癌

【定义】

淋巴上皮癌(lymphoepithelial carcinoma),又称为淋巴上皮瘤样癌,是鳞状细胞癌的一种罕见组织学亚型,形态学类似于非角化性鼻咽癌的未分化亚型。

【临床特征】

淋巴上皮癌罕见发生于口腔,好发于中老年患者,平均年龄 55 岁。男性多见。可发生于腭部、唇、颊、口底、磨牙后区等。常表现为溃疡性肿块,就诊时 70% 的病例有颈部淋巴结转移。治疗通常选择手术切除,对放疗十分敏感,手术后可辅助放疗。预后较好。

【病理变化】

肿瘤由不规则巢状、岛状、片状、条索状或单个细胞构成,混杂淋巴细胞和浆细胞(图 2-2-29A)。肿瘤细胞大,边界不清楚,常形成合体细胞样。瘤细胞含淡染的嗜酸性胞质,细胞核呈椭圆形、空泡状,核仁明显(图 2-2-29B)。有时部分肿瘤细胞呈梭形。核分裂和坏死易见。局部鳞状化生偶见。癌巢和间质内有丰富的淋巴细胞和浆细胞浸润,间质内常伴有反应性淋巴滤泡。淋巴样成分特别明显时,可使肿瘤上皮不容易识别。

免疫组化特点为肿瘤细胞 PanCK、EMA、CK5/6、p63、p40 阳性(图 2-2-30A),可清楚显示肿瘤上皮成分。CK7灶性阳性或阴性,CK20 阴性,肌上皮标记物如 S-100、α-SMA 等阴性。EBER(图 2-2-30B)常阳性。

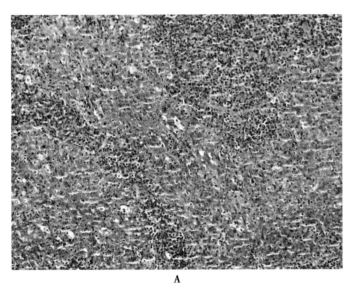
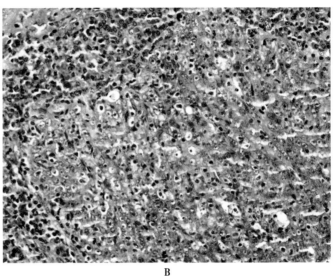

A
B

图 2-2-29　淋巴上皮癌的组织学表现
A.癌巢间大量淋巴细胞浸润;B.癌细胞边界不清楚,细胞核空泡状,核仁明显

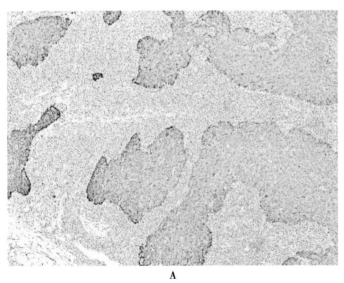
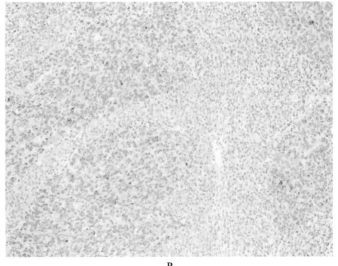

A
B

图 2-2-30　淋巴上皮癌的免疫组化染色
A.免疫组化染色广谱角蛋白阳性;B. EBER 阳性

【鉴别诊断】

1. **转移性未分化癌**　需结合临床病史和检查。口腔淋巴上皮癌与鼻咽癌(更常见)在形态学上不能区别,因此在确定口腔原发淋巴上皮癌之前应彻底检查鼻咽部并做活检。

2. **口腔黏膜来源的淋巴上皮癌**　与小唾液腺来源的淋巴上皮癌难以区分,后者与小唾液腺关系密切,而被覆黏膜上皮无异常。

3. **有时需与淋巴瘤或肉瘤鉴别**　免疫组化染色对于鉴别诊断很重要。上皮标记物如角蛋白、p63、p40 等可清楚显示淋巴上皮癌的上皮成分。

（杨邵东　陈新明）

第三节　口咽部人类乳头状瘤病毒（HPV）阳性鳞状细胞癌

【定义】

口咽部 HPV 阳性鳞状细胞癌（oropharyngeal squamous cell carcinoma, HPV-positive）是指发生在口咽部黏膜、由高危型 HPV 引起的鳞状细胞癌。是头颈鳞状细胞癌的一种特殊类型，具有独特的流行病学、病理学和临床特点。

【临床特征】

1. 流行病学　口咽部 HPV 阳性鳞状细胞癌好发于男性白种人，平均高发年龄约 50~56 岁。男性发病多于女性，男女发病比例约为 4∶1。在高危型 HPV 中，亚型 16 是最主要的致病因素。大于 90% 的口咽部 HPV 阳性鳞状细胞癌是由 HPV16 感染导致。目前认为，口交是引起口咽 HPV 病毒感染的主要原因。吸烟不仅与口咽 HPV 感染高发有关，而且能促进 HPV 阳性鳞状细胞癌发生。HPV 阳性鳞状细胞癌的好发部位是舌根、扁桃体、软腭和咽侧壁。

2. 症状　早期癌常无显著临床表现，由于肿瘤部位较深，有时通过临床和细胞学检查都难以检出。患者就诊时大多为局部晚期，常表现为小而隐匿性的原发肿瘤和颈部淋巴结转移。

3. 治疗及预后　治疗以手术、放射治疗、化疗及三者联合的综合治疗为主。与 HPV 阴性的口咽鳞状细胞癌相比，HPV 阳性口咽鳞状细胞癌预后较好，患者死亡风险降低，约 28%~58%。其 5 生存率较高，且复发率较低，但长期生存率有待进一步观察。

【病理变化】

1. 大体特征　肉眼观察，HPV 阳性口咽鳞状细胞癌病灶大多较小且隐蔽。颈部淋巴结转移表现为明显的淋巴结肿大，常伴囊性改变。

2. 镜下特征　典型肿瘤呈无角化、基底细胞样鳞状细胞癌的形态特点，常形成较大的实性巢团或呈小叶状生长，具有推进式光滑边界，很少或无间质反应，常伴淋巴细胞浸润（图 2-3-1A）。肿瘤细胞形态较一致，细胞核呈圆形、椭圆形或梭形，染色深、嗜碱性或嗜双色，染色质粗糙，核仁不明显（图 2-3-1B）。细胞胞质相对稀少，核质比高，细胞边界模糊。常见大量的核分裂象、细胞凋亡以及粉刺样坏死（图 2-3-2A）。癌巢中央周边围绕细胞常呈栅栏状，并可见人工收缩裂隙。肿瘤常缺乏角化及角化珠，但局部区域细胞可表现向成熟分化趋势及反向分化成熟现象。肿瘤与表面上皮的异型增生无关，几乎不存在原位癌。在淋巴结转移时，肿瘤常出现癌巢中心的大片坏死/粉刺样坏死，进而呈现囊性变和膨胀性生长；囊性结构被覆上皮可能稀少甚至缺如，呈现出良性病变特点，容易造成错误诊断，尤其在早期隐匿性肿瘤中。淋巴结转移灶呈囊性变（图 2-3-2B）。

3. 免疫组化　HPV 阳性口咽鳞状细胞癌常高表达 p16 蛋白，弥漫的 p16 蛋白强阳性（大于 70% 的胞核和胞质同时着色）提示口咽癌具有 HPV 感染的高风险，可作为 HPV 的替代标志物（图 2-3-3A）。肿瘤呈 p53 蛋白阴

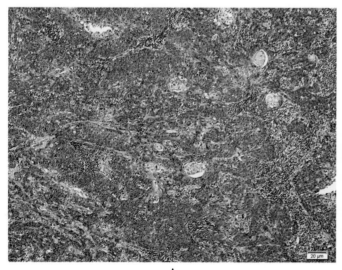

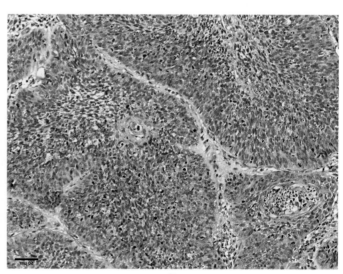

A

B

图 2-3-1　口咽部 HPV 阳性鳞状细胞癌的组织学表现
A. 低倍镜下呈基底细胞样、非角化性癌的特点；B. 癌细胞核浆比高，见大量核分裂象和细胞凋亡

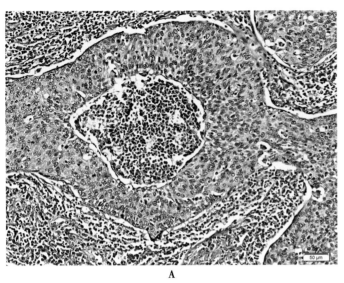

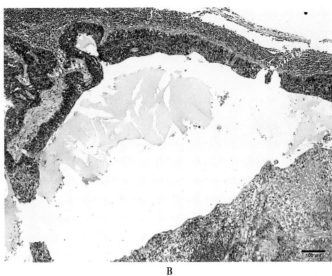

A

B

图 2-3-2　口咽部 HPV 阳性鳞状细胞癌的组织学表现
A. 常见粉刺样坏死;B. 淋巴结转移灶呈囊性变

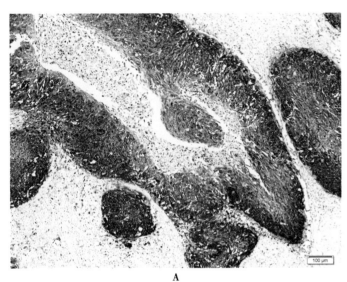

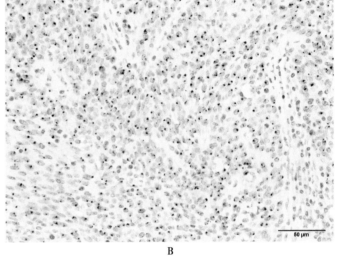

A

B

图 2-3-3　口咽部 HPV 阳性鳞状细胞癌
A. 免疫组化肿瘤细胞呈 p16 弥漫强阳性;B. 原位杂交呈 HPV16/18 阳性

性或弱阳性,Ki-67 增殖指数高。应用 DNA 或 RNA 原位杂交和各种 PCR 技术检测高危型 HPV 病毒(HPV16/18 等)是确诊 HPV 阳性口咽鳞状细胞癌的重要诊断依据(图 2-3-3B)。

【鉴别诊断】

1. **高危型 HPV 病毒**　可见于口咽部大部分鳞状细胞癌的亚型,如基底细胞样鳞状细胞癌、乳头状鳞状细胞癌、腺鳞癌、淋巴上皮癌、肉瘤样癌等,所有病例均需行 p16 蛋白(联合或不联合 HPV)检测。

2. **口咽部小细胞癌**　肿瘤细胞呈实性片状、巢状或条索状排列,细胞胞质稀少,含圆形或短梭形裸核,核深染,呈高核质比及核铸型,核染色质细腻、细颗粒状,核仁不明显(图 2-3-4A)。可见菊形团,癌巢周边的瘤细胞不呈栅栏状排列。免疫组化示小细胞癌神经内分泌标记物如 Chromogranin A、Synaptophysin、CD56(图 2-3-4B)等阳性,角蛋白呈核周点状阳性。部分病例为 HPV 阳性,并有证据表明 HPV 阳性的口咽鳞状细胞癌可以经历小细胞癌转化。如同肺及其他部位的同名肿瘤一样,口咽部小细胞癌与吸烟、高级别细胞特征、神经内分泌标志物表达、临床侵袭性如广泛扩散和极差的生存率密切相关,与非小细胞癌形成鲜明对比,故新版 WHO 分类将其与 HPV 阳性口咽癌分开作为一个独特病种,而不只是作为 HPV 阳性口咽癌的一种变异。

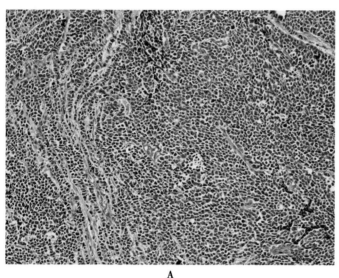
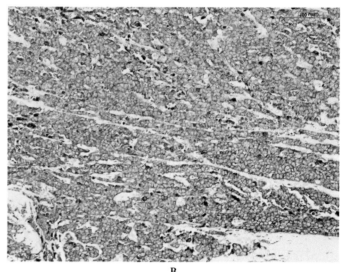

A　　　　　　　　　　　　　　　　　　　　B

图 2-3-4　舌根小细胞癌

A. 由间变的小细胞构成,胞质少,核深染,呈高核质比及核铸型,核染色质细腻,核仁不明显;B. 免疫组化示 Synaptophysin 阳性

(杨邵东　陈新明)

第四节　口腔黏膜黑色素细胞肿瘤

一、口腔黏膜色素痣

【定义】

色素痣(pigmented neves),又称黑色素细胞痣(melanocytic naevus)或痣细胞痣(nevocellular naevus),为黑色素细胞的良性肿瘤。

【临床特征】

色素痣主要发生于皮肤,口腔黏膜少见。口腔黏膜色素痣以黏膜内痣最常见,其次为蓝痣,而复合痣和交界痣较少见。可发生于任何年龄,平均 35 岁,约 2/3 发生于女性。最常累及的部位是牙龈、腭,其次是颊、唇黏膜、牙槽嵴和唇红部。多为单发,少数可累及两个以上的部位。多无明显不适。手术切除后一般不复发,恶变罕见。

【病理变化】

1. **大体特征**　病变大多数不超过 0.5cm,高起或不高起黏膜表面,20% 表现为无色素性。

2. **镜下特征**　色素痣由较小的圆形或多角形细胞(痣细胞)组成,细胞核小、均匀,含中等量嗜酸性胞质,细胞界限不清晰,呈巢状分布(图 2-4-1)。色素痣根据其所处的发育时期进行组织学分型,即痣细胞与表面上皮和下层结缔组织之间的关系来分型。早期,痣细胞仅沿上皮基底细胞层分布,尤其在上皮钉突顶端,这一时期病变称为交界痣(junctional naevus)(图 2-4-2A)。随着痣细胞增殖,开始进入固有层,由于痣细胞同时存在于上皮和结

缔组织内,故病变称为复合痣(compound naevus)(图 2-4-2B)。后期上皮内已看不见痣细胞巢,而仅位于结缔组织内,称为黏膜内痣(intramucosal naevus)(图 2-4-2C),病变表面细胞呈上皮样,常可见细胞内黑色素,有聚集成痣细胞团的趋势,病变中心的痣细胞呈淋巴细胞样外观,深部的痣细胞类似于施万细胞或成纤维细胞。蓝痣(blue naevus)是色素痣的另一种类型,组织学表现为黏膜上皮下固有层见胞质含色素的痣细胞,且平行排列,细胞多为细长梭形,少数为圆形、卵圆形和多角形,细胞分化好,无异型,核仁不明显,无核分裂象(图 2-4-2D)。色素呈匀细黑色,无折光,数量不等。免疫组化特点为黑色素细胞标记物 S-100、HMB45、Melan-A 阳性。

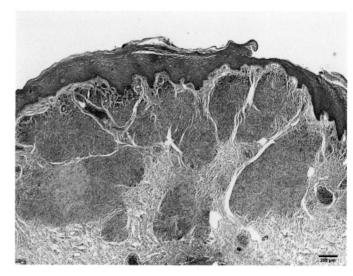

图 2-4-1　色素痣的组织学表现

痣细胞于黏膜结缔组织内呈巢状分布

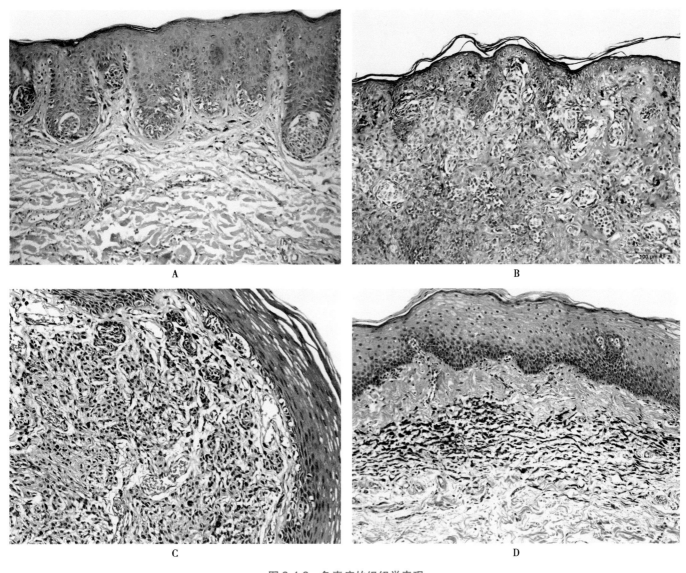

图 2-4-2　色素痣的组织学表现
A. 交界痣,痣细胞沿上皮基底细胞层分布;B. 复合痣,痣细胞位于上皮基底层和结缔组织内;C. 黏膜内痣,痣细胞位于结缔组织内;
D. 蓝痣,结缔组织内含色素的痣细胞平行排列

【鉴别诊断】

1. **口腔黑斑**　复层鳞状上皮基底层和副基底层过度色素沉着,黑色素细胞一般没有明显变化或轻度增加。

2. **口腔黑棘皮瘤**　上皮全层内散在分布大量良性树枝状黑色素细胞,上皮棘层常增厚,可见海绵状水肿,基底层色素增加。

3. **汞纹**　色素性颗粒物在结缔组织内沉积而不在上皮内,沿胶原纤维排列,与基底膜平行,环绕小血管。

4. **黑色素瘤**　常见浸润性生长,瘤细胞增生活跃,细胞明显异型且易见不典型核分裂,可见明显、大的嗜酸性核仁,常伴坏死。

二、口腔黏膜黑色素瘤

【定义】

黑色素瘤(melanoma)是由黑色素细胞或黑色素前体细胞引起的恶性肿瘤,又称为恶性黑色素瘤。

【临床特征】

1. **流行病学**　黑色素瘤常见于皮肤,亦可源于黏膜的黑色素细胞。口腔黏膜的黑色素瘤罕见,约占全身黑色素瘤的 0.5%。好发于成年人,平均 55 岁,男性较女性多见。80% 的口腔黑色素瘤发生于腭部或牙龈,其他部位包括颊、舌和口底等。

2. **症状**　口腔黏膜黑色素瘤通常为无痛性,边界不规则;直径一般在 1.5～4cm,表面黑色或灰褐色,斑点或结节状(图 2-4-3)。无色素者罕见。约 1/3 的病例可见溃疡,侵犯骨常见。30% 的病例就诊时已有淋巴结转移。

3. **治疗及预后**　口腔黏膜黑色素瘤属高度恶性肿瘤,应手术彻底切除,并辅以放化疗及生物治疗。口腔黑色素瘤的预后不良。多数病损表现为侵袭性生长,厚度超过 5mm 的肿瘤预后更差,常可发生淋巴结或远隔部位

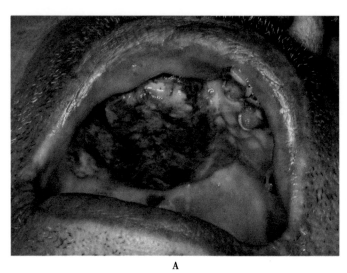
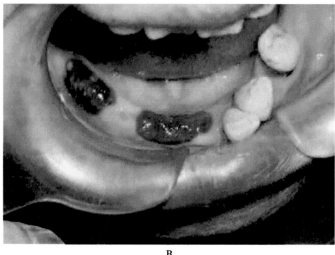

图 2-4-3　口腔黏膜黑色素瘤的临床表现
A.上腭部黏膜肿瘤;B.下颌牙槽嵴黏膜肿瘤

转移。平均存活时间为 2 年,5 年存活率不超过 20%。

【病理变化】

1. 大体特征　多发或广泛色素斑点或斑片伴突出于表面的结节,结节型约占 50% 以上。结节表面光滑,常伴有溃疡。肿瘤直径一般在 1.5~4cm,切面常为黑色。

2. 镜下特征　口腔黑色素瘤一般可分为原位黑色素瘤(melanoma-in-situ)、侵袭性黑色素瘤(invasive melanoma)两大类型。多数病例就诊时表现为侵袭性或具有混合性特点,完全属原位病变不超过 20%。

原位黑色素瘤是指恶性黑色素细胞局限于黏膜上皮内浸润生长,但尚无结缔组织浸润的恶性黑色素细胞病变。组织学表现为上皮基底层黑色素细胞增多,可呈单排或大小不等巢状增生,增生黑色素细胞有不同程度异型性,呈梭形、多角形、上皮样,胞质大多透明,胞质内常可见多少不等色素,异型性细胞单个或成群侵及上皮表面。侵袭性黑色素瘤为累及上皮和结缔组织或单独累及结缔组织的恶性黑色素细胞病变(图 2-4-4A)。肿瘤通常由片状或岛状的上皮样黑色素细胞构成,排列成器官样或腺泡样,胞质染色浅,核大、核仁明显(图 2-4-4B),有时呈浆细胞样或胞质透明(图 2-4-5A)。片状和束状梭形细胞也可见到,一般仅占肿瘤的小部分,偶尔可以主要或全部为梭形细胞(图 2-4-5B)。根据常规光镜下肿瘤内有无色素,将肿瘤分为色素性及无色素性黑色素瘤,后者在免疫组化及电镜下仍具有黑色素细胞特点,即电镜下有不同发育阶段黑色素小体;免疫组化上黑色素细胞标记物阳性。90% 以上的口腔黑色素瘤病损含黑色素。黑色素

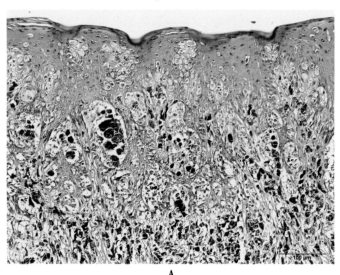
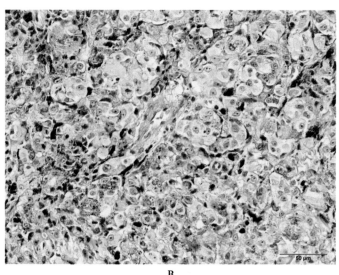

图 2-4-4　口腔黏膜黑色素瘤的组织学表现
A.可见交界活性和大量色素;B.肿瘤细胞呈上皮样,核大,核仁明显

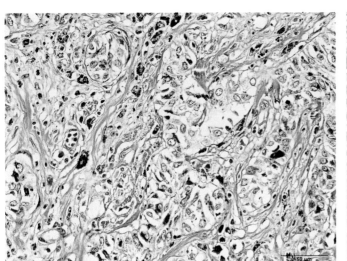
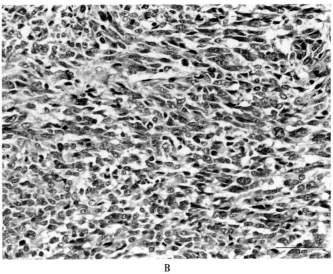

图 2-4-5 口腔黏膜黑色素瘤的组织学表现
A. 肿瘤细胞胞质透明,排列呈腺泡状;B. 瘤细胞呈梭形,肿瘤内色素少

瘤中常有多少不等炎细胞浸润,纤维间质的反应多少不一。少数病例反应明显,成为特殊类型即促结缔组织增生性黑色素瘤(desmoplastic melanoma)。镜下,促结缔组织增生性黑色素瘤由梭形细胞构成,有明显硬化性间质围绕,肿瘤细胞稀少,但无明显异型性,常无交界性。

3. 组织化学及免疫组化 黑色素细胞内有黑色素生成的特殊性,利用新鲜组织做化学多巴反应呈阳性。肿瘤细胞内色素较小难以检测或是否为黑色素难以判断时,可行 Fontona 或 Tarfhin-Starry 染色,黑色素染成黑色。

典型黑色素瘤表达黑色素细胞标记物如 S-100(图 2-4-6A)、HMB45(图 2-4-6B)、Melan-A(图 2-4-7A)、SOX10(图 2-4-7B)等。vimentin 几乎 100% 均为阳性,CK、EMA 常阴性,罕见表达 α-SMA、SMA、GFAP、desmin、Synapto-physin 或 Chromogranin。

【鉴别诊断】

典型黑色素瘤容易识别,因为它有以下特征:交界活性;有明显的黑色素;周围组织浸润;核沟、核折叠和假包涵体;大的嗜酸性核仁;丰富的核分裂象,有些为不典型核分裂。然而,黑色素瘤以显微镜下表现千变万化而著称,表现为细胞形态和组织结构多样性。

诊断黑色素瘤必须坚持两条:①组织病理学上的基本特点支持黑色素瘤的诊断;②肿瘤细胞特殊的免疫组化标记阳性和电镜下找到相同发育阶段的黑色素小体。

1. 非典型性黑色素细胞增生 在上皮-结缔组织交界处出现黑色素细胞增多并伴有形态异常(图 2-4-8),但是这种改变还没严重到诊断为黑色素瘤的程度。为防止

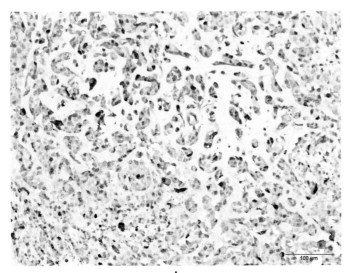
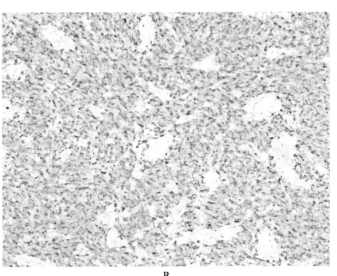

图 2-4-6 口腔黏膜黑色素瘤的免疫组化染色
A. 肿瘤细胞呈 S-100 阳性;B. 肿瘤细胞呈 HMB45 阳性

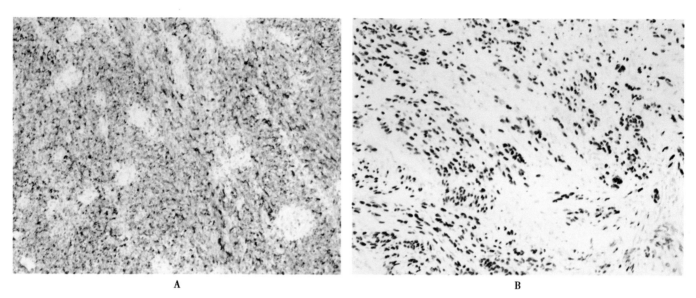

图 2-4-7　口腔黏膜黑色素瘤的免疫组化染色
A. 肿瘤细胞呈 Melan-A 阳性；B. 肿瘤细胞呈 SOX10 核阳性

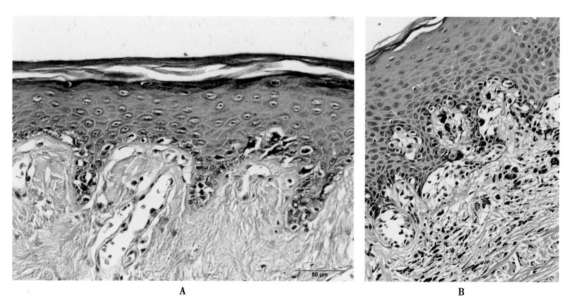

图 2-4-8　非典型性黑色素细胞增生的组织学表现
A. 在上皮基底层黑色素细胞增多并伴有形态异常；B. 除图 A 表现外，结缔组织内可有黑色素

不必要的手术干预和患者的过度关注，应避免把这类病变称为原位黑色素瘤，而使用描述性名词如非典型性黑色素细胞增生（atypical melanocytic hyperplasia）、恶性前黑色素细胞异常增生（premalignant melanocytic dysplasia）。非典型黑色素细胞病变应视为高危险性，需要重新活检或不定期随访。

2. 色素痣　与黑色素瘤的鉴别应基于结构和细胞学特征的组织学标准，同时结合临床特征。色素痣体积较小，对称分布、边界清晰、相邻细胞巢间均一、细胞无非典型性、结缔组织深层黑色素细胞成熟。无上皮内单个细胞及巢状浸润，常无炎症及表皮浸润破坏等改变。

3. 低分化癌/未分化癌　肿瘤细胞无黑色素时易误诊为癌，但是癌无上皮内 Paget 样或单个细胞浸润，无上皮与结缔组织交界处线状及灶状浸润，无结缔组织内痣样小灶，常无细胞较为松散的表现等。免疫组化黑色素细胞有特异性标记物 HMB45，低分化癌/未分化癌阴性。

4. 转移性黑色素瘤　需要结合临床，转移性病变其他部位有原发黑色素瘤，常为多发。交界活性是区分原发黑色素瘤和转移性黑色素瘤的重要依据。

（杨邵东　陈新明）

参 考 文 献

1. El-Naggar AK, Chan JKC, Grandis JR, et al. World Health Organization classification of head and neck tumours. Lyon：IARC，2017.

2. 李铁军. 口腔病理诊断. 北京：人民卫生出版社,2011.

3. Stojanov IJ, Woo SB. Human papillomavirus and Epstein-Barr virus associated conditions of the oral mucosa. Semin Diagn Pathol,2015, 32(1):3-11.

4. Khanal S, Cole ET, Joh J, et al. Human papillomavirus detection in histologic samples of multifocal epithelial hyperplasia:a novel demographic presentation. Oral Surg Oral Med Oral Pathol Oral Radiol, 2015,120(6):733-743.

5. Wenig BM. Squamous cell carcinoma of the upper aerodigestive tract:dysplasia and select variants. Mod Pathol,2017,30(s1):S112-S118.

6. Müller S. Update from the 4th Edition of the World Health Organization of Head and Neck Tumours:Tumours of the Oral Cavity and Mobile Tongue. Head Neck Pathol,2017,11(1):33-40.

7. Jayasooriya PR, Tilakaratne WM, Mendis BR, et al. A literature review on oral basaloid squamous cell carcinomas,with special emphasis on etiology. Ann Diagn Pathol,2013,17(6):547-551.

8. Alos L, Castillo M, Nadal A, et al. Adenosquamous carcinoma of the head and neck:criteria for diagnosis in a study of 12 cases. Histopathology,2004,44(6):570-579.

9. Schick U, Pusztaszeri M, Betz M, et al. Adenosquamous carcinoma of the head and neck:report of 20 cases and review of the literature. Oral Surg Oral Med Oral Pathol Oral Radiol,2013,116(3):313-320.

10. Chow TL, Chow TK, Lui YH, et al. Lymphoepithelioma-like carcinoma of oral cavity:report of three cases and literature review. Int J Oral Maxillofac Surg,2002,31(2):212-218.

11. Zidar N, Gale N, Zupevc A, et al. Pseudovascular adenoid squamous-cell carcinoma of the oral cavity-a report of two cases. J Clin Pathol,2006,59(11):1206-1208.

12. Meleti M, Mooi WJ, Casparie MK, et al. Melanocytic nevi of the oral mucosa-no evidence of increased risk for oral malignant melanoma: an analysis of 119 cases. Oral Oncol,2007,43(10):976-981.

13. Woolgar JA, Triantafyllou A. Pitfalls and procedures in the histopathological diagnosis of oral and oropharyngeal squamous cell carcinoma and a review of the role of pathology in prognosis. Oral Oncol,2009,45(4-5):361-385.

14. Williams MD. Update from the 4th Edition of the World Health Organization Classification of Head and Neck Tumours:Mucosal Melanomas. Head Neck Pathol,2017,11(1):110-117.

15. 陈新明,汪说之,熊世春. 口腔黏膜色素痣. 中华口腔医学杂志, 1993,28(2):106-108.

16. 陈新明,汪说之,李原. 口腔黏膜良性局灶性黑色素性病损—41 例临床病理研究. 华西口腔医学杂志,1997,15(3):242-246.

17. 陈新明,汪说之,熊世春. 32 例口腔黏膜黑色素瘤病理与免疫组化研究. 湖北医科大学学报,1997,18(2):183-185.

18. Chatzistefanou I, Kolokythas A, Vahtsevanos K, et al. Primary mucosal melanoma of the oral cavity:current therapy and future directions. Oral Surg Oral Med Oral Pathol Oral Radiol,2016,122(1): 17-27.

第三章

唾液腺非肿瘤性疾病

唾液腺非肿瘤性疾病包括唾液腺发育性疾病、炎症和上皮性非肿瘤性疾病。唾液腺发育性疾病比较少见，头颈部发育畸形时常伴有唾液腺发育异常。唾液腺炎症性疾病一般不依赖组织病理学诊断，常常根据患者的病史、临床表现和化验检查即可诊断。近年来研究发现，慢性硬化性唾液腺炎病变大都属于 IgG4 相关性硬化病（IgG4-related sclerosing disease，ISD）。IgG4 相关性硬化病是最近形成的针对以前描述的几种器官特异性炎症性病变的统一概念，这些病变有血清 IgG4 增高，含丰富的 IgG4 阳性浆细胞的淋巴浆细胞性炎症，累及一个或数个器官，所以对此类患者应进行系统性检查。另外，唾液腺上皮性非肿瘤性病变从临床特征到病理表现都与唾液腺肿瘤有相似之处，需要进行鉴别，本章列举了其中良性淋巴上皮病变、坏死性唾液腺化生、硬化性多囊性腺病和嗜酸性细胞增生症，并详细描述各类病变的临床表现和病理特点，以供医师同仁在临床病理工作中参考（表 3-0-1）。

表 3-0-1　唾液腺非肿瘤性疾病

唾液腺发育性疾病
　　一、唾液腺异位
　　二、多囊病
唾液腺炎症
　　一、病毒性腮腺炎/流行性腮腺炎
　　二、化脓性唾液腺炎
　　三、慢行阻塞性唾液腺炎
　　四、慢行硬化性唾液腺炎/IgG4 相关唾液腺炎
唾液腺上皮性非肿瘤性疾病
　　一、良性淋巴上皮病变和舍格伦综合征
　　二、坏死性唾液腺化生
　　三、硬化性多囊性腺病
　　四、嗜酸细胞增生症

第一节　唾液腺发育性疾病

一、唾液腺异位

【定义】

唾液腺异位（salivary gland heterotopia）是指唾液腺腺体远离其正常位置。异位唾液腺最常见于腮腺旁、腮腺内淋巴结，还可见于颈前软组织，如胸锁乳突肌前缘、胸锁关节、颈淋巴结附近，少见于中耳、颈后、颌骨等。

【临床特征】

1. 症状　一般异位唾液腺为无意中发现，有症状者表现为颈前肿块、窦道，并常合并鳃裂、支气管-鳃综合征（branchio-otorenal syndrome）。少数异位唾液腺可发生肿瘤，包括腺瘤、黏液表皮样癌、腺泡细胞癌、腺样囊性癌等。颌骨内异位唾液腺可导致颌骨中心性唾液腺肿瘤，最常见的是黏液表皮样癌。

2. 治疗及预后　异位唾液腺简单切除即可，其发生的肿瘤应遵循肿瘤治疗原则。

【病理变化】

异位唾液腺组织形态与正常唾液腺类似，但无排泄管。腺体为浆液腺或浆液黏液混合腺（图 3-1-1）。其发生的肿瘤形态也与正常唾液腺发生的类似。

二、多囊病

【定义】

多囊病（polycystic disease）是一种少见的唾液腺发育性疾病，常发生于单侧或双侧的腮腺，此时又称多囊腮腺。

【临床特征】

1. 流行病学　多囊病为累及唾液腺导管系统、非常罕见的发育异常，组织学上与肾脏的多囊病相似。于1981 年首先由 Seifert 等描述，约占唾液腺囊肿的 0.2%。迄今为止报道不超过 30 例，绝大部分发生于腮腺，6～65 岁，但儿童多见。多数双侧受累，少数单侧受累。临床表现为反复无痛性肿胀，涎腺造影显示为多囊性改变。

2. 治疗及预后　多囊病为良性病变，可出于美观、诊断需要而切除。

【病理变化】

小叶结构尚存，但腺体主质被多少不等的蜂窝状囊性腔隙替代，腔隙大小约数毫米，内衬扁平、立方、柱状上皮，常见顶浆分泌、胞质空泡或嗜酸、变性。囊腔之间常相互连

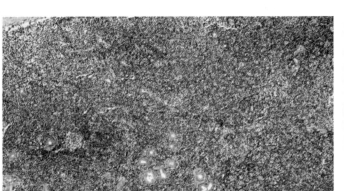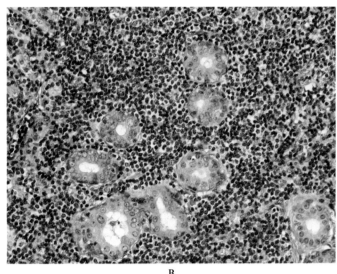

图 3-1-1　腮腺淋巴结内异位的腺体组织
A.低倍见淋巴结组织内有内陷的导管结构；B.高倍镜

接、形态不规则、有不完全的纤维分隔。囊腔内常见浓染的蛋白样分泌物、同心圆样结石、结晶。间质为纤维性，囊腔间可见内陷的腺泡、导管，病变有时会误诊为腺癌，但弥漫性的多囊病变、小叶结构尚存的特点可与肿瘤进行鉴别。

【鉴别诊断】

需与囊腺瘤、囊腺癌鉴别，二者均为局限性病变，而多囊病累及整个腺体。

（周传香）

第二节　唾液腺炎症

一、病毒性腮腺炎/流行性腮腺炎

【定义】

病毒性腮腺炎（virus parotitis，mumps），也称作流行性腮腺炎（epidemic parotitis），由副黏液病毒引起，导致腮腺肿胀、疼痛，有时会累及其他腺体。本病具有高度传染性，是导致急性腮腺肿胀的最常见原因。本病可获终身免疫。

【临床特征】

1. 症状　主要见于儿童，病变潜伏期约 21 天，之后患者出现头痛、乏力、发热，以及腮腺区的剧烈疼痛和轻微肿胀，并发症可有永久性失聪，罕见脑膜炎。成人患者男性可伴睾丸炎，女性可伴卵巢炎，并可伴严重、持久的全身乏力。根据患者的病史、临床表现容易做出诊断，尤其当患者为儿童时。但当病变为单侧时，有可能被误诊为牙齿感染、细菌性腮腺炎。罕见情况下，当颌下腺、舌下腺累及时，需要和淋巴上皮病鉴别。如患者之前有流行性腮腺炎的病史，则本次患本病的可能性可被排除。补体结合性抗体（complement-fixing antibodies）的滴度增高可帮助确诊本病，S 抗原的抗体存在表明近期患过此病，之后，此抗体下降很快，而 V 抗体持续存在，表明曾感染过此病。

流行性腮腺炎疫苗于 1988 年以麻疹-流行性腮腺炎-风疹（measles-mumps-rubella，MMR）的疫苗形式出现。在此疫苗出现之前，本病 3 年流行一次。注射疫苗并不能完全预防病变发生，但病情发作更为温和，尤其是成人，症状可不典型。MMR 疫苗在 1~4 岁间注射，疫苗为活病毒，少数接种者可表现为轻微的流行性腮腺炎症状，表现为疫苗注射后腮腺肿胀 3 周。

2. 治疗及预后　本病为对症治疗，给与非阿司匹林类解热镇痛药、退热药，并卧床休息。避免酸性食物以减少唾液分泌及唾液不适。

【病理变化】

表现为非化脓性渗出性炎症。腺泡细胞内含空泡，可见包涵体，部分腺泡细胞坏死。导管上皮水肿，管腔内见渗出、坏死。间质淋巴细胞、浆细胞浸润，组织水肿。

二、化脓性唾液腺炎

【定义】

急性化脓性腮腺炎（acute suppurative parotitis）为细菌感染所致，病原菌主要是金黄色葡萄球菌、草绿色链球菌及溶血性链球菌。多为全身疾病的并发症，由于身体虚弱、免疫力低下等引起反射性腮腺功能低下，口腔卫生不良，唾液分泌量减少，口腔内致病菌经唾液腺导管进入腮腺，发生逆行感染。

【临床特征】

1. 流行病学　化脓性腮腺炎常见于有严重口干、特

别是 Sjögren 综合征的患者。多为一侧腮腺,约 20%~
25% 发生于双侧。

2. **症状** 典型临床表现为单侧、双侧腮腺肿胀、发红、
压痛,伴全身乏力、发热。区域淋巴结肿大、压痛,挤压时腮
腺导管口有脓液溢出。感染过程有赖于患者体质。常在外
伤、全身感染性疾病、代谢性疾病和恶性肿瘤等身体衰弱、
抵抗力降低的情况下发生。腹部大手术等引起反射性腮腺
分泌功能降低,术后 1 周内可发生术后腮腺炎。血源性者
较少见,与败血症或脓毒血症有关,多见于新生儿。

3. **治疗及预后** 开始可用氟氯西林治疗,可进行脓
液采集、药敏实验,还可进行引流。

【病理变化】

急性化脓性腮腺炎根据临床表现及化验检查即可诊
断,一般不做病理检查。其病理表现为涎腺导管周围有
大量急性炎症细胞浸润,导管扩张,腺泡有不同程度累
及。严重者可见脓肿形成,腺泡不同程度破坏。急性炎
症消退后可形成纤维性愈合,导致永久性唾液分泌减少。

三、慢性阻塞性唾液腺炎

【定义】

慢性阻塞性唾液腺炎(chronic obstructive sialadenitis)
是最常见的慢性唾液腺炎,大约占所有慢性涎腺炎的
30%。原因有两个,一是由于涎腺导管结石、异物、瘢痕
或肿瘤等压迫所致的导管狭窄,另一个为唾液电解质紊
乱。本病有时又被称为涎石症。

【临床特征】

1. **流行病学** 好发于 30~60 岁的患者,男性稍多于
女性。颌下腺及腮腺多见。小腺体常累及上唇及颊部腺
体。临床表现为涎腺肿大,有酸胀感,进食时加重,挤压
患部可见大量浑浊样涎液流出,症状与阻塞的程度密切
相关。腮腺造影可见主导管扩张,末梢导管成点丘状,部
分腺体不显影(图 3-2-1)。

唾液腺结石(salivary stone)或唾液腺导管结石(sali-
vary duct stone)是慢性阻塞性涎腺炎的主要病因,常被称
为涎石症。以颌下腺结石多见,可能与下列因素有关:
①颌下腺分泌的唾液富含黏蛋白,比较黏稠,且含钙量
高,约超出腮腺的 2 倍,钙盐容易沉积;②颌下腺导管长
而不规则,分泌液易于浓缩;③导管口较大,位于口底,异
物容易进入导管内。小唾液腺结石患者常伴有身体其他
器官结石,可能与全身代谢有关。

2. **症状** 主要见于成人,男性约 2 倍于女性。结石多
为单侧,一般无症状,但闻、吃食物时刺激唾液分泌导致疼
痛,导管堵塞可导致感染、疼痛、涎腺肿大。有时患者无症
状,直至结石向前移动,在导管处可被扪到,或可见于导管

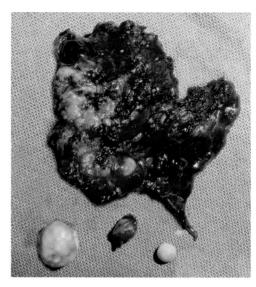

图 3-2-1 慢性阻塞性颌下腺炎大体图片

出口处,局部可有压痛,且无明显自觉症状。有时,结石可
在影像学上看到,但约 40% 的腮腺结石、20% 的颌下腺结石
并非放射阻射,故在影像学上不可见,此时需做涎腺造影进
行定位,有时可见阻塞后端的导管扩张。小涎腺结石无症
状,在黏膜下出现孤立的小结节,触之较硬,黏膜颜色正常。

3. **治疗及预后** 本病为对症治疗,给与非阿司匹林
类解热镇痛药、退热药,并卧床休息。避免酸性食物以减
少唾液分泌及唾液不适。

【病理变化】

组织学上可见不同程度的腺泡破坏、导管扩张、管壁
上皮细胞变性,导管周围散在慢性炎症细胞浸润,主要是
淋巴细胞、浆细胞,伴间质纤维化。病变晚期广泛纤维增
生伴玻璃样变性,腺泡大部分破坏消失,仅存导管,唾液
腺被修复的纤维组织所取代(图 3-2-2)。

涎石为单个或多个,以单个多见,呈圆形或长柱形,大
小不等,最小直径为 0.1cm,最大可达 5.5cm,有的坚硬,有
的呈泥沙状。结石为淡黄色,由钙盐沉积于有机物上所致,
剖面呈同心圆层板状,表面形态粗糙,可造成涎腺导管衬里
鳞状化生(图 3-2-3)。结石表面常见菌丛生长,这些细菌合
并导管阻塞是导致炎症和导管周围纤维化的诱因。

电镜显示:排泄管的部分上皮脱落,上皮细胞间的间隙
增宽,桥粒断裂,小叶内导管扩张;导管上皮细胞变形,细胞
核固缩,管壁间有白细胞移出,腺泡细胞的胞质内细胞器减
少,分泌颗粒消失,细胞间有大量变性细胞和残存的细胞器。

四、慢性硬化性唾液腺炎/IgG4 相关唾液腺炎

【定义】

慢性硬化性唾液腺炎(chronic sclerosing sialadenitis)
是唾液腺炎症性疾病,首先由 Küttner 于 1869 年描述。临

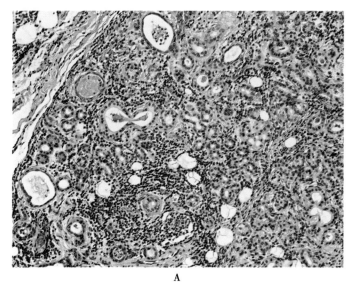

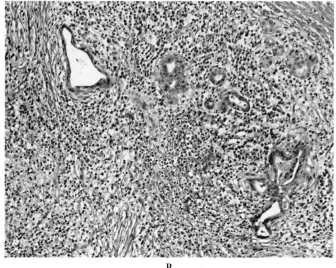

图 3-2-2　慢性阻塞性颌下腺炎的组织学表现

A.腺泡破坏、导管扩张、管壁上皮细胞变性,导管周围散在慢性炎症细胞浸润;B.纤维增生伴玻璃样变性,腺泡大部分破坏消失,仅存不规则扩张的导管

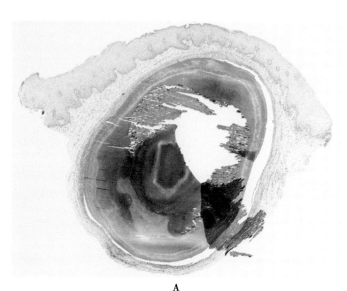

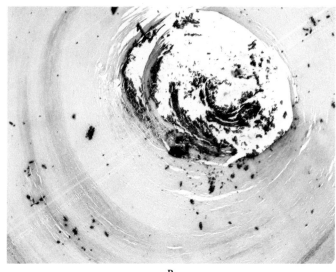

图 3-2-3　涎石在显微镜下观察剖面呈同心圆层板状

A.低倍镜;B.高倍镜

床上表现为唾液腺的硬性肿物,可如石头样硬,不容易与肿瘤区别,也称为 Küttner 瘤(Küttner tumor,KT)。KT 几乎均发生在颌下腺。临床容易误诊为颌下腺肿瘤,实际上本病是炎症性疾病。

【临床特征】

1. **流行病学**　KT 可发生于任何年龄(11~83 岁),多数为 20~70 岁,平均 42~44 岁。病变的绝大部分发生在颌下腺,腮腺和小唾液腺偶有累及。病程从数周到数十年。表现为颌下腺肿胀。有些患者只是无症状的颌下腺肿大,有些患者伴有反复进食疼痛的症状。临床上常常误诊为颌下腺肿瘤特别是恶性肿瘤。通常单侧发病,双侧颌下腺伴泪腺肿大者也有报道。

2. **病因**　本病病因尚不完全清楚,近年来,越来越多

的证据表明 KT 属于 IgG4 相关的硬化病(IgG4-related sclerosing disease,ISD)。IgG4 相关的硬化病是最近形成的、针对以前描述的、几种器官特异性炎症性病变的统一概念,这些病变有血清 IgG4 增高,含丰富的 IgG4 阳性浆细胞的淋巴浆细胞性炎症,累及一个或数个器官。有的患者伴发 IgG4 相关自身免疫性胰腺炎、腹膜后纤维化和纵隔淋巴结肿大。由于 KT 与 IgG4 相关性硬化病有关,所以对此类患者应进行系统性检查,以排除 IgG4 相关的系统病。部分 KT 患者的血清 IgG、IgG4 浓度升高。与舍格伦综合征相关的自身抗体 Ro(SS-A)和 La(SS-B)一般为阴性,但ANA 可为阳性。超声检查见腺体多数弥漫受累,也可为局部受累。弥漫受累者的颌下腺表现类似于肝硬化。

3. **诊断**　IgG4 相关性疾病综合诊断标准如下:①临

床检查显示 1 个或多个器官特征性的弥漫性或局限性肿大或肿块形成。②血液学检查示血清 IgG4 升高（>1 350mg/L）。③组织学检查：a. 大量淋巴细胞和浆细胞浸润，伴纤维化；b. 组织中浸润的 IgG4 阳性浆细胞占全部 IgG 阳性浆细胞的比值>40%，并且每高倍视野下 IgG4 阳性浆细胞>10。满足①+②+③为确诊；满足①+③为可能；满足①+②为可疑。尽管血清 IgG4 升高和组织中 IgG4 阳性浆细胞浸润是诊断 IgG4 相关性疾病的必要条件，许多非 IgG4 相关性疾病也可出现上述表现，如系统性红斑狼疮、干燥综合征、系统性血管炎和恶性肿瘤，因此，在上述诊断标准的注释中特别强调诊断需除外受累脏器肿瘤以及临床类似疾病（如干燥综合征、硬化性胆管炎、Castleman 病、肉芽肿性多血管炎、结节病等）。

　　4. 治疗及预后　糖皮质激素是 IgG4 相关性疾病最有效的药物。

【病理变化】

　　大体上受累唾液腺腺体增大，实性，但维持其正常的结构。

　　镜下 KT 的特征是致密的腺小叶内外，特别是导管、腺泡周围的炎症浸润，以淋巴细胞和浆细胞为主。浸润的淋巴细胞为 T 细胞和 B 细胞的混合，后者聚集形成形态不规则的淋巴滤泡。有人形容这些滤泡的生发中心呈地图样。腺体的间质有明显的纤维化和不规则的含浓缩分泌物的导管扩张。由于炎性浸润使腺体实质特别是腺泡萎缩消失。病变发展至一定阶段时，可见小叶间结缔组织明显增厚，含活跃的成纤维细胞、淋巴细胞和浆细胞，偶见嗜酸性细胞。可见闭塞性静脉炎。炎症、纤维化和腺实质受累的程度变化很大。腺小叶结构通常存在。导管周围纤维化、上皮增生、鳞状化生、黏液细胞化生也可见到，但一般很少见上皮岛形成（图 3-2-4、图 3-2-5）。

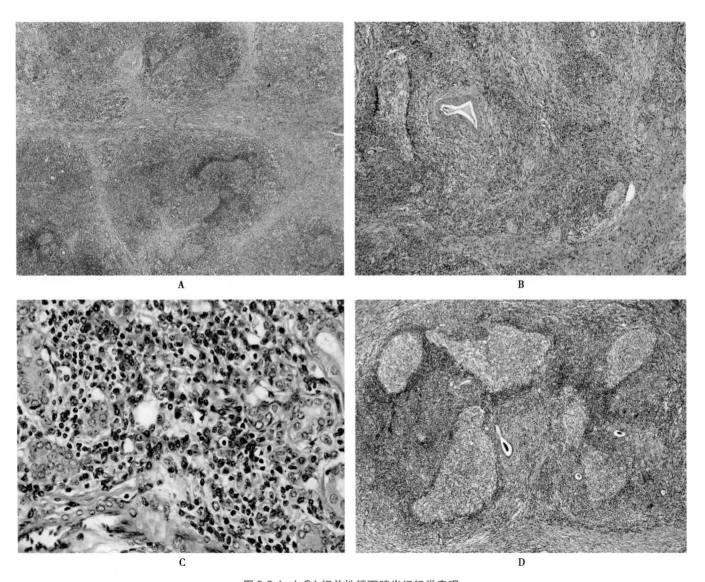

A

B

C

D

图 3-2-4　IgG4 相关性颌下腺炎组织学表现
A. 小叶间结缔组织明显增厚，纤维增生，大量淋巴浆细胞浸润；B. 病变内可见静脉炎表现；C. 高倍镜显示大量浆细胞；D. 增生的淋巴滤泡生发中心呈地图样

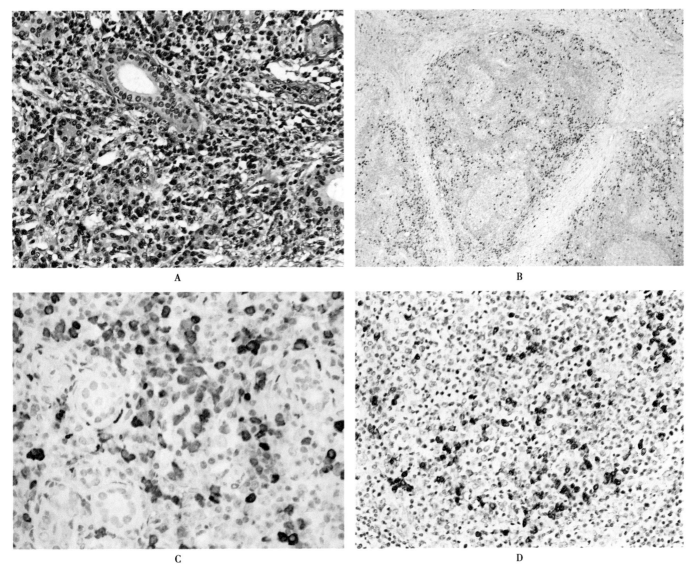

图 3-2-5　IgG4 相关性颌下腺炎组织学和免疫组化表现
A. 腺体周围大量浆细胞浸润；B. 浆细胞 IgG4 阳性表达（低倍）；C、D. 浆细胞 IgG4 阳性表达（高倍）

（周传香）

第三节　唾液腺上皮性非肿瘤性疾病

一、良性淋巴上皮病变和舍格伦综合征

【定义】

1892 年最早由 Mikulicz 描述了一名 42 岁男性患者，双侧涎腺、泪腺无痛性肿大，组织学表现见密集的淋巴细胞浸润，具有此种组织学特征的病变称良性淋巴上皮病，其临床表现被命名为 Mikulicz 病（Mikulicz disease）。有时临床上可见其他一些双侧腮腺、泪腺肿大的病变，但这些病变组织学上并不表现为良性淋巴上皮病，而可能为结核、结节病、淋巴瘤等，这些继发于其他疾病的腮腺、泪腺肿大以后被称作 Mikulicz 综合征，而 Mikulicz 病被用作

描述组织学上表现为良性淋巴上皮病的病变。

1933 年，Sjögren 详细描述了一名女性患者的临床、组织学表现，该患者表现为眼干、口干。1953 年，Morgan 和 Castleman 报道并指出，Mikulicz 病和 Sjögren 综合征有许多相似之处，认为 Mikulicz 病是 Sjögren 综合征多种症状中的表现之一。许多 Mikulicz 病目前更常被称作 Sjögren 综合征。Sjögren 综合征为慢性、系统性、自身免疫性疾病，主要累及涎腺、泪腺而导致口干、眼干，后者可导致干性角结膜炎（keratoconjunctivitis sicca），临床上也将此疾病称干燥综合征（sicca syndrome）。几乎所有 Sjögren 综合征患者均有良性淋巴上皮病表现。但组织学表现为良性淋巴上皮病的患者中，超过 50% 临床上无 Sjögren 综合征症状。良性淋巴上皮病变也被称为淋巴上皮性涎腺炎（lymphoepithelial sialadenitis, LESA）、肌上皮性涎腺炎

（myoepithelial sialadenitis）。Sjögren 综合征分为原发性、继发性。原发性 Sjögren 综合征（primary Sjögren's syndrom，primary SS）表现为眼干、口干，不伴其他结缔组织病变。继发性 Sjögren 综合征（secondary Sjögren's syndrom，secondary SS）表现为眼干、口干，伴有风湿性关节炎或其他结缔组织病变。

【临床特征】

1. 流行病学　Sjögren 综合征在人群中患病率约为0.5%，女性多于男性，男女比例约为 1∶9。风湿性关节炎患者中约 10%~15%存在 Sjögren 综合征，红斑狼疮患者中约 30%存在 Sjögren 综合征，部分 Sjögren 综合征患者不伴有其他结缔组织病变。

2. 症状　口腔表现为不适、进食或吞咽困难、味觉异常、易于感染、说话障碍。病变早期，黏膜仍湿润，但唾液分泌量降低，病变确立期，口腔黏膜明显干燥、发红及发亮，舌乳头萎缩，舌背呈鹅卵石状。常见白色念珠菌感染，导致口腔疼痛、黏膜充血、口角炎（angular stomatitis）。

菌斑沉积，可见快速进展性龋。最严重的感染并发症为化脓性腮腺炎。约 1/3~1/2 的患者有弥漫性大涎腺肿大，表现为双侧、无痛、质略硬。眼睛受累者表现为泪液分泌障碍、角膜和结膜清除异物障碍、眼睛出现沙砾样感、视力障碍或失明。除了药物、放疗，Sjögren 综合征是引起口干的主要原因，但 Sjögren 综合征最严重的后果是对眼睛的损伤和增加恶性淋巴瘤的风险。原发性 Sjögren 综合征较继发性 Sjögren 综合征更易导致严重的口腔、眼的变化，以及增加恶性淋巴瘤的风险。

3. 治疗及预后　Sjögren 综合征患者罹患淋巴瘤的风险与正常人相比增加了 40 倍，见于约 6%的 Sjögren 综合征患者，为 Sjögren 综合征最严重的并发症，腺体在长期、持续肿大基础上，突然出现显著增大，提示有恶性淋巴瘤出现的可能，颈淋巴结可能同时累及，如患者出现发热、夜间盗汗也是提示恶性淋巴瘤，最常见为黏膜相关淋巴组织结外边缘区 B 细胞淋巴瘤，其组织学表现详见第九章（图 3-3-1）。

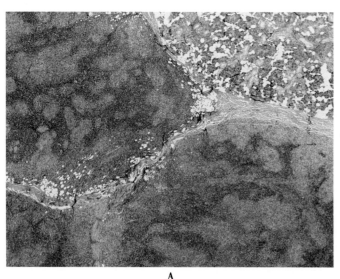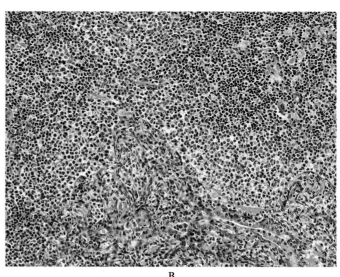

图 3-3-1　发生于淋巴上皮病变的 MALT 淋巴瘤
A. 低倍镜；B. 高倍镜

【病理变化】

基本组织学表现为淋巴细胞浸润腺体，腺泡破坏。早期的淋巴细胞浸润围绕汇管区的导管周围，以后扩散到腺泡组织。淋巴组织可有或无生发中心，唾液腺导管及其周围肌上皮细胞增生形成上皮肌上皮岛，但目前对上皮岛中是否存在肌上皮尚有争议。最终的严重病变为腺泡破坏，整个腺体被致密浸润的淋巴细胞替代（图 3-3-2A、B），但淋巴细胞浸润仍局限在小叶内，小叶结构、小叶间间隔并未破坏。小涎腺中也伴有淋巴细胞浸润，但罕见上皮肌上皮岛。

唇腺的病理改变与腮腺相似，故唇腺活检可代替腮腺活检以避免腮腺损伤。下唇的小唾液腺活检可用以辅助诊断，慢性炎症细胞聚集灶的标准为 50 个淋巴细胞和浆细胞（图 3-3-2C、D），邻近正常腺泡每 $4mm^2$ 腺体有 ≥1 个灶，灶数越多，诊断意义越大。虽然唇腺活检被广泛用于诊断，但并非完全可靠。有些 Sjögren 综合征患者唇腺并无典型表现，而一些非 Sjögren 综合征患者可见灶性淋巴细胞浸润。

其他一些诊断标准包括全唾液流率降低，唾液腺造影显示末梢导管呈点状扩张，泪液减少抗体检测特别是

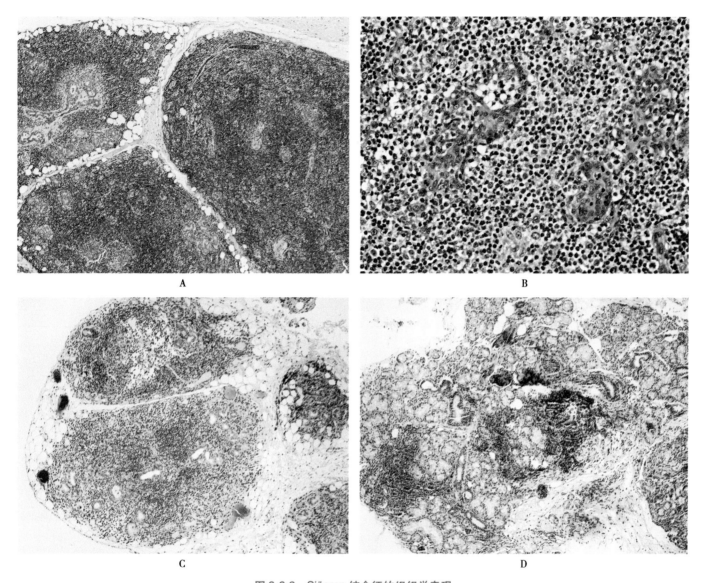

图 3-3-2　Sjögren 综合征的组织学表现
A.腺泡破坏,整个腺小叶几乎被致密浸润的淋巴细胞替代;B.淋巴组织内见肌上皮细胞增生形成上皮肌上皮岛;C、D.唇腺活检

风湿因子、SS-B 阳性。Schirmer 试验显示 5min 内 ≤5mm 为阳性。正常涎腺的涎液流速为 1~2ml/min,SS 患者可降至<0.5ml/min 甚至更少。

二、坏死性唾液腺化生

【定义】

坏死性唾液腺化生(necrotising sialometaplasia)为少见的、具有局部破坏性的瘤样病变,病因不明,大部分学者认为是唾液腺组织缺血导致局部梗阻所致,由于在临床、病理上很类似于恶性表现,故应引起重视。可能的病因包括:创伤、牙体感染、假牙不适、上呼吸道感染、邻近肿瘤、手术史等。但很多病变并无上述病因。

【临床特征】

1. 流行病学　常见于腭部,最常见于腭后部近第 1 磨牙区,也可见于其他小唾液腺,罕见于腮腺、颌下腺、舌

下腺。主要见于中年男性,男女比为 2∶1,平均病程 3 周,最长达 6 个月。典型症状为无痛或有疼痛、溃疡性肿块,直径 1.0~5.0cm。病变边缘不规则,呈火山口样(图 3-3-

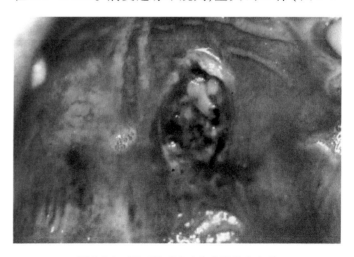

图 3-3-3　坏死性唾液腺化生的临床表现

3),临床表现类似于癌。位于腮腺者,多有局部手术史,表现为腮腺区肿块,肿块的出现与以往手术间隔时间为10天~3周,肿块0.6~1cm,易误认为手术未切净肿瘤或术后复发。X线检查见大多数NSM无骨受累,但数例有腭骨变形。

2. 治疗及预后　病变常被切除活检以排除恶性肿瘤,一旦被确诊为坏死性唾液腺化生,不需特殊治疗,可于5~10周后自愈。

【病理变化】

在小唾液腺可见溃疡邻近表面黏膜上皮的假上皮瘤样增生(图3-3-4A)。早期病变可见全部或部分小叶坏死,炎症几乎没有或很轻微。偶尔见坏死区出现黏液池和肉芽组织。随着病变地进展,坏死小叶出现急、慢性炎

症和组织细胞,并累及小叶间隔,一般腺小叶的轮廓仍然保存。后期病变有明显鳞状化生,通常伴较重的炎症、水肿和纤维化,坏死区可能已不存在。

化生的鳞状上皮一般为较小的圆形的鳞状细胞团。有时为较长的鳞状细胞条索,相当于纵隔的导管成分。细胞团的中央有时出现角化(图3-3-4B),但一般不表现为明显的角化珠。化生的实性鳞状细胞巢中有时仍可见导管的腔面结构和黏液细胞。多数病变的鳞状上皮细胞形态温和,但可出现中至重度的反应性非典型性,而且有时可见较多的核分裂,可误诊为癌,但一般不见病理性核分裂。炎症浸润的细胞主要有中性粒细胞、泡沫状巨噬细胞,其次是淋巴细胞、浆细胞和嗜酸性细胞。光、电镜研究证实,发生鳞状化生的涎腺组织为腺泡闰管复合体。

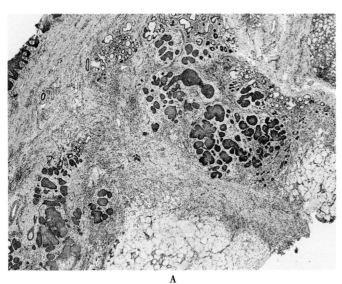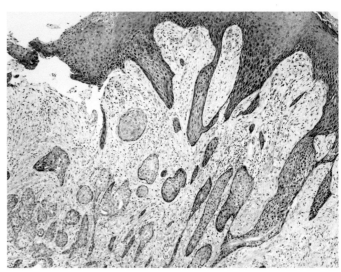

图3-3-4　坏死性唾液腺化生的组织学表现

A. 小涎腺腺泡破坏、导管上皮增生、化生的鳞状上皮一般为较小的圆形的鳞状细胞团,导管周围散在慢性炎症细胞浸润;B. 溃疡邻近表面黏膜上皮的假上皮瘤样增生

三、硬化性多囊性腺病

【定义】

硬化性多囊性腺病(sclerosing polycystic adenosis,SPA)是近年来得到认识的罕见唾液腺疾病。病理表现类似于乳腺的硬化性腺病。最初认为SPA是一个导致纤维化和上皮增生的假瘤样反应性增生炎症性过程。目前有人提出该病可能属于肿瘤性增生。该病的病因及发病机制不详。

【临床特征】

罕见。绝大部分发生在腮腺,少数发生在颌下腺,也有发生在小唾液腺者。患者平均年龄约40岁,女性稍多见。多数病变为原发,个别的病例可伴发其他肿瘤如多形性腺瘤和嗜酸细胞瘤。有的病例有慢性复发性腮腺

炎病史。典型的临床表现是缓慢增大的肿物,病程一般小于2年,偶有疼痛。临床检查类似于涎腺的良性肿瘤。

【病理变化】

肉眼见大多数肿物为实性或有弹性,界清,无包膜或者包膜不完整。偶有多灶性结节。病变最大径在0.3~7cm,切面灰白有光泽,可见微小囊肿。

低倍镜下见肿物一般界清(图3-3-5A),以致密的硬化性纤维组织为背景,内有多个含扩张的导管和腺泡的不规则或模糊的小叶结构(图3-3-5B)。小叶中含丰富的玻璃样变的胶原,围绕多个有明显囊性变的导管。导管、腺泡成分的数量和密度在不同病例、同一病例的不同区域均有不同。囊性扩张的导管和其他导管的内衬细胞从扁平到立方形(图3-3-5C),经常出现各种化

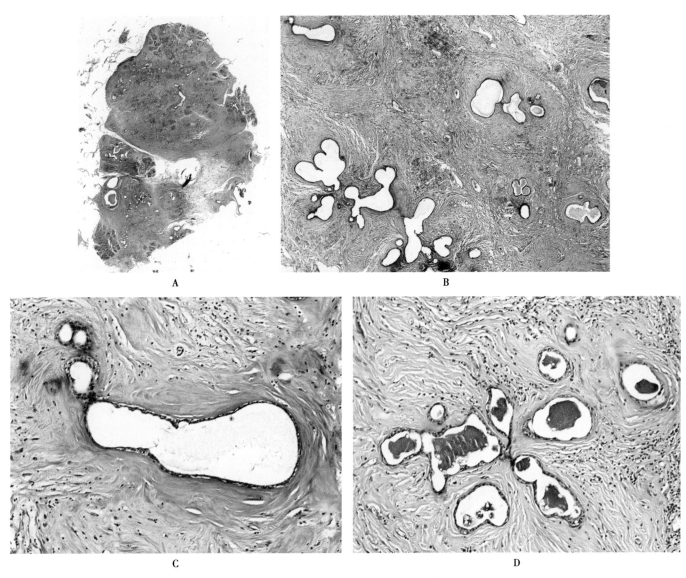

图 3-3-5　硬化性多囊性腺病的组织学表现

A. 低倍镜见肿物界清；B. 以纤维组织为背景，有含扩张的导管和残存腺泡的不规则小叶结构；C. 高倍镜见扩张的导管周围玻璃样变，导管内衬扁平或立方上皮；D. PAS 染色显示管腔内有分泌物

生，顶浆分泌样细胞、黏液细胞、皮脂细胞、空泡细胞和气球样细胞、嗜酸细胞均可见到。管腔内可有分泌物滞留（图 3-3-5D）。病变的另一个特点是病变中部分腺泡细胞常常含粗大的嗜酸性颗粒，类似于改变的酶原颗粒。

SPA 另一个常见的表现是有的导管内衬细胞增生呈乳头状，或形成筛状结构。筛状结构之间有基底膜样物质。增生的细胞可同时具备轻至重度直至原位癌的非典型性。偶尔可见明显的腺泡增生灶，类似于腺泡细胞癌。但正常的小叶结构始终存在。病变小叶内和小叶间常见萎缩和残余的腺泡。有时可见黄瘤样巨噬细胞取代导管内衬上皮细胞。玻璃样变的间质有不同程度的混合型炎症细胞浸润，有些区域可出现明显的吞噬类脂质的泡沫细胞聚集。

四、嗜酸细胞增生症

【定义】

嗜酸细胞增生症（oncocytosis）是指腺体组织中有大量嗜酸细胞增生，可能是随着年龄增长，细胞代谢改变的结果。嗜酸细胞的大小是正常腺泡细胞的 1~2 倍，含丰富的嗜酸性颗粒状胞质和位于细胞中心的浓染细胞核。Seifert（1991）认为其原因可能是线粒体病变引起细胞内代谢异常。嗜酸细胞增生症分为弥漫性嗜酸细胞增生（diffuse oncocytosis）和局灶性嗜酸细胞腺瘤样增生（focal oncocytic adenomatous hyperplasia）。

【临床特征】

已报道的弥漫性嗜酸性细胞增生症病例中，患者的平均年龄为 67.4 岁。表现为腮腺的无痛性肿大。为单侧腮腺肿大,界限不明显,无自觉症状,触之柔软。

局灶性结节性嗜酸细胞增生症较弥漫性嗜酸细胞增生症多见,也称为多灶性结节状嗜酸细胞增生(multifocal nodular oncocytic hyperplasia,MNOH),罕见。占腮腺病变的0.1%以下。临床上可有腮腺区肿胀和疼痛。多结节病变的大小在0.1~1.0cm。

【病理变化】

弥漫性病变腺小叶全部的腺泡细胞和导管上皮均发生了嗜酸细胞化生(图3-3-6A)。细胞肿胀,胞质内充满细小的嗜酸颗粒,胞核较小,核仁清晰。间质中可见脂肪

细胞,导管周围结缔组织中偶见淋巴细胞、浆细胞浸润(图3-3-6B)。组织化学染色示氧化酶活性增高,脂蛋白染色和PTAH染色呈阳性,超微结构显示嗜酸细胞的胞质内有大量肿胀的线粒体,并见晶体及电子致密颗粒。局灶性结节性病变的特点是出现多个嗜酸细胞性结节(图3-3-6C),随小叶分布。结节的边缘可以嵌入周围正常的腺实质。结节出现在腮腺内淋巴结门部时,会给人一种转移性扩散的假象。部分或全部的嗜酸细胞可以有透明的胞质(图3-3-6D),有人称之为透明细胞嗜酸细胞增生症。MNOH可伴发嗜酸细胞瘤。

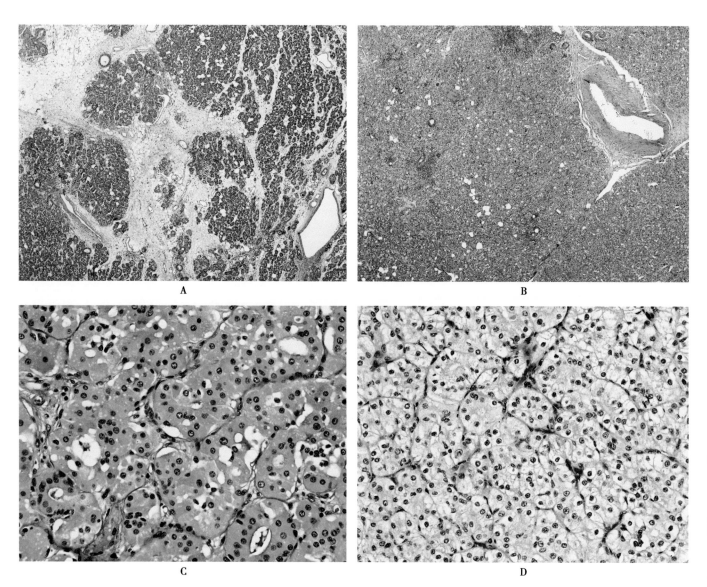

图 3-3-6　嗜酸性细胞增生症的组织学表现

A. 多个嗜酸细胞性结节,随小叶分布;B. 导管周围结缔组织中偶见淋巴细胞、浆细胞浸润;C. 高倍镜显示细胞肿胀,胞质内充满细小的嗜酸颗粒,胞核较小;D. 嗜酸细胞可以有较透明的胞质

(周传香)

参 考 文 献

1. El-Naggar AK, Chan JKC, Grandis JR, et al. World Health Organization classification of head and neck tumours. Lyon: IARC, 2017.

2. Gnepp DR. Diagnostic surgical pathology of the head and neck. W. B. Saunsers Company, 2001.

3. Regezi JA, Sciubba JJ, Jordan RCK. Oral pathology, Clinical pathologic correlations. 4th ed. Elsevier, 2003.

4. Neville BW, Damm DD, Allen CM, et al. Oral and Maxillofacial Pathology. 3rd ed. Saunsers Elsevier, 2009.

5. 李铁军. 口腔病理诊断. 北京:人民卫生出版社, 2011.

6. Li B-B, Li T-J. Sclerosing polycystic adenosis of the sublingual gland. A case report. Chin J Dent Res, 2008, 11(2):134-136.

唾液腺肿瘤

唾液腺是生产和分泌唾液的外分泌腺,其功能单位是分泌性腺泡和相关的导管及肌上皮细胞。唾液腺由三对大腺体和数量众多的小腺体组成,大腺体包括腮腺、下颌下腺和舌下腺。小腺体广泛分布于口腔和口咽部,主要见于软硬腭交界、唇和颊黏膜。上呼吸道、鼻腔和副鼻窦也有少量分布。

唾液腺肿瘤是口腔颌面部常见的肿瘤之一,全球的年发病率约为 0.4~13.5/100 000。恶性肿瘤的发病率为 0.4~2.6/100 000。在我国,唾液腺肿瘤约占人体全部肿瘤的 2.3%。在肿瘤的发生部位上,唾液腺肿瘤具有不同的分布比例;约 64%~80% 发生于腮腺,多见于浅叶;7%~11% 发生于下颌下腺,1% 以下发生于舌下腺,9%~23% 发生于小唾液腺。良性肿瘤占 54%~79%,恶性肿瘤占 21%~46%。但恶性肿瘤在舌下腺、小唾液腺具有更高的分布比例,舌下腺约为 70%~90%,小唾液腺约 50%,其中发生在舌、口底和磨牙后区的肿瘤,恶性约 80%~90%。

唾液腺肿瘤的高峰发病年龄多数在 50~70 岁,但是多形性腺瘤、黏液表皮样癌和腺泡细胞癌的高峰分布年龄在 20~40 岁。在 17 岁以下,多形性腺瘤、黏液表皮样癌和腺泡细胞癌约占上皮性肿瘤的 90%。

唾液腺肿瘤的发病因素尚不明确,目前认为病毒、辐射、工业职业、生活方式和营养以及激素水平可能与某些唾液腺肿瘤发生相关。例如,EB 病毒与淋巴上皮癌关系密切;电离辐射、碘 131 治疗性辐射和牙科 X 线片可能会增加黏液表皮样癌和 Warthin 瘤的发病风险;橡胶、重金属等工业工人患唾液腺癌的风险增加;吸烟与 Warthin 瘤关系密切;90% 的唾液腺导管癌中发现有雄性激素受体。

随着唾液腺肿瘤的分子生物学研究进展,目前以下分子遗传学变化可有助于肿瘤的病理诊断、生物学行为预测及治疗策略制定:①多形性腺瘤有染色体 3p21、8p12 和 12q13-15 重排和 PLGA-1、HMGI-C 基因表达;②Warthin 瘤和黏液表皮样癌中的 11q21 和 19p13 染色体易位;③腺样囊性癌和癌在多形性腺瘤中有 6q、8q、12q 结构和分子改变;④黏液表皮样癌、唾液腺导管癌和腺癌中有过

高的 HER2 基因表达和扩增;⑤透明细胞癌和肌上皮癌中有 EWSR1-ATF1 基因融合或 EWSR1 基因重排;⑥分泌性癌中有 EVT6-NTRK3 基因融合。

目前 WHO 分类在各国广为接受。2017 年发表的 WHO 唾液腺肿瘤组织学分类是最新的 WHO 分类。本章主要依据此分类对唾液腺肿瘤叙述(表 4-0-1)。

表 4-0-1 唾液腺肿瘤

唾液腺良性肿瘤
- 一、多形性腺瘤
- 二、肌上皮瘤
- 三、基底细胞腺瘤
- 四、Warthin 瘤
- 五、嗜酸细胞瘤
- 六、淋巴腺瘤
- 七、囊腺瘤
- 八、乳头状唾液腺瘤
- 九、导管乳头状瘤
- 十、皮脂腺腺瘤
- 十一、管状腺瘤

唾液腺恶性肿瘤
- 一、黏液表皮样癌
- 二、腺样囊性癌
- 三、腺泡细胞癌
- 四、上皮-肌上皮癌
- 五、肌上皮癌
- 六、基底细胞腺癌
- 七、透明细胞癌
- 八、分泌性癌
- 九、多形性腺癌
- 十、唾液腺导管癌
- 十一、导管内癌
- 十二、嗜酸细胞癌
- 十三、腺癌,非特指(NOS)
- 十四、癌在多形性腺瘤中
- 十五、皮脂腺癌
- 十六、淋巴上皮癌
- 十七、鳞状细胞癌
- 十八、差分化癌
- 十九、癌肉瘤
- 二十、成涎细胞瘤

第一节 唾液腺良性肿瘤

一、多形性腺瘤

【定义】

多形性腺瘤(pleomorphic adenoma),曾称混合瘤(benign mixed tumor),是最为常见的唾液腺良性肿瘤。该肿瘤以细胞形态和组织学结构的多形性以及多变的包膜情况为主要特征。手术摘除易复发,少数可发生恶性变。

【临床特征】

1. **流行病学** 是最常见的唾液腺肿瘤,其发生率约占唾液腺肿瘤的54%~76%。该肿瘤可发生于成人和儿童的全年龄段,成年人的高发年龄为20~50岁,儿童和青少年的高发年龄为5~15岁。女性患者多见,男女比例为1:2。

好发于腮腺(约80%),其次是下颌下腺和小唾液腺(以腭部最为多见),罕见于舌下腺。少数情况下可发生于鼻腔、鼻旁窦和喉部。

2. **症状** 常表现为无痛性、缓慢增大的包块,直径约2~5cm。通常可活动,发生于腭部或多次复发者活动性差。位于腮腺深叶的多形性腺瘤可表现为口腔扁桃后区或咽旁间隙肿瘤。肿瘤体积的增大或恶性变可引起面神经麻痹。

3. **发病因素** 病因不明。暴露于辐射15~20年后可增高其发病风险。

4. **治疗** 局部完整切除,保留足够的手术安全切缘。

5. **预后** 手术切缘不充分是多形性腺瘤复发的一个重要因素,肿瘤摘除手术复发率约25%~40%,扩大手术切缘复发率约2.5%。

恶变率约2%~7%,主要风险因素包括:反复复发、病程较长(>5~10年)、直径>4cm。

【病理变化】

1. **大体特征** 多为孤立的圆形或椭圆形肿物,界限清楚,有包膜,厚薄不一(图4-1-1A)。剖面实性,呈浅褐色到灰白色,有光泽(图4-1-1B)。伴或不伴软骨样半透

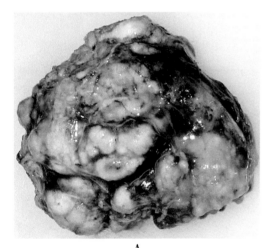 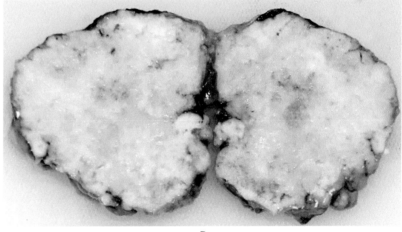

A   B

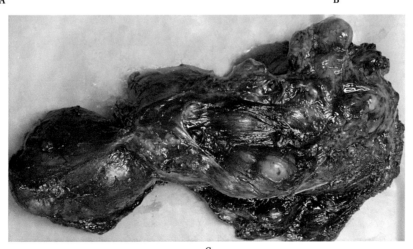

C

图4-1-1 多形性腺瘤

A.孤立的、界限清楚的圆形或椭圆形肿物;B.肿瘤剖面实性,灰白色,有光泽,包膜厚薄不一;C.复发性多形性腺瘤,可见多个大小不等的结节

明改变,局部可发生退行性或囊性改变。复发的多形性腺瘤常为大小不等的多节结肿块(图 4-1-1C)。

2. 镜下特征 肿瘤剖面实性,少数囊性改变。由腺上皮和肌上皮/基质成分混合构成。肿瘤实质主要由腺上皮和变异的肌上皮排列成腺管状、实性条索状、片状或网状

结构。腺管结构为双层导管结构,内层为立方状腺上皮细胞,外周为胞质透亮的肌上皮细胞或立方状基底细胞,管腔内含粉色均质黏液。梭形的肌上皮可由导管周围向黏液软骨样成分移行过渡,在黏液丰富区域可见肌上皮呈梭形或星形散在"漂浮"其中,与黏液基质无明显界限(图 4-1-2)。

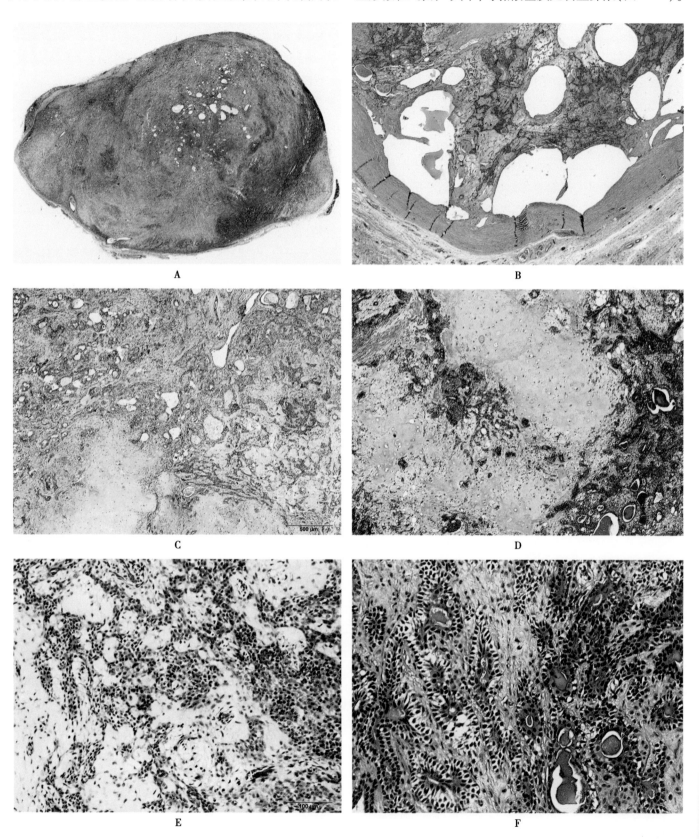

A

B

C

D

E

F

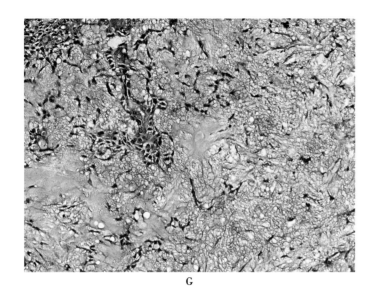

图 4-1-2　多形性腺瘤的组织学表现

A. 孤立实性结节；B. 局部呈囊性改变；C. 腺上皮和变异的肌上皮排列成腺管状、实性条索状、片状或网状结构，伴黏液软骨样基质成分；D. 肿瘤由腺上皮和肌上皮/基质成分混合构成，有软骨样成分形成；E. 腺上皮和变异的肌上皮排列成片状或网状结构；F. 腺上皮和变异的肌上皮排列成腺管状结构；G. 梭形的肌上皮可由导管周围向黏液软骨样基质移行过渡，"漂浮"于黏液基质无明显界限

肌上皮细胞形态多样，主要可呈梭形细胞样、浆细胞样、鳞状上皮样和透明细胞样变异（图 4-1-3A～D）。少数可见脂肪样细胞、大嗜酸粒细胞、皮脂腺样细胞和黏液样细胞（图 4-1-3E～H）。

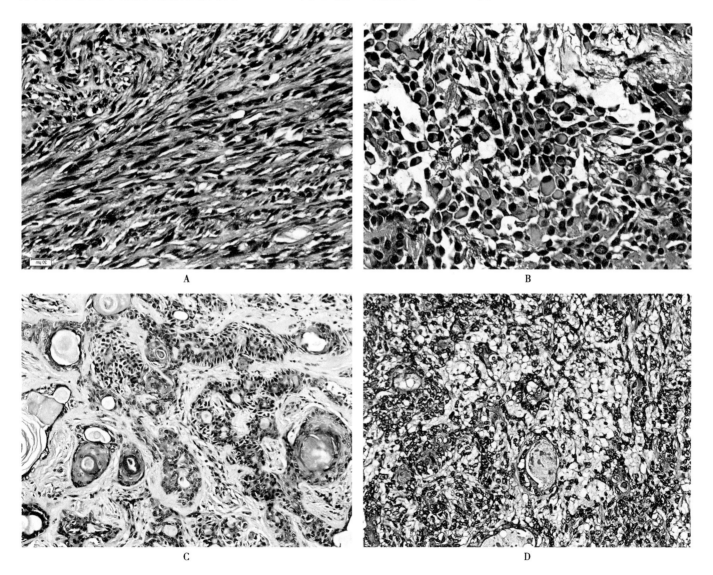

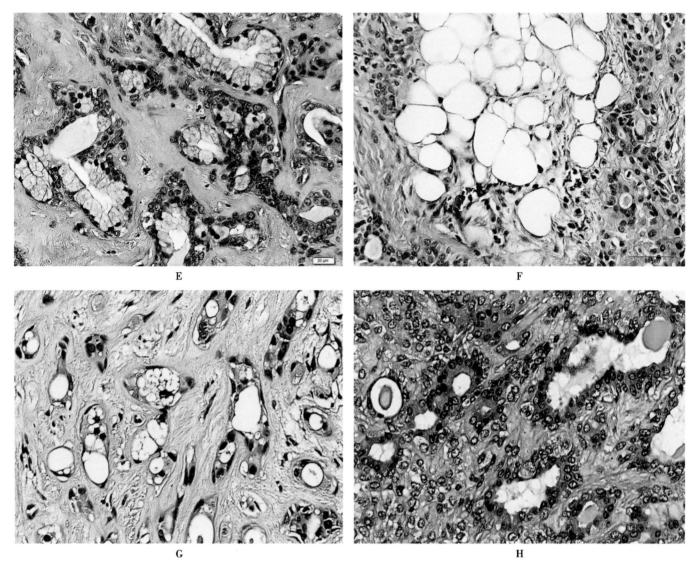

图 4-1-3 多形性腺瘤的组织学表现

A. 肌上皮细胞呈梭形细胞变异；B. 肌上皮细胞呈浆细胞样变异；C. 肌上皮细胞呈鳞状上皮细胞化生，鳞状上皮巢中心可见均质红染的角化珠形成；D. 肌上皮细胞呈透明细胞样变异；E. 肌上皮细胞呈黏液细胞样变异；F. 肌上皮细胞呈脂肪细胞样变异；G. 肌上皮细胞呈脂母细胞样变异；H. 肌上皮细胞呈大嗜酸粒细胞样变异

间叶样成分主要为黏液样组织、软骨样组织、骨样组织和脂肪样组织（图 4-1-4A ~ D）。其内偶见富酪氨酸晶体、胶原放射状纤维结构、钙化结石或玻璃样改变（图 4-1-4E、F）。

包膜厚薄不一，可见肿瘤细胞包膜内侵犯或肿瘤细胞突破包膜生长。多数情况包膜完整，少数情况局部包膜不完整或无包膜（图 4-1-5）。

根据上皮和间叶样成分所占比例不同，可分为普通型、黏液丰富型和细胞丰富型（图 4-1-6），黏液丰富型多形性腺瘤易于复发。

复发的多形性腺瘤具有更加丰富的黏液基质成分和多节结的生长方式（图 4-1-7）。当肿瘤内出现导管非典型性增生、弥漫性纤维化以及坏死（图 4-1-8）等病理改变时，需要进行广泛取材，排除恶变。

3. **免疫组化** 肌上皮细胞可表达 CK5/6、CK7、CK14、S-100、GFAP、p63、calponin、smooth muscle actin、vimentin、GFAP、CD44，腺上皮细胞特异性表达 CK7 蛋白（图 4-1-9）。

软骨样区域的非陷窝细胞表达 vimentin 和广谱 CK，而陷窝细胞仅 vimentin 阳性。变异的肌上皮黏液区细胞和腔细胞表达转化生长因子 TGF-β2，而软骨样区腔隙细胞弱表达 TGF-β3。

4. **分子遗传学** 约70%的多形性腺瘤存在 8q12 和/或 12q14-15 易位和重排。位于 8q12 的 *PLAG1* 基因易位可与多种易位伴侣基因（如 *CTNNB1*、*FGFR1*、*LIFR*、*CHCHD7*）形成融合基因，其中最常见的融合是 *CTNNB1-PLAG1* 和 *FGFR1-PLAG1*。位于 12q14-15 的 *HMGA2* 基因易位可形成 *HMGA2-NFIB* 和 *HMGA2-FHIT* 融合基因。目

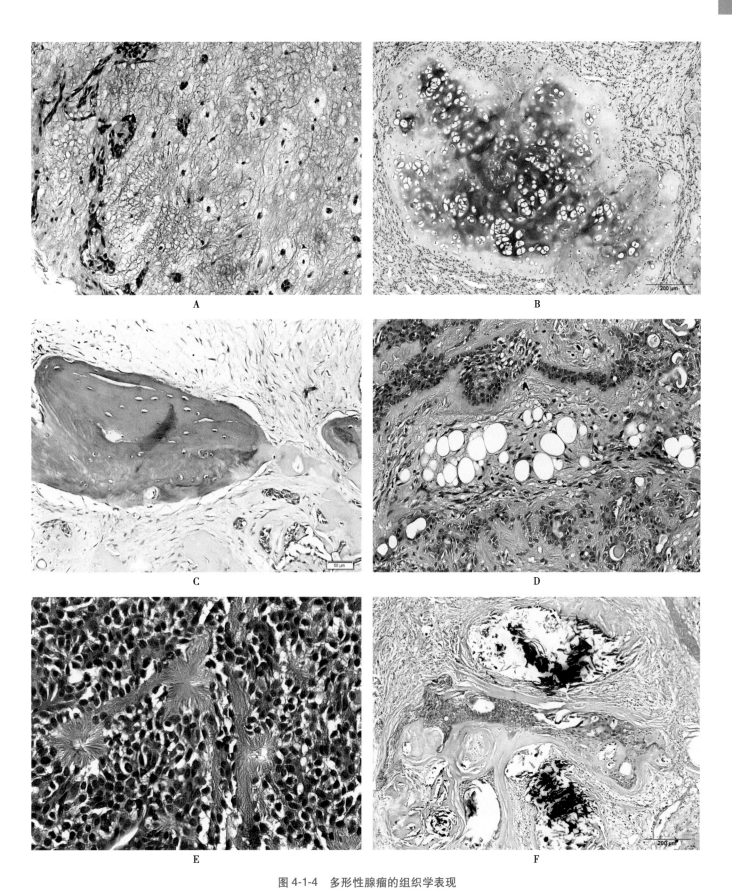

图 4-1-4　多形性腺瘤的组织学表现

A. 黏液样基质成分；B. 软骨样基质成分；C. 骨样基质成分；D. 脂肪样基质成分；E. 菊型团样胶原放射状纤维结构；F. 基质玻璃样改变伴钙化形成

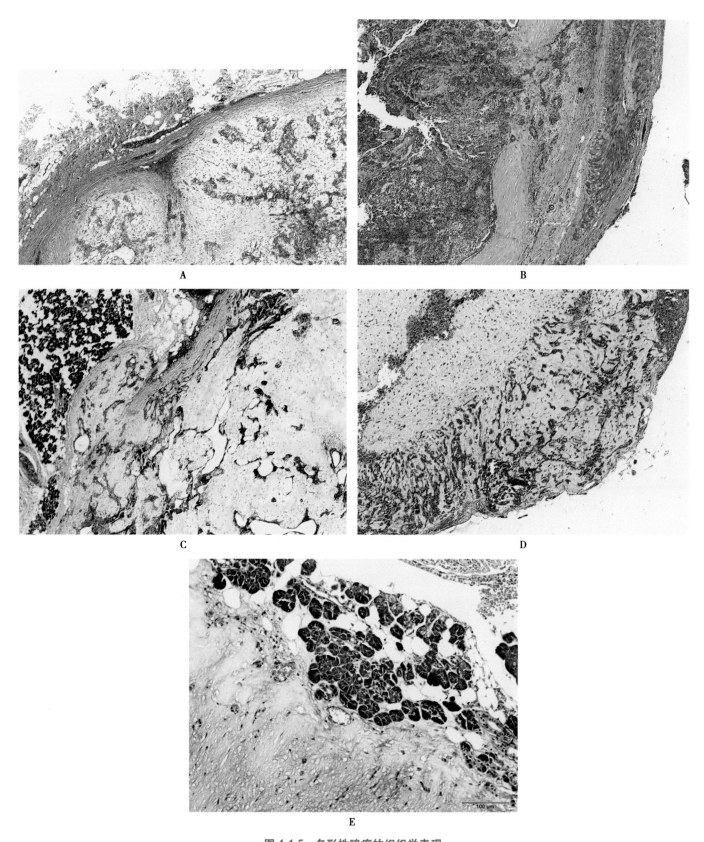

图 4-1-5　多形性腺瘤的组织学表现

A. 包膜厚薄不一;B. 肿瘤细胞包膜内侵犯;C. 肿瘤细胞突破包膜生长;D. 肿瘤局部包膜不完整;E. 肿瘤局部包膜缺失

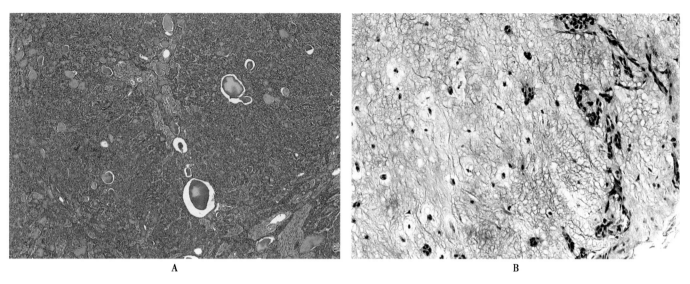

A

B

图 4-1-6 多形性腺瘤的组织学表现
A. 细胞丰富型;B. 黏液丰富型

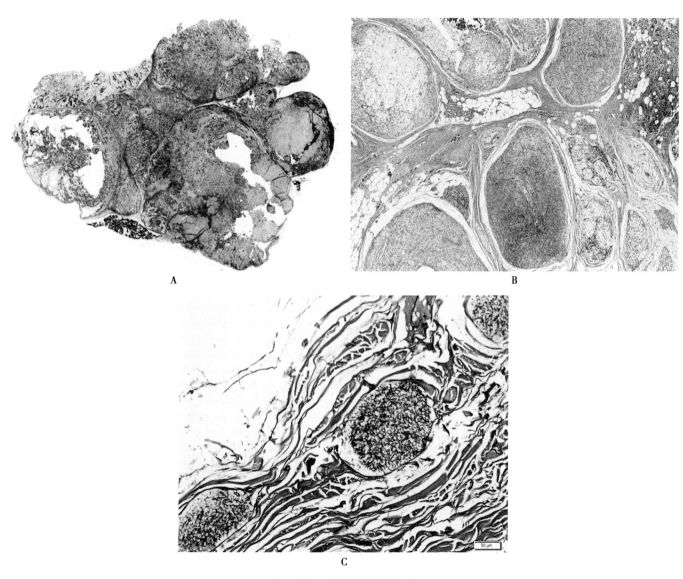

A

B

C

图 4-1-7 复发性多形性腺瘤
A. 黏液丰富,层多节结生长;B. 大小不等的瘤结节;C. 黏液样基质成分散在与胶原纤维中

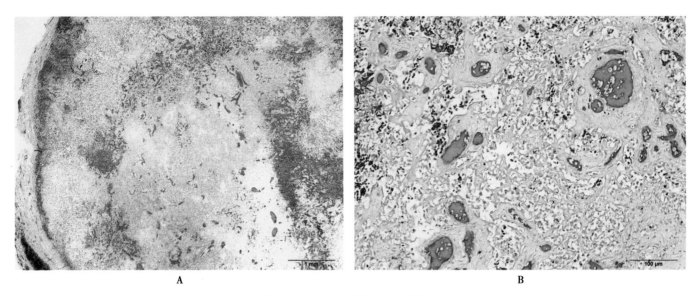

图 4-1-8　多形性腺瘤的组织学表现
A. 肿瘤中心大面积坏死，伴出血渗出，周围可见残存肿瘤细胞；B. 坏死灶内组织结构消失，细胞分解，残存瘤细胞轮廓

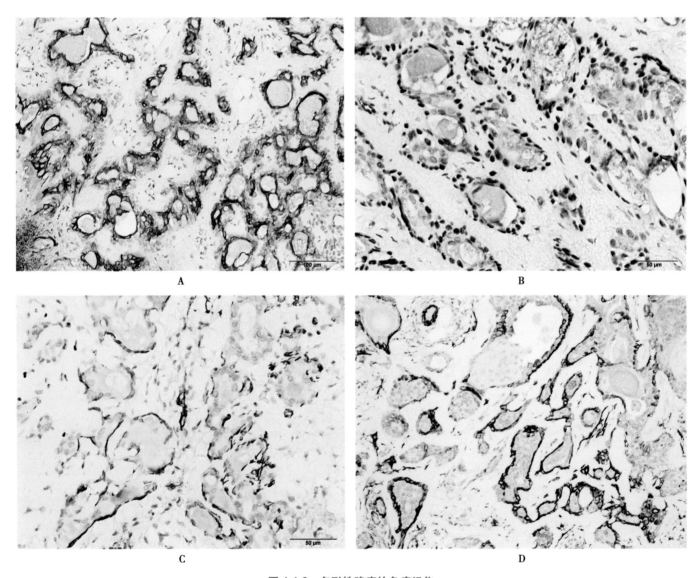

图 4-1-9　多形性腺瘤的免疫组化
A. 管腔内侧腺上皮细胞 CK7 阳性；B. 管腔外侧肌上皮细胞 p63 阳性；C. 管腔外侧肌上皮细胞 SMA 阳性；D. 管腔外侧肌上皮细胞 calponin 阳性

前鉴定的 5 个含 *PLAG1* 和 *HMGA2* 的融合基因在多形性腺瘤中具有特异性,其他唾液腺肿瘤(除癌在多形性腺瘤中)均不存在以上融合基因,可作为多形性腺瘤的诊断标志。

【鉴别诊断】

1. 肌上皮瘤　肿瘤由变异的肌上皮细胞构成实性片状、网状和条索状结构,肌上皮细胞可出现多种形态的细胞化生,类似于多形性腺瘤,但缺少腺管样结构和黏液软骨样基质(见肌上皮瘤鉴别诊断)。

2. 多形性腺癌(polymorphous adenocarcinoma)　多形性腺瘤缺少包膜时需与多形性别腺癌鉴别,后者具有筛状或囊状乳头结构,破坏性侵犯邻近组织,缺少黏液样、软骨样基质。

3. 转移性多形性腺瘤　至今有 81 例报道。在组织学上与多形性腺瘤无差异,但可形成远处转移。转移性多形性腺瘤常发生于局部多次复发的多形性腺瘤,常见转移部位依次是骨、头颈部和肺。原发灶和转移灶发生时间可相隔 3~52 年。

4. 癌在多形性腺瘤中(carcinoma ex pleomorphic adenoma)　在良性的多形性腺瘤组织中可见任何类型的恶性腺癌成分,其中最常见的是唾液腺导管癌、非特异性腺癌或未分化癌。

二、肌上皮瘤

【定义】

肌上皮瘤(myoepithelioma)是由具有肌上皮分化特征的细胞排列成片状、岛状或条索状结构的良性唾液腺肿瘤。肌上皮细胞形态多样,常见为梭形细胞样、浆细胞样、上皮细胞样和透明细胞样。

【临床特征】

1. 流行病学　发生率约占唾液腺肿瘤的 1.5%,大唾液腺良性肿瘤的 2.2%,小唾液腺良性肿瘤的 5.7%。无性别差异,发病年龄 9~85 岁,平均年龄 44 岁。

好发于腮腺(40%),其次为腭部小唾液腺(21%)以及下颌下腺(10%)。其他唾液腺均可见发生。此外,可罕见发生于皮肤、肺部和软组织等部位。

2. 症状　常表现为无痛性、缓慢增大的包块,活动性好。

3. 治疗及预后　手术应予扩大切除。一般预后良好,少数可复发,反复复发、病程较长可发生恶变。

【病理变化】

1. 大体特征　界限清楚,肿瘤直径约 1~5cm,通常小于 3cm。剖面实性,黄褐色,有光泽。

2. 镜下特征　发生于腮腺者通常包膜完整,而发生于小唾液腺或混合性腺体者通常无明显包膜(图 4-1-10)。肿瘤由具有肌上皮分化特征的细胞排列成片状、岛状或条索状结构。一般认为肌上皮瘤中缺乏明确的腺管样分化结构。肿瘤间质为黏液样或胶原样间质(图 4-1-11)。

肌上皮细胞形态多样,常见为梭形细胞样、浆细胞样、上皮细胞样和透明细胞样。根据细胞形态可分为以下 4 种类型,多数肿瘤通常以单一细胞形态为主,有时也可几种细胞形态同时存在。

(1)梭形细胞型:肌上皮细胞呈长梭形,胞核居中,胞质内含嗜伊红微小颗粒或原纤维样物质,细胞排列呈束状、编织状或旋涡状。可见玻璃样变的嗜伊红纤维化斑块(图 4-1-12)。

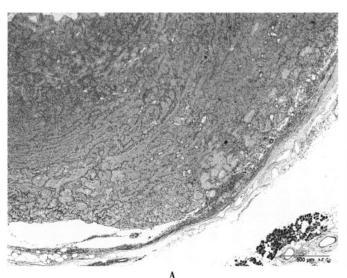

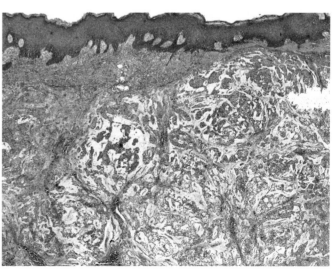

A　　　　　　　　　　　　　　　　　　　　B

图 4-1-10　肌上皮瘤的组织学表现
A. 腮腺,肿瘤包膜完整;B. 腭部,肿瘤与周围结缔组织间无明显包膜

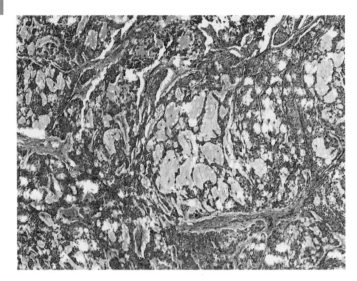

图 4-1-11　肌上皮瘤的组织学表现

肌上皮细胞排列成条索状结构,缺乏明确的腺管样分化,间质呈黏液样

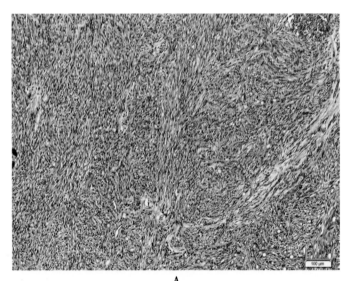

A

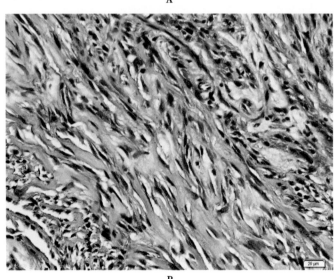

B

图 4-1-12　肌上皮瘤的组织学表现

A. 梭形细胞型,肌上皮细胞排列呈束状、编织状或旋涡状排列;B. 梭形肌上皮细胞间见玻璃样变的嗜伊红纤维化斑块

（2）浆细胞样细胞型:肌上皮细胞呈卵圆形或多边形,胞核偏位,胞质丰富,均质嗜伊红,类似于肿瘤性浆细胞或横纹肌样细胞,细胞常呈片状排列。该类型多见于小唾液腺(图 4-1-13)。

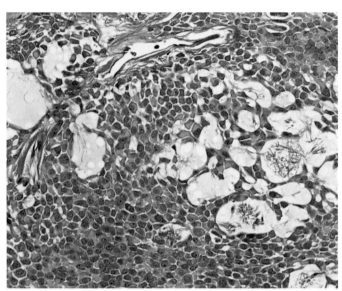

图 4-1-13　肌上皮瘤的浆细胞样细胞型

（3）上皮样细胞型:肌上皮细胞呈圆形或多边形,胞核居中,胞质嗜伊红,细胞间可见细胞间桥,排列成巢状或条索状(图 4-1-14)。

（4）透明细胞型:肌上皮细胞呈透明的多边形细胞,胞质空亮,内含糖原,细胞间可见微囊腔隙(图 4-1-15)。

肌上皮瘤与多形性腺瘤中的肌上皮细胞均可呈现出形态多样的细胞化生,但一般认为,肌上皮瘤肿瘤间质不存在类似多形腺瘤中的黏液软骨样区域,且肿瘤缺少导管样分化。少数情况下,微小导管样结构可在存于肿瘤周边区域,但数量不超过肿瘤面积的 5%。

3. 电镜　肿瘤细胞显示上皮细胞和平滑肌细胞的特征,胞质内含有微丝和桥粒样连接。

4. 免疫组化　肿瘤细胞可表达上 PanCK、CK5/6、CK7、S-100、CK14、p63、calponin、SMA、vimentin、GFAP、SOX10 等,不表达 EMA。肌上皮细胞可不同程度表达一种或多种肌上皮标记物。少数情况下,浆细胞样肌上皮细胞不表达任何一种肌上皮标记物。肿瘤细胞同时表达广谱 CK 和一种或多种肌上皮标志物是肌上皮瘤的一个诊断标志(图 4-1-16)。

【鉴别诊断】

1. 多形性腺瘤　具有明显的黏液软骨样基质以及腺管样分化结构。

2. 肌上皮癌　侵袭性生长,浸润周围软组织。此外,肌上皮癌中 Ki-67 标记指数(约 15.6% ~ 65.3%)普遍高

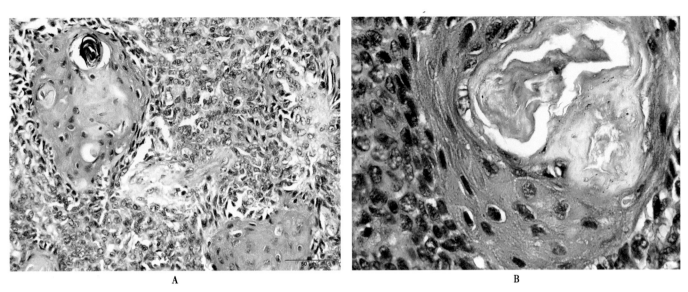

图 4-1-14 肌上皮瘤的组织学表现

A. 上皮样细胞型,肌上皮细胞呈圆形或多边形,排列成巢状;B. 上皮样细胞间可见细胞间桥

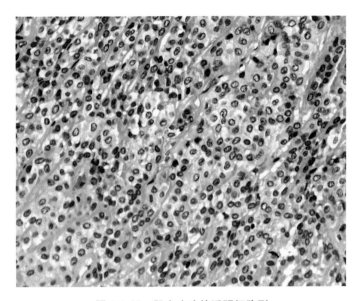

图 4-1-15 肌上皮瘤的透明细胞型

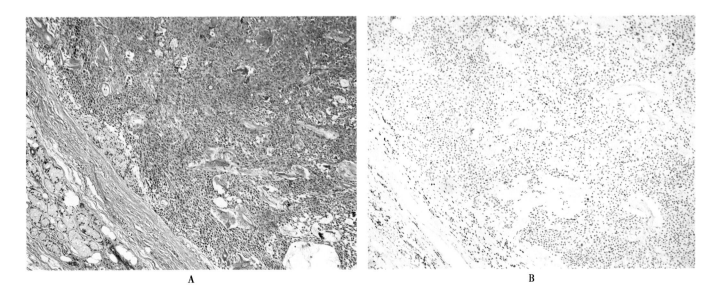

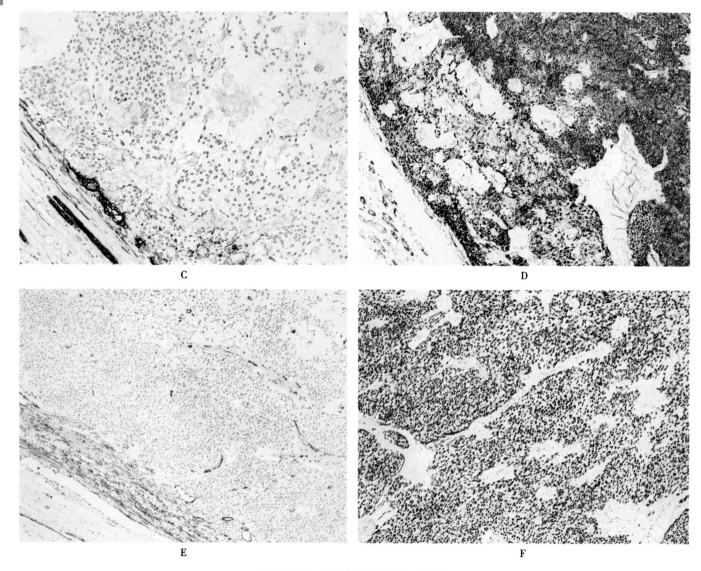

图 4-1-16　肌上皮瘤的免疫组化特点

A.浆细胞样型肌上皮瘤；B.浆细胞样型肌上皮瘤，p63 阴性；C.浆细胞样型肌上皮瘤，CK7 散在阳性；D.浆细胞样型肌上皮瘤，S-100 弥漫阳性；E.浆细胞样型肌上皮瘤，SMA 阴性；F.浆细胞样型肌上皮瘤，SOX10 弥漫阳性

于肌上皮瘤（0.9%～9.1%）。

三、基底细胞腺瘤

【定义】

基底细胞腺瘤（basal cell adenoma）是一种较为少见的唾液腺良性肿瘤。肿瘤界限清晰，由形态一致的基底细胞样细胞排列成实性、梁状、管状、膜性和筛状结构。

【临床特征】

1. 流行病学　约占唾液腺肿瘤的 1%～7.5%。好发于 50 岁以上人群，高发年龄为 61～70 岁。实性型、管状、梁状型基底细胞腺瘤中女性患者多见，男女比例为 1:2。膜性型的男女性别无明显差异。75% 发生于腮腺，5% 发生于下颌下腺，仅有少数发生于小唾液腺，以上唇多见。

2. 症状　常表现为无痛性、缓慢增大的包块，直径范围 1.2～8cm，但通常不超过 3cm。

3. 治疗及预后　常用手术方式为腮腺切除术。膜性型复发率约 20%～37%，少数可发生恶变。其恶变成分主要为基底细胞腺癌，然而导管癌、非特异性腺癌等非基底细胞样肿瘤恶变偶有报道。其他组织学类型罕见复发和恶变。

【病理变化】

1. 大体特征　除膜性型外，为界限清楚、圆形或椭圆形肿物，包膜完整。膜性型则呈多灶性或多节结状生长。剖面囊实性或实性，灰白到黄褐色。

2. 镜下特征　肿瘤细胞呈基底细胞样，含少量嗜伊红胞质和大的嗜碱性胞核。细胞排列呈实性片状、巢状、条索状、腺管状和筛状结构，肿瘤巢外层细胞常呈栅栏状排列（图 4-1-17）。肿瘤巢周围包绕粉染的基底膜样物质，与肿瘤间质分界清晰。

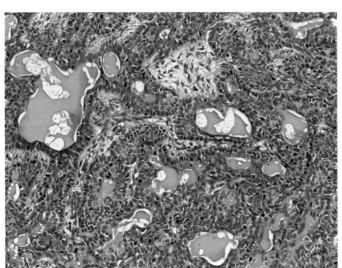
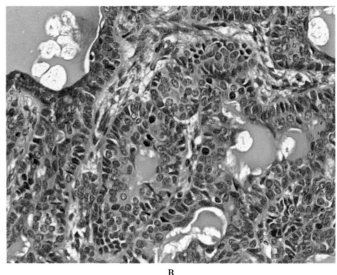

图 4-1-17 基底细胞腺瘤的组织学表现

A.肿瘤细胞呈基底细胞样,呈条索状和腺管状排列;B.肿瘤巢外层细胞常呈栅栏状排列,粉染的基底膜样物质分隔肿瘤与间质

根据肿瘤细胞的排列方式不同可将基底细胞腺瘤分为以下组织学类型,一种肿瘤中通常以某一类型为主,可伴其他结构类型同时存在。

(1) 实性型:肿瘤细胞排列成实性的片状或岛状结构,周边细胞较小成栅栏状排列,中央细胞较大,呈多边形或角形。肿瘤间质内胶原纤维呈束状致密排列(图 4-1-18)。

(2) 小梁型:肿瘤细胞呈网状连接的上皮条索状排列,间质富含血管和细胞(图 4-1-19A)。有时在梁状条索中可见较多导管状结构,这种结构也称为管状-小梁型(tubulo-trabecular type)(图 4-1-19B)。

(3) 管状型:肿瘤细胞排列成双层导管状结构,间质疏松(图 4-1-20)。

(4) 膜性型:肿瘤巢被红染的、玻璃样的基底膜样均质物包绕或分隔,形成特征性的"拼图样"观(图 4-1-21)。玻璃样均质物呈 PAS 阳性,也可位于肿瘤细胞之间和毛细血管周围。膜性型基底细胞腺瘤可呈多灶性生长或包膜不完整,可伴有局限性周围软组织侵犯。

(5) 筛状型:肿瘤巢内细胞间形成不规则的圆形或椭圆形假囊样或筛孔状结构,内含均质蓝染或粉染物质,肿瘤巢周边细胞呈栅栏状排列(图 4-1-22)。该类型较为罕见。

各种类型的肿瘤巢中均可见导管状结构和旋涡状鳞状化生,有时可见角化珠形成(图 4-1-23)。

肿瘤通常具有较完整的包膜,可见肿瘤细胞包膜内侵犯(图 4-1-24)。

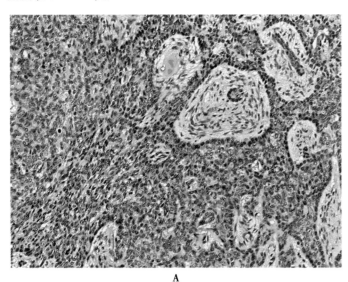
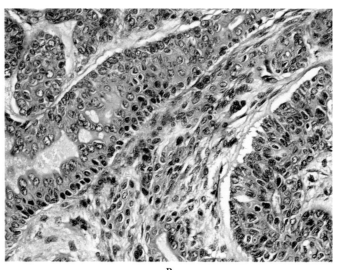

图 4-1-18 基底细胞腺瘤的组织学表现

A.实性型肿瘤细胞呈片状分布;B.肿瘤巢周边细胞较小,成栅栏状排列,中央细胞较大,呈多边形或角形

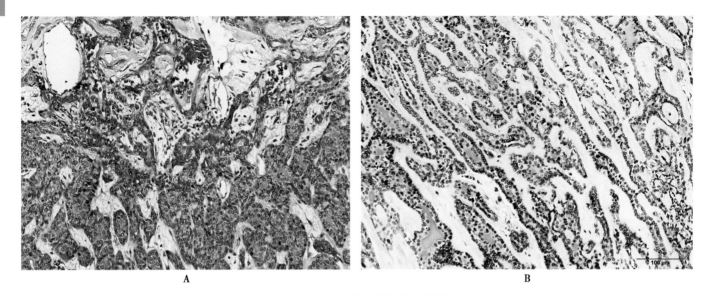

图 4-1-19　基底细胞腺瘤的组织学表现
A.肿瘤细胞呈网状连接的上皮条索状排列,间质富含血管和细胞;B.管状-小梁型基底细胞腺瘤,梁状条索中可见较多导管状结构

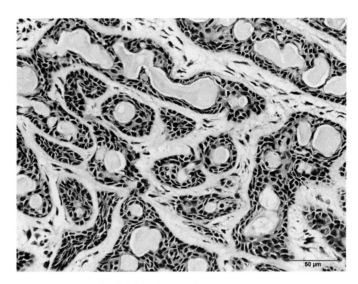

图 4-1-20　管状型基底细胞腺瘤

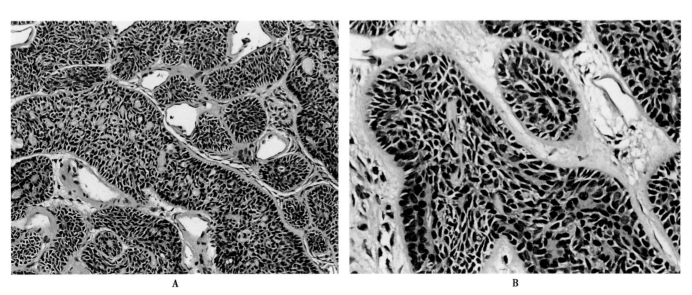

图 4-1-21　膜性型基底细胞腺瘤的组织学表现,膜性型
A.肿瘤巢被红染的基底膜样均质物包绕或分隔,形成特征性的"拼图样"观;B.高倍镜表现

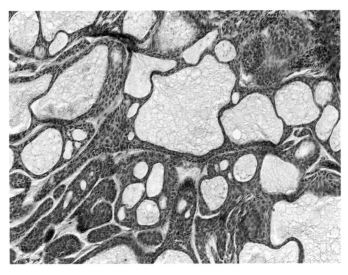

图 4-1-22 筛状型基底细胞腺瘤

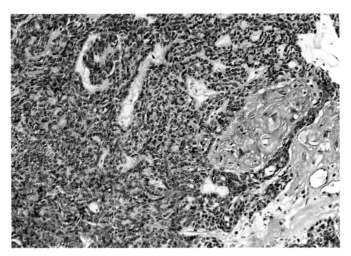

图 4-1-23 基底细胞腺瘤，基底细胞腺瘤鳞状化生

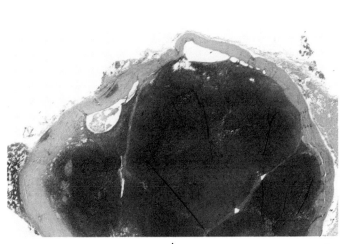

A

B

图 4-1-24 基底细胞腺瘤
A.包膜完整，较厚；B.肿瘤巢包膜内侵犯

3. 免疫组化 管腔细胞表达广谱 CK、CK7、CD117、EMA。外周细胞肌上皮细胞分化，表达 S-100、p63、SMA、MSA、calponin 和 vimentin 等标记物（图 4-1-25）。目前研究发现，约 94.1%的基底细胞腺瘤中可检测到散在的 β-catenin 胞核阳性表达（核阳性率≥3%），而在其他基底细胞样细胞为主的腺瘤中 β-catenin 罕见胞核表达。

4. 分子遗传学 约 41.1%的基底细胞腺瘤存在 CT-NNB1 基因 3 号外显子上的错义突变，绝大多数病例表现为 CTNNB1 基因编码蛋白 β-catenin 第 35 位的异亮氨酸突变为苏氨酸（I35T）。

【鉴别诊断】

1. 腺样囊性癌 肿瘤细胞不规则、核角状深染，细胞缺少基底细胞腺瘤中细胞栅栏状的排列方式和旋涡状的鳞状上皮分化区，癌巢周围无基底膜样物质包绕。筛状型 ACC 的筛孔结构通常比较充盈饱满，而筛状型基底细胞腺瘤则形状不规则、多有皱褶凹陷。ACC 与基底细胞腺瘤最显著的鉴别特征是 ACC 对周围软组织和神经具有明显的侵袭性。此外，腺样囊性癌多见 MYB 或 MYBL1 基因重排，而基底细胞腺瘤则多表现为 CTNNB1 基因突变和 β-catenin 的胞核阳性表达。

2. 基底细胞腺癌 无浸润性生长模式是基底细胞腺瘤与基底细胞腺癌最重要的鉴别诊断特征。此外，基底细胞腺癌表现出更高的细胞增殖率（例如，>4 个有丝分裂/10HPFs，或 Ki-67 标记指数>5%）和凋亡率（dUTP-dig-oxigenin 标记凋亡指数>0.4%）。p53 和 EGFR 强阳性表达以及 Bcl-2 表达丧失也可作为基底细胞腺癌鉴别诊断的参考标记。

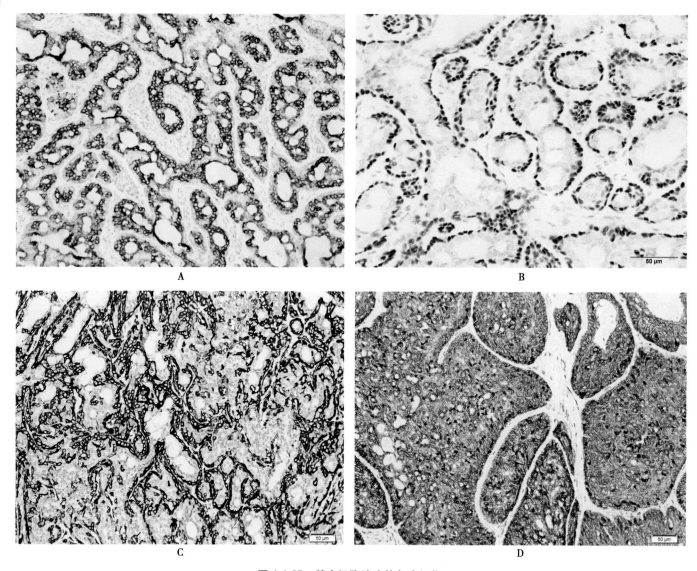

图 4-1-25 基底细胞腺瘤的免疫组化

A. 管腔上皮细胞 CK7 阳性;B. 瘤巢外周肌上皮细胞 p63 阳性;C. 瘤巢外周肌上皮细胞 SMA 阳性;D. β-catenin 胞核阳性的肿瘤细胞散在分布

四、Warthin 瘤

【定义】

Warthin 瘤(Warthin Tumor),又称腺淋巴瘤(adenolymphoma)、乳头状淋巴囊腺瘤(papillary cystadenoma lymphomatosum)等,由于"腺淋巴瘤"在名称上易于与恶性"淋巴瘤"造成混淆,目前该名称已逐渐避用。目前,关于该肿瘤的组织发生有两种主要观点:①认为该肿瘤来源于腮腺导管上皮增生继发淋巴组织样间质形成。②X染色体 STR 基因座的定位分析显示,该肿瘤无克隆性增生,认为该肿瘤为瘤样病变,可能来源于验证诱导的鳃裂囊肿伴上皮嗜酸性变。

【临床特征】

1. 流行病学 是唾液腺第二常见的良性肿瘤,发病率约为唾液腺肿瘤的 5%~15%。多为单发,约 5%~14% 的病例可双侧同时或先后发病,12%~20% 可多中心发生。男性患者略多于女性。好发于年龄 50~70 岁中老年人,虽然发病年龄范围较广(2.5~92 岁),但 40 岁以前少见(<6%)。

绝大多数好发于腮腺下极或腮腺附近的淋巴结内,极少数可发生于下颌下腺(0.4%~6.9%)和颈部淋巴结(8%),发生于小唾液腺者罕见(0.1%~0.2%)。有个案报道显示 Warthin 瘤发生于上唇部、颊部、喉部、鼻咽和泪腺等罕见部位。

2. 症状 常表现为无痛性、缓慢增大的包块,质地柔软,活动性好。直径通常为 2~4cm(最大者可达 10cm)。伴有大面积梗塞的病例可出现疼痛和神经麻痹。

3. 影像学特点 影像学显示其边界清楚,但继发性炎症可以导致边缘模糊。锝^{99m}Tc 可在肿瘤内聚集显示热点成像,但传统 MRI 显像更具诊断价值。

4. 发病因素 病因不清。吸烟是一个重要促进因素,在重度吸烟人群中,双侧 Warthin 瘤的发病风险相对较高。此外,辐射暴露、器官特异性自身免疫性疾病,如胰岛素依赖型糖尿病、桥本甲状腺炎、自身免疫性甲状腺机能亢进、甲状腺机能减退等,与 Warthin 瘤发病相关。EBV 病毒感染与 Warthin 瘤的发病关系不明,目前认为 EBV 病毒感染并非 Warthin 瘤的重要致病因素。梗塞型 Warthin 瘤的发生可能与细针穿刺活检等局部创伤有关。

5. 治疗及预后 常用手术方式为腮腺浅叶或局部摘除术。预后良好。复发率约 6%~12%。极少数病例(<1%)可发生恶变,其中肿瘤上皮细胞和间质淋巴细胞均有恶变报道。上皮细胞恶变包括鳞状细胞癌、非特异性腺癌、黏液表皮样癌、嗜酸性细胞癌。淋巴细胞恶性增生包括滤泡性淋巴瘤、霍奇金淋巴瘤和外周 T 细胞淋巴瘤。

【病理变化】

1. 大体特征 界限清楚的圆形或椭圆形肿物,表面光滑或呈结节状突起。包膜较薄,多数较完整。剖面囊实性或实性,囊腔结构大小不等伴有乳头状突起,内含清亮或棕色黏液。肿瘤质地柔软,褐色或暗红色(图 4-1-26)。局部感染引起纤维化可导致质地变韧。

2. 镜下特征 肿瘤由上皮成分和密集的淋巴样间质组成囊性或实性结构(图 4-1-27)。外周包绕薄层纤维组织包膜,与周围腺体界限清晰。

肿瘤由特征性的双层上皮形成管状、乳头状突起以及囊性结构。双层上皮的腔面侧排列高柱状、胞质含有嗜伊红颗粒的大嗜酸细胞,胞核椭圆形、深染,靠近基底部,呈栅栏状排列。外层为数量较少的扁平或立方状基底细胞。腔上皮偶而可见"暗细胞"(胞质强嗜酸性伴胞核固缩)(图 4-1-28)。

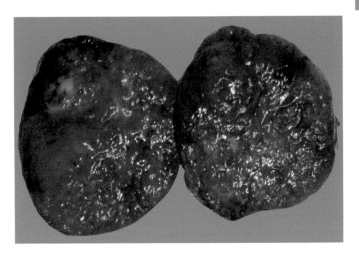

图 4-1-26 Warthin 瘤的大体表现
肿瘤界限清楚,包膜较薄,肿瘤质地柔软,褐色或暗红色

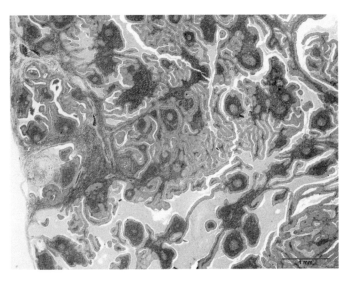

图 4-1-27 Warthin 瘤的组织学表现
肿瘤由上皮成分和密集的淋巴样间质组成囊性或实性结构

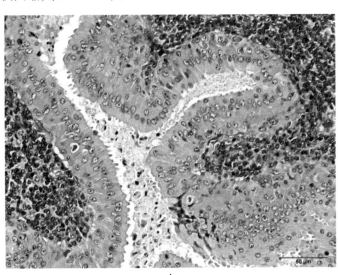

A

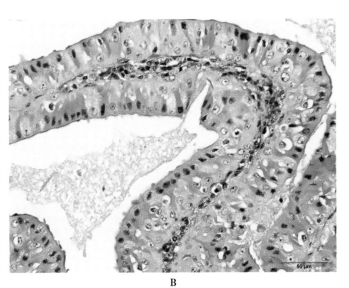

B

图 4-1-28 Warthin 瘤的组织学表现
A.特征性双层上皮,腔面大嗜酸细胞呈栅栏状排列。外层为立方状基底细胞;B.胞质强嗜酸性伴胞核固缩的"暗细胞"

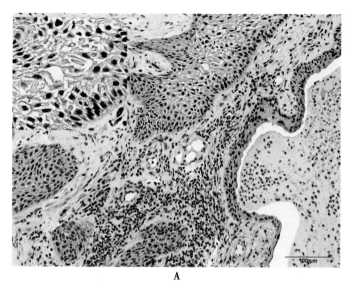 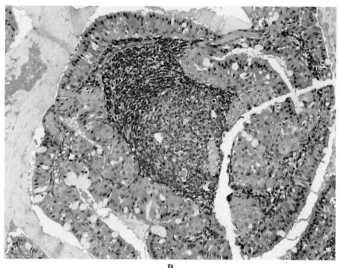

A   B

图 4-1-29 Warthin 瘤
A. 上皮中灶性鳞状细胞化生；B. 上皮中灶性黏液细胞化生

上皮中灶性的鳞状细胞或黏液细胞化生较为常见（图 4-1-29），极少数可见皮脂腺分化。

囊腔内含嗜酸性分泌物，有时可见胆固醇结晶裂隙形成（图 4-1-30）。

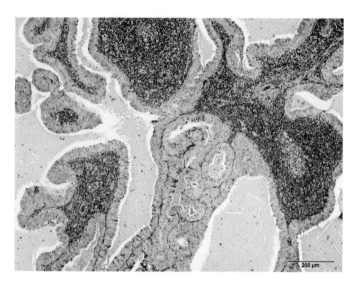

图 4-1-30 Warthin 瘤
囊腔内含嗜酸性分泌物及针状胆固醇结晶裂隙

间质为密集的淋巴样组织，可见淋巴滤泡以及活化的生发中心（图 4-1-31）。其内可见少数肥大细胞、组织细胞和浆细胞。

根据上皮成分与淋巴间质的比例，可分为三种亚型：经典型（上皮成分与淋巴间质比例相当）、间质缺乏型（上皮成分>70%）、间质丰富型（上皮成分<30%）（图 4-1-32）。

约 6%~7% 的 Warthin 瘤可因感染等外界刺激发生局部或广泛梗死。梗死灶内大部分肿瘤结构消失，隐约可见乳头状囊性影像，残存上皮呈非角化鳞状上皮化生，可见非

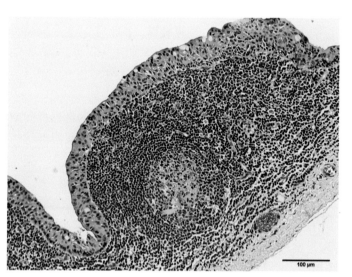

图 4-1-31 Warthin 瘤
间质淋巴滤泡形成

典型性细胞（图 4-1-33）。通常伴有混合性炎细胞性浸润、巨噬细胞吞噬以及泡沫细胞形成，也可见胆固醇裂隙和含铁血黄素沉积。肿瘤周围经常有广泛纤维化。少数情况下，广泛梗死的肿瘤中为大片坏死物伴上皮样肉芽肿形成，肿瘤组织结构完全消失，易误诊为结核性肉芽肿或结节病。

3. 电镜 管腔上皮和部分基底细胞胞质内含丰富的线粒体。线粒体体积大小不一，范围在正常到 3 倍体积之间。基底细胞通过张力微丝束和桥粒结构与周围细胞和管腔细胞连接。

4. 免疫组化 上皮成分均显示广谱 CK 和抗线粒体抗体阳性，管腔上皮多表达 CK7/8/19 和 EMA，基底细胞多表达 CK5/6、p63。淀粉酶、S-100、肌上皮标记物均阴性。通常情况下 Ki-67 指数低，在梗死伴鳞状化生的上皮中较高（图 4-1-34）。

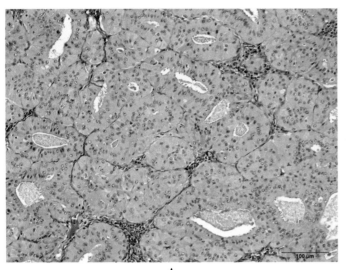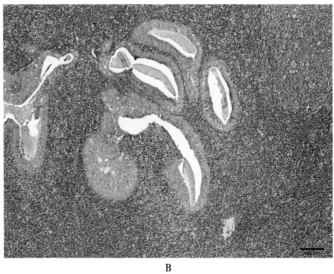

图 4-1-32　Warthin 瘤
A.间质缺乏型;B.间质丰富型

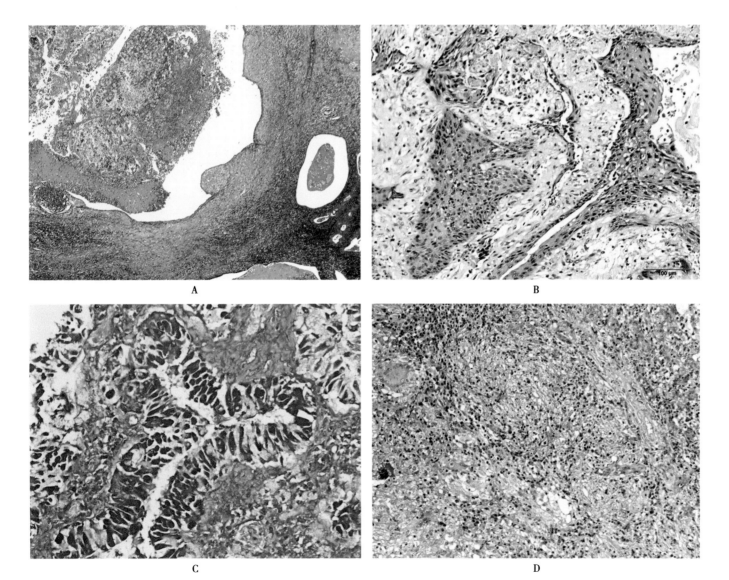

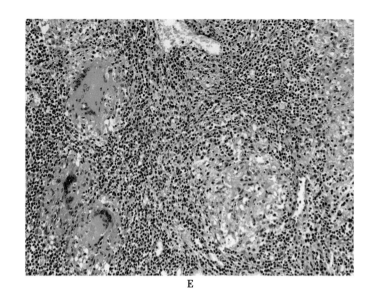

图 4-1-33 Warthin 瘤

A.图右侧大面积梗死,周围伴广泛纤维化;B.梗死灶内残存上皮呈非角化鳞状上皮化生;C.梗死灶内大部分肿瘤结构消失,隐约可见乳头状囊性影像;D.梗死灶内混合性炎细胞浸润、巨噬细胞吞噬以及泡沫细胞形成;E.大片坏死物伴上皮样肉芽肿形成,类似结核性肉芽肿

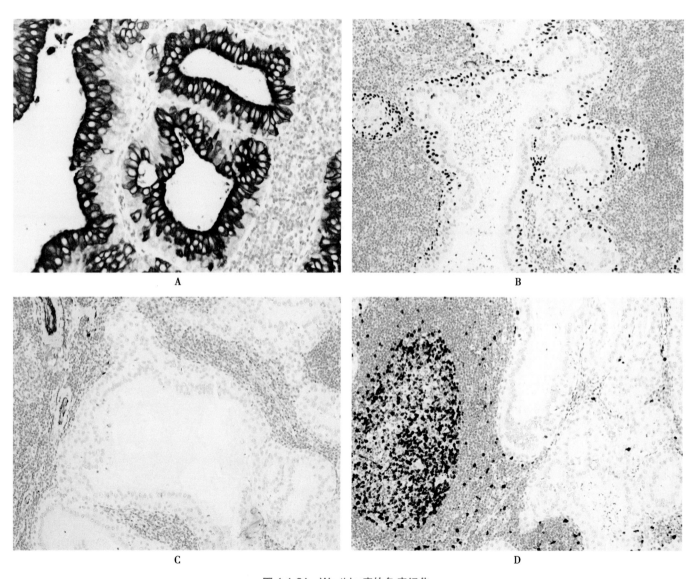

图 4-1-34 Warthin 瘤的免疫组化

A.肿瘤管腔上皮 CK7 阳性;B.肿瘤基底细胞 p63 阳性;C.肿瘤上皮 calponin 阴性;D.肿瘤上皮 Ki-67 指数低(右),间质淋巴滤泡 Ki-67 显示生发中心淋巴母细胞增殖活跃(左)

淋巴间质免疫表型与正常或活化的淋巴结相似。

5. 分子遗传学 t(11;19)(q21;p12-13)染色体易位可见于该肿瘤和黏液表皮样癌。其中易位伴侣基因WAMTP1的功能尚不明确,有研究认为WAMTP1参与调控notch信号通路。

【鉴别诊断】

1. 非皮脂腺淋巴腺瘤 缺少特征性的双层导管结构(见非皮脂腺淋巴腺瘤鉴别诊断)。

2. 囊腺瘤 具有多房性的囊腔,缺少密集的淋巴样间质(见囊腺瘤鉴别诊断)。

3. 淋巴结节转移腺癌 具有原发性腺癌的特征,侵犯破坏淋巴结正常结构(图4-1-35)。

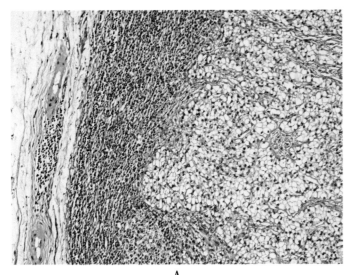
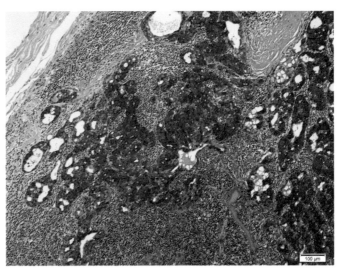

A

B

图 4-1-35
A.唾液腺透明细胞癌颌下淋巴结转移;B.腺泡细胞癌颌下淋巴结转移

五、嗜酸细胞瘤

【定义】

嗜酸细胞瘤(oncocytoma)是一种少见的唾液腺良性肿瘤。由体积较大、胞质含丰富嗜酸性颗粒的特征性上皮细胞(大嗜酸细胞)构成。

【临床特征】

1. 流行病学 约占唾液腺肿瘤的1%。常见于50~80岁患者,平均年龄58岁。无明显性别分布差异。85%~95%发生于腮腺,其余发生于下颌下腺,发生于小唾液腺极罕见,包括下唇、腭部及颊部。通常为单侧发生,双侧发生者占该肿瘤的7%。

2. 症状 嗜酸细胞瘤生长缓慢,常表现为无痛性、缓慢增大的包块,体积较小,直径1.0~4.0cm,但通常不超过2cm。

3. 治疗及预后 常用手术方式为腮腺切除术。预后较好,复发罕见,一旦复发多为双侧、多灶性病变。极少数可发生恶变。其恶变成分主要为嗜酸细胞癌。

【病理变化】

1. 大体特征 肉眼观察,肿瘤呈圆形或椭圆形,表面光滑或呈结节状,包膜完整,剖面实性,红褐色,偶见小囊腔(图4-1-36)。

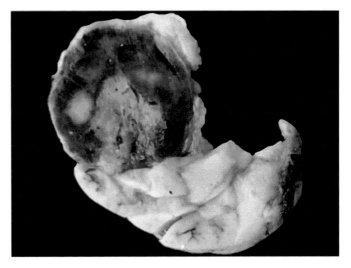

图 4-1-36 嗜酸细胞瘤
包膜完整,切面褐色实性

2. 镜下特征 肿瘤一般包膜完整,部分病例表现为多中心生长,每个瘤结节都有各自的包膜,与周围组织界限清楚(图4-1-37A)。肿瘤细胞常形成较大的实性团片,团片内部细胞常呈腺泡样、腺管样或实性小梁样排列(图4-1-37B、C),其间有薄层纤维血管间质分隔。少数病例可伴有小灶性淋巴细胞浸润,但不会有丰富的淋巴间质和淋巴滤泡形成(图4-1-37D);亦有少数病例实性肿瘤团

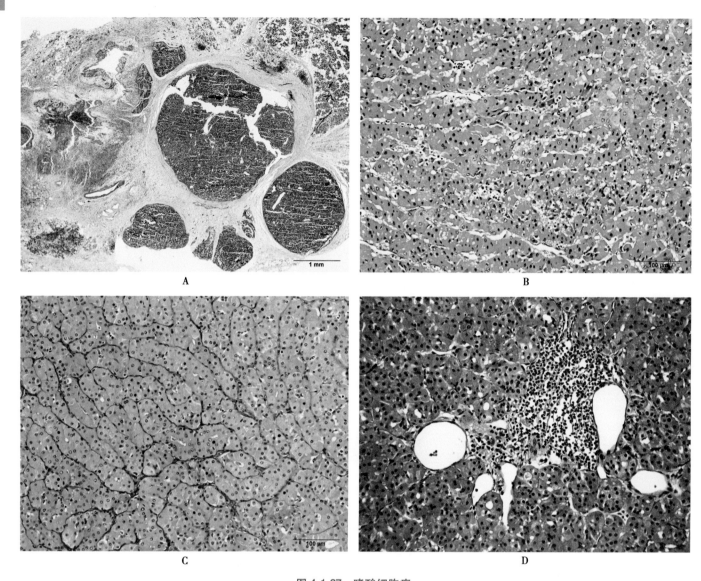

图 4-1-37 嗜酸细胞瘤

A. 肿瘤偶呈多中心生长,每个瘤结节都有各自包膜,与周围组织界限清楚;B. 肿瘤细胞排列呈梁状结构;C. 肿瘤细胞实性团片中可见腺管样结构;D. 大嗜酸细胞排列呈实性团片,区域伴小灶性淋巴细胞浸润

片内局部偶见微囊形成。

肿瘤细胞体积较大,呈圆形或多边形,胞质丰富,充满嗜酸性颗粒,胞核圆形居中,常呈空泡状,核仁明显。少数肿瘤细胞胞核固缩、深染,又称"暗细胞"(图 4-1-38A)。少数情况下,肿瘤细胞胞质内聚集大量糖原,因无法着色而呈透明细胞样,排列成管样结构(图 4-1-38B)。当透明细胞占主要成分时,称为透明细胞嗜酸细胞瘤(clear cell oncocytoma)。肿瘤细胞无明显异型性,核分裂少见。

3. 组织化学及免疫组化 磷钨酸苏木素(PTAH)组织化学染色结果发现,嗜酸细胞肿瘤病例中的肿瘤细胞表现为深蓝色胞质颗粒染色,标记其中的线粒体颗粒,而间质纤维和周围腺体呈现红褐色染色(图 4-1-39)。

免疫组化染色发现,抗线粒体抗体在肿瘤细胞胞质中呈现褐色颗粒状强阳性染色,标记其中的线粒体颗粒。另外,所有病例肿瘤细胞都呈现 CK5/6、CK8/18、CK10/13、CK19 胞质和胞膜强阳性表达,S-100、SMA 呈阴性表达(图 4-1-40)。嗜酸细胞瘤中 Ki-67 呈现胞膜阳性表达,无明显细胞核阳性表达。

4. 超微结构 透射电镜检查结果发现,肿瘤细胞胞质内充满肿胀、变形的线粒体,亦可观察到糖原颗粒,但其数量并无明显增多(图 4-1-41)。

【鉴别诊断】

1. 嗜酸细胞增生症 指大嗜酸粒细胞在唾液腺组织内增生聚集,与正常腺体组织间没有包膜,形成大小不一的结节状、多灶性的细胞团(结节型),少数情况下大嗜酸粒细胞可逐渐取代整个腺体组织(弥散型)。鉴别结节性嗜酸细胞增生与早期微小嗜酸细胞瘤有一定困难,多数

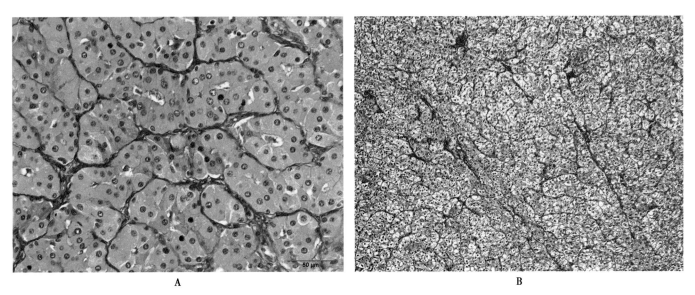

图 4-1-38 嗜酸细胞瘤

A.肿瘤细胞胞质丰富充满嗜酸性颗粒,可见"暗细胞";B.有时肿瘤细胞胞质颗粒少,呈较透明的细胞

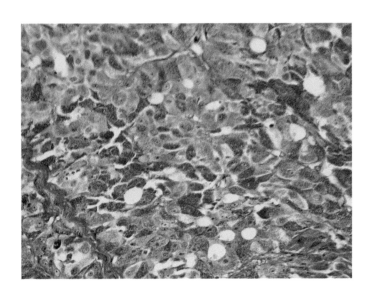

图 4-1-39 嗜酸细胞瘤

PTAH 染色示大嗜酸细胞胞质深蓝色颗粒,标记线粒体颗粒

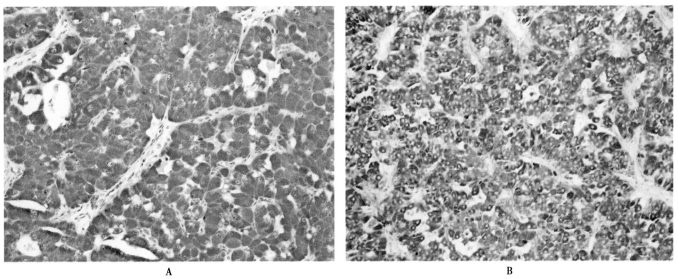

图 4-1-40 嗜酸细胞瘤

A.大嗜酸细胞抗线粒体抗体阳性;B.嗜酸细胞 CK19 阳性

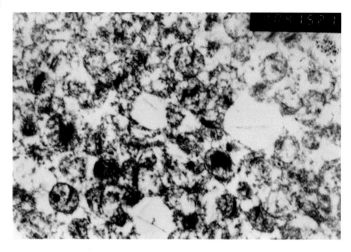

图 4-1-41　嗜酸细胞瘤

透射电镜示肿瘤细胞胞质中充满肿胀、变形的线粒体

人认为增生的嗜酸细胞团块如周围有纤维包膜包绕,应视为嗜酸细胞瘤;而多发性、无包膜、沿腺小叶分布的结节适于诊断为结节性嗜酸细胞增生症。

2. 嗜酸细胞癌　肿瘤细胞异型性明显、核分裂易见。肿瘤组织内常见坏死灶,侵犯周围软组织,常见侵犯神经和血管。常有淋巴结转移。Ki-67 指数较高。

3. Warthin 瘤　肿瘤由具有特征性的双层导管上皮构成大小不一的管腔样或伴有乳头状内突的囊性结构,囊腔内含嗜伊红分泌。间质淋巴样组织中常见淋巴滤泡形成,上皮细胞呈高柱状和立方状。

4. 腺泡细胞癌　有时腺泡细胞癌胞质里酶原颗粒较少时需与嗜酸细胞瘤透明细胞变异型相鉴别,可联合应用 DOG1 和线粒体抗体免疫组化染色辅助鉴别诊断。

六、淋巴腺瘤

淋巴腺瘤(lymphadenoma)是一种少见的腺源性良性肿瘤,包括皮脂腺淋巴腺瘤(sebaceous lymphadenoma)和非皮脂腺淋巴腺瘤(non-sebaceous lymphadenoma)。

(一)皮脂腺淋巴腺瘤 (sebaceous lymphade-noma)

【定义】

由分化良好的皮脂腺巢状或腺管状结构构成,间质为密集的淋巴细胞或淋巴滤泡。

【临床特征】

1. 流行病学　罕见,约 95% 发生于腮腺。发生率无男性差异,发病年龄范围 25~89 岁。有报道显示,皮脂腺淋巴腺瘤可与其他唾液腺肿瘤同时存在,例如鳞状细胞癌、腺泡细胞癌和 Warthin 瘤。

2. 症状　常表现为无痛性、缓慢增大的包块。

3. 治疗及预后　手术建议完整切除。尚无复发

报道。

【病理变化】

1. 大体特征　界限清楚,有包膜,少数包膜不完整或缺如,直径约 1~6cm。剖面呈灰白色到黄色,实性或微囊性。少数情况,为单囊性病损,囊腔内含皮脂或干酪样物质。

2. 镜下特征　肿瘤以密集的淋巴细胞或淋巴滤泡为主要间质成分,其中可见形状不规则的分化成熟的皮脂腺细胞巢以及腺管状结构(图 4-1-42)。少数情况下以腺管样结构为主,其间混杂少量皮脂腺结构。肿瘤内常见微囊或扩张的囊腔结构。高倍镜下,肿瘤细胞和间质淋巴细胞均无异型性。

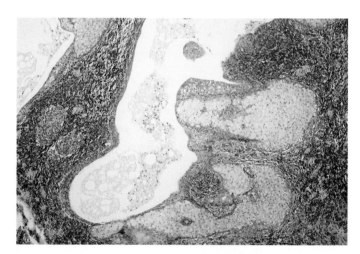

图 4-1-42　皮脂腺淋巴腺瘤

形状不规则的分化成熟的皮脂腺细胞巢散在于密集淋巴间质中,肿瘤内含微囊或扩张的囊腔

肿瘤组织中常见组织细胞和异物巨细胞反应,主要由皮脂外渗所致。少数情况下可见微小的 Warthin 瘤灶性区域。

3. 免疫组化　肿瘤细胞通常 CK 和 EMA 阳性。间质淋巴细胞表达 T 淋巴细胞和 B 淋巴细胞抗原。肿瘤上皮和间质淋巴细胞均不表达 EBER。

【鉴别诊断】

1. Warthin 瘤　肿瘤具有特征性的双层导管上皮构成的、大小不一的管腔样或伴有乳头状内突的囊性结构。

2. 黏液表皮样癌　无包膜,侵犯周围软组织。可见典型表皮样细胞,黏液细胞 PAS 染色阳性。间质淋巴细胞灶性浸润。

(二)非皮脂腺淋巴腺瘤 (non-sebaceous lymphad-enoma)

【定义】

肿瘤由增生的上皮形成梁状、管状或实性结构,无皮脂腺分化,间质为密集的淋巴细胞或淋巴滤泡。

【临床特征】

1. **流行病学**　罕见,主要发生于腮腺,可发生于副腮腺、下颌下腺、颈淋巴结和颈部。发生率男性稍多于女性,亦有女性多于男性的报道,发病年龄 11~78 岁。

2. **症状**　常表现为无痛性、缓慢增大的包块。

3. **治疗及预后**　手术建议完整切除。尚无复发报道。

【病理变化】

1. **大体特征**　界限清楚,直径约 0.6~8cm。剖面实性或囊性,剖面呈灰白色到黄色或褐色。

2. **镜下特征**　经典型(typical type):肿瘤由增生的肿瘤上皮细胞形成梁状、管状或实性结构。上皮细胞呈立方状或柱状,细胞淡染,泡状胞核,核仁清晰。偶见轻度非典型性,伴核分裂罕见。无皮脂腺或大嗜酸细胞分化,局部偶见鳞状化生以及黏液细胞。间质为密集的淋巴细胞或淋巴滤泡(图 4-1-43)。

肿瘤巢周围常包绕红染的基底膜样物,PAS 染色阳性。间质为密集的淋巴细胞或淋巴滤泡组织。

3. **免疫组化**　肿瘤巢中心或管状结构腔面细胞 EMA、CK8/18、CK19 阳性(图 4-1-44),管腔外层细胞 p63 阳性,而 SMA、vimentin 阴性。间质淋巴细胞表达 T 淋巴细胞和 B 淋巴细胞抗原。肿瘤上皮和间质淋巴细胞均不表达 EBER。

【鉴别诊断】

1. **Warthin 瘤**　肿瘤上皮为特征性双层上皮。腔面侧排列高柱状、胞质含有嗜伊红颗粒的大嗜酸细胞,胞核呈栅栏状排列;外层为数量较少的扁平或立方状基底细胞。而非皮脂腺淋巴腺瘤上皮无特征性双层上皮分化。

2. **淋巴上皮癌**　肿瘤上皮呈导管样分化,细胞异型

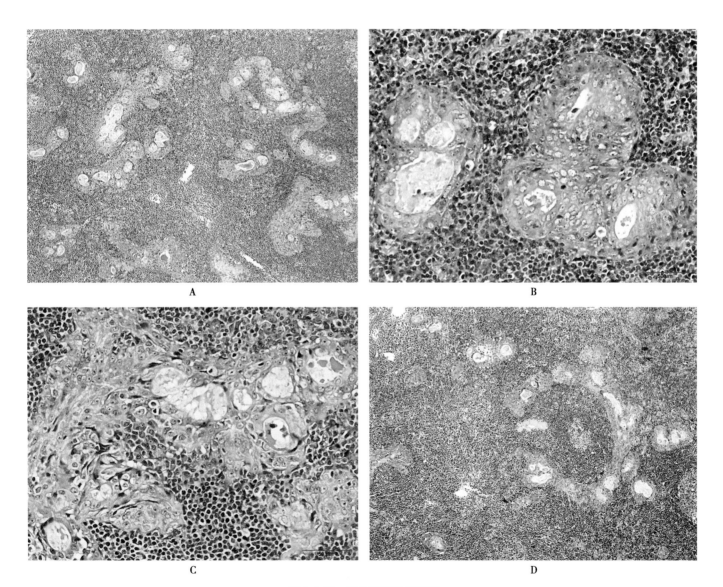

A

B

C

D

图 4-1-43　非皮脂腺淋巴腺瘤

A.肿瘤上皮细胞形成梁状、管状或实性结构。无皮脂腺或大嗜酸细胞分化;B.上皮细胞呈立方状,细胞淡染,泡状胞核,核仁清晰;
C.肿瘤上皮细胞呈鳞状化生;D.间质为密集的淋巴细胞伴淋巴滤泡形成

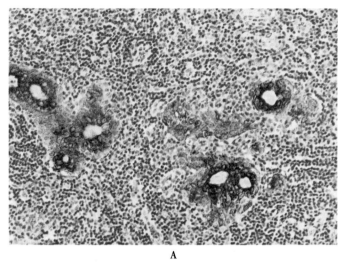
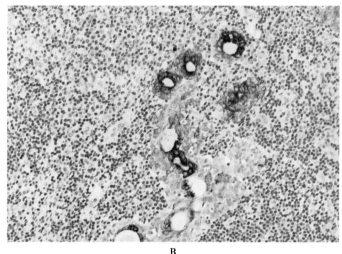

A

B

图 4-1-44 非皮脂腺淋巴腺瘤
A. 肿瘤巢中心或管状结构腔面细胞 CK8/18 阳性；B. 肿瘤巢中心或管状结构腔面细胞 CK19 阳性

性,核分裂和病理性核分裂可见。常见肿瘤无包膜,侵犯周围正常组织。EBER 原位杂交阳性。

3. 皮脂腺癌 侵犯周围软组织,细胞学异型性。间质淋巴细胞灶性浸润。

4. 淋巴结转移性腺癌 可见周边正常淋巴结结构,且肿瘤细胞异型性和核分裂明显(图 4-1-45)。

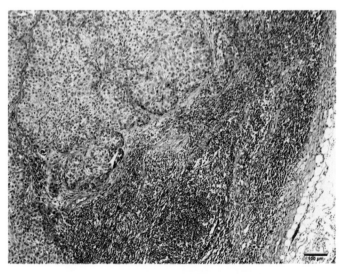

图 4-1-45 黏液表皮样癌颌下淋巴结转移
右下可见周边正常淋巴结结构

七、囊腺瘤

【定义】

囊腺瘤(cystadenoma)是以肿瘤性腺上皮呈多囊性生长为结构特征的、少见的良性唾液腺肿瘤。囊腔内通常伴有上皮乳头状突起,少数可衬覆黏液样细胞。

【临床特征】

1. 流行病学 约占所有唾液腺良性肿瘤的 4.1%。

大、小唾液腺发病率相当,稍多见于小唾液腺,以唇部和颊黏膜多见,其次为腭部腺体,也有报道发生于喉部和鼻窦。发生于大唾液腺者,约 45% 位于腮腺,7% 位于下颌下腺。

女性多见,男女性别比为 1:2~3。发病年龄分布广,可见于 12~89 岁,平均 57 岁。

2. 症状 发生于大唾液腺者常表现为无痛性、缓慢增大的包块。发生于小唾液腺者最大直径通常不超过 1cm,临床表现类似于黏液囊肿。

3. 治疗及预后 因肿瘤包膜可不完整,建议腮腺切除手术。复发少见。据报道,极少数病例可发生恶变。

【病理变化】

1. 大体特征 肿瘤圆形或结节状,界限清楚,有完整或不完整的包膜。剖面灰白或淡黄色,可见大小不等的囊腔,内含白色胶冻状物。较大囊腔内可见乳头状突起(图 4-1-46)。少数情况,切面仅见单个扩张的囊腔。

2. 镜下特征 肿瘤由立方状、柱状的腺上皮细胞和黏液细胞排列成多个大小不等的囊性结构,有或没有纤维包膜。囊腔之间由致密的纤维间质分隔。可见含有血管-纤维组织轴心的乳头突向囊腔。囊腔和乳头表面常覆盖 1~2 层黏液细胞或柱状细胞,局部可见大嗜酸性粒细胞、表皮样细胞、皮脂增生。囊腔内含嗜伊红黏液。

根据细胞成分,主要分为两种亚型:

(1) 乳头状囊腺瘤:由多个扩张的囊腔或腺管状结构构成,腔内有多个乳头状突起,衬覆单层或多层立方或柱状上皮细胞,其间可夹杂黏液细胞或大嗜酸细胞(图 4-1-47)。

(2) 黏液性囊腺瘤:囊腔内衬厚度较一致的高柱状黏液细胞和杯状细胞,乳头状突起少见。腔内含 PAS 阳性的黏液以及脱落的黏液细胞(图 4-1-48)。

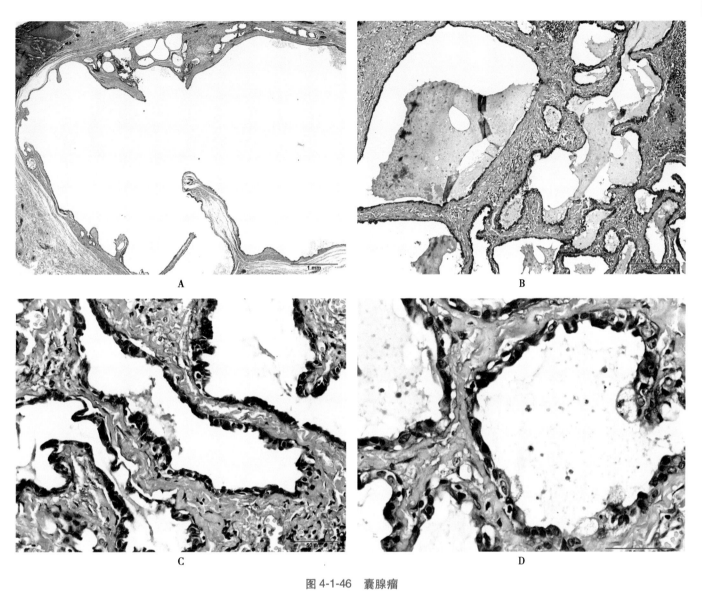

图 4-1-46　囊腺瘤

A. 极度扩张的大囊腔和周围小的囊腔；B. 囊腔之间由致密的纤维间质分隔,含有血管-纤维组织轴心的乳头突向囊腔；C. 囊腔和乳头表面覆盖 1~2 层柱状细胞；D. 局部可见黏液样细胞

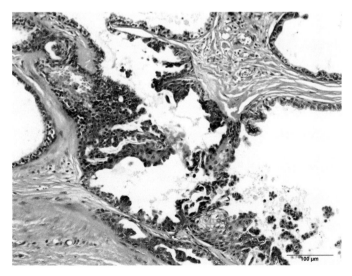

图 4-1-47　乳头状囊腺瘤

腔内有多个乳头状突起,衬覆单层或多层立方或柱状上皮细胞

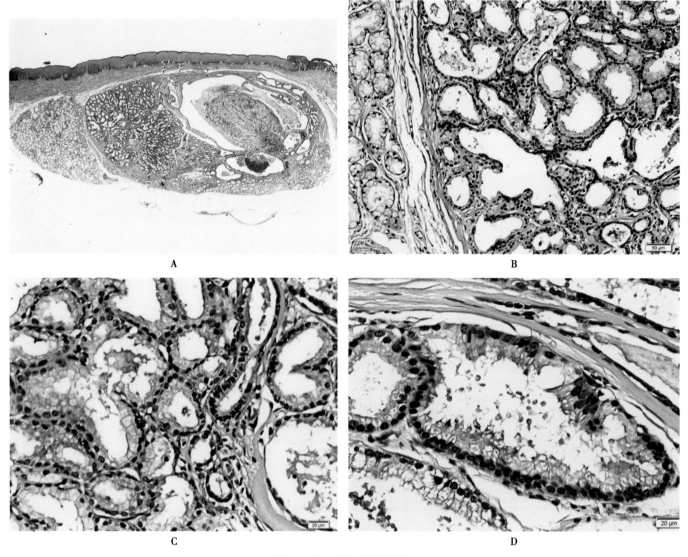

图 4-1-48 腭部黏液囊腺瘤

A. 界限清楚,有包膜;B. 囊腔结构内少量乳头状突起;C. 囊腔内衬厚度较一致的高柱状黏液细胞;D. 囊腔内衬厚度较一致的高柱状黏液细胞和杯状细胞

此外,大嗜酸细胞型囊腺瘤(oncocytic variant of cystadenoma)是以大嗜酸细胞为主要细胞成分的一种少见的亚型,囊腔内主要由单层或双层大嗜酸细胞排列呈乳头状结构,类似于不含淋巴样间质的 Warthin 瘤(图 4-1-49)。

3. 免疫组化 囊腔内侧腺上皮 PanCK、CK5/6、CK7、CK、DOG1、EMA 阳性,囊腔外侧肌上皮 p63、calponin 等肌上皮标记物阳性,S-100 在肿瘤上皮中成不同程度阳性(图 4-1-50)。

【鉴别诊断】

1. Warthin 瘤(少淋巴间质型) 肿瘤具有特征性的双层上皮,嗜酸性细胞栅栏状排列,间质成分少,其内可见密集的淋巴细胞。大嗜酸细胞型囊腺瘤的间质为致密的胶原纤维,有时可伴散在淋巴细胞浸润。

2. 硬化性多囊性腺病(sclerosing sialocystosis) 多

灶性的导管结构呈囊性扩张,非肿瘤性增生。常见于多个腺小叶内,无包膜,不破坏腺小叶结构。

3. 低级别导管内癌 囊腔内立方状腺上皮排列呈筛状或乳头状,可见顶浆分泌细胞及罗马桥样结构。肿瘤无包膜。癌巢周围肌上皮结构完整,p63、calponin、SMA阳性。肿瘤细胞 S-100 通常弥漫强阳性。

4. 导管乳头状瘤 虽然囊腺瘤偶尔会出现单个扩张囊腔的病理改变,但如果单囊性病变伴含有纤维血管轴心的囊内乳头状增生,应归为导管内乳头状瘤而非单纯性囊腺瘤(见导管乳头状瘤鉴别诊断)。

八、乳头状唾液腺瘤

【定义】

乳头状唾液腺瘤(sialadenoma papilliferum)是以双向

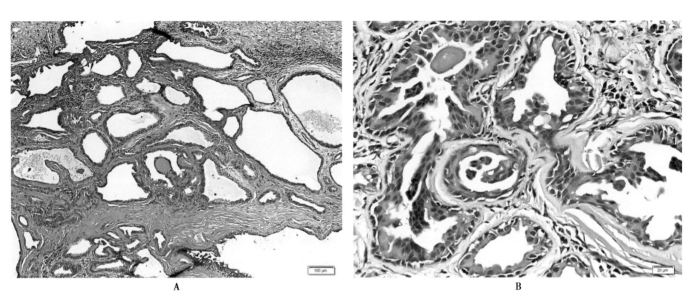

图 4-1-49　大嗜酸细胞型囊腺瘤
A. 间质为致密的胶原纤维；B. 囊腔内由单层或双层大嗜酸细胞排列呈乳头状结构

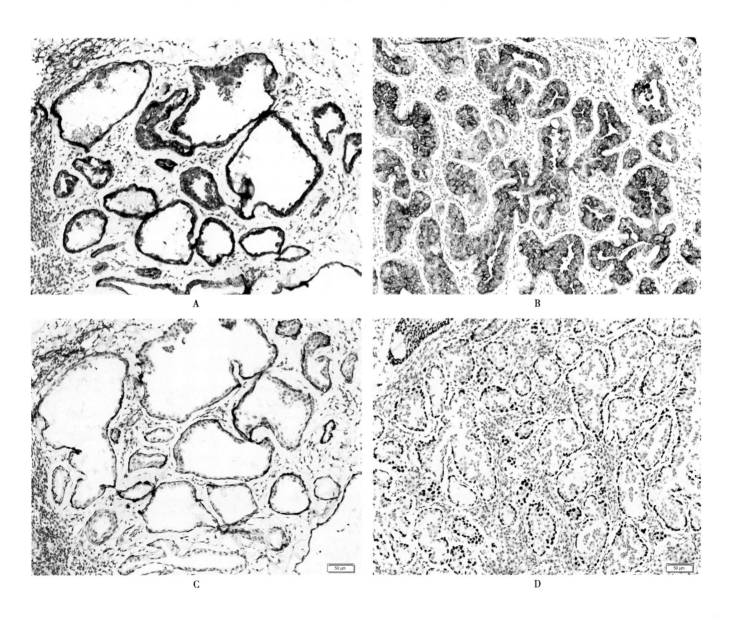

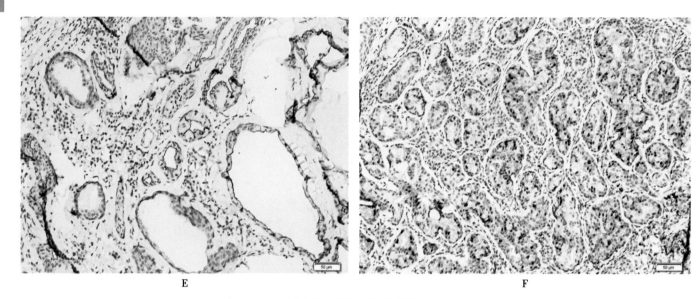

图 4-1-50 囊腺瘤的免疫组化

A. 腺上皮 CK5/6 阳性；B. 腺上皮 CK7 阳性；C. 肌上皮 calponin 阳性；D. 肌上皮 p63 阳性；E. DOG1 在肿瘤上皮中呈不同程度阳性；F. S-100 在肿瘤上皮中呈不同程度阳性

生长模式为特征的、罕见的唾液腺良性肿瘤，表现为口腔黏膜上皮呈乳头状向外增生，同时下方唾液腺导管上皮内生性增生，类似于皮肤乳头状汗腺囊腺瘤。

【临床特征】

1. 流行病学 好发于小唾液腺，约占所有小唾液腺肿瘤的 1%。其中 80% 见于硬/软腭，其次是颊黏膜、上唇、磨牙后区和腭弓。大唾液腺罕见，一般为腮腺。

好发年龄约发病年龄 31~87 岁（平均 59 岁），男性略多于女性，男女性别比约为 1.5:1。

2. 症状 临床表现无痛的外生性肿块，外观类似于鳞状细胞乳头状瘤。

3. 治疗及预后 手术建议完整切除。该肿瘤复发率为 10%~15%，复发率明显高于导管乳头状瘤。

【病理变化】

1. 大体特征 界限清楚，有薄膜。外生性乳头状或疣状的表面形态，基底宽或有蒂。直径约 0.3~2.0cm，平均 0.7cm。

2. 镜下特征 肿瘤具有外生性和内生性两种成分，即黏膜鳞状上皮向外呈疣状或乳头状增生，其下方腺源性囊状或腺管状结构向内增生（图 4-1-51A）。增生的鳞

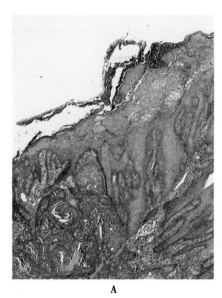
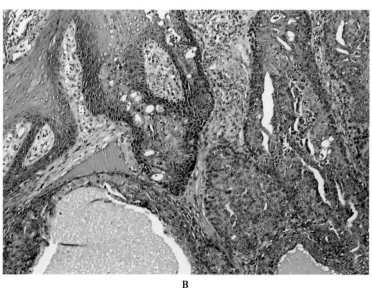

图 4-1-51 乳头状唾液腺瘤

A. 黏膜鳞状上皮向外呈疣状或乳头状增生，其下方腺源性囊状或腺管状结构向内增生；B. 乳头状突起的底部，细胞由鳞状上皮过渡为柱状腺上皮

状上皮乳头以纤维血管轴心作为支撑向外突起,高于邻近的正常黏膜。乳头状突起的底部,细胞由鳞状上皮过渡为柱状腺上皮(图 4-1-51B)。

下方为增生的腺管成分,包括扩张的小导管和大囊腔。囊腔内含乳头状突起,腔面呈裂隙样。表面覆盖双层上皮细胞,基底层细胞呈立方状,外层细胞呈矮柱状。可见黏液样细胞散在分布于腺上皮和鳞状上皮间,也可见柱状嗜酸性细胞。在无包膜的病例中,导管样结构可被误诊为肿瘤浸润。

3. 免疫组化 肌上皮 SMA、S-100、GFAP、CK13、CK14 阳性。

【鉴别诊断】

1. 鳞状上皮乳头状瘤 只有外生性的鳞状上皮乳头状突起样增生。

2. 内翻性导管乳头状瘤 肿瘤呈内生性、推进式生长,形成结节状团块,压迫结缔组织形成平滑边界。肿瘤上皮向内部增生形成粗大的乳头状突起。同时缺少乳头状唾液腺瘤中增生的导管样结构。

3. 黏液表皮样癌 乳头状唾液腺瘤含黏液细胞较多时应与黏液表皮样癌相鉴别,黏液表皮样癌表现为明显的浸润性生长。

九、导管乳头状瘤

导管乳头状瘤(ductal papillomas)是一类少见的、好发于小唾液腺的良性肿瘤。该类肿瘤具有特征性的乳头状结构,发生部位与唾液腺排泄管系统密切相关。根据其独立的组织学表现和临床特征,该肿瘤分为两种类型:内翻性导管乳头状瘤(inverted ductal papilloma)和导管内乳头状瘤(intraductal papilloma)。

（一）内翻性导管乳头状瘤（inverted ductal papilloma）

【定义】

是发生于小唾液腺排泄管腺上皮与口腔黏膜上皮过渡区的乳头状上皮增生物。呈内生性生长,形成结节状团块。

【临床特征】

1. 流行病学 罕见,好发于小唾液腺,尤其是下唇、颊和口底。发生率男性多于女性,好发于中年或老年人,平均发病年龄 44 岁。

2. 症状 常表现为黏膜内或高出黏膜的结节状无痛性包块,黏膜表面光滑或呈疣状,有时可见黏膜表面扩张的导管口,类似于鼻腔或鼻窦内翻性乳头状瘤。

3. 治疗及预后 手术建议完整切除,无复发。

【病理变化】

1. 大体特征 界限清楚,直径约 0.5~1.5cm。剖面乳头状实性结构,偶见囊性改变。

2. 镜下特征 肿瘤无包膜,界限清楚,发生于小唾液腺排泄管腺上皮与口腔黏膜上皮过渡区,通过黏膜表面的中央孔开口与黏膜上皮相延续。

肿瘤呈内生性、推进式生长,压迫周围结缔组织,与结缔组织形成平滑边界。肿瘤上皮向内部增生形成粗大的乳头状突起。乳头状增生的上皮主要由表皮样细胞和基底细胞构成,表面覆盖柱状上皮细胞。可见黏液样细胞或大嗜酸性细胞散在或丛状分布其中,偶见微囊结构。上皮细胞无异型性,核分裂罕见。

3. 免疫组化 肿瘤细胞通常高分子量 CK 阳性,CK7、CK14 和 CK19 阳性,EMA 阳性。少数病例 HPV6/11 阳性。

【鉴别诊断】

1. 黏液表皮样癌 低分化黏液表皮样癌常为表皮样细胞巢内散在分布黏液样细胞,但肿瘤表现出明显的侵袭性生长方式,细胞异型性明显,病理性核分裂可见。

2. 导管内乳头状瘤 组织学上表现为单个扩张的囊腔,腔内上皮呈乳头状增生。

（二）导管内乳头状瘤（intraductal papilloma）

【定义】

起源于小叶间导管或排泄管,其局部上皮向管腔内形成乳头状增生,导致管腔呈单囊性扩张。

【临床特征】

1. 流行病学 罕见,好发于小唾液腺,尤其是唇、颊黏膜,其次是腭部和舌。大唾液腺者多见于腮腺,也可见于下颌下腺和舌下腺。发病年龄 8~77 岁,好发年龄 50~69,无性别差异。

2. 症状 临床表现为无痛的孤立性肿块,界限清楚。

3. 治疗及预后 手术建议完整切除,无复发。

【病理变化】

1. 大体特征 界限清楚的单囊性肿物,直径约 0.5~2.0cm。囊腔内含细小的颗粒状物,多为组织碎屑和黏液样物质。

2. 镜下特征 肿瘤为界限清楚或者有包膜的单囊性腔隙,可见大量分支的乳头状突起突向囊腔内。乳头状突起内含纤维血管轴心,表面覆盖 1~2 层立方状或柱状腺管上皮,其内可见数量不等的杯状黏液细胞(图 4-1-52)。

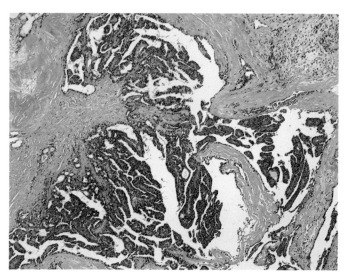

图 4-1-52　导管内乳头状瘤
单囊性腔隙内可见大量分支的乳头状突起突向囊腔

囊腔内衬上皮与乳头状突起被覆上皮相类似,上皮细胞无异型性。

3. **免疫组化**　同内翻性导管乳头状瘤。

【鉴别诊断】

1. **乳头状囊腺瘤**　由多个扩张的囊腔或腺管状结构构成,腔内有多个乳头状突起。

2. **内翻性导管乳头状瘤**　肿瘤呈内生性、推进式生长,形成结节状团块,压迫结缔组织形成平滑边界。肿瘤上皮向内部增生形成粗大的乳头状突起。

十、皮脂腺腺瘤

【定义】

皮脂腺腺瘤(sebaceous adenoma)是一种少见的、界限

清楚的唾液腺良性肿瘤。由大小不一、形态不规则的向皮脂腺分化的细胞巢构成,局部伴鳞状化生和囊性改变。

【临床特征】

1. **流行病学**　约占唾液腺肿瘤的 0.1%,唾液腺良性肿瘤<0.5%。约 50%发生于腮腺,17%为颊部,13%下颌磨牙及后区,8%颌下区。发生率男性>女性(1.6:1),发病年龄 22~90 岁,平均 58 岁。

2. **症状**　常表现为无痛性、缓慢增大的包块。

3. **治疗及预后**　手术建议完整切除,无复发。

【病理变化】

1. **大体特征**　界限清楚,有包膜,直径约 0.4~3cm。剖面实性或囊性,剖面呈灰白色到黄色。

2. **镜下特征**　肿瘤由形状不规则的不完全分化的皮脂腺细胞巢构成。肿瘤内常见微囊或扩张的囊腔结构。高倍镜下,肿瘤细胞呈不同程度的皮脂腺细胞分化,无明显异型性。分化成熟的皮脂腺细胞常见于肿瘤巢中央或囊腔壁。细胞巢内可见鳞状化生。偶见嗜酸性粒细胞为主的化生(图 4-1-53)。

3. **免疫组化**　肿瘤细胞通常 CK 和 EMA 阳性。肌上皮细胞标记物如 vimentin、S-100 和 SMA 阴性。

【鉴别诊断】

1. **黏液表皮样癌**　无包膜,侵犯周围软组织,黏液细胞 PAS 染色阳性。

2. **皮脂腺癌**　侵犯周围软组织,细胞学异型性。

十一、管状腺瘤

【定义】

管状腺瘤(canalicular adenoma),又称管状型单形性

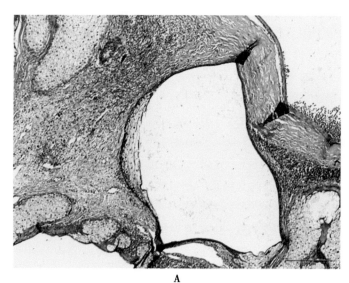

A

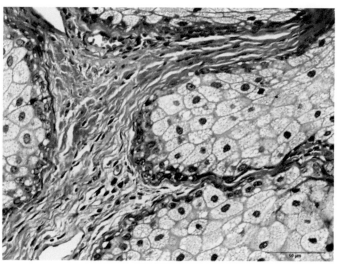

B

图 4-1-53　皮脂腺腺瘤
A.肿瘤内扩张的囊腔,分化成熟的皮脂腺细胞位于囊壁;B.肿瘤巢分化成熟的皮脂腺细胞

腺瘤（monomorphic adenoma，canalicular type）或管状型基底细胞腺瘤（basal cell adenoma，canalicular type），是一种少见的、几乎只发生于小唾液腺的良性肿瘤。其组织病理学特点为：柱状上皮细胞呈串珠状或长链状排列，相互吻合或分支形成管状或狭长的条索样结构，间质疏松，富含血管。

【临床特征】

1. 流行病学　约占唾液腺肿瘤的1%，小唾液腺肿瘤的4%。主要发生于小唾液腺，约80%发生于上唇，其次为颊部。大唾液腺罕见。女性>男性，老年人多见，高发年龄60~70岁。

可单发或多发，约20%的病例表现为多发。多发性小管状腺瘤常累及上唇和双侧颊部。

2. 症状　常表现为无痛性、缓慢增大的包块。表面黏膜颜色正常或呈蓝色。

3. 治疗及预后　手术建议局部切除。极少复发。少数多发性病变易被误诊为复发。

【病理变化】

1. 大体特征　界限清楚，有或无包膜，直径约0.5~2cm。剖面实性或囊性，剖面呈浅黄色到褐色。

2. 镜下特征　双层上皮细胞排列成狭长的串珠状或链状结构，相互吻合或分支，形成管状或条索样结构。可见囊性变。肿瘤细胞柱状或立方状，胞核规则，无异型性，核仁不明显，胞质嗜伊红（图4-1-54）。

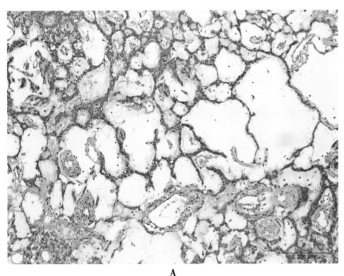
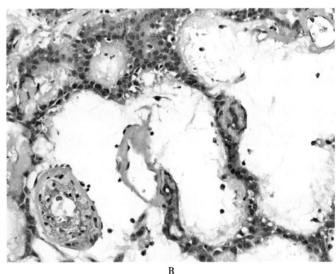

A

B

图 4-1-54　管状腺瘤
A.上皮相互吻合或分支，形成管状或条索样结构；B.肿瘤细胞柱状或立方状，排列呈狭长的串珠状或链状，胞质嗜伊红

间质形态具有一定诊断的价值：间质疏松，胶原成分少，可见黏液样透明基质，富含血管（图4-1-55）。

3. 免疫组化　肿瘤细胞通常CK13、CK14和CD117阳性，CK19弱阳性，S-100胞核和胞质强阳性，肿瘤与结缔组织交界处GFAP阳性。不表达肌上皮标记物如SMA、calponin和p63，癌胚抗原、p53和p73阴性。

【鉴别诊断】

1. 基底细胞腺瘤　主要发生于大唾液腺，肿瘤巢周边具有特征性的基底细胞排列层，通常可见基底膜样沉积物。间质缺少黏液样透明基质。

2. 多形性腺瘤　细胞和结构上多形性，间质可见软骨样或骨样化生。

3. 多形性腺癌　组织学形态多形性，肿瘤无局限性边界，侵犯周围软组织（图4-1-56）。

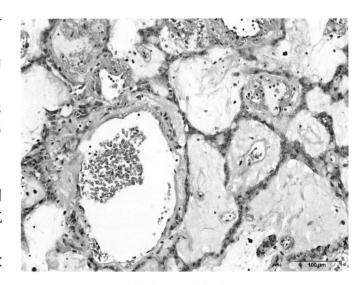

图 4-1-55　管状腺瘤
间质疏松，为黏液样透明基质，富含血管

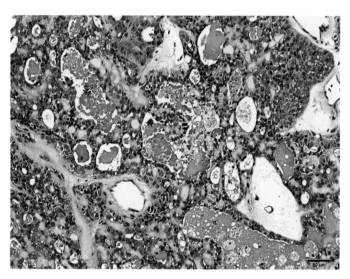

图 4-1-56　多形性腺癌
组织学形态多形性,图中显示管状、筛状和囊性结构

（张佳莉　周传香　陈新明）

第二节　唾液腺恶性肿瘤

一、黏液表皮样癌

【定义】

黏液表皮样癌（mucoepidermoid carcinoma）是由黏液细胞、中间细胞和表皮样细胞构成的恶性唾液腺上皮性肿瘤,可伴有柱状细胞、透明细胞和嗜酸性细胞形态,呈囊性或实性生长。组织病理学上可分为高分化（低级别）、中分化（中级别）、低分化（高级别）,并与临床表现、预后、治疗相关。

【临床特征】

1. **流行病学**　最常见的唾液腺恶性肿瘤之一,约占唾液腺上皮性肿瘤的 10%,恶性上皮性肿瘤的 30%。发病年龄广,任何年龄均可发生,中年及中年以上为发病高峰,平均年龄约 50 岁。也是儿童最常见的唾液腺恶性肿瘤。女性比男性多见,男女比例为 2∶3。

2. **部位**　最常发生于腮腺,其次小唾液腺。下颌下腺和舌下腺少见。小唾液腺最常发生于腭部,其次为颊黏膜、磨牙后区、唇、舌等。

3. **症状**　临床表现与肿瘤的分化程度密切相关。高分化者相似于多形性腺瘤,表现为生长缓慢的无痛性肿块,病程长,肿物多固定,很少出现面瘫（图 4-2-1）。低分化者肿瘤生长迅速,病程短,瘤体较大,活动度差,常出现疼痛和面瘫。

4. **治疗及预后**　手术切除。低分化者辅助放化疗。

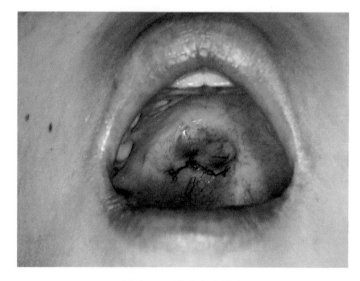

图 4-2-1　黏液表皮样癌
腭部黏液表皮样癌的临床表现

预后与临床分期、组织学分级、发病部位、手术切除是否彻底等因素相关。多数肿瘤为高分化,预后良好,五年生存率可达 95%;低分化者为高度恶性,肿瘤生长快,侵袭性强,术后易复发（80%）,常发生转移,预后差,五年生存率仅 25%~30%。

【病理变化】

1. **大体特征**　高分化肿瘤可有界限,但常无包膜,剖面灰白色或浅粉红色,有散在的小囊腔,腔内含淡黄色或褐色黏稠液体。低分化者肿瘤无包膜,界限不清,剖面灰白色,实性,囊腔很少,可见出血或坏死。

2. **镜下特征**　肿瘤主要由 3 种细胞即黏液细胞、表皮样细胞和中间细胞构成,排列成实性片状、巢状、导管样结构及囊腔样结构(图 4-2-2、图 4-2-3A)。黏液细胞体积大,为柱状或杯状,细胞界限清楚,胞质呈泡沫状或网状,染色浅,嗜碱性,胞核较小,常位于基底部。黏液细胞单个或成簇出现,常形成囊腔或导管样结构的内衬(图 4-2-3B)。表皮样细胞为多边形,有丰富的嗜酸性胞质和泡状核,可见细胞间桥,但角化罕见(图 4-2-4A)。中间细胞似基底细胞,较小,呈立方状,胞质少,胞核圆形,大小一致(图 4-2-4B)。此外,尚可见到透明细胞、柱状细胞和嗜酸细胞。透明细胞较大,圆形或多边形,界限清楚,胞质透明,细胞核小而居中,胞质内通常为大量糖原,PAS 染

色阳性。透明细胞常呈灶状,偶尔构成肿瘤的主体(图 4-2-5A)。柱状细胞不常见,常为囊腔的内衬细胞。嗜酸细胞为不规则圆形,胞核圆或卵圆形,胞质内含嗜伊红颗粒(图 4-2-5B)。罕见情况下肿瘤可主要由梭形细胞构成。黏液细胞内黏液可通过黏液卡红和阿辛蓝染色证实,在低分肿瘤中,黏液细胞较少时,黏液染色可作为鉴别诊断的重要依据。

不同类型肿瘤细胞的比例和所形成的结构(包括囊腔)在肿瘤内和肿瘤间均有不同。肿瘤通常为多囊性伴实性成分,有时以实性成分为主。囊性腔隙常衬覆黏液细胞,且伴中间细胞或表皮细胞,其内充满黏液。导管样

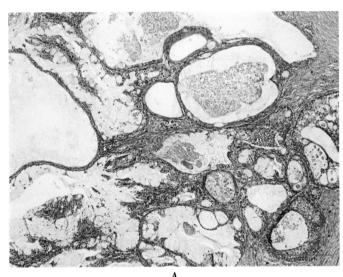

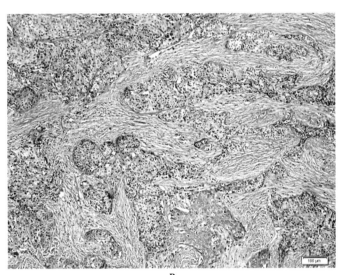

图 4-2-2 黏液表皮样癌的组织学表现

A. 高分化黏液表皮样癌,肿瘤细胞形成导管样结构及囊腔样结构;B. 低分化黏液表皮样癌,肿瘤细胞呈实性巢状

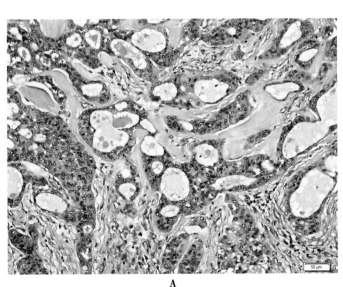

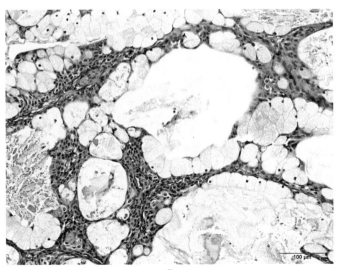

图 4-2-3 黏液表皮样癌的组织学表现

A. 高分化黏液表皮样癌,示导管样结构;B. 高分化黏液表皮样癌,示黏液细胞

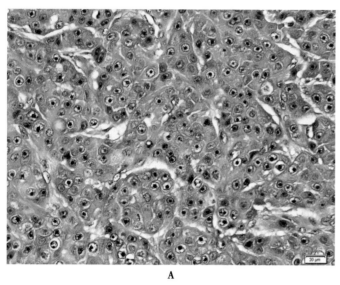
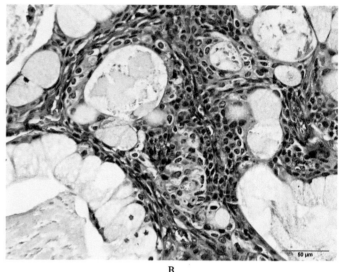

图 4-2-4　黏液表皮样癌的组织学表现
A. 表皮样细胞；B. 黏液细胞和中间细胞

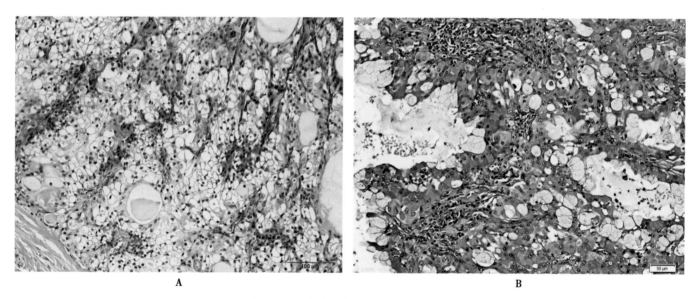

图 4-2-5　黏液表皮样癌的组织学表现
A. 透明细胞和混杂的中间细胞；B. 嗜酸性黏液表皮样癌，伴有黏液细胞分化

结构或囊腔内可含均质嗜酸性物，有时可见钙化（图 4-2-6A）。囊腔有时破裂，黏液外溢伴炎症反应，局部间质可硬化（图 4-2-6B）。神经侵犯、肿瘤坏死、核分裂象增加或细胞间变不常见，多见于低分化肿瘤。一些肿瘤的边缘大量淋巴细胞增生伴生发形成，与淋巴结侵犯相似。根据 3 种主要细胞类型的比例、囊性成分与实性成分的比例、肿瘤侵袭程度、侵袭方式、细胞分化程度、核分裂、有无坏死及神经、血管侵犯等，将肿瘤分为高分化（低级别）、中分化（中级别）、低分化（高级别）三级。

3. 免疫组化　肿瘤细胞常弥漫表达 CK7（图 4-2-7A）、CK8、CK18，表皮样细胞还常表达 CK5/6、CK13、CK14 和 CK19。中间细胞可表达 CK7、CK5/6、CK14，有

时还表达 vimentin。p63 和 p40 在中间细胞和表皮样细胞中表达（图 4-2-7B）。黏液表皮样癌中无肌上皮细胞，一般不表达肌上皮细胞标记物如 GFAP、actin 和 S-100。肿瘤还表达 MUC1、MUC4 和 MUC5AC。低分化肿瘤常表达 HER2，Ki-67 指数常大于 20%。

4. 分子遗传学　大部分黏液表皮样癌出现染色体易位 t(11;19)(q21;p13)，形成 *CRTC1-MAML2* 融合基因。少部分出现染色体易位 t(11;15)(q21;q26)，形成 *CRTC3-MAML2* 融合基因。罕见出现 t(6;22)(p21;q12)基因易位，形成 *EWSR1-POU5F1* 融合基因。FISH 检测 MAML2 可用于一些黏液表皮样癌疑难病例的鉴别诊断。

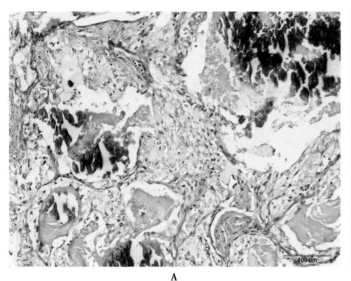
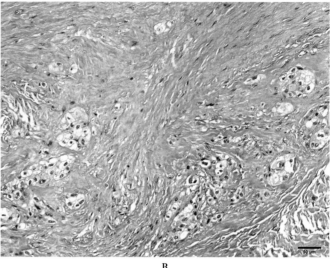

A   B

图 4-2-6 黏液表皮样癌

A. 透明细胞型黏液表皮样癌，伴钙化；B. 硬化性黏液表皮样癌，癌巢埋于玻璃样变的纤维结缔组织内

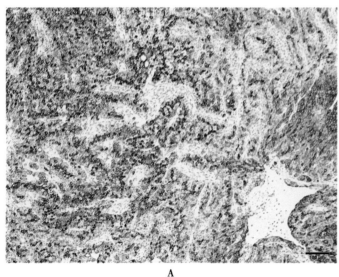
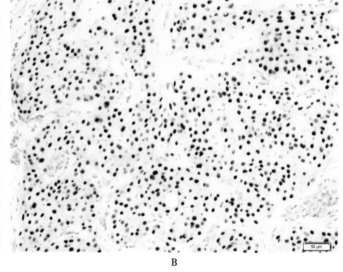

A   B

图 4-2-7 黏液表皮样癌免疫组化特点

A. CK7 阳性；B. 表皮样细胞和中间细胞 p63 阳性

【鉴别诊断】

1. **鳞状细胞癌** 低分化的黏液表皮样癌易与鳞癌相混淆，但黏液表皮样癌中一般无角化，黏液染色显示肿瘤中的黏液细胞可有助于诊断，MUC5AC 阳性染色也有助于二者鉴别。

2. **腺鳞癌** 有腺癌和鳞癌两种成分，两种成分常分界清楚，可见角化珠，无分叶状分布，无中间细胞。

3. **坏死性唾液腺化生** 常可见小唾液腺的小叶状分布，通常可看导管到实性鳞状细胞巢的过渡。病变无中间细胞和囊腔形成，细胞形态温和，核异型性小，Ki-67 指数低，巢周边常有残留的肌上皮细胞，可通过 calponin 和

SMA 免疫标记证实。

4. **囊腺瘤和囊腺癌** 通常有典型的乳头状结构，囊之间的间质较黏液表皮样癌少，细胞种类比黏液表皮样癌少，表皮样分化罕见，实性成分少。

此外，透明细胞型黏液表皮样癌需与上皮-肌上皮癌、透明细胞癌、腺泡细胞癌、皮脂腺癌、转移性肾透明细胞癌等相鉴别；嗜酸性黏液表皮样癌需与嗜酸细胞瘤/癌、腺泡细胞癌、唾液腺导管癌等相鉴别。发生于颌骨内的黏液表皮样癌需与腺牙源性囊肿鉴别，后者囊壁衬里上皮一般较薄，虽可见旋涡状上皮斑样增殖，但是无实性肿瘤性增殖，无组织学的恶性表现。

二、腺样囊性癌

【定义】

腺样囊性癌(adenoid cystic carcinoma)是一种恶性基底细胞样肿瘤,由腺上皮细胞和肌上皮细胞构成,常排列成管状、筛状、实性巢状等不同的形态结构。

【临床特征】

1. 流行病学 是最常见的唾液腺恶性肿瘤,约占唾液腺上皮性肿瘤的10%;唾液腺恶性肿瘤30%。可发生于任何年龄,常见于40～60岁,无明显性别差异。大小唾液腺均可发生,以腮腺和腭部小唾液腺最多见。舌下腺肿瘤比较少见,常应首先考虑为腺样囊性癌。亦可发生于颌骨内,可能来源于颌骨内异位腺体。此外,腺样囊性癌还可发生于身体其他部位,如鼻腔鼻窦、咽喉部、眼眶、气管支气管及肺、皮肤、乳腺等。

2. 症状 肿瘤生长缓慢,病期较长,呈圆形或结节状,质地较硬。肿瘤呈浸润性生长,活动度差,与周围组织粘连,因此临床上所见到的肿物比实际肿物小。病变早期常无明显症状。疼痛和麻木是患者常见的症状,可出现在患者未发现肿块之前。随着病程进展,病变侵犯不同部位可导致相应的不同症状,如腮腺肿瘤可发生面瘫,腭部肿瘤可发生表面黏膜溃疡和腭骨穿孔。

3. 治疗及预后 手术切除,辅助放化疗。长期预后不佳,5年和10年生存率分别为62%和40%。

【病理变化】

1. 大体特征 肿物常呈圆形或结节状,平均直径约3cm,剖面为灰白色或浅褐色,实性,无包膜,呈浸润性生长。部分肿瘤边界可比较清楚,罕见情况下,有的病例可有包膜或部分包膜(图4-2-8),但仔细检查可发现浸润区域。

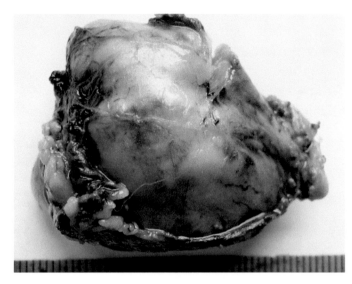

图4-2-8 腺样囊性癌大体标本
局部界限清楚,似有包膜

2. 镜下特征 腺样囊性癌由腔面细胞(导管细胞)和非腔面细胞(肌上皮细胞或基底细胞)构成,两种细胞以不同比例构成肿瘤,常以非腔面细胞(基底样细胞或肌上皮细胞)为主。肿瘤细胞主要排列成筛状、管状和实性三种组织结构(图4-2-9)。其中筛状型最常见,实性型最少见。在同一肿瘤中常出现两种以上的排列方式,但常以某一种为主。筛状型中肿瘤细胞排列成大小不等的巢团状,其间有许多筛孔状囊样腔隙(瑞士奶酪样),与藕的断面相似。筛孔内含嗜酸或嗜碱性黏液样物质,不均匀,呈网状,阿辛蓝染色呈强阳性,PAS染色呈弱阳性。有的囊样腔隙内物质为粉染的玻璃样变物质,有时可很明显(图4-2-9A)。假囊腔周边的一层细

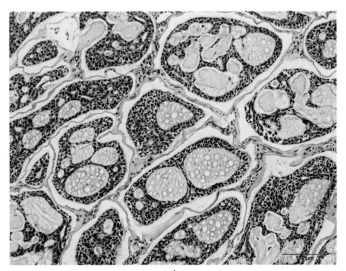

A

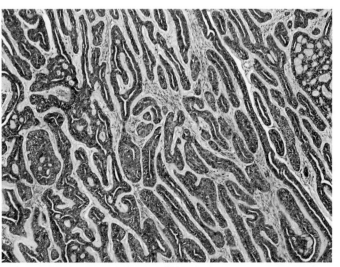

B

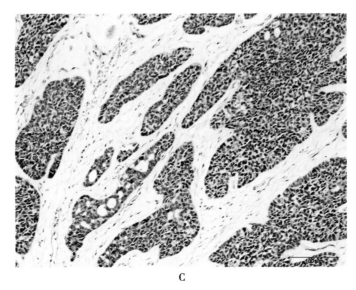

C

图 4-2-9 腺样囊性癌的组织学表现

A. 筛状型,假囊腔内含蓝色的嗜碱性物和红色的基底膜样物质,伴少量导管样结构;B. 管状型,伴少量筛状结构;C. 实性型,由高核浆比的基底样细胞构成,伴少量导管结构

胞多为肌上皮细胞,腔内物质为肿瘤性肌上皮细胞的分泌物。管状型中肿瘤细胞排列成小管状,管腔由 2～3 层细胞构成,内层为导管细胞,其外围为非腔面肌上皮细胞,中央管腔内含粉染黏液,黏液卡红染色和 PAS 染色呈强阳性(图 4-2-9B)。实性型中肿瘤细胞排列成实性巢状或片状,有时可见少量的腺腔样结构和假囊腔结构。与筛状型和管状型相比较,此型肿瘤细胞和细胞核体积均较大,核呈空泡状,可见核仁,细胞多形性较明显,可见较多核分裂象,细胞巢中央有时可见粉刺样坏死(图 4-2-9C)。

腔面细胞或导管细胞呈立方状,卵圆形,胞质嗜酸性,核圆形或椭圆形,染色质较粗糙,可见小核仁(图 4-2-10A)。非腔面细胞(肌上皮细胞或基底细胞)大小较一致,胞膜界限不清。细胞胞质少,通常透明,常含有角、椭圆形、嗜碱性、深染的细胞核,染色质分布均匀,核仁一般不明显。肿瘤细胞形态常较温和,核分裂象一般少见(图 4-2-10B)。少见情况下,基底样细胞或肌上皮细胞有较粗糙的染色质和较明显的小核仁,多见于实性型(图 4-2-10C)。肿瘤细胞外基质有时非常丰富,以至于肿瘤细胞被挤压变薄成束或条索状(图 4-2-11A)。罕见情况下,肿瘤间质玻璃样变广泛,细胞成分稀少,形成硬化性结节,称为硬化型腺样囊性癌(图 4-2-11B)。肿瘤间质也可呈黏液样表现。腺样囊性癌呈侵袭性生长,神经周和神经内浸润是其突出特点(图 4-2-12A),肿瘤可沿神经扩展至相当远的距离。肿瘤可在影像学显示骨破坏之前广泛侵

犯骨组织(图 4-2-12B)。

3. **免疫组化** 腺样囊性癌为双相分化唾液腺肿瘤,腔面细胞/导管细胞 CK7(图 4-2-13A)、CK8/18、CK19、EMA 阳性。非腔面肌上皮细胞表达广谱 CK(通常比导管细胞弱)、p63(图 4-2-13B)、p40、vimentin、S-100、MSA、SMA、calponin(图 4-2-14A)等,但肌上皮细胞标记物表达的强度和范围变化较大。CD117 主要表达于导管内层细胞。增殖活性标记物 Ki-67 指数不一,实性型 Ki-67 指数高(图 4-2-14B)。

【鉴别诊断】

1. **多形性腺癌** 特点为细胞的一致性和结构的多样性。细胞呈圆形或椭圆形,胞质比腺样囊性癌丰富。可见特征性的单列细胞排列或靶环状同心圆样结构。

2. **基底细胞腺癌** 肿瘤细胞巢外围细胞呈栅栏状排列,胞质少,核浆比高,中央细胞较大,多边形,胞质较丰富,染色浅。

3. **基底细胞腺瘤** 偶尔基底细胞腺瘤可含有较多筛状结构,与腺样囊性癌相似,但基底细胞腺瘤有包膜,无浸润性生长或神经侵犯。活检小标本鉴别可能较困难,Ki-67 标记有助于鉴别。

4. **上皮-肌上皮癌** 双相分化肿瘤,外层常为透明肌上皮细胞,Ki-67 通常较腺样囊性癌低。

5. **基底样鳞状细胞癌** 基底样鳞状细胞癌常可见局灶性鳞状细胞分化、表面黏膜上皮的异常增生或局灶性的浸润性鳞癌成分。

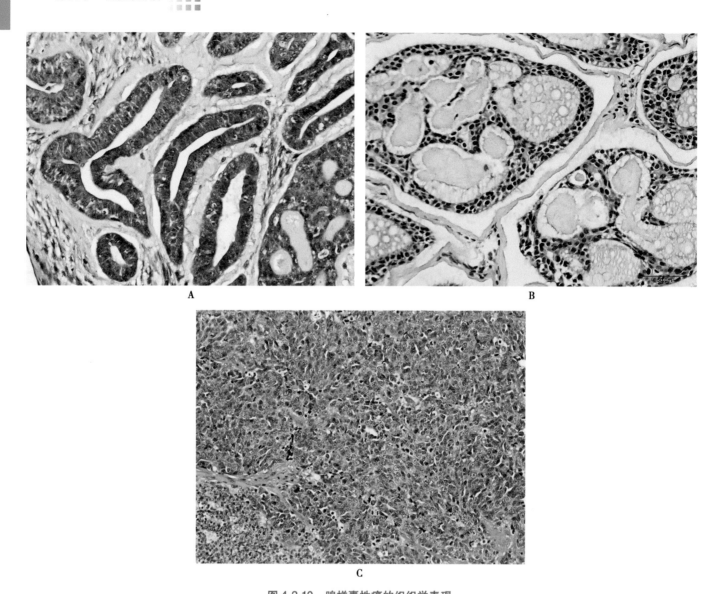

图 4-2-10 腺样囊性癌的组织学表现

A. 管状型,管状结构内层为导管细胞,外层为肌上皮细胞,导管细胞含较丰富的胞质、圆形核和小核仁;B. 筛状型,肿瘤细胞大小较一致,大部分为肌上皮细胞,胞质少而透明,含深染的有角核;C. 实性型,肿瘤细胞含增大的核、较粗糙的染色质和小核仁

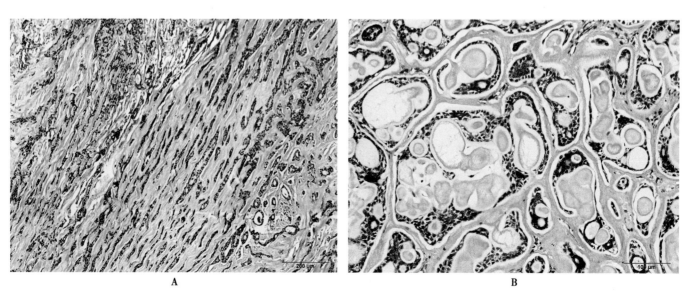

图 4-2-11 腺样囊性癌的组织学表现

A. 间质增生挤压癌组织,呈条索状或单行排列腺样囊性癌;B. 囊样腔隙内含大量玻璃样变物质

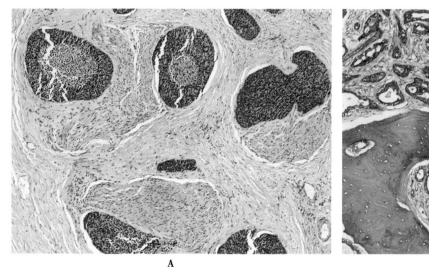
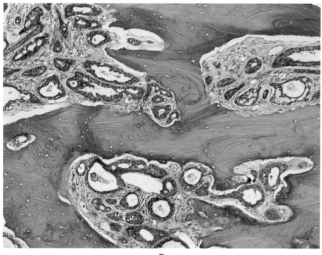

图 4-2-12 腺样囊性癌的组织学表现
A.肿瘤巢中央粉刺样坏死,浸润神经;B.颌骨内浸润

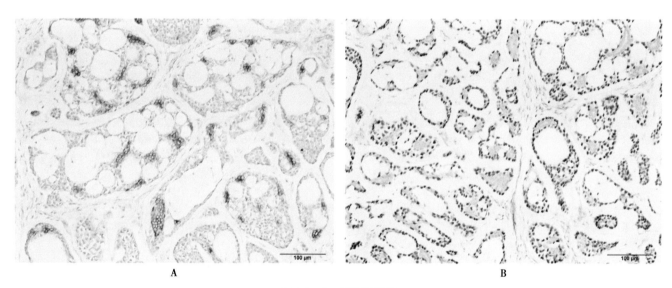

图 4-2-13 腺样囊性癌
A.导管细胞 CK7 阳性;B.非腔面细胞 p63 阳性

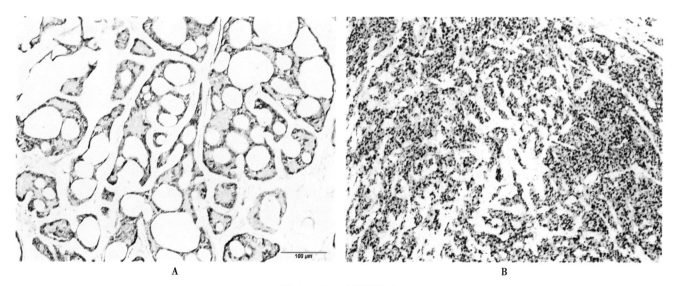

图 4-2-14 腺样囊性癌
A.肌上皮细胞 calponin 阳性;B.实性型 Ki-67 指数高

三、腺泡细胞癌

【定义】

腺泡细胞癌(acinic cell carcinoma)是一种恶性唾液腺上皮性肿瘤,构成肿瘤的细胞中至少有部分细胞表现为浆液性腺泡细胞分化,胞质内有酶原分泌颗粒。肿瘤内可含有导管细胞。

【临床特征】

1. 流行病学 约占唾液腺肿瘤的6%,占恶性唾液腺肿瘤的7%~17.5%。发病年龄范围广,平均约50岁。在儿童恶性唾液腺肿瘤中居第二位。女性比男性稍多见(1.5:1)。绝大多数(90%~95%)发生于腮腺,发生于小唾液腺的以颊、唇、腭多见。

2. 症状 典型临床表现为缓慢增大无痛性肿块,可活动或固定,病程从数周到数十年。约1/3的患者有疼痛。少数生长较快,伴疼痛或面神经麻痹。

3. 治疗及预后 手术切除。一般为低度恶性肿瘤,平均复发率约为35%,20年存活率约为90%。

【病理变化】

1. 大体特征 肿瘤直径通常小于3cm,为界限清楚的实性结节,可有薄层包膜,但多数不完整。部分边界不清楚或呈结节状,切面灰白色或红褐色,质地较软,多为实性,可见出血和囊性变。

2. 镜下特征 腺泡细胞癌以浆液性腺泡细胞为特征,可见其他细胞类型,包括闰管样细胞、空泡样细胞、透明样细胞和非特异性腺样细胞。腺泡样细胞是最常见的类型,形态上类似唾液腺的浆液细胞,为大的、多边形细胞,有丰富的淡嗜碱性、颗粒状胞质和偏中心的细胞核(图4-2-15A)。

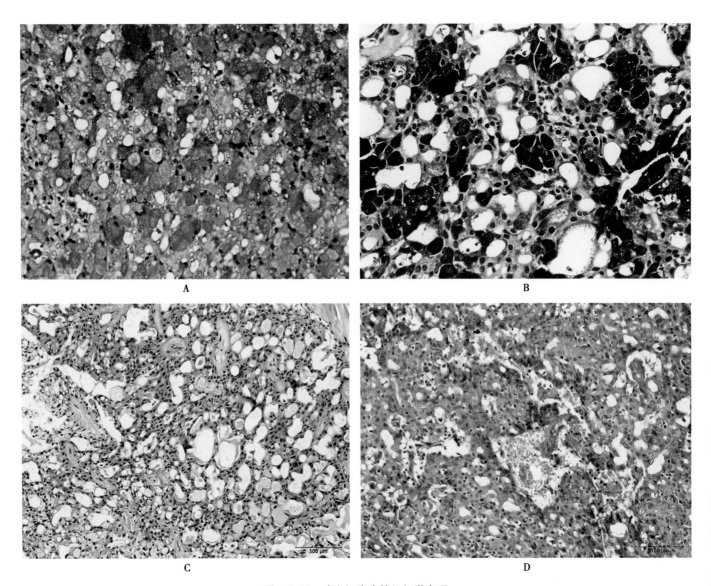

图4-2-15 腺泡细胞癌的组织学表现

A.腺泡样细胞,含丰富的淡嗜碱性、颗粒状胞质;B.闰管样细胞,形成小腺腔样结构;C.闰管样细胞和空泡样细胞;D.非特异性腺样细胞胞质嗜酸性,边界不清楚,呈合胞体样

闰管样细胞较小,呈立方或矮柱状,胞质较少,嗜酸性或双嗜性,细胞核居中,较大呈圆形。细胞围绕形成大小不一的腔隙(图 4-2-15B)。空泡样细胞含大小、数目不等的透明胞质空泡,空泡 PAS 染色阴性,细胞核固缩,常被挤压到细胞一侧(图 4-2-15C)。透明细胞在形态和大小上相似于腺泡样细胞,但胞质不着色,PAS 染色阴性。非特异性腺样细胞呈圆形或多边形,双嗜性或嗜酸性,细胞核圆形,细胞边界不清楚,常呈合胞体样片状(图 4-2-15D)。

肿瘤细胞组成多种组织学生长类型,包括实性型、微囊型、乳头状囊性型和滤泡型。实性型最常见,占 50%,以腺泡样细胞为主,排列呈腺泡状或片状,细胞团片中可出现微腔隙、坏死、出血或钙化小体(图 4-2-16A)。微囊型约占 30%,细胞间形成大量的微小囊状腔隙,特点是显著的细胞空泡变或细胞间囊性变,呈格子样外观(图 4-2-16B)。其中常见分化好的腺泡样细胞,也可见较多的空泡细胞和闰管样细胞。滤泡型约占 15%,肿瘤细胞形成多样的大小不一的囊腔,主要衬以闰管样细胞,腔内含有均质、嗜酸性蛋白样物质,呈甲状腺滤泡样(图 4-2-16C)。乳头状囊性型以闰管样细胞和空泡细胞为主,形成单个或多个囊腔,增生的上皮形成乳头突入囊腔,囊腔之间大量纤维结缔组织分隔,常发生玻璃样变性(图 4-2-16D)。透明细胞常局灶存在,偶尔会占据肿瘤的大部分,称为透明细胞型。多数肿瘤间质内可见淋巴细胞浸润,部分非常显著(图 4-2-17A)。腺泡细胞癌的组织学分级尚有争议。与侵袭性相关的特点有核分裂多见、局灶坏死(图 4-2-17B)、神经侵犯、多形性等。间质内含大量淋巴样组织的腺泡细胞癌预后较好。少量腺泡细胞癌可发生高度恶

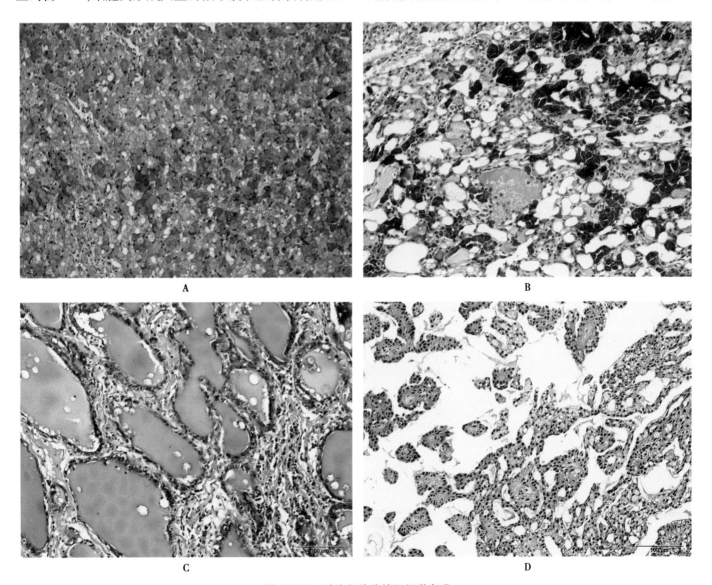

A

B

C

D

图 4-2-16 腺泡细胞癌的组织学表现
A. 实性型;B. 滤泡型;C. 乳头囊性型;D. 微囊型

性转化,转化的成分一般为非特异性腺癌、未分化癌等,淋巴结转移率和复发率高,预后差。

3. **免疫组化** 瘤细胞表达 CK7、DOG1(图 4-2-18A)和 SOX10。肿瘤不表达肌上皮标记物,S-100 一般不表达或部分弱表达(图 4-2-18B),不表达 STAT5a 和 mammaglobin。

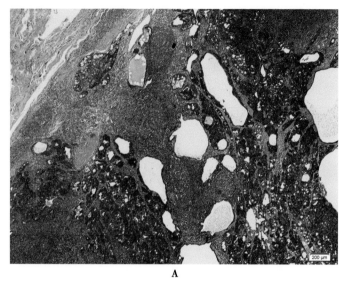

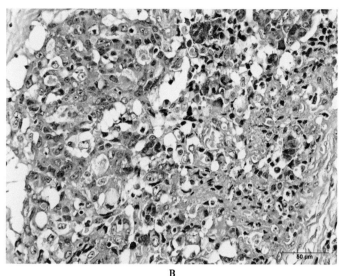

图 4-2-17 腺泡细胞癌的组织学表现
A.伴大量淋巴组织;B.高级别,细胞异型性明显,伴坏死

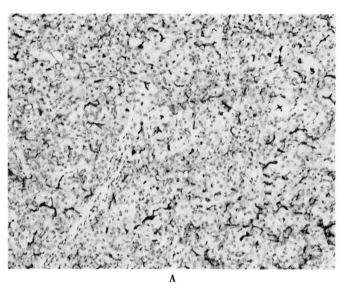

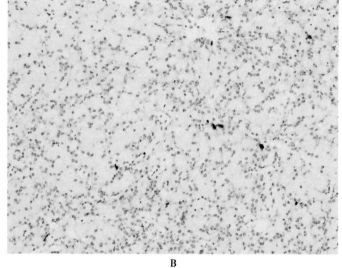

图 4-2-18 腺泡细胞癌的免疫组化表现
A.肿瘤细胞 DOG1 阳性;B.S-100 阴性

【鉴别诊断】

1. **实性型需与正常腺体或唾液腺症相鉴别** 肿瘤的腺泡细胞中无正常唾液腺的导管系统。

2. **微囊型和乳头状囊性型腺泡细胞癌需与囊腺瘤/囊腺癌相鉴别** 腺泡细胞癌很少有纯的乳头状囊性,通常有一些一致的立方状闰管细胞以及更复杂的如筛状或微囊结构的细胞增生区。局部典型的腺泡细胞癌区域或者抗淀粉酶消化的 PAS 阳性胞质颗粒是鉴别的主要依据。

3. **透明细胞嗜酸细胞瘤** 嗜酸细胞瘤细胞核大小一致,居中,其中的基底细胞表达 p63 和 CK5/6,而透明细胞腺泡细胞癌的胞核更倾向于偏位,常有轻度异型性,p63 和 CK5/6 阴性表达。

4. **分泌性癌** 肿瘤胞质丰富,呈淡染的嗜酸性颗粒状或空泡状,无酶原颗粒,胞核为卵圆形泡状核,染色质呈细颗粒样,核仁位于中心,细胞核无明显异型性。瘤细胞的排列方式多样,可呈微囊状、乳头囊型、大囊型、滤泡型型、小管样或实性型,在囊腔及小管内常可见嗜酸性分泌物,分泌物呈耐淀粉酶消化的 PAS 染色阳性及黏液卡红染色阳性。免疫组化标记显示瘤细胞 CK7、vimentin、S-100 蛋白、STAT5a、mammaglobin 等强阳性。一般不表达基底细胞/肌上皮标记物(calponin、SMA、CK14、p63 等)。肿瘤具有特征性的 *ETV6-NTRK3* 基因易位。

四、上皮-肌上皮癌

【定义】

上皮-肌上皮癌(epithelial-myoepithelial carcinoma)是一种具有双相形态学特点的恶性肿瘤,以形成双层导管样结构为特点,内层衬覆导管样上皮,外层为肌上皮细胞。曾称为腺肌上皮瘤、透明细胞癌、透明细胞腺瘤等。

【临床特征】

1. 流行病学 较少见,约占唾液腺上皮性肿瘤的 0.5%~1%,占唾液腺上皮性恶性肿瘤的 3%。好发于 50~70 岁,平均年龄约 60 岁,儿童罕见。女性发病率是男性的两倍。主要发生于大唾液腺,以腮腺多见(60%~80%),也可发生于小唾液腺。

2. 症状 临床上常为缓慢生长的无痛性肿块,病程较长;发生于小唾液腺者常表现为溃疡性黏膜下结节,边界不清(图 4-2-19A)。高级别肿瘤生长迅速,引起疼痛和神经麻痹。

3. 治疗及预后 手术切除。一般为低度恶性肿瘤,预后较好。约 14% 的病例发生局部淋巴结和远处转移,5 年和 10 年生存率分别为 80% 和 72%。伴高级别转化的上皮-肌上皮癌预后明显不佳,有较高的淋巴结和远处转移率(分别为 50% 和 30%),应按高级别癌成分采取相应治疗方案。

【病理变化】

1. 大体特征 肿物呈分叶或结节状,直径 2~8cm,界限清楚,通常无包膜或有部分包膜。剖面呈实性,灰白色或灰黄色,可见出血、坏死或囊性变(图 4-2-19B)。发生在小唾液腺者常界限不清,40% 的病例伴有被覆黏膜溃疡。

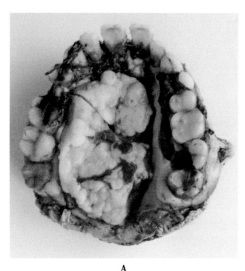
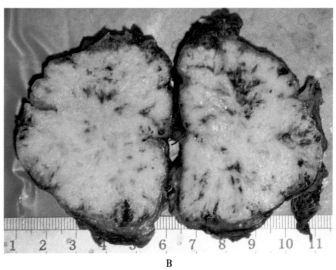

图 4-2-19 上皮-肌上皮癌
A. 腭部肿瘤向外呈蕈状突起,表面溃疡,向下破坏颌骨;B. 剖面实性,灰白色或灰黄色

2. 镜下特征 肿瘤呈分叶状、管状和实性巢状或片状混合分布(图 4-2-20A)。典型组织学特征是形成双层导管样结构,主要由两种细胞构成(图 4-2-20B)。导管样结构内层为单层立方状上皮细胞,胞质为致密的细颗粒状,胞核呈圆形,位于细胞中心或基底部。外层为肌上皮细胞,单层或多层排列,细胞呈多边形,边界清楚,胞质呈特征性透明状,胞核为空泡状,稍偏中心。透明肌上皮细胞 PAS 染色呈阳性反应,而黏液卡红及阿辛蓝染色呈阴性,表明胞质内含有糖原。两种细胞的比例和它们的结构排列变化很大。约 20% 的病例见导管扩张成囊腔,囊腔内有乳头突入,乳头的被覆细胞仍见典型的上皮、肌上皮双层排列(图 4-2-21A)。有的导管样结构较少,甚至完全由透明的肌上皮细胞构成,形成片状或实性团块结构(图 4-2-21B)。管状结构由 PAS 阳性的基底膜样结构呈带状围绕,在实性区带状结构将透明细胞团分隔。特殊染色表明腺腔内容物和腺上皮含有黏多糖,透明肌上皮细胞胞质内还有糖原。约 20% 的病例中,肿瘤肌上皮细胞胞质不透明,而为嗜伊红着色。肿瘤肌上皮细胞也可

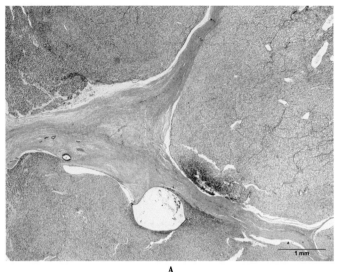
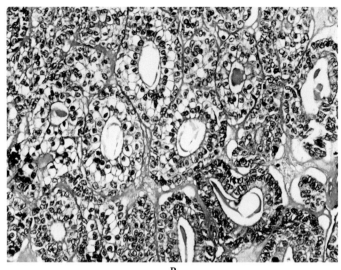

A   B

图 4-2-20 上皮-肌上皮癌的组织学表现

A. 肿瘤呈结节状;B. 典型双层导管结构

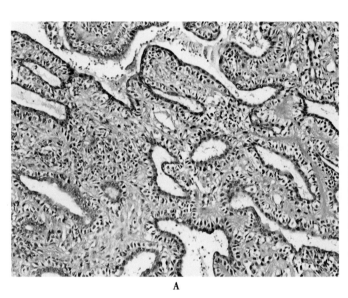
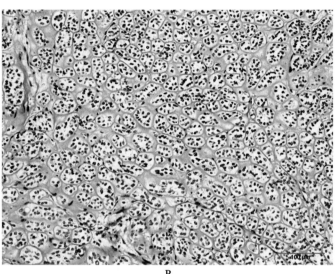

A   B

图 4-2-21 上皮-肌上皮癌的组织学表现

A. 双导管形成乳头状突起;B. 主要由透明肌上皮细胞构成,见少量导管结构

呈梭形(图 4-2-22A),罕见情况下肿瘤细胞核还可呈栅栏状排列,形成类似 Verocay bodies 的结构。鳞状分化、嗜酸细胞分化、皮脂腺分化偶见。肿瘤基质较少,有时可见丰富的基底膜样物质沉积(图 4-2-22B)。一般情况下,肿瘤细胞缺乏恶性表现,但是复发者尤其透明细胞为主者,其异型性和核分裂象明显。坏死大约在 18% 的病例中出现。神经周围和血管浸润相对常见,骨侵犯偶见。上皮-肌上皮癌可来源于多形性腺瘤。

少数上皮-肌上皮癌可出现高级别转化(以前称为去分化),即肿瘤中既存在量少但明确的上皮-肌上皮癌成分,又存在高级别肌上皮癌区或者低分化或未分化区域(图 4-2-23)。近年来,上皮-肌上皮癌的形态学谱系得到进一步拓展,确定了多种上皮-肌上皮癌的组织学亚型,如

嗜酸细胞型、双透明型、皮脂细胞型、顶浆分泌型等。嗜酸细胞型的特点是双导管的内层细胞或内外层细胞发生广泛嗜酸性变,其中有些病例有明显的乳头状生长特点,可伴皮脂腺细胞分化。双透明型的特点是内层导管细胞和外层肌上皮细胞胞质均透明,有时根据形态学特点较难区分上皮细胞和肌上皮细胞。皮脂细胞型的特点是肿瘤细胞出现大量皮脂腺细胞分化,但仍可见典型的双层导管结构。顶浆分泌型的特点是肿瘤导管细胞有顶浆分泌特征、细胞内空泡、细胞核多形性、核仁显著等特点,免疫组化雄激素受体(AR)阳性(图 4-2-24)。

3. 免疫组化 导管内层细胞表达 CK7(图 4-2-25A)、CK8/18、CK19, PanCK(图 4-2-25B)、CAM5.2 和 EMA 也呈阳性表达。外层透明肌上皮细胞表达 CK(通

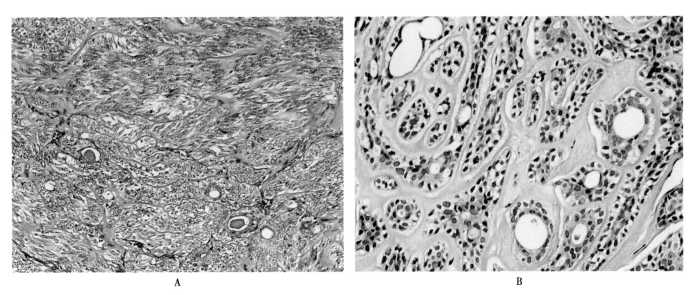

图 4-2-22　上皮-肌上皮癌的组织学表现
A. 部分肿瘤性肌上皮细胞呈梭形；B. 较多基底膜样物沉积

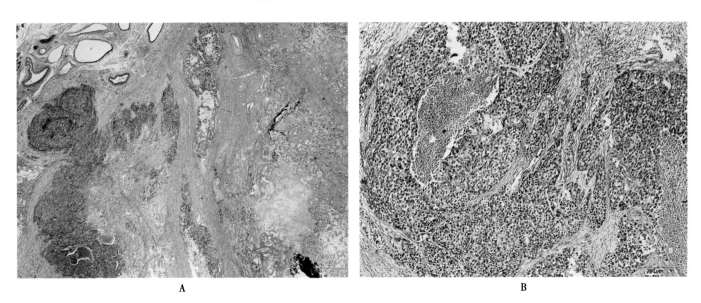

图 4-2-23　上皮-肌上皮癌伴高级别转化的组织学表现
A. 右为典型上皮-肌上皮癌区，左为高级别癌区；B. 高级别癌，癌巢中央坏死

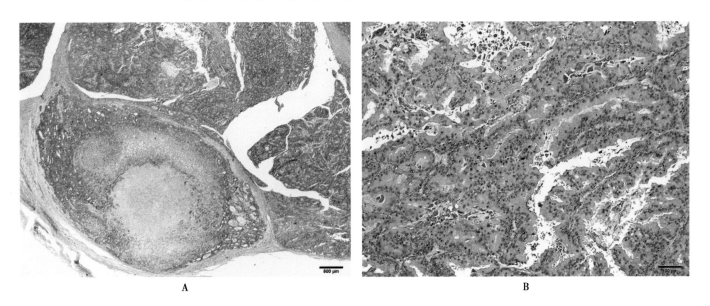

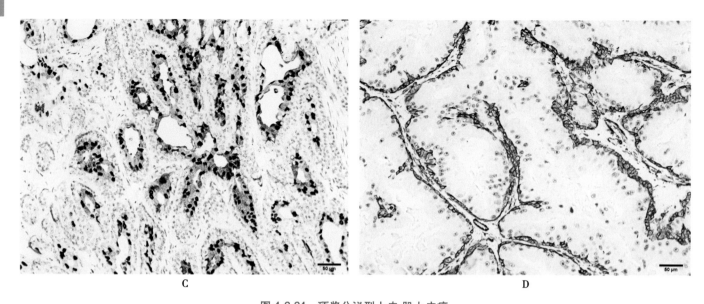

图 4-2-24　顶浆分泌型上皮-肌上皮癌

A.低倍镜示多结节生长,其中一个结节表现为典型上皮-肌上皮癌结构特点;B.导管细胞表现为顶浆分泌特点,胞质丰富嗜酸性,核仁明显;C.导管细胞 AR 阳性;D.外周细胞 SMA 阳性

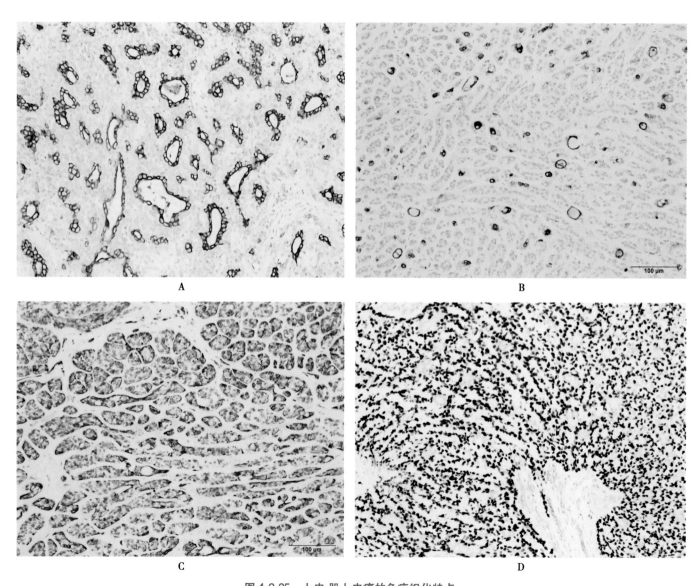

图 4-2-25　上皮-肌上皮癌的免疫组化特点

A.导管腔面细胞 CK7 强阳性;B.导管腔面细胞 PanCK 阳性;C.导管外层肌上皮细胞 SMA 阳性;D.导管外层肌上皮细胞 p63 阳性

常比导管细胞弱）、vimentin、HHF-35、SMA（图 4-2-25C）、calponin、p63（图 4-2-25D）、p40 等。S-100 作为肌上皮标记物特异性较差，有时导管内层细胞也不同程度阳性。

【鉴别诊断】

鉴别诊断包括含双层导管样结构的肿瘤和主要由透明细胞构成的肿瘤。

1. **多形性腺瘤**　境界清楚，透明细胞少见，而以黏液软骨样基质和"融入"的肌上皮细胞为特征。

2. **管状型腺样囊性癌**　腺样囊性癌的外层透明细胞含少量胞质和深染的有角胞核，常伴有嗜碱性黏液的筛状结构。

3. **上皮-肌上皮癌还需与其他透明细胞性肿瘤相鉴别**　如透明细胞肌上皮瘤/癌，透明细胞嗜酸细胞瘤、透明细胞型黏液表皮样癌、皮脂腺腺瘤/癌、玻璃样变透明细胞癌、腺泡细胞癌、转移性肾透明细胞癌。

五、肌上皮癌

【定义】

肌上皮癌（myoepithelial carcinoma）是几乎全部由肌上皮分化的肿瘤细胞构成的唾液腺恶性肿瘤，特征是浸润性生长和有转移潜能。该肿瘤是良性肌上皮瘤的恶性型，又称为恶性肌上皮瘤。

【临床特征】

1. **流行病学**　约占唾液腺肿瘤的 0.1%~0.5%，唾液腺癌的 2% 以下，但实际发病率可能被低估。患者年龄分布广泛（14~86 岁），平均 55 岁，性别无差异。多发生于腮腺（75%），但也可以发生于下颌下腺和小唾液腺，小唾液腺中最常见的为腭部。

2. **症状**　多数为无痛性肿块，病程长短不一，大多一年以内。腮腺肿瘤可引起面瘫，小唾液肿瘤引起黏膜溃疡（图 4-2-26）。有些患者有近期生长加快表现。

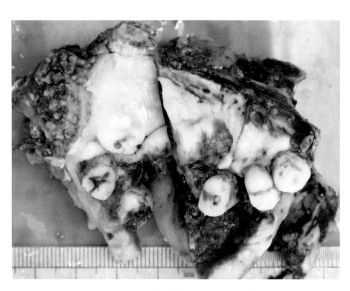

图 4-2-26　腭部肿瘤溃疡，上颌骨破坏

3. **治疗及预后**　手术彻底切除。大约 1/3 的患者可通过手术切除治愈，1/3 的患者发生转移。通常为远处转移（常转移至肺），局部淋巴结转移少见。

【病理变化】

1. **大体特征**　肿瘤包膜不完整或无包膜，常呈多结节状外观，大小在 2~10cm。切面褐色或灰白色，质软或韧，有的肿瘤见出血、坏死和囊性变。

2. **镜下特征**　肿瘤常具有特征性的多结节状结构，并伸出舌样突起向周围组织浸润扩展。肿瘤结节大小不一，结节外周细胞丰富，中央细胞稀疏，常为坏死和/或黏液区（图 4-2-27）。瘤细胞形态多样，包括上皮样细胞、透

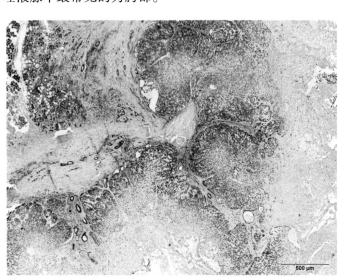

A

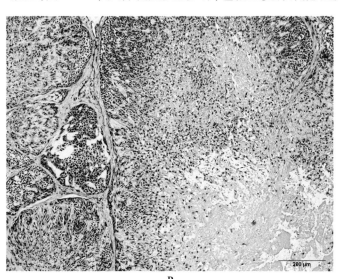

B

图 4-2-27　肌上皮癌的组织学表现
A. 肿瘤呈多节状浸润性生长，结节中央坏死；B. 结节外周细胞丰富，中央细胞成分少，可见坏死

明细胞、浆细胞样细胞、梭形细胞。多数肿瘤由一种形态肌上皮细胞构成,也可以由几种形态肌上皮细胞混合构成。上皮样细胞最常见,呈立方形或圆形,细胞界限不清,胞核位于细胞中央,含不等量的嗜伊红胞质,排列呈巢状或条索状,偶见假性腺腔,假腺腔内为黏液样物质(图4-2-28A)。透明细胞界限清楚,胞质丰富透明,内含大量的糖原(图4-2-28B)。浆细胞样细胞为椭圆形或多边形,胞质丰富,充满嗜伊红均质样物,核多偏心位,排列成片状或散在分布(图4-2-28C)。梭形细胞呈长梭形,细胞核居中,核膜薄,染色质细,核两端胞质内含嗜伊红微小颗粒或原纤维样物质,排列呈束状或旋涡状(图4-2-28D)。罕见情况下肿瘤细胞含胞内黏液,呈印戒细胞样,有时可同时含大量胞外黏液,形成黏液池,肿瘤细胞漂浮于黏液池中,类似黏液腺癌(图4-2-29)。肿瘤细胞可排

列成实性、片状、梁状或网状结构。常见玻璃样变或黏液样肿瘤性基质,或二者混合。玻璃样变基质最常见,在肿瘤细胞巢外周形成厚的沉积带,或沉积于结节内条索状排列的细胞或数个、单个细胞之间。有时肿瘤内可见鳞状化生(图4-2-30A)、皮脂腺化生,偶尔可含有少量导管结构。肌上皮癌可原发,或继发自多形性腺瘤(图4-2-30B)、肌上皮瘤、上皮-肌上皮癌和腺样囊性癌等。

3. 免疫组化 诊断需要肿瘤CK(图4-2-31A)和至少一种肌上皮标记物,包括S-100(图4-2-31B)、p63(图4-2-31C)、p40、SMA(图4-2-31D)、GFAP、CD10、calponin和平滑肌肌动蛋白重链等。由于肿瘤性肌上皮细胞可呈现不同的肌源性分化,因此并非所有的肌上皮源性肿瘤都表达以上肌上皮标记物。有研究报道,特异性肌上皮标记物MSA、SMA和calponin分别只表达于31%、50%和75%

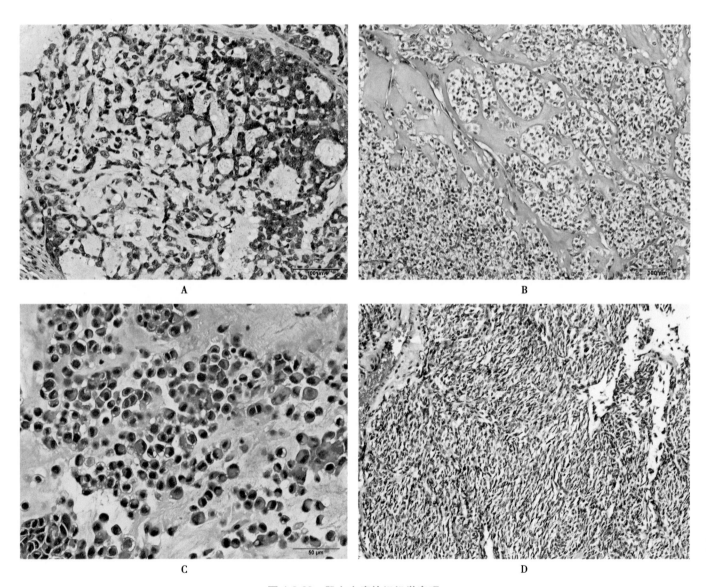

A

B

C

D

图4-2-28　肌上皮癌的组织学表现

A.上皮样细胞胞质嗜酸性,细胞界限不清,瘤细胞间大量黏液基质沉积,可见假腺腔结构;B.透明细胞胞质透亮,瘤细胞间有较多玻璃样变基质沉积;C.浆细胞样细胞胞质丰富,核偏位,异型明显;D.梭形细胞为主

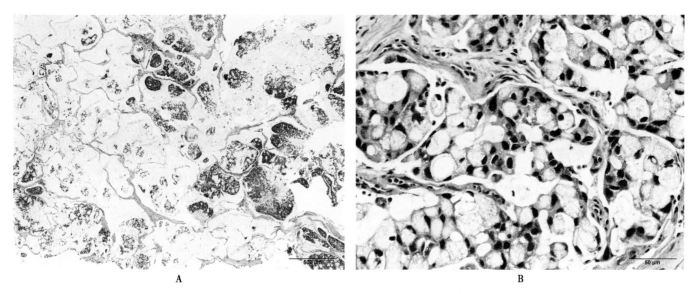

图 4-2-29　黏液型(分泌型)肌上皮癌的组织学表现
A.印戒细胞和上皮样细胞混杂,漂浮于黏液池中;B.肿瘤细胞含胞内黏液,呈印戒细胞样

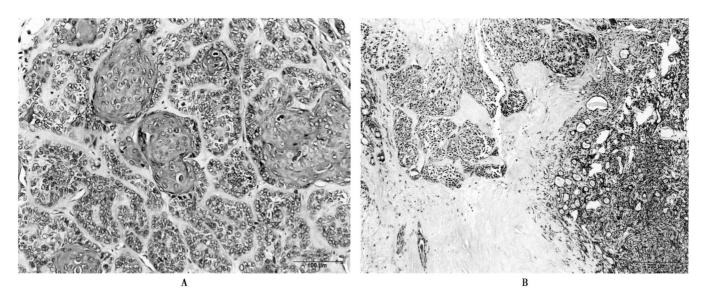

图 4-2-30　上皮样肌上皮癌的组织学表现
A.明显鳞状化生;B.右侧见良性多形性腺瘤区

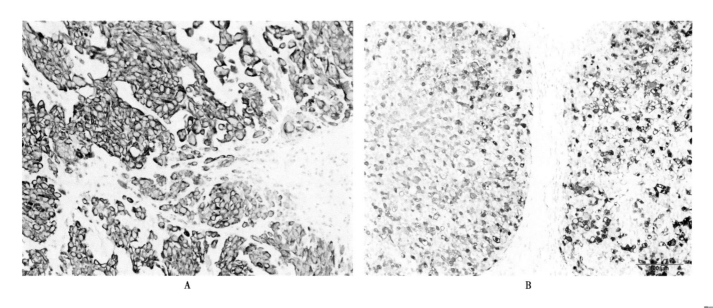

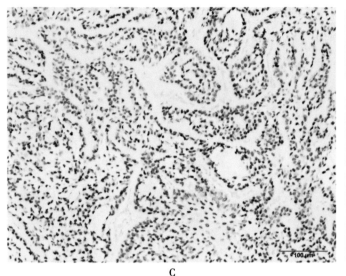
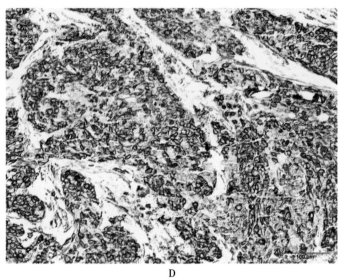

C　　　　　　　　　　　　　　　　　　　　　　D

图 4-2-31　肌上皮癌的免疫组化

A. 浆细胞样型肌上皮癌 CK7 阳性；B. 透明细胞型肌上皮癌 S-100 阳性；C. 上皮细胞型肌上皮癌 p63 阳性，假腺腔结构也阳性；D. 上皮细胞型肌上皮癌 SMA 阳性

的肌上皮癌，另一方面，尽管 S-100 和 vimentin 特异性不强，结合 CK，却是最灵敏的肿瘤性肌上皮标志物，表达于100% 的肌上皮癌中。

【鉴别诊断】

肌上皮癌的鉴别范围广，主要与肿瘤的主要细胞成分及其形成的组织学结构有关。

1. 良恶性肌上皮瘤的鉴别要点在于有无浸润性、破坏性生长，此外，肌上皮癌细胞有异型性，可见核分裂和坏死。

2. 上皮细胞型肌上皮癌需与腺样囊性癌、非特异性腺癌、多形性腺癌等鉴别，上皮细胞型肌上皮癌常形成假腺样结构，但无真性导管样结构。

3. 透明细胞型或者透明细胞与上皮细胞混和的肌上皮癌需要与其他类型表现透明细胞的唾液腺肿瘤鉴别。

4. 梭形细胞型肌上皮瘤需与一些镜下形态类似的间叶源性肿瘤鉴别，如平滑肌肉瘤、纤维肉瘤、恶性外周神经鞘瘤等，这些肿瘤不表达 CK 等上皮分化的蛋白。

5. 浆细胞样为主的肌上皮癌需与髓外浆细胞瘤、恶性黑色素瘤、大细胞淋巴瘤等相鉴别。

6. 黏液型（分泌型）肌上皮癌需与黏液腺癌、黏液丰富型唾液腺导管癌、黏液囊腺癌、黏液表皮样癌、乳腺样分泌型癌等相鉴别。

六、基底细胞腺癌

【定义】

基底细胞腺癌（basal cell adenocarcinoma）是主要由不同比例的基底细胞和肌上皮细胞构成的唾液腺恶性肿瘤，其细胞形态和组织结构与基底细胞腺瘤相似，但具有浸润性和转移潜能。曾称为恶性基底细胞腺瘤、基底样唾液腺癌、癌在单形性腺瘤中、基底细胞癌等。

【临床特征】

1. 流行病学　少见，约占唾液腺肿瘤的 1.6%，恶性唾液腺肿瘤的 2.9%。好发于成年人，患者平均年龄 60 岁，无明显性别差异。90% 以上发生在腮腺，口内小唾液腺罕见。

2. 症状　临床表现为无症状肿胀，偶有疼痛，很少发生面瘫或破溃，病程为数周至多年。有的患者可伴发多发性皮肤附属器肿瘤，与基底细胞腺瘤相似。

3. 治疗及预后　彻底的手术切除。约 1/3 的病例复发，很少有淋巴结或远处转移，致死罕见。

【病理变化】

1. 大体特征　肿物常呈结节状或不规则，无包膜，有些肿瘤界限清楚，有的呈明显浸润性生长。切面实性，灰白色或褐色，质地均等，有的见局部囊性。

2. 镜下特征　肿瘤由两种基底样上皮细胞构成：小圆形细胞，胞质少，染色深，位于肿瘤细胞岛周边，常排列呈栅栏状（图 4-2-32A）；大的多边形细胞或梭形细胞，胞质较少，染色较淡，嗜酸或嗜双色性，胞核卵圆形，排列呈岛状结构，部分呈旋涡状（图 4-2-32B），内有局灶性鳞状细胞分化，偶见角化。两种细胞之间无明显界限。组织学结构可分为实性、膜性、梁状和管状。实性型最常见（图 4-2-33A），排列呈由胶原纤维分隔的、大小不一的肿瘤巢，上皮巢周边肿瘤细胞的胞核常排列呈栅栏状。在膜性型，肿瘤细胞产生大量的嗜酸性玻变的基底膜样物质，沉积在细胞间或肿瘤巢外围（图 4-2-33B）。梁状型的

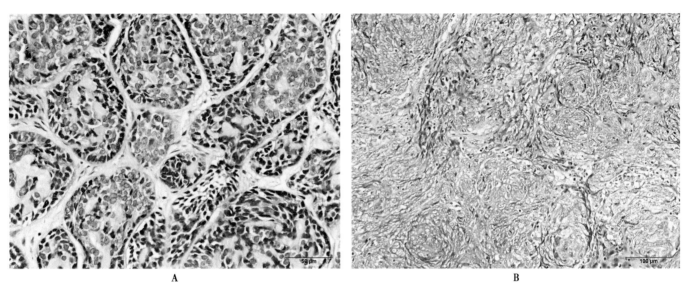

图 4-2-32　基底细胞腺癌的组织学表现
A. 主要由两种细胞构成，外周细胞胞质少，呈栅栏状排列；B. 大的淡染的多边形细胞排列呈旋涡状

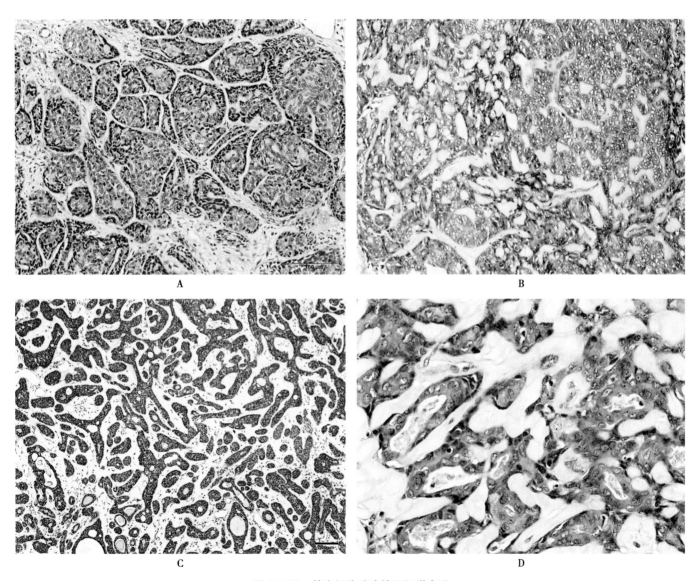

图 4-2-33　基底细胞腺癌的组织学表现
A. 瘤细胞呈实性巢状；B. 基底膜样物质沉积；C. 瘤细胞呈梁状，伴导管分化；D. 局部见导管结构

特点是形成互相连接的肿瘤条索(图4-2-33C)。管状型者在肿瘤细胞间可见导管腔隙(图4-2-33D)。偶见筛状结构(图4-2-34A)。这些组织结构常混合存在并可见移行。有些肿瘤中可见灶性鳞状上皮(图4-2-34B)或皮脂

腺细胞分化。肿瘤细胞常浸润周围腺体、黏膜、骨骼肌或腺周脂肪(图4-2-35)。约1/4的病例可见血管和周围神经侵犯。大部分肿瘤细胞异型性比较低,核分裂象少见,诊断主要依靠浸润性生长特点。

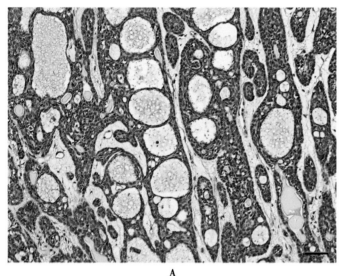
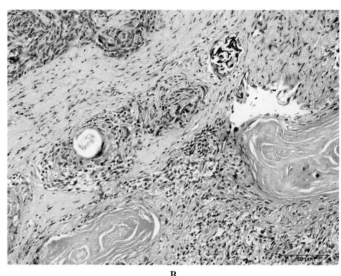

图4-2-34　基底细胞腺癌的组织学表现
A.筛状结构(与图4-2-33C为同一病例不同区);B.鳞状化生

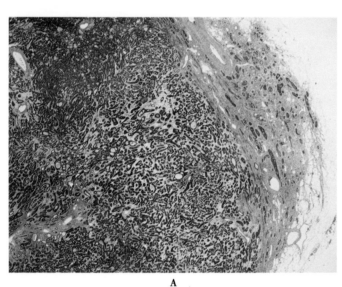
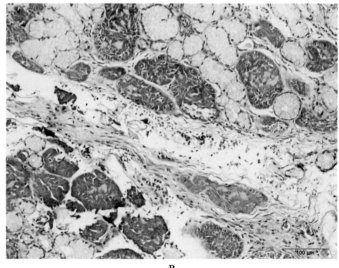

图4-2-35　基底细胞腺癌的组织学表现
A.肿瘤浸润纤维脂肪组织;B.浸润周围正常腺体

3. 免疫组化　肿瘤细胞CKAE1/AE3阳性,CK7(图4-2-36A)、EMA可显示肿瘤的导管成分,大部分基底样细胞CK5/6、p63、p40(图4-2-36B)阳性。部分肿瘤细胞S-100(图4-2-37A)、vimentin、SMA、calponin(图4-2-37B)阳性,支持其含肌上皮细胞分化。部分病例β-catenin细胞核阳性(图4-2-38A)。Ki-67指数常较低(图4-2-38B)。

【鉴别诊断】

1. 基底细胞腺瘤　主要区别是否浸润性生长及有无

神经、血管侵犯。此外,核分裂象、Ki-67指数可作为参考,一般每10个高倍镜视野4个以上的核分裂和Ki-67指数大于5%支持基底细胞腺癌的诊断。膜性型基底细胞腺瘤常无包膜,可呈多灶性生长,但为推进式生长而不是破坏性生长。

2. 实性型腺样囊性癌　腺样囊性癌肿瘤细胞胞质少,常透明,含带角的细胞核。肿瘤细胞排列成大的实性团块,肿瘤中可出现筛状结构,一般不呈旋涡状排列,栅

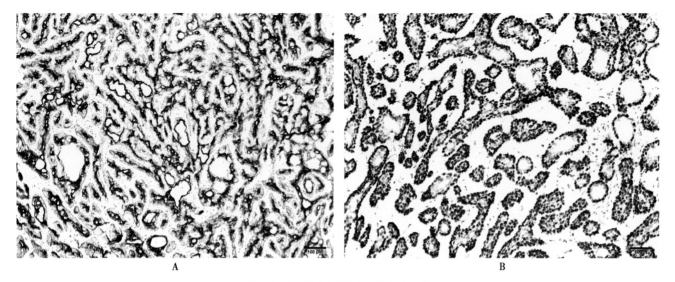

图 4-2-36 基底细胞腺癌的免疫组化
A. CK7 导管腔面细胞阳性；B. p40 基底样细胞阳性，导管腔面细胞阴性

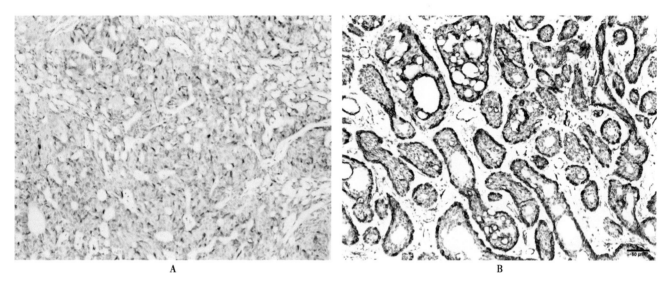

图 4-2-37 基底细胞腺癌的免疫组化
A. 部分肿瘤细胞 S-100 阳性；B. 肿瘤细胞巢外周细胞 calponin 阳性

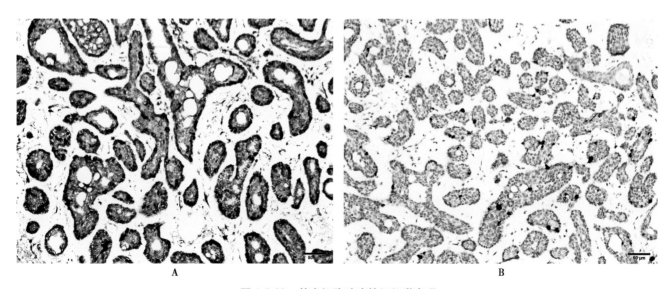

图 4-2-38 基底细胞腺癌的组织学表现
A. β-catenin 细胞核阳性；B. Ki-67 指数低

栏状排列不明显,鳞状化生罕见,核分裂象多见,常见坏死。

3. 基底样鳞状细胞癌 典型病变可累及下咽、声门部和舌根部,肿瘤细胞小、核深染、核浆比高,核分裂象多见,细胞异型性明显,常见粉刺样坏死,并伴不同程度鳞状分化。累及被覆的黏膜表现为异常增生、原位癌或典型的鳞癌。

4. 神经内分泌小细胞癌 肿瘤由成片、条索、巢状排列、较一致的小细胞构成,细胞胞质少,核染色质细腻、细颗粒状,核分裂象多,缺乏鳞状细胞分化,可见菊形团,癌巢周边的瘤细胞不呈栅栏状排列,常见片状坏死。免疫组化示神经内分泌标记物阳性。

七、透明细胞癌

【定义】

透明细胞癌(clear cell carcinoma)是一种低度恶性唾液腺上皮性肿瘤,由单形性透明细胞构成,伴或不伴玻璃样变间质,肿瘤具有鳞状分化表型且缺乏其他含有透明细胞的唾液腺肿瘤的组织形态特征。

【临床特征】

1. 流行病学 发病率低,约占唾液腺上皮性肿瘤的1%。患者年龄范围1~86岁,平均54岁,女性较多见,男女之比约为1:1.4。约90%的病例发生于小唾液腺,其中以舌根和腭部最多见。大唾液腺仅占10%,以腮腺多见,下颌下腺也可发生。

2. 症状 主要表现为无痛性肿块,可伴有黏膜溃疡,较少出现疼痛、麻木等症状。病程1个月至15年不等。肿瘤固定不活动。

3. 治疗及预后 手术切除。约20%~25%的病例就诊时已发生淋巴结转移。术后一般无复发和转移,预后良好。

【病理变化】

1. 大体特征 肿瘤通常在3cm以下,界限不清,常无明显包膜,浸润性生长。剖面为实性,呈灰白色或灰褐色。

2. 镜下特征 肿瘤浸润性生长,瘤细胞排列呈片状、巢状、小梁状或条索状。瘤细胞主要为胞质透明的多边形细胞(图4-2-39)。细胞核圆形或多边形,核位于细胞中央或偏位,核仁常不明显。组织化学染色显示PAS染色阳性,可被淀粉酶消化,黏液卡红染色通常为阴性,证实肿瘤胞质内含有糖原。部分病例中少数细胞呈浅嗜伊红或嗜双色性胞质,多见于肿瘤周边(图4-2-40A)。细胞异型性不明显,核分裂罕见,部分细胞有中等程度胞核异型性。有时肿瘤可出现明显的鳞状分化甚至黏液细胞分化。导管罕见或缺乏,可见囊性变(图4-2-40B)。大多数病例肿瘤间质致密胶原化(图4-2-40C),有时出现黏液变性(图4-2-40D),部分病例间质表现为互相连接的纤细纤维间隔,内含薄壁血管,成纤维细胞丰富,胶原纤维疏松。肿瘤无包膜,侵袭性较强,常浸润周围的黏膜、腺体和肌肉组织(图4-2-41),可见神经周浸润,但一般无血管浸润。

3. 免疫组化 肿瘤细胞表达AE1/AE3、CK7(图4-2-42A)、CK5、CK6、CK14(图4-2-42B)、CK8/18、CK19等,CK10/13和CK20阴性,p63呈弥漫阳性(图4-2-42C),vimentin常呈阴性,但部分病例可阳性(图4-2-42D)。部分病例EMA阳性,肌上皮标记物如S-100(图4-2-43A)、SMA(图4-2-43B)、calponin阴性。

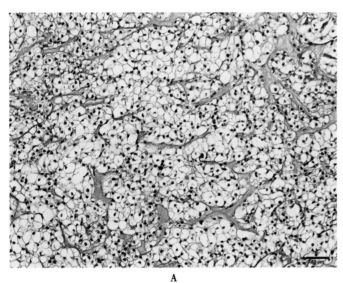
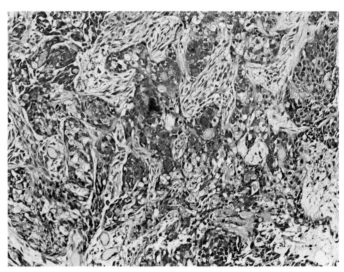

A   B

图4-2-39 透明细胞癌的组织学表现
A.由单形性透明细胞构成;B.透明肿瘤细胞PAS染色阳性,可见散在黏液细胞阳性

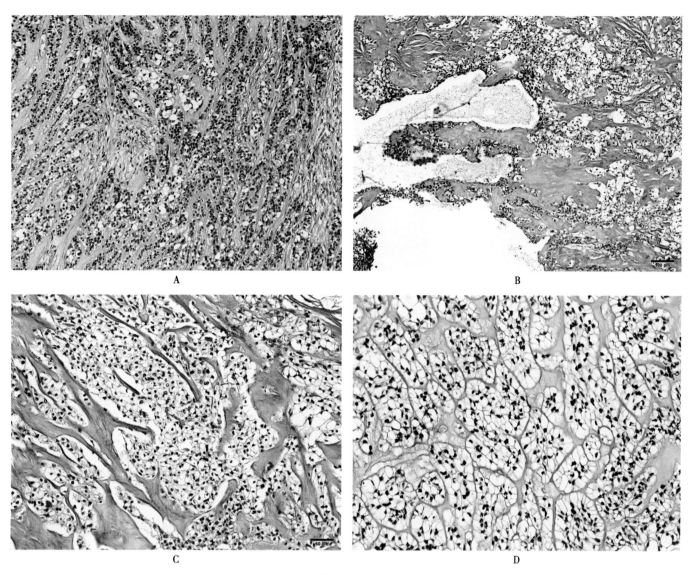

图 4-2-40 透明细胞癌的组织学表现
A. 部分肿瘤细胞含嗜酸性或嗜双色性胞质;B. 局部囊性变;C. 间质常玻璃样变;D. 间质玻璃样变及黏液变性

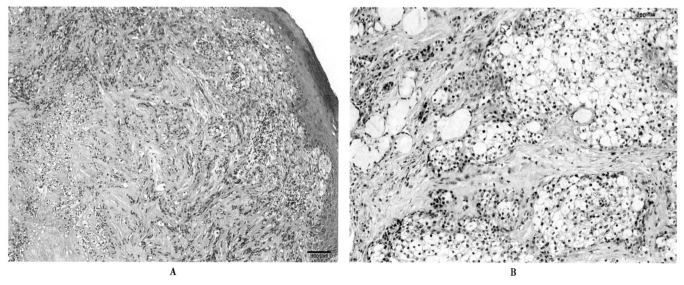

图 4-2-41 透明细胞癌的组织学表现
A. 肿瘤无包膜,巢状、条索状浸润上皮下;B. 浸润小唾液腺

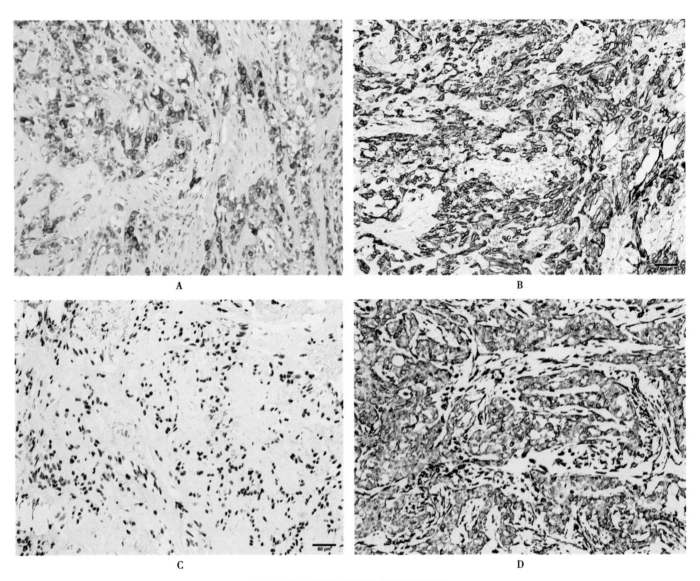

图 4-2-42　透明细胞癌的免疫组化特点
A. 肿瘤细胞 CK7 弥漫阳性；B. 肿瘤细胞 CK14 阳性；C. 肿瘤细胞 p63 弥漫阳性；D. 肿瘤细胞 vimentin 阳性

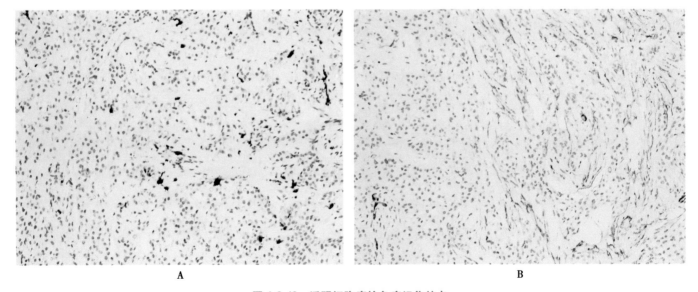

图 4-2-43　透明细胞癌的免疫组化特点
A. 肿瘤细胞 S-100 阴性；B. 肿瘤细胞 SMA 阴性

【鉴别诊断】

需与其他含有透明细胞的肿瘤包括上皮-肌上皮癌、透明细胞型肌上皮瘤/癌、透明细胞型黏液表皮样癌、腺泡细胞癌、皮脂腺腺瘤/癌、透明细胞型嗜酸细胞瘤、肾转移性透明细胞癌鉴别。

1. **上皮-肌上皮癌** 含有双层细胞排列的腺管样结构,其中透明细胞为肌上皮来源。

2. **透明细胞型肌上皮瘤/癌** 除透明细胞外,常常可见少量非透明的上皮样细胞、梭形细胞或浆细胞样细胞,其透明细胞为肌上皮来源。

3. **透明细胞型黏液表皮样癌** 可见有诊断意义的黏液细胞、表皮样细胞和中间细胞,黏液卡红染色阳性。

4. **腺泡细胞癌** 也可见富含糖原的透明细胞,但肿瘤细胞胞质中常见特征性的嗜碱性颗粒,细胞呈实性、微囊性、乳头囊性、滤泡性等排列方式,淀粉酶染色阳性。

5. **皮脂腺腺瘤/癌** 瘤细胞体积大,胞质中含泡沫状脂滴,脂肪染色阳性。

6. **透明细胞型嗜酸细胞瘤** 多见于腮腺,不侵犯周围组织,伴多少不等的体积大、胞质丰富的大嗜酸细胞,瘤细胞巢中通常有腺管结构,PTAH 染色阳性。

7. **转移性肾透明细胞癌** 根据临床病史、肾脏的影像学检查、肾透明细胞癌组织含丰富的间质薄壁血管可以做出正确诊断。

八、分泌性癌

【定义】

分泌性癌(secretory carcinoma)是形态学类似乳腺分泌性癌,并具有特异性的 *ETV6-NTRK3* 融合基因的唾液腺肿瘤,一般为低度恶性。

【临床特征】

1. **流行病学** 发病年龄范围广(10~86 岁),成人多发,儿童亦可发病,平均年龄 46.5 岁,无明显性别差异。好发于腮腺,其次为小唾液腺和下颌下腺。口腔内的发病部位包括唇、硬腭、软腭、颊黏膜和舌根等。

2. **症状** 临床表现为无痛性缓慢生长的肿块。症状可持续 2 个月至 30 年不等。

3. **治疗及预后** 手术切除。一般为低度恶性,预后相对较好。可发生局部复发,局部淋巴结转移率 25% 左右,远处转移罕见。少部分病例伴高级别转化,侵袭性强,易复发和转移,预后差。

【病理变化】

1. **大体特征** 肿瘤直径 0.3~10cm,平均 2.0cm。边界可清楚或浸润性生长,常见侵犯周围腺体组织。切面常呈实性,灰白色、棕色或黄色。可伴局部出血或囊性变,囊腔内是黄绿色液体。

2. **镜下特征** 肿瘤排列方式多样,可呈实性巢状、微囊状、小管样、乳头囊或滤泡状(图 4-2-44)。肿瘤细胞胞质丰富,呈淡染的嗜酸性细颗粒状或空泡状,伴腔内或胞质内黏液,但缺乏嗜碱性胞质内酶原颗粒,部分管腔结构中嗜酸性分泌物存在(图 4-2-45A、B)。分泌物呈耐淀粉酶消化的 PAS 染色阳性及黏液卡红染色阳性。胞核为卵圆形泡状核,染色质呈细颗粒样,核仁位于中心,细胞核无明显异型性。有丝分裂象少见,通常 10 个高倍视野可见 0~1 个核分裂象。肿瘤呈分叶状,有纤维间隔,常浸润性生长,部分病例边界可清楚(图 4-2-45C、D)。少部分病例伴高级别转化,镜下可见典型分泌性癌和高度恶性癌区域,后者肿瘤细胞常排列成实性或小梁状,常侵犯周围组织和神经,肿瘤细胞巢内可见大的粉刺样坏死,细胞核大深染,异型性明显。

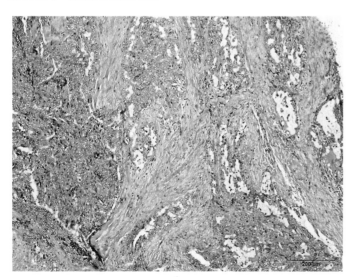

A

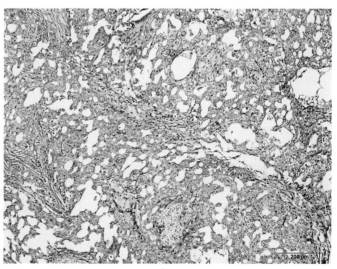

B

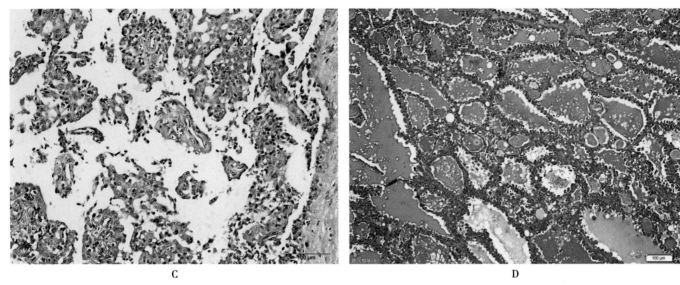

C

D

图 4-2-44 分泌性癌的组织学表现
A.实性巢状;B.微囊状;C.乳头状-囊样;D.滤泡状结构

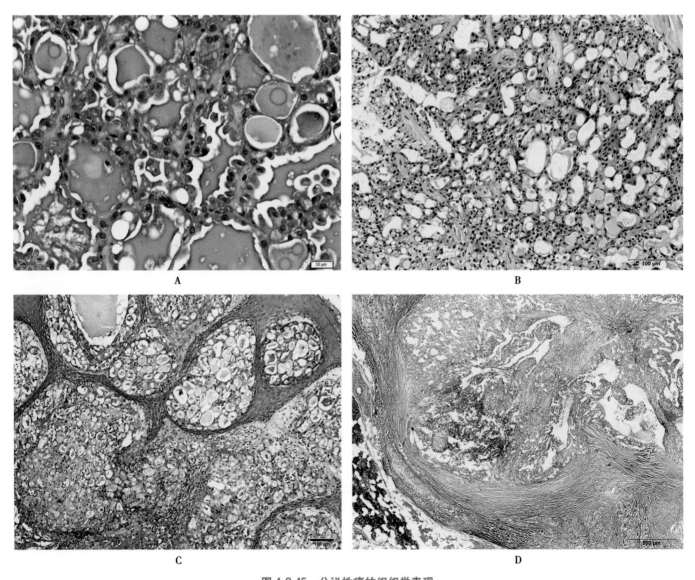

A

B

C

D

图 4-2-45 分泌性癌的组织学表现
A.肿瘤细胞含嗜酸性颗粒状胞质和小核仁,腔内见大量嗜酸性分泌物;B.可见腔内或胞质内黏液,但缺乏嗜碱性的胞质内酶原颗粒;C.肿瘤呈分叶状,浸润性生长;D.肿瘤与周围腮腺分界清楚

3. 免疫组化 肿瘤细胞表达 CK7、CK8/18、CK19、EMA、vimentin、GCDFP-15、S-100、mammaglobin（图 4-2-46）、STAT5a 和 SOX10 等。DOG1 和肌上皮标记物如 p63、SMA、calponin 等常为阴性。在有些肿瘤细胞巢或囊腔周围可见非连续性的 p63 阳性细胞，为非肿瘤性基底细胞或肌上皮细胞，提示导管内生长方式。

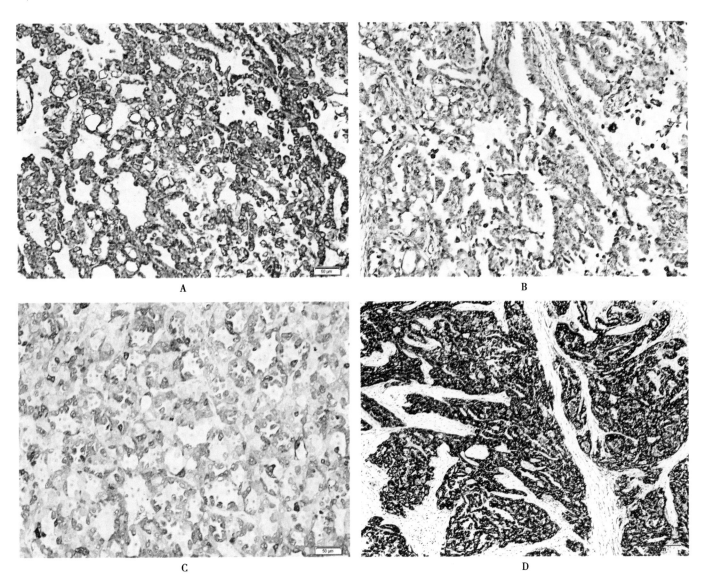

图 4-2-46 分泌性癌的免疫组化特点
A. CK7 强阳性；B. vimentin 阳性；C. S-100 强阳性；D. mammaglobin 强阳性

4. 分子遗传学 特征性的染色体易位 t(12；15)（p13；q25），形成 *ETV6-NTRK3* 融合基因。检测 *ETV6-NTRK3* 基因融合是诊断唾液腺分泌性癌的金标准，目前为止，*ETV6-NTRK3* 基因融合尚未在分泌性癌以外的唾液腺肿瘤中检测到。

【鉴别诊断】

1. 腺泡细胞癌 形态结构上均可为微囊型、滤泡型、乳头囊状型和实性型等，腺泡细胞癌的肿瘤细胞类型有闰管样细胞、空泡样细胞、非特异性腺样细胞和透明细胞，分泌性癌的肿瘤细胞类型与其相似。分泌性癌肿瘤细胞质呈空泡状，没有腺泡细胞癌特征性的酶原颗粒，此为两者鉴别诊断的重点。免疫组化显示腺泡细胞癌 DOG1 弥漫阳性，大部分病例 S-100 呈阴性，vimentin 和 mammaglobin 常阴性；分泌性癌 vimentin、S-100 和 mammaglobin 常弥漫阳性，DOG1 阴性。腺泡细胞癌无 ETV6-NTRK3 基因融合。

2. 黏液表皮样癌 囊状或微囊型的乳腺样分泌癌有空泡样细胞和透明细胞，细胞质嗜酸性，局部可含黏液，有时可与黏液表皮样癌相混淆，但后者有典型的黏液细胞、中间细胞和表皮样细胞，免疫组化显示 p63 弥漫阳性和 S-100 阴性。分泌性癌表现为 p63 阴性和 S-100 弥漫强阳性。

3. 唾液腺导管癌　常有粉刺样坏死、导管样结构、囊性乳头状结构或筛状结构。常 S-100 阴性，AR 常阳性。

4. 低级别导管内癌　肌上皮细胞标记物染色显示完整肌上皮细胞围绕所有囊性腔隙是低级别导管内癌的重要特征。分泌性癌具有特征性的 *ETV6-NTRK3* 基因融合，是诊断的金标准。低级别导管内癌无 *ETV* 基因重排。

九、多形性腺癌

【定义】

多形性腺癌（polymorphous adenocarcinoma）是以细胞形态的一致性、组织结构的多样性、浸润性生长方式为特征的上皮性恶性肿瘤。

【临床特征】

1. 流行病学　患者发病年龄范围 16~94 岁，平均 59 岁，多于 70% 的病例发生在 50~70 岁。儿童罕见发生。女性多见，男女比为 1：2。主要发生于口内小唾液腺，约 60% 发生于腭部，也可见于颊黏膜、磨牙后区、上唇和舌根等部位，发生于大唾液腺者罕见。

2. 症状　临床常表现为缓慢生长的无痛性肿块，病程平均 27 个月。肿瘤可活动或固定，覆盖黏膜颜色常正常，偶见表面黏膜毛细血管扩张、出血或溃疡。

3. 治疗及预后　手术切除。预后通常较好，局部复发率 10%~33%（平均 19%），局部淋巴结转移率 9%~15%，远处转移罕见，死于本病者很少。发生高级别转化的多形性腺癌预后不良。

【病理变化】

1. 大体特征　平均直径约 2.1cm，通常界限相对清楚，无包膜，呈浸润性生长，剖面实性，呈黄褐色、分叶状。

2. 镜下特征　多形性腺癌以浸润性生长（图 4-2-47A）、细胞学的一致性和组织结构的多样性为特征。肿瘤细胞学温和，大小较一致，呈圆形或梭形，胞质淡染，嗜酸性或双嗜性。细胞核呈圆形或卵圆形，染色质细腻或呈毛玻璃状，核仁不明显（图 4-2-47B）。缺乏异型性、核分裂象和坏死。肿瘤组织结构多样，包括筛状结构、条索状结构（图 4-2-48）、小导管样结构、实性巢状结构、乳头或乳头囊状结构（图 4-2-49）。条索状结构有的呈同心圆状；小导管样结构内衬单层立方上皮。筛状结构相似于腺样囊性癌；最具特征性的结构是瘤细胞呈旋涡状或靶环样排列，多位于肿瘤周边。依肿瘤不同，多以某种组织类型为主。局部区域可见嗜酸细胞、透明细胞、鳞状细胞或黏液细胞。肿瘤细胞向邻近组织呈浸润性生长。神经侵犯常见，肿瘤细胞常围绕神经呈旋涡状或靶环状排列，围绕血管不常见。常见特有的呈瓦灰色外观的玻璃样变的间质，但无软骨样或黏液软骨样区域。部分病例以筛状结构或实性结构为主，具有与甲状腺乳头状腺癌一样的特征性毛玻璃样、相互重叠的细胞核，称为筛状腺癌。筛状腺癌是否为一个新的肿瘤实体，尚存争议。WHO（2017）唾液腺肿瘤分类中将该肿瘤归为多形性腺癌的亚型。罕见情况下，多形性腺癌可发生高级别转化。

3. 免疫组化　免疫组化结果不定，诊断价值低。肿瘤细胞表达 CK7（图 4-2-50A）、CK8/18，CK19，CK10/13，CK20 阴性。S-100（图 4-2-50B）、vimentin、mammaglobin、p63（图 4-2-51A）常阳性表达，不同程度表达 CK14、SMA、EMA 和 CEA。p40（图 4-2-51B）和 GFAP 常为阴性表达。

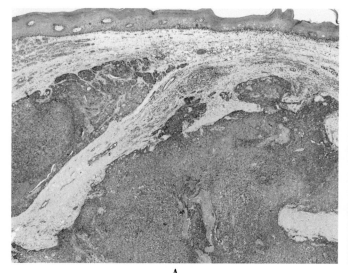

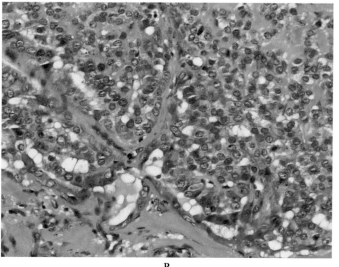

图 4-2-47　多形性腺癌的组织学表现
A. 无包膜，呈浸润性生长；B. 细胞形态较一致，异型性小

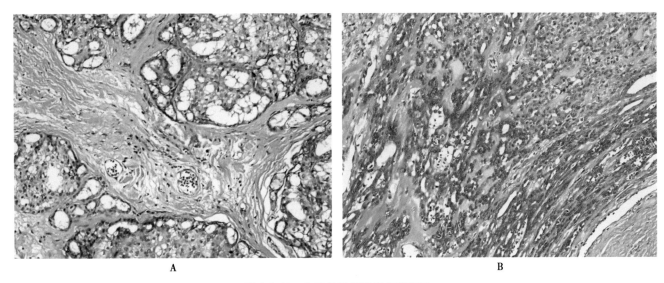

图 4-2-48　多形性腺癌的组织学表现
A. 形成筛状结构；B. 呈条索状和小管状

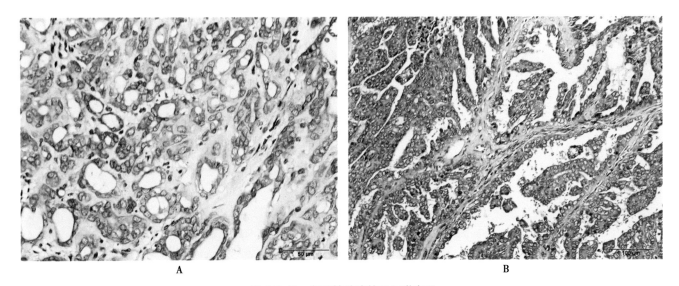

图 4-2-49　多形性腺癌的组织学表现
A. 形成小管状结构；B. 形成乳头状结构

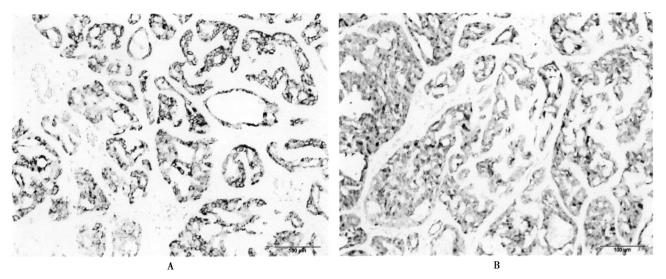

图 4-2-50　多形性腺癌的免疫组化染色
A. CK7 阳性；B. S-100 阳性

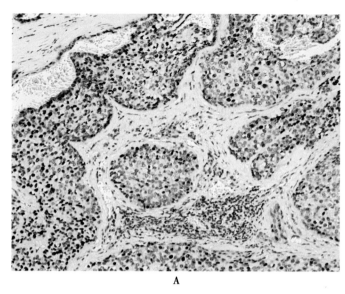
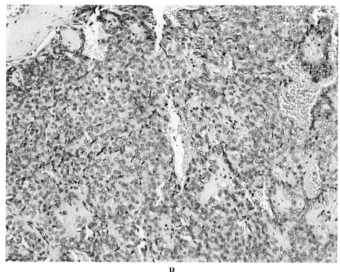

图 4-2-51 多形性腺癌的免疫组化染色
A. p63 阳性；B. p40 阴性

【鉴别诊断】

1. **腺样囊性癌** 腺样囊性癌也含有筛状、导管样和实性结构及神经浸润的特点，但是其导管结构为双层细胞构成，肿瘤细胞为高核浆比的小细胞，含深染的有角胞核。靶环样结构是多形性腺癌的典型特点，此外，腺样囊性癌一般无乳头状结构。腺样囊性癌 p63 和 p40 均阳性，而多形性腺癌 p63 阳性，p40 常阴性。

2. **多形性腺瘤** 多形性腺瘤一般包膜完整，界限清楚，无神经周围侵犯，含有黏液软骨样基质。

3. 筛状腺癌需与来源于舌甲状腺的实性型或滤泡型乳头状腺癌鉴别，后者常见嗜酸性胶状体，甲状腺球蛋白（thyroglobulin）染色阳性。

十、唾液腺导管癌

【定义】

唾液腺导管癌（salivary duct carcinoma）是相似于高级别乳腺导管癌的高度恶性侵袭性肿瘤。

【临床特征】

1. **流行病学** 约占唾液腺癌的 10%。患者平均年龄 64 岁，多数超过 50 岁，男性发病率明显高于女性，其比例为 3∶1。发病部位以腮腺最常见，下颌下腺、舌下腺和小唾液腺等均可发生。

2. **症状** 临床上常表现为生长迅速的肿块，肿瘤侵袭性强，常侵犯周围组织，可以出现疼痛和面瘫等症状。部分病例继发于多形性腺瘤，临床表现为长期存在的肿块生长突然加快。

3. **治疗及预后** 扩大手术切除。高侵袭性，常发生区域淋巴结转移。据报道，有 33% 患者手术后复发，46%

发生远处转移。55%~65% 的患者死亡，通常在发病 5 年内。

【病理变化】

1. **大体特征** 肿物大小不一，直径 0.9~6.0cm，平均 3.0cm，圆形或结节状，质地较硬，无包膜。剖面实性，灰白色或褐色，可见囊性变、坏死或钙化。常明显浸润周围组织，偶尔肿瘤较局限（图 4-2-52）。

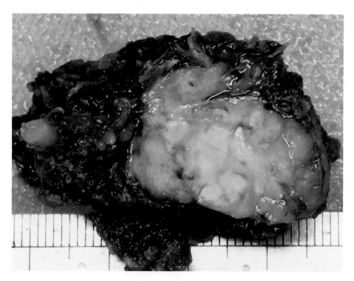

图 4-2-52 唾液腺导管癌
肿瘤部分浸润周围组织，部分局限，剖面实性伴灶性坏死

2. **镜下特征** 唾液腺导管癌在细胞学和结构上与高级别乳腺导管癌相似。多形性肿瘤细胞排列成实性上皮团、筛孔状（图 4-2-53）、导管样结构、乳头状、小巢状或条索状（图 4-2-54），各种结构可在同一肿瘤中以不同比例混合存在。实性上皮团或筛孔状结构中央可见粉刺样坏

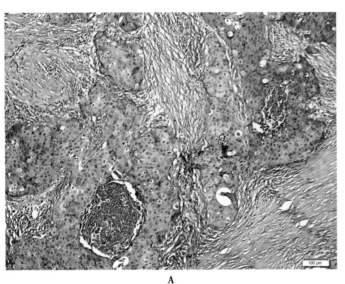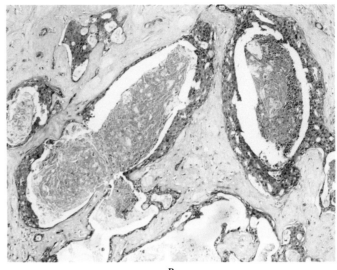

A   B

图 4-2-53 唾液腺导管癌的组织学表现
A. 实性上皮团中央粉刺样坏死;B. 肿瘤形成筛孔样结构,中央粉刺坏死

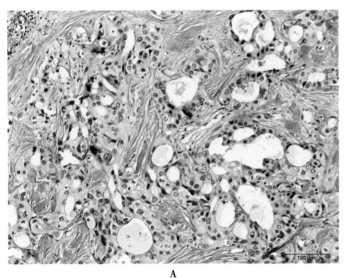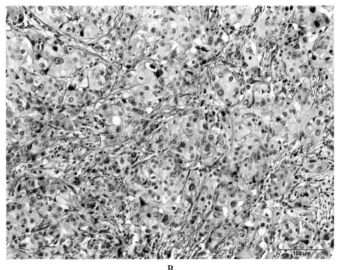

A   B

图 4-2-54 唾液腺导管癌的组织学表现
A. 肿瘤形成导管样和筛状结构;B. 肿瘤呈巢状或条索状

死,是此瘤的特征性表现。肿瘤细胞较大,立方状或多边形,胞质丰富,有丰富的粉红色胞质,胞核较大,核仁明显,染色质粗,常见核分裂象(图 4-2-55A)。肿瘤细胞偶尔可表现横纹肌样特点、鳞状细胞特点或破骨细胞样多核巨细胞。各种组织学结构内可伴有沙砾体结构。肿瘤间质为促结缔组织增生性间质,富含胶原纤维,常见玻璃样变(图 4-2-55B)。肿瘤呈浸润性生长,血管和神经浸润常见且广泛(图 4-2-56A)。唾液腺导管癌还有几种病理学亚型,包括肉瘤样唾液腺导管癌、黏液丰富型唾液腺导管癌、侵袭性微乳头状唾液腺导管癌。肉瘤样唾液腺导管癌相似于乳腺的间变性导管癌,特点是肿瘤中除了典型的导管癌区域外,还有显著的肉瘤样成分,由间变性梭形细胞、横纹肌样细胞或多核巨细胞等构成,这些细胞常

常有局部的上皮分化表型。黏液丰富型唾液腺导管癌的特点是肿瘤中可见显著的含有上皮细胞岛的黏液湖,黏液直接与间质结缔组织接触,黏液湖大小不一,由纤细的纤维间质分隔。小的肿瘤细胞巢、条索或单个细胞漂浮在黏液湖中。侵袭性微乳头状唾液腺导管癌类似于乳腺的微乳头癌,以桑葚样肿瘤细胞团、无纤维血管的乳头样结构为特点(图 4-2-56B)。

3. 免疫组化 肿瘤细胞 CK7 阳性(图 4-2-57A),CK20 阴性或偶尔灶性弱阳性,CEA、EMA 和顶浆分泌标志物 GCDFP-15 呈阳性反应。肌上皮标记物如 p63(图 4-2-57B)、SMA、S-100 蛋白等阴性。AR 常阳性(图 4-2-58A),ER、PR 阴性。HER2 在 25%~30% 的病例中阳性表达(图 4-2-58B)。有不同程度的前列腺标记物(前列腺

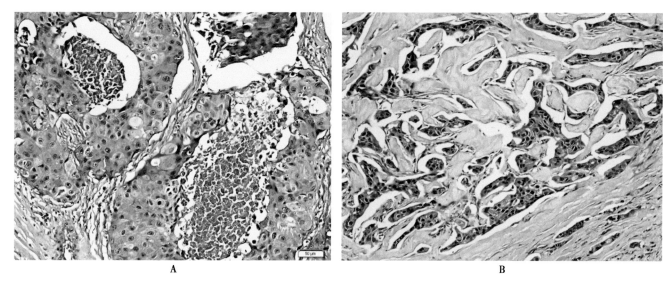

图 4-2-55　唾液腺导管癌的组织学表现
A. 肿瘤细胞有丰富的粉红色胞质,异型性明显;B. 间质纤维化、玻璃样变

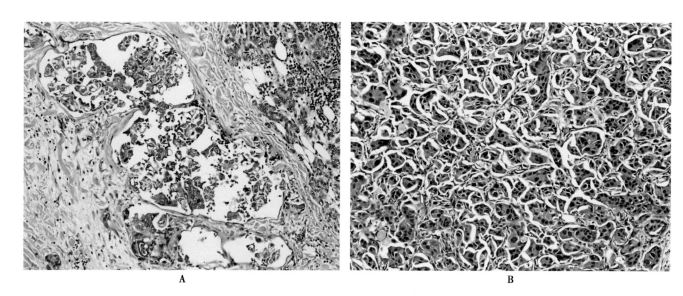

图 4-2-56　唾液腺导管癌的组织学表现
A. 广泛的血管浸润;B. 肿瘤成微乳头状,乳头周围有透明裂隙,中央无纤维血管轴心

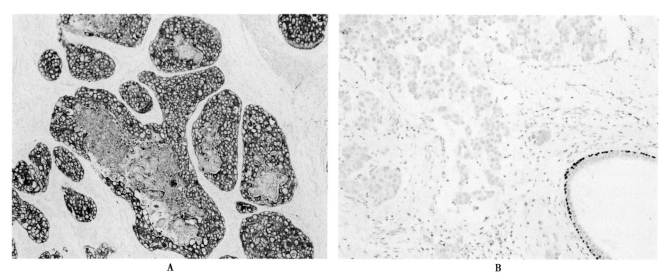

图 4-2-57　唾液腺导管癌的免疫组化染色
A. 肿瘤细胞 CK7 阳性;B. 肿瘤细胞 p63 阴性

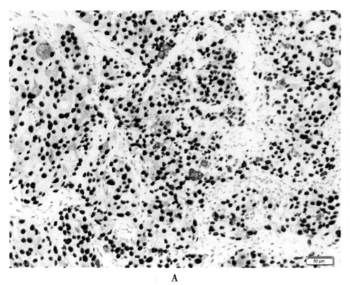
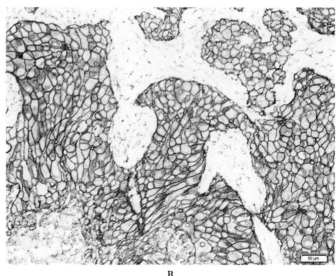

图 4-2-58　唾液腺导管癌的免疫组化染色
A. 肿瘤细胞 AR 阳性；B. 肿瘤细胞 HER2 阳性

特异性抗原、前列腺酸性磷酸酶)表达。Ki-67 指数常较高,平均 40%。

【鉴别诊断】

1. **唾液腺高级别导管内癌**　肿瘤细胞在导管内呈实性、筛状、微乳头状生长模式,高级别导管内癌的瘤细胞也有显著异型性,核呈高级别伴明显核仁,核分裂象常见及灶性坏死。瘤细胞巢周围有非肿瘤性肌上皮细胞围绕是最主要鉴别点。需广泛取材以排除浸润性病变。

2. **转移性乳腺导管癌**　组织学表现与唾液腺导管癌难以区别。但乳腺癌多发生在女性,乳腺有原发灶。免疫组化转移性乳腺癌常 ER、PR 阳性,唾液腺导管癌 ER、PR 阴性,AR 阳性。

3. **实性型腺样囊性癌**　肿瘤细胞为基底样细胞,细胞较小,且坏死不如唾液腺导管癌规则。免疫组化显示腺样囊性癌肌上皮标记物阳性。

4. **高度恶性黏液表皮样癌**　有黏液细胞和表皮样细胞,无筛孔状和乳头样结构,p63 常弥漫阳性。

5. **乳头状囊腺癌**　其乳头较唾液腺导管癌散在而不规则,异型性较小,一般不出现粉刺或筛孔样结构,乳头中心有明显的结缔组织。

6. **嗜酸性腺癌**　细胞胞质中嗜酸性颗粒更为丰富,粉刺样坏死或筛孔状结构罕见,无导管内生长方式。

十一、导管内癌

【定义】

导管内癌(intraductal carcinoma)是以肿瘤性上皮细胞导管内或囊腔内增殖为特征的低度恶性唾液腺癌,相似于乳腺的非典型性导管增生至导管原位癌。2017 新版 WHO 分类将低度恶性筛状囊腺癌(又称低级别唾液腺导管癌)和唾液腺导管原位癌统一命名为导管内癌,按照细胞的异型性程度分低级别和高级别。

【临床特征】

1. **流行病学**　罕见,发病年龄范围 27~93 岁,平均年龄 60.3 岁。男性稍多见,男女比例为 1.3∶1。绝大多数肿瘤发生于腮腺(86.3%),2 例发生于下颌下腺,4 例发生于小唾液腺。

2. **症状**　临床上常表现为缓慢生长的肿块,偶有疼痛。

3. **治疗及预后**　手术切除。预后好,手术后无复发和转移。

【病理变化】

1. **大体特征**　肿瘤无包膜,界限清楚,部分呈囊性,直径 0.7~5cm。

2. **镜下特征**　低级别导管内癌由单个或多个囊腔及邻近的导管内上皮增生构成(图 4-2-59A)。囊腔衬覆小的、多层的增生导管细胞,其大小一致,染色质分散,有小核仁(图 4-2-59B)。囊性区内,这些细胞排列成筛状,通常有相互吻合的囊内微乳头衬覆囊腔,乳头可含纤维血管轴(图 4-2-60A)。独立的小导管结构中充填着增生的导管上皮,呈筛状、微乳头状和实性(图 4-2-60B)。通常无细胞多形性和核分裂,坏死少见。有时腔面细胞的胞质含顶浆分泌泡和细小的黄色至褐色色素,相似于脂褐素。肿瘤总体表现非常相似于乳腺的非典型增生和低度恶性导管原位癌。无周围神经和血管侵犯。罕见情况下可伴发浸润性癌成分,特征是小的实性肿瘤细胞岛和反

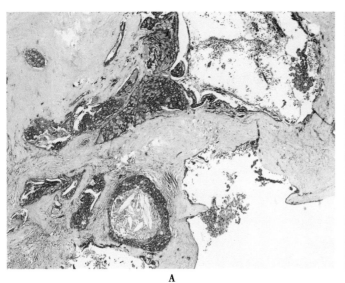
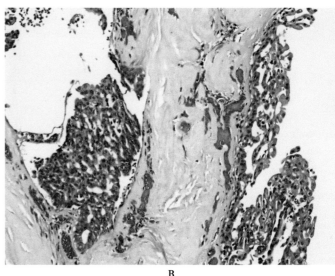

图 4-2-59　低级别导管内癌的组织学表现
A.肿瘤由多个囊腔及邻近的导管内上皮增生构成;B.囊腔内衬覆增生的导管上皮,细胞形态较一致

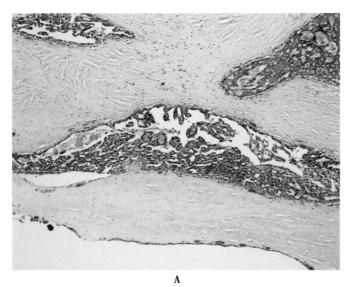
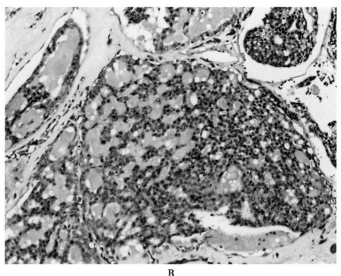

图 4-2-60　低级别导管内癌的组织学表现
A.肿瘤细胞形成筛状结构和微乳头结构;B.导管内上皮增殖,形成筛状结构

应性炎症及结缔组织增生。肿瘤细胞常弥漫强表达 CK7、vimentin、S-100、mammaglobin（图 4-2-61）、SOX10。少数病例可灶性表达 AR、GCDFP-15、DOG1。不表达 HER2、p53、CK20。肌上皮细胞/基底细胞标志物如 SMA、calponin、p63、p40（图 4-2-62）、CK14 表达于围绕囊性腔隙的非肿瘤性肌上皮细胞。

唾液腺高级别导管内癌与低级别导管内癌形态上有许多相似之处,包括囊性结构特征,肿瘤细胞在导管内呈实性、筛状、微乳头状生长模式,瘤细胞巢周围非肿瘤性肌上皮细胞围绕。鉴别要点在于高级别导管内癌的瘤细胞有显著异型性,核质比增高、核呈高级别伴明显核仁,核分裂象常见,可有坏死。免疫组化标记 S-100 蛋白常为阴性或局灶阳性。

【鉴别诊断】

1.乳头囊性型腺泡细胞癌　含有浆液性腺泡细胞,胞质内有抗淀粉酶消化的 PAS 阳性胞质细颗粒。免疫组化显示腺泡细胞癌 DOG1 弥漫阳性,大部分 S-100 呈阴性,mammaglobin 常阴性,而低级别导管内癌 S-100 和 mammaglobin 常弥漫阳性,DOG1 阴性或灶性阳性。

2.囊腺癌　2017 新版 WHO 分类将囊腺癌归为非特异性腺癌的一种变异型。特征以囊内生长为主,有明显大小不一的囊腔,囊腔内常有不同程度的乳头状结构,一般不出现实性和筛孔样结构,缺乏导管内增生特征,瘤巢周围无肌上皮细胞,呈侵袭性生长。

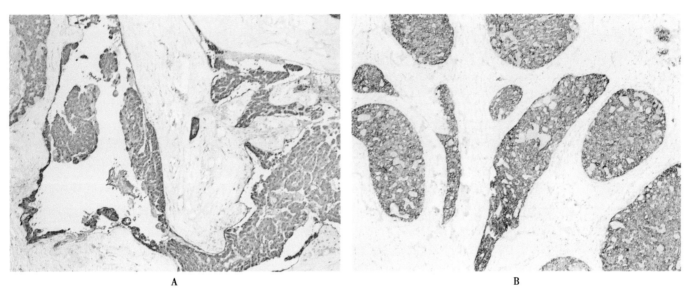

图 4-2-61 低级别导管内癌的免疫组化染色
A. 肿瘤细胞 S-100 强阳性；B. 肿瘤细胞 mammaglobin 强阳性

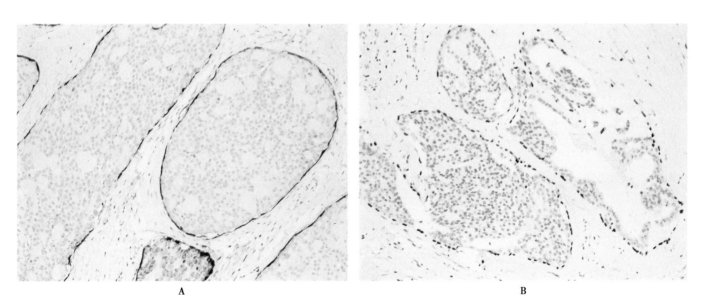

图 4-2-62 低级别导管内癌的免疫组化染色
A. calponin 显示瘤巢周边非肿瘤性肌上皮细胞；B. 瘤巢周边非肿瘤性肌上皮细胞 p40 核阳性

3. 分泌性癌 常排列成管状、乳头囊状、微囊或大囊状、实体型和滤泡型，瘤细胞胞质含有丰富的嗜酸性均质或多空泡状分泌物，形态学上与低级别导管内癌较难鉴别。免疫组化上，二者均表达 CK7、CK8/18、CK19、EMA、vimentin、GCDFP-15、S-100、mammaglobin 和 SOX10 等。尽管少数乳腺样分泌性癌瘤巢周边细胞可表达 p63、CK14、CK5/6、SMA、calponin 等肌上皮标记物，提示导管内生长方式，但肌上皮细胞标记物染色显示完整肌上皮细胞围绕所有囊性腔隙是低级别导管内癌的特征。分泌性癌具有特征性的 *ETV6-NTRK3* 基因融合，是诊断的金标准。低级别导管内癌无 ETV 基因重排。

十二、嗜酸细胞癌

【定义】

嗜酸细胞癌（oncocytic carcinoma）是几乎完全由肿瘤性大嗜酸细胞构成的恶性肿瘤，并且形态学上不表现其他唾液腺肿瘤的特征。肿瘤可以是原发的，也可以来自良性肿瘤（如多形性腺瘤、嗜酸细胞瘤、Warthin 瘤）恶变。罕见情况下，组织学上表现良性的嗜酸细胞瘤局部复发后发生转移，即使缺乏恶性细胞学形态也应该诊断为癌。又称为嗜酸细胞腺癌、恶性嗜酸性腺瘤、恶性嗜酸细胞瘤等。

【临床特征】

1. 流行病学 罕见,占唾液腺肿瘤的1%以下。平均发病年龄约62岁(25~91岁),男性多见(男女发病比例约2:1)。近80%发生于腮腺,10%发生于下颌下腺,其他发生于小唾液腺。

2. 症状 典型临床表现为无痛性缓慢生长的肿块。部分肿瘤生长较快,约1/3的病例可出现局部疼痛或麻木感,或发生面瘫。

3. 治疗及预后 主要是手术切除治疗。该肿瘤罕见,生物学行为难以准确评估。

【病理变化】

1. 大体特征 肿块无包膜,单个或多灶性,切面实性,质地较硬,灰色或褐色,有时可见坏死区。

2. 镜下特征 肿瘤细胞大,圆形或多边形,胞质丰富,嗜酸性细颗粒状。肿瘤细胞核圆形空泡状,常有明显

的核仁(图4-2-63A)。肿瘤细胞异型性较嗜酸细胞瘤明显,核分裂象散在,可见病理性核分裂。偶尔可见多核细胞。肿瘤细胞排列成器官样巢状或小梁状(图4-2-63B),有时可见明显的导管分化(图4-2-63C)或坏死。肿瘤浸润性生长,常浸润周围正常腺体(图4-2-63D)、肌组织,可见血管和神经浸润(图4-2-64A、B)。

3. 组织化学及免疫组化 PTAH组织化学染色见细的蓝色胞质颗粒,证实胞质内充满线粒体(图4-2-64C)。免疫组化染色示肿瘤细胞表达CK、EMA、线粒体抗原(图4-2-64D)等。p63散在阳性,常表达于巢周边基底样细胞。S-100、SMA、calponin等阴性。

4. 超微结构 透射电镜检查结果发现,肿瘤细胞胞质内充满大量异常形态和大小的线粒体(图4-2-65)。

【鉴别诊断】

1. 嗜酸细胞瘤 有包膜,无明显细胞异型性、核分裂

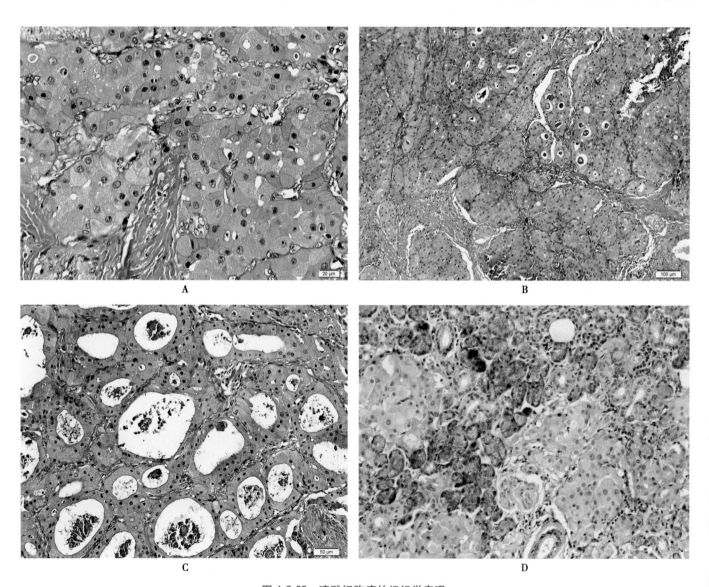

A

B

C

D

图 4-2-63 嗜酸细胞癌的组织学表现

A.肿瘤细胞大,胞质丰富,嗜酸性细颗粒状,核仁明显;B.肿瘤细胞排列成器官样巢状;C.可见明显导管分化;D.肿瘤侵犯腺体

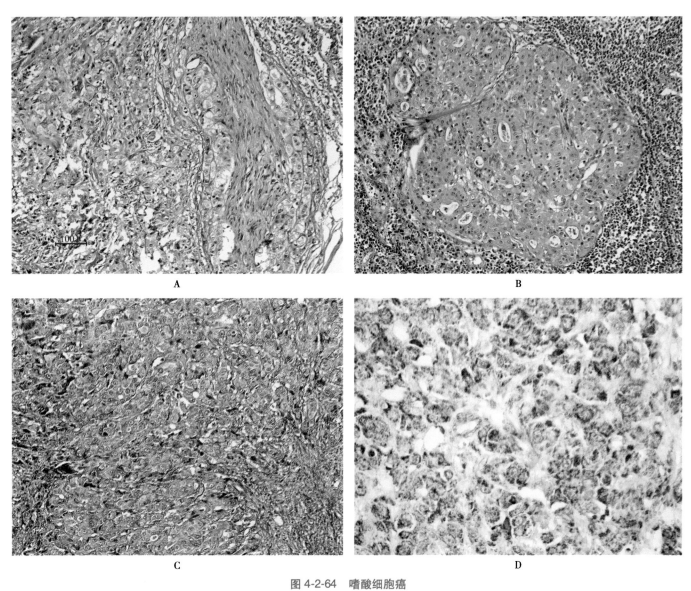

图 4-2-64　嗜酸细胞癌

A. 肿瘤侵犯神经组织；B. 肿瘤侵犯淋巴组织；C、D. PTAH 染色和抗线粒体免疫组化染色分别标记肿瘤细胞胞质线粒体颗粒

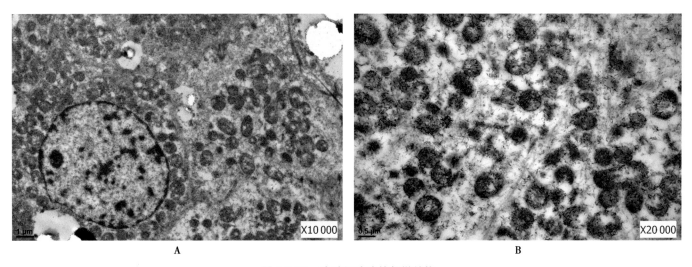

图 4-2-65　嗜酸细胞癌的超微结构

A、B. 透射电镜示肿瘤细胞胞质内大量线粒体

和浸润性生长等特点,无神经和血管侵犯。Ki-67 指数低。

2. 嗜酸细胞增生症 表现为大小不一的嗜酸细胞增生灶或弥漫片状增生,细胞形态温和,沿腺小叶分布,无包膜,但无浸润生长特点。

3. 嗜酸性黏液表皮样癌 黏液表皮样癌可发生局灶性或弥漫性嗜酸性颗粒细胞增生,但仔细观察可找到黏液细胞、中间细胞和表皮样细胞。

4. 唾液腺导管癌 常有粉刺样坏死、导管样结构、囊性乳头状结构或筛状结构。PTAH 染色常阴性,AR 常阳性。嗜酸细胞腺癌肿瘤细胞胞质中嗜伊红颗粒更为丰富,并且抗线粒体免疫组化染色胞质颗粒阳性表达。

5. 腺泡细胞癌 胞质颗粒状,含嗜碱性颗粒,有实性型、微囊型、乳头状囊性型、滤泡型等生长结构,PTAH 染色阴性,抗 DOG1 免疫组化染色阳性,而嗜酸细胞腺癌肿瘤细胞胞质中嗜伊红颗粒丰富,并且抗线粒体免疫组化染色胞质颗粒阳性表达。

十三、腺癌,非特指(NOS)

【定义】

腺癌,非特指(adenocarcinoma, not otherwise specified),是一种具有导管/腺管分化,伴或不伴囊腔形成的唾液腺癌,缺乏其他任何已定义唾液腺癌的组织学特征的唾液腺恶性肿瘤。因为其他多数唾液腺上皮性恶性肿瘤也属于腺癌类,所以该肿瘤应用修饰词"非特指或非特异性"以示区别。又称为不能分类腺癌(unclassified adenocarcinoma)。2017 版 WHO 新分类将旧版的囊腺癌、黏液腺癌并入非特异性腺癌,并增加了肠型腺癌这一亚型。

【临床特征】

1. 流行病学 约占唾液腺癌的 10% ~ 15%,发病年龄范围广,平均 58 岁,儿童罕见。女性略多于男性。超过 50% 的病例发生于腮腺;40% 发生于小唾液腺,常见于腭、颊和唇黏膜等。

2. 症状 发生于大唾液腺者多表现无症状、孤立性实性或囊性肿块,偶尔伴有疼痛。发生于小唾液腺者可伴有溃疡或侵犯骨组织。病程 1 ~ 10 年。

3. 治疗 主要治疗方法为彻底切除肿瘤,必要时术后辅以放疗。

4. 预后 预后与肿瘤部位、肿瘤分级和临床分期有关。高级别者为侵袭性恶性肿瘤。一项研究报道(不包括囊腺癌和肠型腺癌)显示,高、中、低级别腺癌的 15 年生存率分别为 3%、31% 和 54%。囊腺癌预后好,彻底手术切除后很少复发。肠型腺癌报道病例少,生物学行为尚不明确。

【病理变化】

1. 大体特征 肿瘤大小不一,部分区界限可清楚,但有不规则或浸润区,剖面实性,呈棕色或黄色,可见坏死和出血。

2. 镜下特征 肿瘤有多种多样的生长方式。根据定义,所有肿瘤都有导管样结构(图 4-2-66A)。肿瘤细胞还可排列成小的、互相融合的肿瘤细胞巢或条索(图 4-2-66B);或排列成大的、稀疏的细胞岛或片状等。此外,还可见多种结构类型如乳头状、筛状、囊状等。肿瘤细胞常为立方形、卵圆形或多边形(图 4-2-66C),此外还可见多种细胞类型如柱状细胞、透明细胞、嗜酸性细胞、黏液细胞、皮脂细胞(图 4-2-66D)、浆细胞样细胞等。肿瘤浸润性生长,神经浸润(图 4-2-67A)和淋巴结转移常见。根据细胞学的改变将肿瘤分为低级别、中级别和高级别。低度或中度恶性普遍有导管样结构分化,高度恶性非特异性腺癌中导管结构很少,常在实性结构内见少量导管分化。低级别肿瘤细胞异型性小,核分裂象少;中级和高级别肿瘤细胞核较大,多形性明显,染色深,核浆比高,常见到异常核分裂象,可见出血和坏死(图 4-2-67B)。低级别肿瘤中,间质通常是纤维性或细胞性,高级别肿瘤间质较少。

3. 免疫组化 广谱 CK 阳性,CK7 和 EMA(图 4-2-68)阳性,CK20、CK5/6、p63、SMA、calponin、DOG1 等阴性,S-100 一般阴性,偶见阳性表达。

2017 新版 WHO 分类将囊腺癌、黏液腺癌和肠型腺癌归入非特异性腺癌。囊腺癌以衬覆上皮的多囊性结构和浸润性生长为特征,囊腔内常含乳头状结构,乳头表面及囊壁被覆多层肿瘤细胞,这些细胞排列紊乱,有明显异型性(图 4-2-69A)。黏液腺癌是由大量的细胞外黏液湖和黏液湖内的肿瘤细胞团构成,充满黏液的囊性腔隙之间有纤维结缔组织间隔,肿瘤细胞呈立方形、柱状或不规则,排列呈实性团,有形成腺腔或不完全腺管样结构的倾向(图 4-2-69B)。肠型腺癌是一种新近报道的唾液腺癌,病理特点类似于结肠腺癌(图 4-2-69C、D),有组织学证据显示为唾液腺源性的肠型腺癌目前仅报道 4 例,分别发生于下颌下腺、舌下腺、颊部及舌前部,年龄分别为 61 岁、80 岁、87 岁和 40 岁。免疫组化染色显示 CK7、CK20、CDX2 可阳性或阴性。文献报道发生于舌根、口底的其他肠型腺癌可能来源于口腔内胃肠黏膜异位或含有胃肠黏膜的囊肿如畸胎样囊肿、先天性肠型囊肿(前肠重复囊肿)。

【鉴别诊断】

根据定义,非特异性腺癌的诊断为排除性诊断,首先需要排除其他类型的唾液腺肿瘤(如唾液腺导管癌、高级

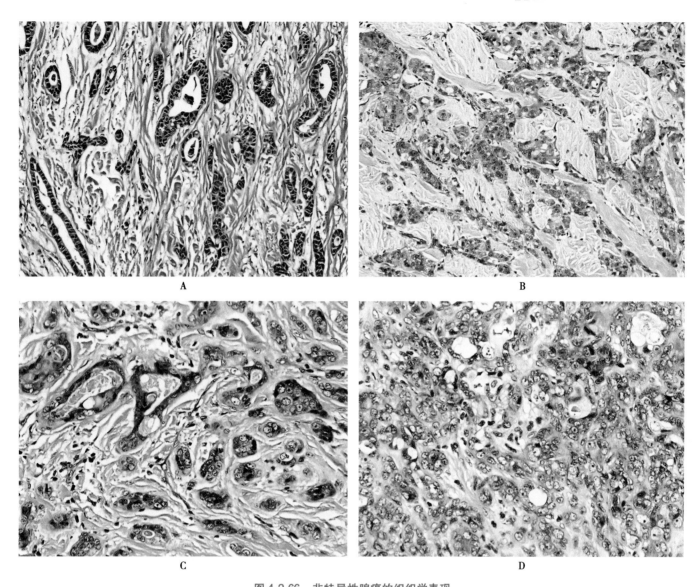

图 4-2-66 非特异性腺癌的组织学表现

A.肿瘤细胞排列单层腺管状,由增生的结缔组织间质分隔;B.肿瘤呈小巢状或条索状,相互融合;C.肿瘤细胞呈立方状,形成导管样和条索状结构;D.局灶见皮脂细胞分化(右上角)

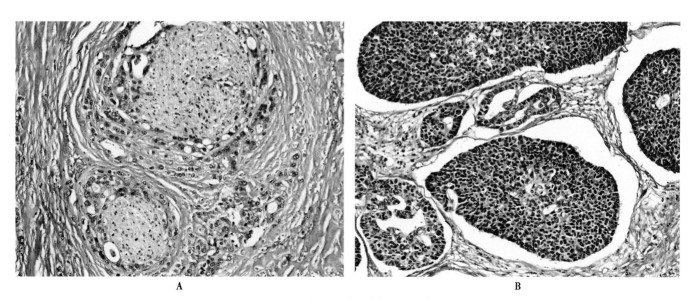

图 4-2-67 非特异性腺癌的组织学表现

A.见腺样结构和神经周围浸润;B.高级别,细胞异型明显,核浆比高,可见导管分化

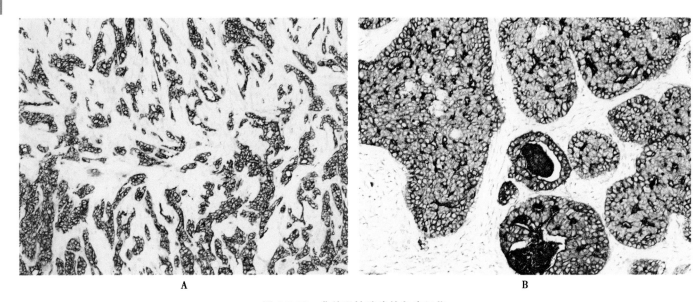

图 4-2-68　非特异性腺癌的免疫组化
A.CK7 弥漫阳性表达；B. EMA 阳性表达

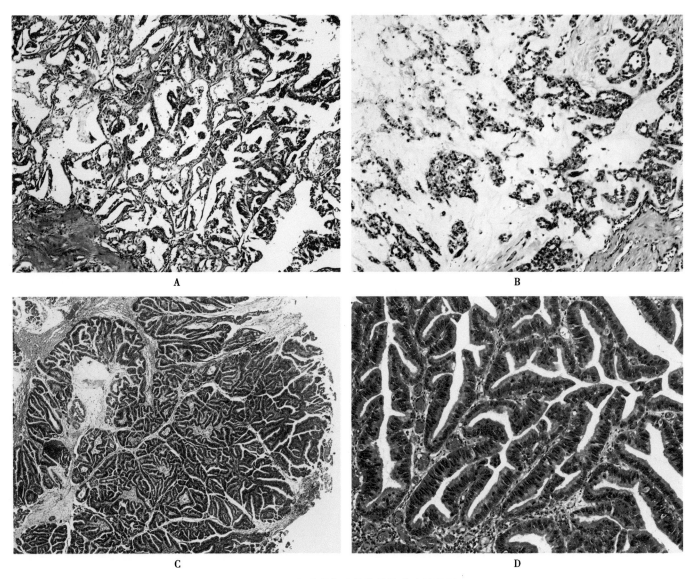

图 4-2-69　新分类归为非特异性腺癌的类型
A. 囊腺癌；B. 黏液腺癌；C. 肠型腺癌，低倍镜；D. 肠型腺癌，高倍镜（C、D 两图经日本明海大学 Kikuchi K 副教授许可）

别黏液表皮样癌、多形性腺癌等），其次还需要排除转移性腺癌。转移性腺癌的诊断需要结合临床资料，免疫组化上唾液腺非特异性腺癌一般 CK7 阳性，CK20 阴性（肠型腺癌可阳性）。值得注意的是，唾液腺非特异性腺癌也可表达前列腺特异性抗原。

囊腺癌需与其他表现为囊性或乳头状生长的唾液腺肿瘤如囊腺瘤、Warthin 瘤、乳头囊状型腺泡细胞癌、多形性腺癌、黏液表皮样癌等相鉴别。囊腺瘤与囊腺癌的主要区别在于无浸润性生长方式。乳头囊状型腺泡细胞癌具有特征性的腺泡样细胞，胞质嗜碱性或嗜双色性，含抗淀粉酶-PAS 染色阳性的颗粒。此外腺泡细胞癌可见微囊型结构，而囊腺癌缺乏此结构。多形性腺癌具有多样的生长方式，乳头状结构常局部存在。黏液表皮样癌特征性地由黏液细胞、表皮样细胞和中间细胞混合构成，有时以某种细胞为主。仅仅存在囊腔内黏液或散在的黏液细胞并不能排除囊腺癌，但是囊腺癌肿瘤细胞表皮样分化罕见。唾液腺导管癌有特征性组织结构，包括粉刺样坏死、浸润性的实性或筛状肿瘤细胞巢、导管内生长方式等。

黏液腺癌应与黏液表皮样癌和黏液丰富型唾液腺导管癌相鉴别。尽管这些肿瘤都有黏液产生，但产生的黏液较少，而黏液腺癌产生的细胞外黏液占整个肿瘤组织的 50%。黏液表皮样癌含有表皮样细胞和中间细胞。黏液丰富型唾液腺导管癌具有经典唾液腺导管癌的结构如导管内增生、筛状结构、粉刺样坏死等。

十四、癌在多形性腺瘤中

【定义】

癌在多形性腺瘤中（carcinoma ex pleomorphic adenoma）是指原发或复发性多形性腺瘤的上皮性恶性肿瘤，癌成分可表现为纯上皮性或肌上皮性，浸润肿瘤周围腺体组织及腺体外组织。2017 新版 WHO 分类明确指出，癌在多形性腺瘤中不应被认作一个独立的诊断，而应该在病理报告中明确指出癌的类型与浸润范围，因为癌的类型和浸润范围影响患者的治疗。

【临床特征】

1. **流行病学**　约占所有唾液腺上皮性肿瘤的 3.6% 和唾液腺癌的 12%，约 12% 的病例发生于复发性多形性腺瘤。女性稍多于男性，高峰发病年龄为 50~60 岁（较多形性腺瘤高峰发病年龄大 10 岁），多见于腮腺，也可来自于下颌下腺和小唾液腺。

2. **症状**　典型临床表现是长期存在的肿块（多形性腺瘤），近期迅速增大，通常无痛，部分有疼痛、面神经麻痹等症状。

3. **治疗及预后**　包膜内型和微浸润型常采用手术彻底切除，浸润型需根据癌类型和临床分期进行相应治疗。包膜内型和微浸润型（浸润范围小于 4~6mm）预后好。浸润型预后差，高达 70% 的病例有局部淋巴结或远处转移，5 年生存率约 25%~65%。

【病理变化】

1. **大体特征**　大体特征表现不一，高达 64% 的病例表现为浸润性生长。残存的多形性腺瘤成分从大体上可见于大部分病例，表现为硬化或钙化结节（图 4-2-70）。

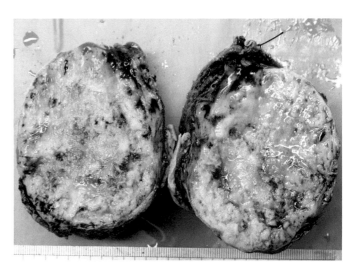

图 4-2-70　大体表现

2. **镜下特征**　良性多形性腺瘤成分和癌成分的相对比例变化很大，一些肿瘤可见癌与典型的多形性腺瘤毗邻（图 4-2-71A），有时良性成分很少，需要广泛取材以发现残留的多形性腺瘤成分。良性成分和恶性成分之间常存在移行部分，表现为肿瘤组织变性，如明显的玻璃样变性及钙化、坏死或形成大片粉染的无结构区等（图 4-2-71B）。在长期存在的多形性腺瘤组织内观察到大片坏死变性的区域，应考虑恶变可能并仔细寻找恶变成分。恶性成分最常见的是高度恶性腺癌，如唾液腺导管癌（图 4-2-71）、高级别的非特异性腺癌。其他癌包括肌上皮癌（通常为低度恶性）（图 4-2-72）或未分化癌等约占 35%，但任何类型的唾液腺癌都可见到。有时在同一病例中可见多种类型的唾液腺癌成分。

根据癌细胞浸润包膜或邻近组织的范围和程度，癌在多形性腺瘤中分为非侵袭性癌、微侵袭性癌、侵袭性癌。非侵袭性癌是癌变部分仍局限在多形性腺瘤内，也称包膜内癌（图 4-2-73），癌成分通常为导管上皮源性和高级别。非侵袭性导管内癌是多形性腺瘤癌变（癌为低分化腺癌）的最早期变化，表现为癌细胞取代导管内层细胞，而外周的肌上皮细胞仍完整（图 4-2-74）。随后外周的肌上皮细胞被破坏，癌细胞侵犯到导管外。

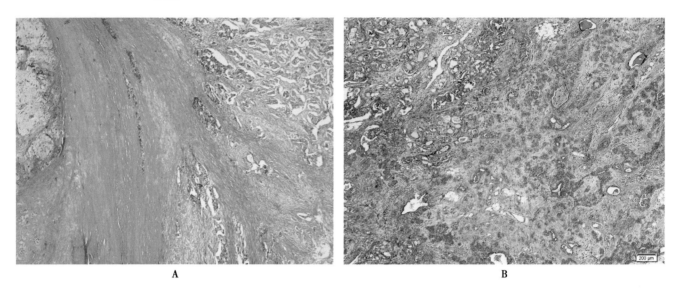

图 4-2-71　癌在多形性腺瘤中的组织学表现
A.唾液腺导管癌成分(右侧)与多形性腺瘤移行区明显玻璃样变;B.唾液腺导管癌成分(左上角)与多形性腺瘤成分相毗邻

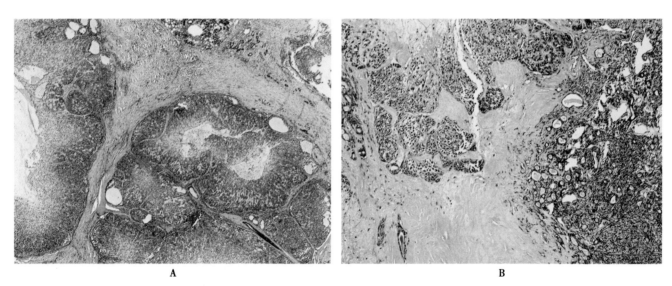

图 4-2-72　癌在多形性腺瘤中,癌成分为肌上皮癌
A.多结节状浸润性生长,结节中央坏死;B.局部见良性多形性腺瘤成分

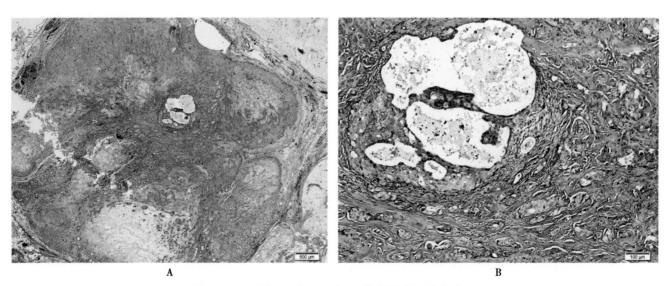

图 4-2-73　癌在多形性腺瘤中(包膜内型)的组织学表现
A.复发性多结节性多形性腺瘤中,其中一结节恶变,癌成分局限于结节内;B.高倍镜显示包膜内癌成分

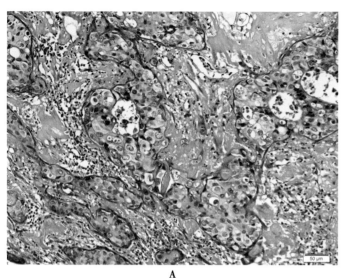

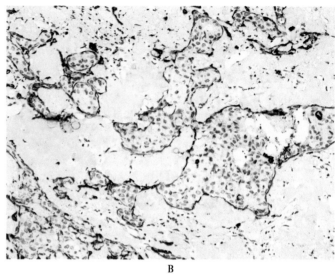

图 4-2-74 癌在多形性腺瘤中的组织学表现
A. 多形性腺瘤恶变早期变化,导管内癌;B. CK14 显示外周肌上皮细胞

2005 年第三版 WHO 分类对微侵袭性的定义为癌成分侵入包膜外等于或小于 1.5mm,对侵袭性的定义为癌成分侵入邻近组织的深度大于 1.5mm。但 2017 新版 WHO 分类中没有明确指出微浸润的界定标准,其临界值需要进一步研究确定。有研究指出,4～6mm 的临界值对预后仍然具有相关性。

侵袭性癌可广泛侵犯周围组织,常见神经侵犯,可见血管侵犯并伴有血管内瘤栓,常发生淋巴结转移和远处转移。

3. 免疫组化　早期的多形性腺瘤恶变(恶性成分为低分化腺癌)可应用 AR、HER2 等指标显示恶变的癌细胞,应用肌上皮标记物可显示周边残留的肌上皮细胞(图 4-2-74、图 4-2-75)。此外,恶变区域 Ki-67 指数明显高于良性多形性腺瘤区域。

【鉴别诊断】

癌在多形性腺瘤中的恶变成分组织学多样,关键在于正确识别相应的癌成分及良性多形性腺瘤区域,常需要结合临床病史和广泛取材。

十五、皮脂腺癌

【定义】

皮脂腺癌(secretory carcinoma)是由不同成熟程度的皮脂腺细胞构成的恶性肿瘤,瘤细胞排列成片状和/或巢状,具有不同程度的细胞多形性、细胞核异型性及侵袭性。

【临床特征】

1. 流行病学　发病年龄范围广(6～93 岁),双峰年龄分布,高峰年龄范围为 20～30 岁和 60～80 岁。男女比例 1∶1。约 90% 发生于腮腺,偶尔发生在下颌下腺。发生

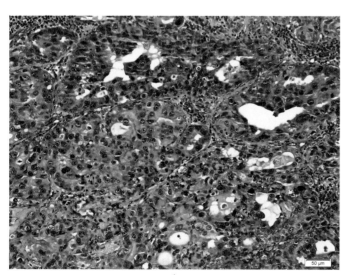

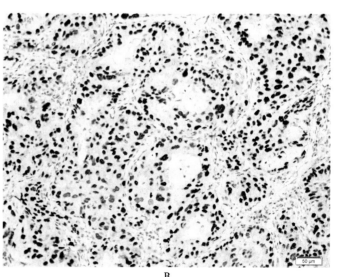

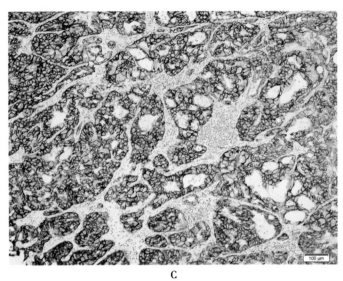 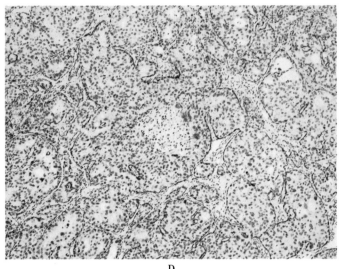

C　　　　　　　　　　　　　　　D

图 4-2-75　癌在多形性腺瘤中早期变化

A. 导管内癌；B. 导管内癌变细胞 AR 阳性；C. 导管内癌变细胞 HER2 阳性；D. CK14 显示导管外周肌上皮细胞

于口内小唾液腺的与口腔黏膜异位皮脂腺来源的皮脂腺癌难以区分。

2. 症状　临床表现一般为疼痛性包块伴不同程度的面神经麻痹，偶固定于皮肤。有些患者表现为无痛性肿块。

3. 治疗及预后　手术完整切除。术后可复发，偶尔发生局部淋巴结转移和远处转移。5 年生存率为 62%。治疗主要是手术切除和辅助性放疗。

【病理变化】

1. 大体特征　肿瘤大小不等，直径 0.6~9.5cm，界限清楚或有部分包膜，边缘呈膨胀性或局部浸润性。剖面为黄色、黄褐色、白色或粉色。

2. 镜下特征　肿瘤由多边形细胞构成，形成大小不一的片状和/或巢状结构（图 4-2-76A）。肿瘤细胞较大，胞质透明空泡状至嗜酸性，胞质内含有脂滴。巢周边常为胞质少的基底样细胞。肿瘤细胞胞核深染，有不同程度的细胞多形性和核异型性（图 4-2-76B）。偶见散在黏液细胞或嗜酸性细胞分化，或组织细胞和异物巨细胞。可见鳞状分化以及导管结构和囊性腔隙。肿瘤坏死常见，20% 以上肿瘤有周围神经侵犯，血管侵犯很少见。组织化学染色显示苏丹Ⅲ染色和油红 O 染色阳性，阿辛蓝染色和 PAS 染色阴性。

3. 免疫组化　肿瘤细胞 AE1/AE3、CK5、EMA 阳性（图 4-2-77A），CA15-3、亲脂素 adipophilin 等阳性，CK7 阳性表达于导管样结构，CK14 和 p63 常表达于巢周边基底样不成熟的皮脂腺细胞。S-100、CEA、GCDFP-15、BerEP4、SMA、calponin 等阴性。部分病例可表达 AR（图 4-2-77B）。

【鉴别诊断】

1. 皮脂腺腺瘤/皮脂腺淋巴腺瘤/皮脂腺淋巴腺癌　皮脂腺淋巴腺瘤/癌具有显著的淋巴间质而区别于皮脂腺瘤/癌。皮脂腺癌和皮脂腺淋巴腺癌肿瘤细胞分化差，细胞间变，核分裂象较丰富，可见坏死并向周围组织浸润，可与皮脂腺腺瘤和皮脂腺淋巴腺瘤相鉴别。

2. 黏液表皮样癌　有时表现为实性，团块中心有较多的黏液细胞，易与皮脂腺癌混淆，但前者常形成腺腔或黏液湖，黏液卡红、阿辛蓝及 PAS 染色均阳性，且肿瘤细胞团内可见鳞状细胞。

3. 其他唾液腺肿瘤　如腺样囊性癌、基底细胞腺癌、上皮-肌上皮癌等可含有不同程度的皮脂腺分化，其中具有广泛皮脂腺分化的肿瘤易与皮脂腺癌混淆，鉴别需仔细寻找这些肿瘤的特征性结构，免疫组化对鉴别有帮助（皮脂腺癌 SMA、calponin 阴性表达）。

4. 转移性皮脂腺癌　罕见情况下，眼睑皮脂腺癌可转移到腮腺，鉴别需结合临床病史（图 4-2-78）。

十六、淋巴上皮癌

【定义】

淋巴上皮癌（lymphoepithelial carcinoma）是一种伴有明显非肿瘤性淋巴浆细胞浸润的未分化癌。

【临床特征】

1. 流行病学　唾液腺淋巴上皮癌罕见，占所有唾液腺肿瘤的 1% 以下。有明显种族和地域分布特征，因纽特人群中，淋巴上皮癌是最常见的唾液腺癌。中国南方发病率也较高。患者年龄分布广，多数发生于 40~60 岁，无明显性别差异。约 80% 的病例发生于腮腺，其次是下颌下腺和小唾液腺，发生于舌下腺的罕见。

2. 症状　临床表现为腮腺或下颌下腺肿胀（可长期存在，最近快速生长），伴或不伴疼痛。晚期肿瘤可与深部肿胀或皮肤固定，20% 的患者有面神经麻痹。就诊时

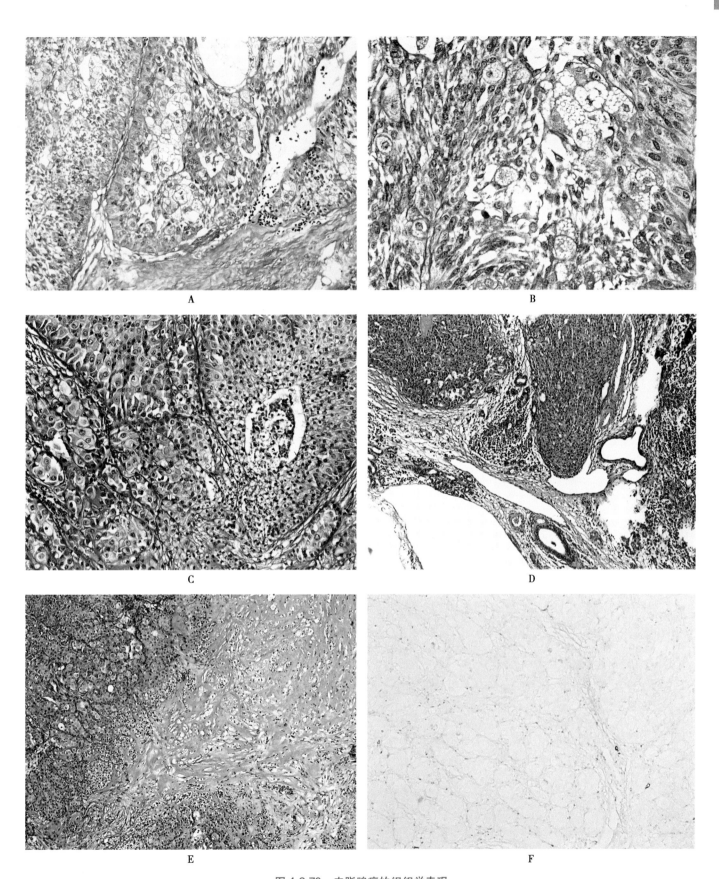

图 4-2-76 皮脂腺癌的组织学表现

A. 多边形细胞形成大小不一的巢状结构;B. 肿瘤细胞出现不同程度的多形性和核异型性;C. 可见肿瘤坏死;D. 肿瘤无包膜,边缘侵犯腺体组织和脉管;E. 间质可发生玻璃样变;F. 阿辛蓝染色呈阴性

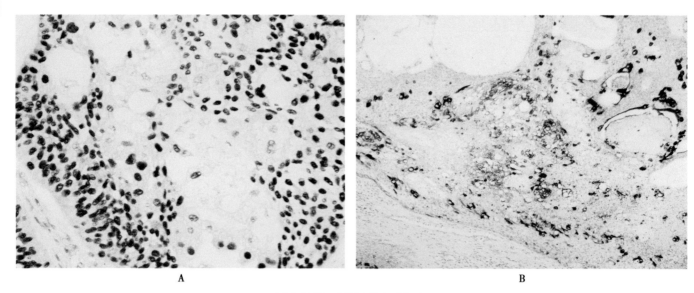

图 4-2-77 皮脂腺癌免疫组化
A. EMA 阳性；B. AR 阳性

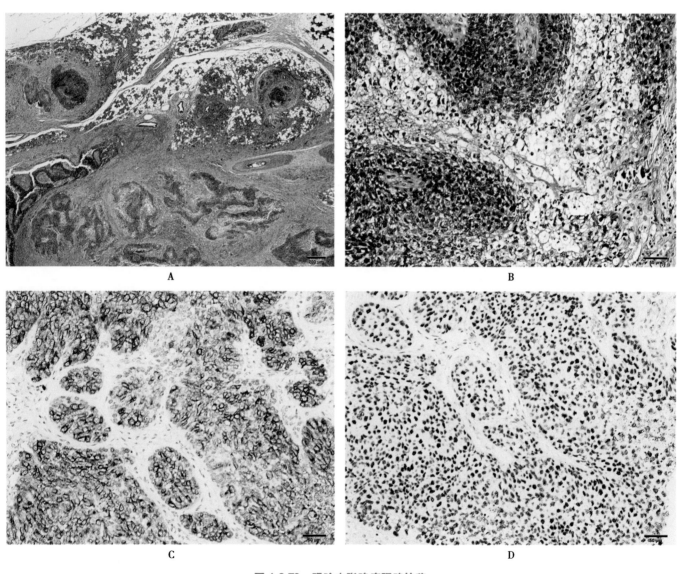

图 4-2-78 眼睑皮脂腺癌腮腺转移
A. 低倍镜示肿瘤呈巢状浸润腮腺实质；B. 巢中央细胞胞质透明空泡状, 周边细胞呈基底细胞样；C. 免疫组化示 EMA 阳性；
D. AR 阳性

可有广泛颈部淋巴结累及。

3. 治疗及预后 手术切除。对放疗十分敏感,手术后可辅助放疗。40%发生淋巴结转移,10%～20%发生远处转移。有报告显示,3年总体无进展生存率超过90%,5年总体生存率平均70%～80%。

【病理变化】

1. 大体特征 肿瘤可有清楚边界或直接侵犯周围腺体和腺体外软组织,直径1～10cm,剖面实性,分叶状,灰白、灰黄至褐色,可伴有出血或坏死灶。

2. 镜下特征 肿瘤细胞排列呈浸润的片、岛和条索状,之间为淋巴样间质(图4-2-79A)。肿瘤细胞呈多边形,边界清楚,含淡染的嗜酸性胞质,细胞核呈椭圆形、空泡状,核仁明显(图4-2-79B)。多数情况下,胞核大小不

一,罕见情况下细胞核大小可相当一致。有时部分肿瘤细胞呈梭形(图4-2-80A)。核分裂和坏死易见。局部鳞状化生偶见。肿瘤中有丰富的淋巴细胞和浆细胞浸润,常伴有反应性淋巴滤泡。淋巴样成分特别明显时,可使肿瘤上皮不容易识别(图4-2-80B)。有些病例的肿瘤岛中有丰富的组织细胞,呈满天星样。其他不常见的表现有非干酪样肉芽肿(伴或不伴多核巨细胞)、淀粉样物沉积、肿瘤岛中囊肿形成、周围神经浸润和淋巴血管浸润。少数肿瘤可伴有良性淋巴上皮病变。

3. 免疫组化 肿瘤细胞PanCK、CK5/6、p63阳性(图4-2-81A),CK7灶性阳性或阴性(图4-2-81B),CK20阴性,肌上皮标记物如S-100、SMA、calponin等阴性。Ki-67指数常比较高(图4-2-82A),EBER常阳性(图4-2-82B)。

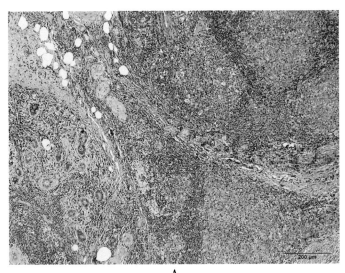

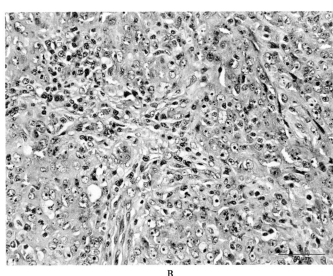

图4-2-79 淋巴上皮癌的组织学表现
A.不规则癌巢伴大量淋巴间质,浸润破坏腺体;B.癌细胞界限不清,核空泡状,核仁明显

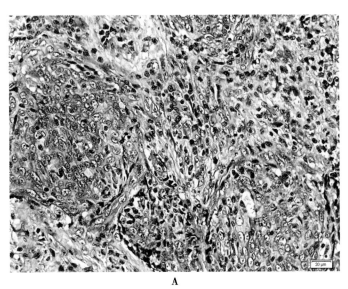

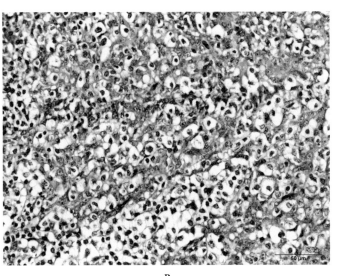

图4-2-80 淋巴上皮癌的组织学表现
A.部分癌细胞可呈梭形;B.肿瘤伴大量非肿瘤性淋巴样间质,局部上皮成分难以识别

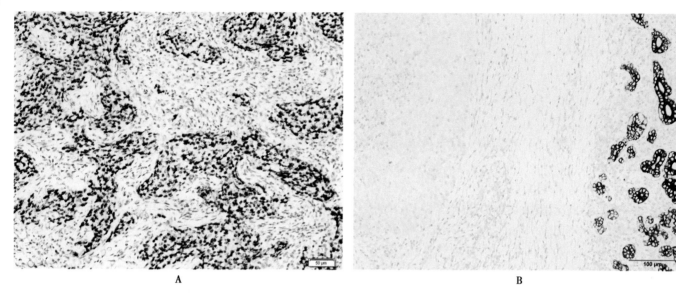

图 4-2-81 淋巴上皮癌
A. p63 染色显示不规则肿瘤细胞巢;B. CK7 阴性,周边正常腺体阳性

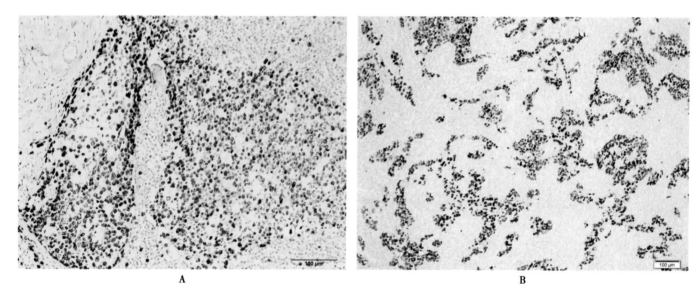

图 4-2-82 淋巴上皮癌
A. Ki-67 高;B. EBER 阳性,背景中的淋巴细胞阴性

【鉴别诊断】

1. **转移性未分化癌** 需结合临床病史和检查。唾液腺淋巴上皮癌与鼻咽癌(更常见)在形态学上不能区别,因此在确定唾液腺原发淋巴上皮癌之前应彻底检查鼻咽部并活检。

2. **良性淋巴上皮病变(淋巴上皮性唾液腺炎)** 无明确的细胞异型性、有基底膜样物质、无结缔组织增生性间质、EBER 阴性。

3. **非皮脂腺型淋巴腺瘤** 明确的或少许腺体形成,无明确的细胞异型性,无结缔组织增生性间质,EBER 阴性。

十七、鳞状细胞癌

【定义】

原发于唾液腺的鳞状细胞癌(primary salivary gland

squamous cell carcinoma)非常罕见,诊断需排除皮肤来源的鳞状细胞癌和转移性鳞状细胞癌。

【临床特征】

1. **流行病学** 非常罕见,多报道于腮腺,腮腺导管是好发部位。理论上小唾液腺也可发生,但与黏膜上皮来源的鳞状细胞癌难以区分。男性多见,50~70 岁为发病高峰。

2. **症状** 常表现为疼痛的肿块,伴有面瘫。

3. **治疗及预后** 手术切除和辅助性放疗。恶性度较高,预后差。

【病理变化】

1. **大体特征** 浸润性肿块,质硬,界限不清,切面实性、灰白色。

2. **镜下特征** 多为高-中分化的鳞状细胞癌,浸润腺

体周围软组织,常见坏死和神经周围浸润(图 4-2-83)。常来源于邻近唾液腺导管,原位导管异常增生有助于原

发性鳞状细胞癌的诊断,但需排除黏膜上皮异常增生累及唾液腺导管。

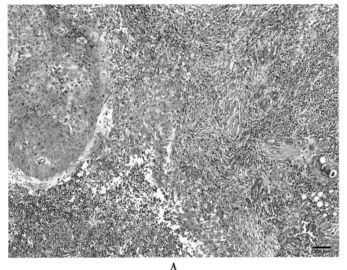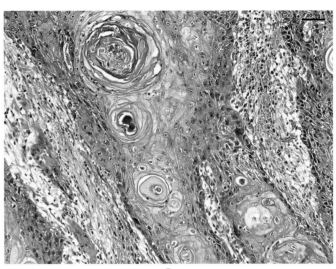

图 4-2-83　鳞状细胞癌的组织学表现
A. 浸润周围腺体;B. 角化珠明显

【鉴别诊断】

1. **皮肤来源或转移性鳞状细胞癌**　远远多于原发唾液腺鳞状细胞癌,鉴别需要仔细进行临床和大体检查,并结合临床病史。

2. **低分化黏液表皮样癌**　有黏液细胞和中间细胞,缺乏明确角化。

3. **角化囊性瘤**　特点为多囊性腔隙,衬覆复层鳞状上皮,无细胞的异型性及坏死、浸润等恶性特征,细胞增殖活性低。

十八、差分化癌

【定义】

唾液腺差分化癌(poorly differentiated carcinomas of salivary glands),也称为未分化癌,是唾液腺原发的上皮性恶性肿瘤,分为小细胞型或大细胞型,伴或不伴神经内分泌分化。唾液腺差分化癌的诊断需排除转移性肿瘤和其他唾液腺肿瘤。

【临床特征】

1. **流行病学**　罕见,中位年龄 64 岁,年龄范围 5~91岁,男性多见,男女比为 2.4∶1。绝大部分病例发生于腮腺。

2. **症状**　常表现为无痛性肿块,肿瘤生长迅速,病程短,部分伴有面瘫。超过 50% 的小细胞癌在就诊时即有颈部淋巴结转移。

3. **治疗及预后**　手术切除是主要的治疗方法,部分病例接受辅助放疗和化疗。唾液腺差分化癌是高度恶性肿瘤,预后差。唾液腺小细胞癌患者 2 年生存率约 50%,

5 年生存率 29.2%。

【病理变化】

1. **大体特征**　界限不清的实性肿瘤,切面白色,最大直径 2~5cm。

2. **镜下特征**　唾液腺差分化癌分为小细胞癌(small cell carcinoma)和大细胞癌(large cell carcinoma),以器官样细胞生长方式伴少量分化、核分裂活跃及凝固性坏死为特点。

小细胞癌由小至中等大小间变细胞构成,排列呈实性片状、巢状或条索状。肿瘤细胞大小较一致(直径为正常淋巴细胞的 1/3~1/2),圆形、卵圆形或短梭形,胞质少,细胞核圆形或卵圆形,核重叠,核染色质均匀分布,核仁不明显,核分裂象非常明显。常见地图状坏死。偶可见鳞状上皮细胞灶,腺样或导管分化极少见,菊形团罕见(图 4-2-84)。大部分小细胞癌有神经内分泌分化特点。

大细胞癌由多形性大细胞构成,胞质丰富、嗜酸性,细胞边界较清楚,核呈圆形或椭圆形,染色质粗,核仁明显,核分裂象多见。瘤细胞排列呈实性片状、巢状、梁状或条索状,其间为纤细的纤维血管分隔(图 4-2-85)。可见局部导管或鳞状分化、肿瘤性菊形团或肿瘤巢周边细胞栅栏状排列。

3. **免疫组化**　大部分病例不同程度表达神经内分泌标记物如 NSE、CD56、SYN 和 CgA。PanCK 阳性(图 4-2-86),有时特征性呈核周局灶性逗点样阳性,3/4 的唾液腺小细胞癌病例和部分大细胞癌病例 CK20 阳性。TTF-1偶尔阳性,CK7 阴性。

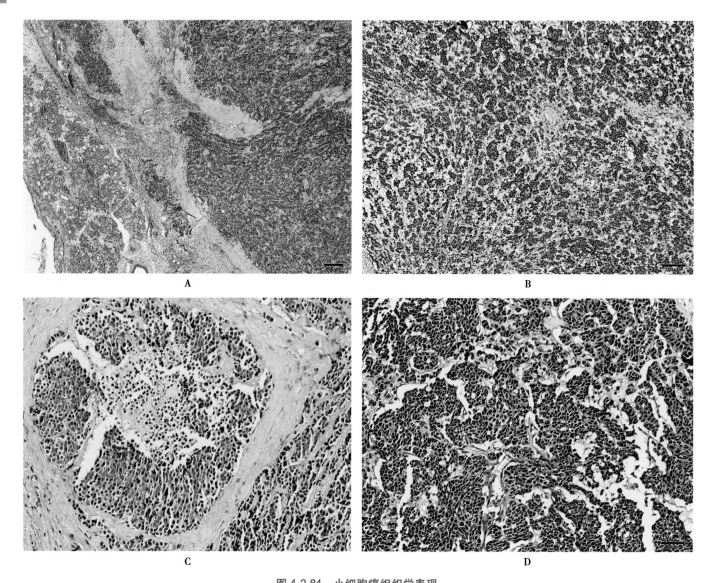

图 4-2-84　小细胞癌组织学表现
A.腮腺内肿瘤浸润性生长;B.肿瘤细胞大小较一致,排列成片、小巢或条索状;C.肿瘤细胞巢中心坏死;D.肿瘤细胞巢间少量间质

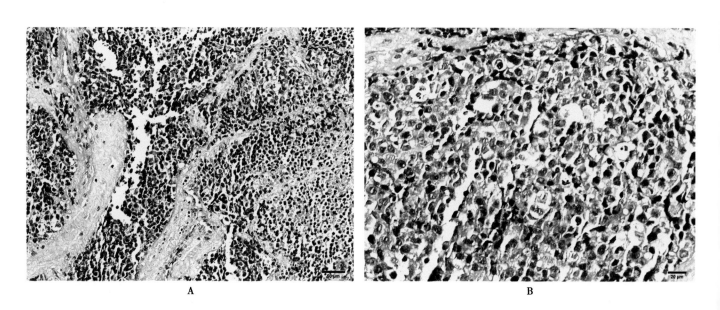

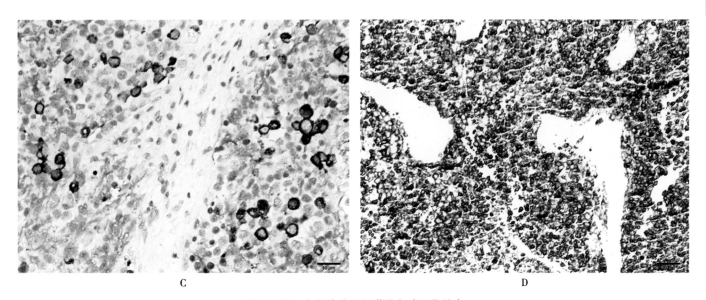

图 4-2-85 大细胞癌组织学及免疫组化特点

A. 肿瘤细胞排列呈实性片状、巢状伴坏死；B. 细胞边界较清楚，胞质丰富，核呈圆形或椭圆形；C. 散在 PanCK 阳性；D. SYN 强阳性

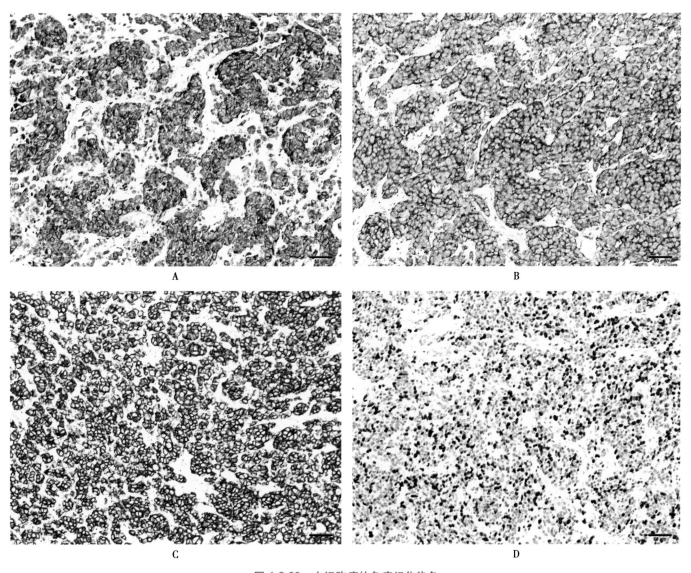

图 4-2-86 小细胞癌的免疫组化染色

A. CK18 阳性；B. SYN 阳性；C. CD56 阳性；D. Ki-67 指数高

【鉴别诊断】

唾液腺差分化癌的诊断需先排除转移性肿瘤和其他唾液腺肿瘤。小细胞癌的鉴别诊断主要包括实性型腺样囊性癌、促结缔组织增生性小圆细胞肿瘤、淋巴瘤、肺转移性小细胞癌、皮肤 Merkel 细胞癌、转移性神经母细胞瘤、黑色素瘤、尤因肉瘤/原始神经外胚层肿瘤等。大细胞癌的鉴别诊断主要包括低分化腺癌、低分化鳞状细胞癌、淋巴上皮癌、黑色素瘤、大细胞淋巴瘤等。

十九、癌肉瘤

【定义】

癌肉瘤(carcinosarcoma)是罕见的呈双相分化的恶性唾液腺肿瘤,同时含有明确的癌和肉瘤两种成分,也称为真性恶性混合瘤(true malignant mixed tumor)。

【临床特征】

1. **流行病学** 罕见,文献报道不足百例。发病年龄范围广(14~90 岁),平均年龄 50~60 岁,男性较多见。大部分病例发生于大唾液腺,其中腮腺约占 2/3,发生于下颌下腺的约 20%。肿瘤可原发,但大部分发生于长期存在或复发的多形性腺瘤。

2. **症状** 临床常表现为快速生长的肿块,可伴有疼痛和面瘫。部分病例有多形性腺瘤病史。

3. **治疗及预后** 手术切除和术后放疗,化疗作用还有争议。高度恶性肿瘤,多数患者死于局部复发或远处转移(肺、骨、中枢神经系统等)。平均生存时间小于2.5 年。

【病理变化】

1. **大体特征** 肿瘤一般比较大,直径 2~10cm,浸润性生长,无包膜。切面质软,灰白色,出血和坏死常见。

2. **镜下特征** 肿瘤由恶性上皮成分和恶性间叶成分混合构成(图 4-2-87A~C)。最常见的为低分化特异性腺癌和唾液腺导管癌,其他如鳞状细胞癌、上皮-肌上皮癌、

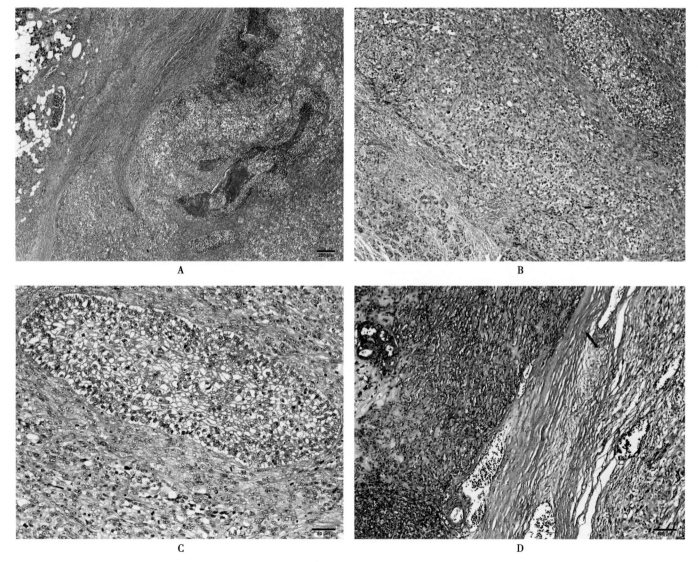

图 4-2-87 癌肉瘤组织学表现

A.左为腮腺,右为病变;B.左下腺管,中间为肉瘤,右上为癌巢;C.癌和肉瘤成分;D.左为多形性腺瘤,右为肉瘤

小细胞癌、大细胞神经内分泌癌等均有报道。肉瘤成分多为高度恶性肉瘤,如软骨肉瘤、骨肉瘤、多形性横纹肌肉瘤、纤维肉瘤。大部分病例里有残留的良性多形性腺瘤成分(图 4-2-87D)。

3. 免疫组化　癌成分通常表达 PanCK、CK5/6、CK7、CK14 和 EMA 等,少数还可能表达 S-100 和 vimentin)。肉瘤成分表达 vimentin 等(图 4-2-88)。癌和肉瘤成分有时会有抗原表达重叠。

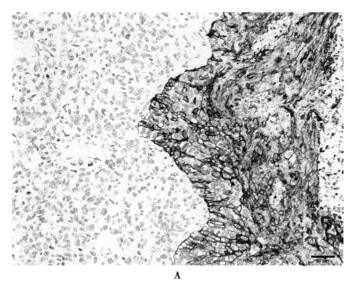
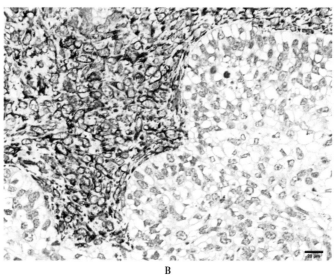

图 4-2-88　癌肉瘤的免疫组化染色
A. 右癌成分 PanCK 阳性;B. 左上肉瘤成分 vimentin 阳性

【鉴别诊断】

1. 梭形细胞癌/肉瘤样癌　鳞状细胞癌的一种亚型,梭形细胞成分和鳞状细胞癌成分常有过渡,二者都表达 CK。

2. 肉瘤样唾液腺导管癌　唾液腺导管癌的一种亚型,导管癌成分和肉瘤样成分常有过渡,肉瘤样成分也不同程度表达 CK、EMA。

二十、成涎细胞瘤

【定义】

成涎细胞瘤(sialoblastoma),也称唾液腺母细胞瘤,是一种罕见的发生于婴儿的唾液腺肿瘤,由基底样上皮细胞和肌上皮细胞构成,类似原始唾液腺的始基结构,具有不确定的恶性潜能。

【临床特征】

1. 流行病学　绝大部分发现于出生时或出生后不久,也有报道在产前超声检查时发现肿瘤。偶见于 2 岁以后的患儿,发生于成人的病例罕见。无明显性别差异。肿瘤多位于腮腺,其次为下颌下腺。罕见发生于异位唾液腺及颊部小唾液腺。

2. 症状　临床常表现为腮腺或下颌下腺区缓慢增大的肿块,偶尔伴表面皮肤溃疡。肿瘤体积有时可很大。有的病例可同时伴有其他疾病如肝母细胞瘤、先天性痣和皮脂腺痣等。

3. 治疗及预后　主要治疗方法为彻底切除肿瘤。

22%的病例术后复发,9%的病例有区域性淋巴结转移,肺转移罕见。

【病理变化】

1. 大体特征　肿瘤呈结节状及分叶状,大小不一(图 4-2-89),直径 1.5~15cm,界限清楚,可有部分包膜,或局部浸润周围组织。

2. 镜下特征　肿瘤重复大唾液腺的胚胎发育过程,表现各种不同的组织学结构,反映唾液腺发育分化的不同阶段。主要有两种明显的组织结构,一种为分化的蕾

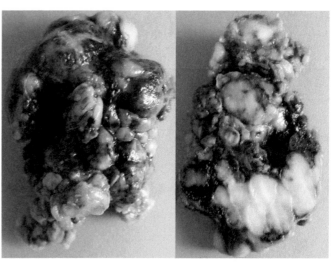

图 4-2-89　成涎细胞瘤的大体表现
左:多结节相互融合;右:剖面结节为实性

状导管结构,另一种为实性器官样或分叶状结构(图4-2-90A)。蕾状导管结构由柱状细胞或原始基底样储备细胞构成。实性型主要由基底样上皮细胞构成,肿瘤呈圆形、卵圆形和立方形,含少量粉红色胞质。细胞核呈圆形和卵圆形,染色较深,染色质颗粒较细,可见单个或多个小核仁或核仁不明显(图4-2-90B)。有时可见肿瘤巢周边细胞呈栅栏状排列,以及筛状假腺样结构。肿瘤细胞多形性不明显,核分裂象可见。有时甚至可见大量核分裂象(图4-2-90C),但常无病理性核分裂。肿瘤间质可为疏松的、不成熟的黏液样纤维结缔组织。有些病例表现出明显的恶性细胞学特征(大量核分裂象、细胞多形性、坏死、神经周围浸润、血管侵犯等)。

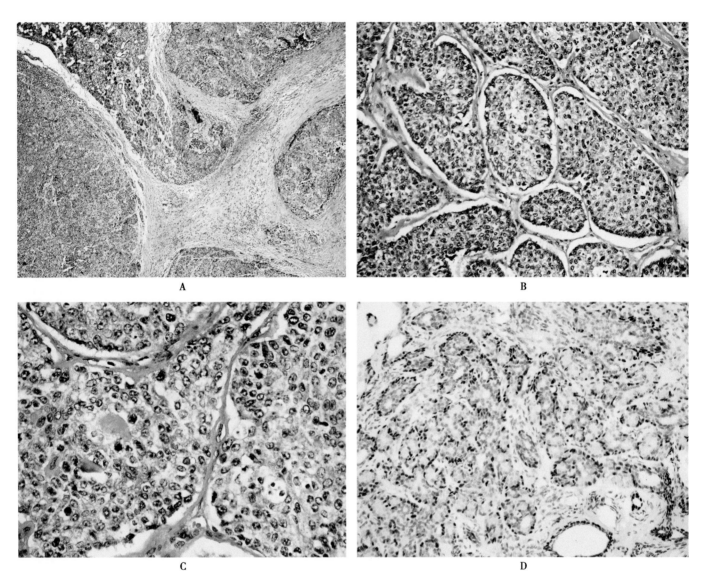

图 4-2-90　成涎细胞瘤的组织学表现

A. 低倍镜示肿瘤细胞呈实性巢状,浸润腮腺实质;B. 肿瘤由基底样上皮细胞构成;C. 局部核分裂象多;D. 导管分化区域腔外周细胞 p63 阳性

3. 免疫组化　EMA 和 CK 导管结构阳性,腔外基底样细胞表达肌上皮标记物如 S-100、p63(图4-2-90D)、calponin 和 SMA。Ki-67 指数为 3%~80%。

【鉴别诊断】

1. 基底细胞腺瘤　很少发生于新生儿,肿瘤由一致的基底样细胞构成,无核分裂象和细胞多形性。肿瘤有纤维包膜,无浸润性生长方式。

2. 基底细胞腺癌　极少发生于儿童,瘤细胞核的异型性及多形性相对明显,瘤细胞团块内及其周围常有多量嗜伊红色玻璃样变性的基底膜样物质沉积。

3. 腺样囊性癌　极少发生于儿童,肿瘤呈广泛的浸润性生长,并常有明显的嗜神经浸润现象,瘤细胞形成大量细胞外基质,形成典型的筛状或假囊性结构。尽管成涎细胞瘤局部也可以筛孔状结构,但肿瘤重现了原始唾液腺的始基结构,主要有器官样巢状结构和蕾状导管样结构。

(杨邵东　周传香　陈新明)

参考文献

1. El-Naggar AK,Chan JKC,Grandis JR,et al. World Health Organization classification of head and neck tumours. Lyon:IARC,2017.

2. 李铁军.口腔病理诊断.北京:人民卫生出版社,2011.

3. Neville BW,Damm DD,Allen CM,et al. Oral and Maxillofacial Pathology. 3rd ed. Saunsers Elsevier,2009.

4. 刘红刚,高岩.世界卫生组织肿瘤分类—头颈部肿瘤病理学与遗传学.北京:人民卫生出版社,2006.

5. Yang S,Chen X,Wang L,et al. Non-sebaceous lymphadenoma of the salivary gland:case report with immunohistochemical investigation. Virchows Arch,2007,450(5):595-599.

6. Zhou CX,Gao Y. Oncocytoma of the salivary glands:a clinicopathologic and immunohistochemical study. Oral Oncol,2009,45(12):e232-e238.

7. Yang S,Li L,Zeng M,Zhu X,et al. Myoepithelial carcinoma of intraoral minor salivary glands:a clinicopathological study of 7 cases and review of the literature. Oral Surg Oral Med Oral Pathol Oral Radiol Endod,2010,110(1):85-93.

8. Yang S,Zhang J,Chen X,et al. Clear cell carcinoma,not otherwise specified,of salivary glands:a clinicopathologic study of 4 cases and review of the literature. Oral Surg Oral Med Oral Pathol Oral Radiol Endod,2008,106(5):712-720.

9. Jiali Zhang,Bin Peng,Xinming Chen. Expressions of nuclear factor KB,inducible nitric oxide synthase,and vascular endothelial growth factor in adenoid cystic carcinoma of salivary glands:Correlations with the angiogenesis and clinical outcome. Clinical Cancer Research,2005,11(20):7334-7343.

10. 杨邵东,曾鸣,陈新明,等.涎腺透明细胞肌上皮癌和透明细胞癌的临床病理比较分析.口腔医学研究,2011,27(2):132-135.

11. 杨邵东,陈新明,王丽,等.涎腺透明细胞变异型黏液表皮样癌的临床病理研究.口腔医学研究,2008,24(6):676-679.

12. Yang S,Chen X. Calcifications in clear cell mucoepidermoid carcinomas. Oral Surg Oral Med Oral Pathol Oral Radiol Endod,2010,109(2):274-275.

13. Yang S,Zeng M,Zhang J,et al. Clear cell myoepithelial carcinoma of minor salivary gland:a case report. Int J Oral Maxillofac Surg,2010,39(3):297-300.

14. Yang S,Chen X. Epithelial-myoepithelial carcinoma with high grade transformation. Int J Oral Maxillofac Surg,2012,41(7):810-813.

15. Shu Xia,Xin-ming Chen,Shao-dong Yang,et al. Apocrine epithelial-myoepithelial carcinoma concurrent with oncocytic change of the parotid gland:a novel variant. Oral Surg Oral Med Oral Pathol Oral Radiol,2019,127:S2212-S4403.

16. Yang S,Zeng M,Zhang J,et al. Xinming Chen. Mucinous myoepithelial carcinoma of the parotid gland:report of a new histological variant. Int J Clin Exp Pathol,2017,10(2):2224-2230.

17. Yang S,Chen C,Zhang J,et al. Low-grade cribriform cystadenocarcinoma of the parotid gland:a case report and review of literature. Int J Clin Exp Med,2018,11(2):1097-1104.

18. Chen S,Yang S,Chen X. Basal cell adenocarcinoma of the buccal minor salivary gland with liver metastases. Ann Saudi Med,2015,35(4):318-320.

19. Zhu X,Zhang J,Chen X,et al. Comparison of Ki-67,cyclin E,and p63 in benign and malignant human pleomorphic adenoma. Oral Surg Oral Med Oral Pathol Oral Radiol,2012,113(5):667-672.

20. Zhou CX,Shi DY,Ma DQ,et al. Primary oncocytic carcinoma of the salivary glands:a clinicopathologic and immunohistochemical study of 12 cases. Oral Oncol,2010,46(10):773-778.

第五章

口腔颌面部囊肿

囊肿(cyst)是一种非脓肿性病理性囊腔,内含囊液或半流体物质,通常由纤维结缔组织囊壁包绕,绝大多数囊肿的囊壁有上皮衬里,少数无上皮衬里者又称为假性囊肿(pseudocyst)。由于特殊的解剖学结构和复杂的胚胎发育特点,口腔颌面部好发囊肿,其中颌骨为人类骨骼中最好发囊肿的部位。根据发生部位的不同,口腔颌面部囊肿一般可分为颌骨囊肿和软组织囊肿两大类,其中颌骨囊肿又可根据其组织来源不同而分为牙源性和非牙源性囊肿。在 2017 年 WHO 对牙源性肿瘤的新分类中,将上一版更名的牙源性角化囊性瘤和牙源性钙化囊性瘤又分别恢复为牙源性角化囊肿和牙源性钙化囊肿,并将牙源性囊肿做了新的修订。本章结合 WHO 的最新分类,将常见的口腔颌面部囊肿分类如表 5-0-1。为便于叙述,本章分为牙源性囊肿、颌骨非牙源性囊肿、假性囊肿和口腔及面颈部软组织囊肿四节。

表 5-0-1 口腔颌面部囊肿

牙源性囊肿	三、球状上颌囊肿
一、牙源性角化囊肿	四、下颌正中囊肿
二、含牙囊肿	**假性囊肿**
三、发育性根侧囊肿/葡萄样牙源性囊肿	一、动脉瘤性骨囊肿
四、龈囊肿	二、单纯性骨囊肿
五、腺牙源性囊肿	三、静止性骨囊肿
六、牙源性钙化囊肿	**口腔、面颈部软组织囊肿**
七、正角化牙源性囊肿	一、皮样和表皮样囊肿
八、根尖囊肿	二、鳃裂囊肿
九、炎症性根侧囊肿	三、甲状舌管囊肿
非牙源性囊肿	四、畸胎样囊肿
一、鼻腭管(切牙管)囊肿	五、黏液囊肿
二、鼻唇(鼻牙槽)囊肿	六、舌下囊肿

第一节 牙源性囊肿

牙源性囊肿(odontogenic cyst)是指牙源性上皮或上皮剩余发生的一组囊肿。一般可分为发育性和炎症性两大类。前者由牙齿发育和/或萌出过程中的某些异常所致,后者则与颌骨内存在的炎症灶有关。作为牙髓炎症的一种后续病变,颌骨炎症性囊肿(如根尖囊肿等)的发生一般经历牙齿龋坏、牙髓炎症和坏死、根尖周组织的炎症和/或免疫反应、马氏(Malassez)上皮剩余增殖以及增殖上皮团块中央液化、囊性变等一系列可预测的病理过程,但目前人们对于发育性牙源性囊肿(如牙源性角化囊肿、发育性根侧囊肿等)的组织来源和发病机制的认识尚不深入,许多理论仍建立在推测的基础之上。一般认为,牙源性囊肿的衬里上皮来源于牙源性上皮剩余,而不同囊肿可能来源于不同的上皮剩余:①牙板上皮剩余(又称Serres上皮剩余)可发生牙源性角化囊肿和发育性根侧囊肿等;②缩余釉上皮发生的囊肿有含牙囊肿以及炎性牙旁囊肿等;③Malassez 上皮剩余可发生根尖囊肿和炎性根侧囊肿。

需要强调的是,各种类型牙源性囊肿的诊断应综合考虑其临床、X 线和组织病理学表现。

一、牙源性角化囊肿

【定义】

是一种内衬较薄、呈不全角化的复层鳞状上皮,具有局部侵袭性的发育性牙源性囊肿。由于其生长方式特殊,术后有较高的复发倾向,且有时可与痣样基底细胞癌综合征(naevoid basal cell carcinoma syndrome,NBCCS)并发,一直备受关注。在2005年的WHO分类中,曾将其归属为良性牙源性肿瘤,并提出牙源性角化囊性瘤的命名。2017年最新的WHO分类又重新考虑了其病变性质,恢复了牙源性角化囊肿的命名和分类。

【临床特征】

1. 流行病学 牙源性角化囊肿约占所有牙源性囊肿的10%~20%,为第三常见的颌骨囊肿。患者年龄范围较广,高发年龄为第二至第三个十年年龄组,还有报道50~70岁可能存在一个小高峰,男性稍多见,约有5%的病例可并发痣样基底细胞癌综合征,这些患者年龄较小,表现多发颌骨囊肿。

2. 部位 牙源性角化囊肿多累及下颌骨(约占80%),特别是磨牙及升支部,发生于上颌者以第1磨牙后区多见。可单发或多发,多发者约占10%,其中部分多发性患者可伴发痣样基底细胞癌综合征。

3. 症状 临床上多数患者无明显症状,多在常规X线检查时偶然发现,表现为颌骨的无痛性透射影。有症状者主要表现为颌骨膨大,肿瘤继发感染时可出现疼痛、肿胀,伴瘘管形成时有脓或液体流出,有时甚至引起病理性骨折或神经麻木等症状,较大的上颌病变还可导致眼眶移位。

4. 影像学特点 X线表现为界限清楚、单房或多房性透射区,边缘呈扇形切迹(图5-1-1)。病变趋于沿颌骨前后向生长,导致较大的病损并不引起显著的颌骨膨隆。总的来说,牙源性角化囊肿的X线表现较为多样,缺乏特异性,可表现类似于成釉细胞瘤、含牙囊肿、发育性根侧囊肿或根尖囊肿等X线特点。因此对其诊断应结合病理学特点。

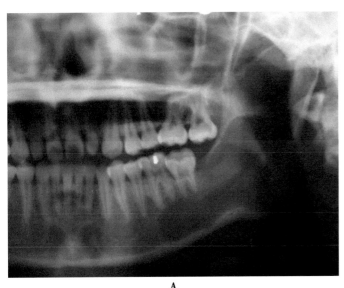
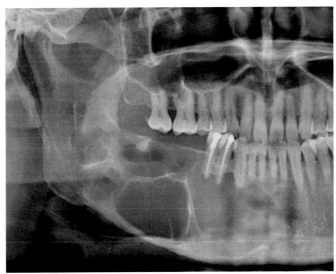

图 5-1-1 牙源性角化囊肿的 X 线表现
A. 单房性透射影;B. 多房性透射影

5. 治疗 较多的病例采用囊肿摘除或刮治,但较大的囊肿也采用手术切除。

6. 预后 牙源性角化囊肿具有较高的术后复发倾向,文献中所报道的复发率多大于20%。关于复发原因,目前主导性意见认为与治疗方法相关。牙源性角化囊肿的囊壁薄、易破碎、手术难以完整摘除,而残留囊壁的上皮具有高度增殖能力,因而易引起复发。术前采用Carnoy氏固定液或冷冻制剂处理囊肿衬里上皮,使其失活,可有效降低术后复发率。还有一些因素可能与复发相关,如牙源性角化囊肿的囊壁内可含有微小子囊或卫星囊(特别是伴发痣样基底细胞癌综合征的病变),若手术残留,可继续长大形成囊肿;该囊肿的生长具有局部侵袭性,在颌骨内可在抗性较小的骨小梁之间呈指状外突性生长,其波及范围可能超出了X线所示的病变边缘,若手术不彻底则易复发;有学者认为至少部分牙源性角化囊肿可能来源于口腔黏膜上皮的基底细胞增殖,手术时如未将与囊肿粘连的口腔黏膜一并切除,具有高度增殖能力的基底细胞可引起复发。

【病理变化】

1. 大体特征 肉眼见囊肿壁较薄(图5-1-2),囊腔内

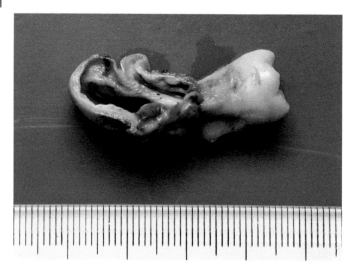

图 5-1-2 牙源性角化囊肿的大体标本
囊壁较薄并附着于一颗牙齿

常含有黄白色发亮的片状物或干酪样物质,有时囊液较稀薄,呈淡黄色或血性液体。

2. 镜下特征 牙源性角化囊肿具有独特的组织学特点,衬里上皮为较薄的、厚度一致的复层鳞状上皮,常由5~8层细胞组成,一般无上皮钉突,上皮-纤维组织界面平坦,衬里上皮常与其下方的结缔组织囊壁分离,形成上皮下裂隙;上皮表面呈波浪状或皱褶状,表层角化多呈不全角化(图 5-1-3A);棘细胞层较薄,与表面角化层的移行过渡较突然,棘细胞常呈细胞内水肿;基底细胞层界线清楚,由柱状或立方状细胞组成,胞核着色深且远离基底膜,呈栅栏状排列;纤维性囊壁较薄,一般无炎症,但合并感染时,增厚的囊壁内有大量炎症细胞浸润,上皮可发生不规则增生,出现上皮钉突,角化消失,或上皮中断(图 5-1-3B;纤维组织囊壁内有时可见微小的子囊(图 5-1-3C)和/或上皮岛(图 5-1-3D)。少数情况下,衬里上皮增殖活跃,可表现上皮基底细胞的蕾状增殖(图 5-1-3E),也可罕见的出现黏液细胞化生(图 5-1-3F)。

采用增殖细胞核抗原(PCNA)和 Ki-67 的定量分析证实,牙源性角化囊肿衬里上皮内的增殖细胞数显

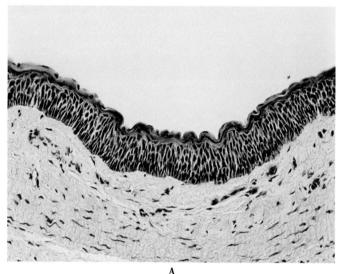

A

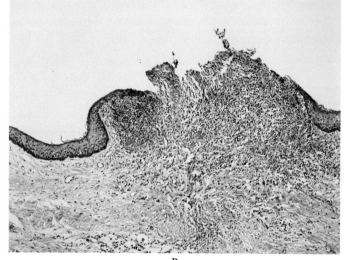

B

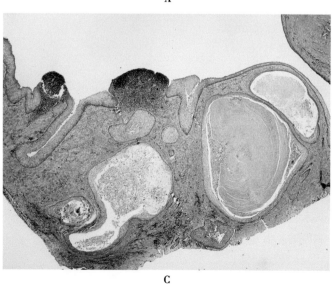

C

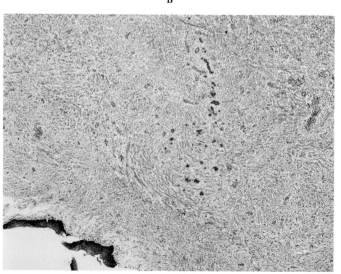

D

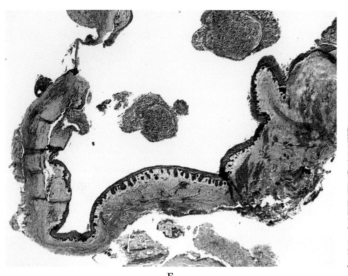 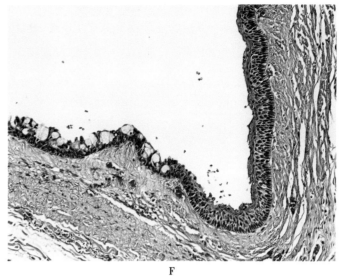

E　　　　　　　　　　　　　　　　　　　　　　　F

图 5-1-3　牙源性角化囊肿的组织学表现

A. 典型衬里上皮的形态；B. 伴炎症时衬里上皮可中断；C. 纤维囊壁内的微小子囊；D. 纤维囊壁内见牙源性上皮岛；E. 衬里上皮增殖活跃，可见基底细胞呈蕾状增殖；F. 衬里上皮罕见出现黏液细胞化生

著高于含牙囊肿和根尖囊肿，而且 90%～95% 的增殖细胞位于副基底层或基底上层，提示牙源性角化囊肿的衬里上皮具有较高的增殖活性，而且表现独特的分化特点（图 5-1-4）。

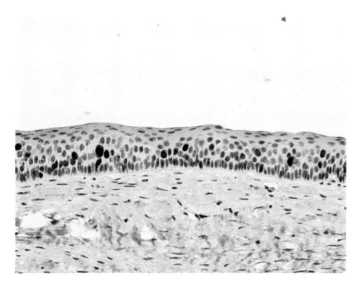

图 5-1-4　牙源性角化囊肿衬里上皮中的 Ki-67 阳性细胞（增殖细胞）主要分布于基底上层

3. **电镜**　电镜观察发现，衬里上皮细胞的胞质内细胞器数目从基底层到表层呈递减趋势，但张力原纤维则逐渐增加，但细胞的这些移行性改变不如口腔黏膜上皮的规则，近表层的细胞变化不一致，提示该衬里上皮的鳞状上皮分化程度低于口腔黏膜上皮；在出现衬里上皮下裂隙的区域，附着于基底细胞的基板结构尚完好，即基底膜仍附着于上皮侧，说明上皮与结缔组织分离的结构弱点在纤维囊壁的内侧面，超微结构观察提示这可能是由于固定原纤维（anchoring fibrils）破坏所致，这种改变似乎与炎症细胞无关，而很可能与囊壁内胶原溶解酶的活性相关。

4. **分子遗传学**　由于 *PTCH1* 基因被确定为痣样基底细胞癌综合征（nevoid basal cell carcinoma syndrome, NBCCS）的致病基因，在牙源性角化囊肿发病中的作用也备受关注。*PTCH1* 基因为果蝇体节极性基因（drosophila segment polarity patched gene, Ptch）的人类同系基因，定位于 9q22.3-q31，是细胞周期调节基因，参与 Hedgehog 信号通路调控。笔者课题组的系列研究发现，约 83.3% 的 NBCCS 相关 OKC 发生了 *PTCH1* 基因的胚系突变，约 79% 的散发性 OKC 病变则发生 *PTCH1* 基因的体细胞突变；对 Hedgehog 通路中其他基因（如 *PTCH2*、*SUFU* 和 *SMO*）的突变检测证实 OKC 中极少发生异常。对 *PTCH1* 基因的功能分析表明其突变可通过经典和非经典通路异常激活 Hedgehog 信号，引起细胞增殖活性增高。这些结果证实 *PTCH1* 基因突变和由此引起的 Hedgehog 通路异常激活与 OKC 的发病密切相关，提示 Hedgehog 通路抑制剂有望成为未来分子靶向治疗的新途径。

【鉴别诊断】

牙源性角化囊肿的组织学表现具有独特特点，除了感染较重的病例，一般其诊断并不困难。但应注意以下几种与其相关的临床或病理变异型。

1. **痣样基底细胞癌综合征**　又称为颌骨囊肿-基底细胞痣-肋骨分叉综合征或 Gorlin 综合征，此综合征表现复杂，可累及多种组织或器官，其症候群主要包括：多发性皮肤基底细胞癌、颌骨多发性牙源性角化囊肿、骨骼异常(如肋骨分叉和脊椎骨异常等)、特征性面部表现(额部和颞顶部隆起、眶距过宽和轻度下颌前凸)以及钙、磷代谢异常等。综合征患者较年轻,常有家族史,具有常染色体显性遗传特点。颌骨多发性牙源性角化囊肿为本综合征较常见的表现之一(图 5-1-5),约见于 65% ~ 90% 的患者。

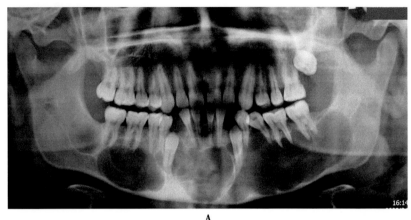
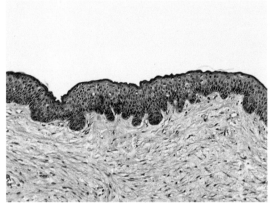

图 5-1-5　痣样基底细胞癌综合征
A. 曲面断层片示颌骨多发性囊肿;B. 组织学表现牙源性角化囊肿特点,该区域示衬里上皮的基底细胞呈蕾状增殖

2. 实性型牙源性角化囊肿　绝大多数牙源性角化囊肿为囊性病损,但近年来有实性型病变的零星报道,后者由多个大小不一的角化囊肿组成(图 5-1-6),多数囊腔内充满角质或坏死物质,故病变呈囊实性,边界不清,可侵犯周围骨组织,其囊腔内衬典型的牙源性角化囊肿上皮。但实性型牙源性角化囊肿与以往报道较多的所谓"角化型成釉细胞瘤"之间的关系还有待鉴别。

3. 外周型或骨外型牙源性角化囊肿　虽然大多数牙源性角化囊肿发生于颌骨内,文献中也有外周型病例的报道。这类囊肿的组织学表现与典型的牙源性角化囊肿一致,可发生于牙龈或颌面部软组织间隙内,不波及颌骨(图 5-1-7),因此摘除术可以治愈,极少复发。

4. 正角化牙源性囊肿　是指全部或大部分由正角化复层鳞状上皮内衬的牙源性囊肿,最初曾被认为是牙源性角化囊肿的一种正角化变异型,2017 年 WHO 新分类正式将其命名并作为一型独立疾病。该型囊肿的衬里上皮为较薄的、由 5~8 层细胞组成的复层鳞状上皮,纤维囊壁常无炎症,上皮钉突不显著,上皮表层呈正角化,其下方见颗粒层。与牙源性角化囊肿不同,其角化表面不呈波浪状,而是呈较厚的分层状,其基底层细胞扁平或立方状,胞核不表现极性排列和核深染(图 5-1-8)。

5. 牙源性角化囊肿的癌变　尽管牙源性角化囊肿上皮的癌变极为罕见,但文献中有零星报道。这类病例的确诊需要有先存牙源性角化囊肿的证据,患者往往有复发性牙源性角化囊肿的病史。这型病损多表现为有角化的高分化鳞状细胞癌与牙源性角化囊肿同时存在(图 5-1-9)。

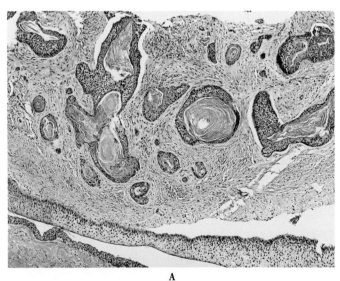
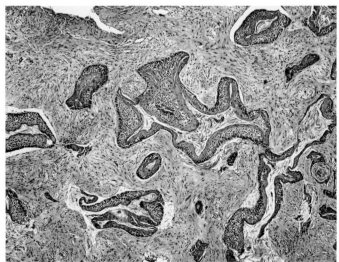

A　　　　　　　　　　　　　　　B

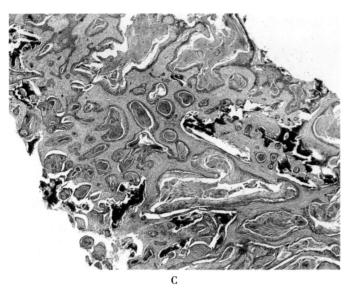
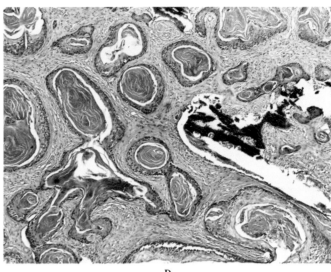

C　　　　　　　　　　　　　　D

图 5-1-6

A. 一例患者首次手术标本大部分为囊性,区域可见囊壁内多个微小囊肿聚集;B. 患者 2 年后复发,病变基本为囊实性,由多个囊腔内充满角质的囊肿组成;C. 另一例实性型牙源性角化囊肿;D. 高倍镜示充满角质囊腔的衬里上皮还表现 OKC 的特点

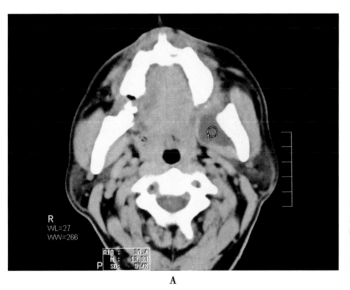
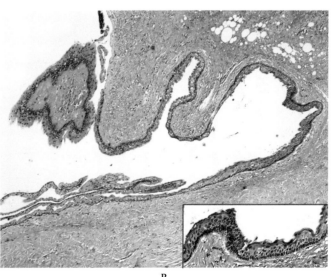

A　　　　　　　　　　　　　　B

图 5-1-7　外周性牙源性角化囊肿

A. CT 片示左侧翼内肌内卵圆形低密度影,未累及下颌骨;B. 镜下示软组织内囊肿内衬复层鳞状上皮衬里,插图高倍镜示上皮表现典型的牙源性角化囊肿特点

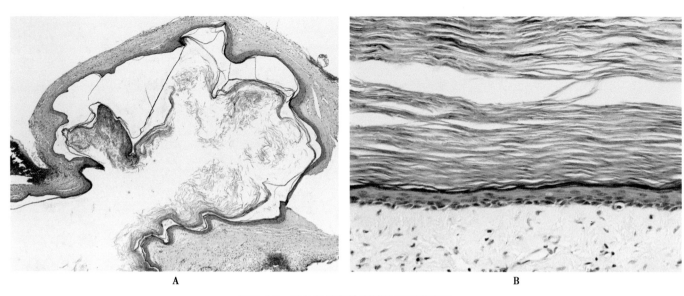

A

B

图 5-1-8 正角化牙源性囊肿的组织学表现

A.低倍镜表现;B.高倍镜可见衬里上皮为较薄的复层鳞状上皮,上皮表层呈葱皮样正角化,其下方见颗粒层,基底层细胞扁平,胞核无极性

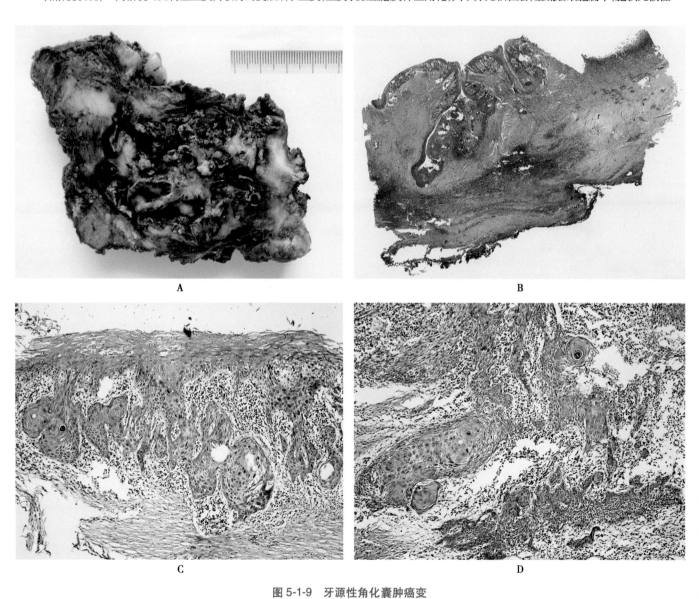

A

B

C

D

图 5-1-9 牙源性角化囊肿癌变

A.大体标本示囊性肿物位于下颌角及升支内,切面为囊性,内有白色角化物;B.低倍镜下见囊肿囊壁增厚;C.衬里上皮呈不规则增殖,上皮钉突增生,错角化明显;D.部分区域见增生的上皮巢突破基底膜,向囊壁内浸润

6. 颌骨囊肿的诊断和鉴别诊断原则　颌骨囊肿种类繁多,包括牙源性与非牙源性、发育性与炎症性等,有时还要与囊肿型牙源性肿瘤(如单囊性成釉细胞瘤,详见第六章第一节)相鉴别,常给病理诊断带来挑战。囊肿在不伴明显感染或炎症时,其衬里上皮的各自特征性表现可帮助诊断或鉴别诊断。但如囊肿合并感染,炎症刺激常使衬里上皮发生不规则改变,丧失其形态学特征,若取材不充分,各种囊肿的病理鉴别常常存在困难。因此,对于颌骨囊肿或囊性病损的诊断应注意以下几点:①密切结合临床表现和影像学特点,严格地说,如没有充分的临床、影像资料,颌骨囊肿的病理诊断是很难做出的。如患者年龄、发生部位、是否伴牙阻生或含牙冠、病变区牙有无龋坏或牙髓治疗史等信息,均对颌骨囊性病损的诊断有重要参考价值。②充分取材十分重要,颌骨囊肿的临床处治常为刮治,送检标本多为散碎囊壁,尽量多的取材,以避免遗漏具有诊断提示意义的囊壁片段,是协助确诊的有效方法。③在充分注意了上述两方面之后,仍然对很多病例难以确诊,送检标本常表现为纤维或炎症性纤维囊壁,内衬非特异性上皮(如不规则增生性上皮、较薄复层鳞状上皮、含纤毛柱状上皮、含产黏液细胞的上皮等),此时最重要的诊断原则是排除牙源性角化囊肿或单囊性成釉细胞瘤的可能性,因为二者的生物学行为均有别与其他颌骨囊肿,临床处治及后续的随访计划均有不同。其他的颌骨囊肿一般在单纯刮治后可治愈,极少复发。对于这些不能确诊的病例,应综合考虑其临床、影像和病理特点,对于某些临床提示为牙源性角化囊肿或单囊性成釉细胞瘤的病例(如年轻患者、下颌角及升支部颌骨膨隆性病损、病区牙齿无龋坏等),即使病理检查未见典型形态学特征的情况下,也不能除外临床诊断;对于一些临床资料不全或模糊,在病理学检查时某些特点提示可能为牙源性角化囊肿或单囊性成釉细胞瘤的病例,病理报告中一定要注明这种可能性(虽然不能确诊),提醒临床医师密切随诊患者。在排除了牙源性角化囊肿或单囊性成釉细胞瘤之后,其他不易确诊的颌骨囊肿作描述性病理报告应已符合临床需求。

二、含牙囊肿

【定义】

含牙囊肿(dentigerous cyst),又称滤泡囊肿(follicular cyst),是指囊壁包含一个未萌牙的牙冠并附着于该牙牙颈部的囊肿。因此含牙囊肿可表现典型的 X 线特点,即环绕一未萌牙冠的透射影像。含牙囊肿一般发生于牙冠形成后,缩余釉上皮和牙面之间液体蓄积而成囊肿。若囊肿发生于釉质完全形成之前,所含牙齿可表现釉质发育不全。

【临床特征】

1. 流行病学　含牙囊肿约占所有牙源性囊肿的20%,是第二常见的颌骨囊肿。多发生于 10~39 岁患者,男性比女性多见。

2. 部位　含牙囊肿以下颌第 3 磨牙区最常见(约75%),其次为上颌单尖牙、上颌第 3 磨牙和下颌前磨牙区,可能与这些部位的牙齿易于阻生有关;含牙囊肿内所含的牙齿大多数为恒牙,偶见含乳牙或额外牙。

3. 症状　含牙囊肿生长缓慢,早期无自觉症状,往往因牙齿未萌、缺失或错位而行 X 线检查时被发现。囊肿发育较大时可引起颌骨膨隆或面部不对称、牙齿移位及邻近牙的牙根吸收。

4. 影像学特点　X 线表现为圆形透射区,边界清楚,囊腔内可含一个未萌的牙冠(图 5-1-10),少数较大的病

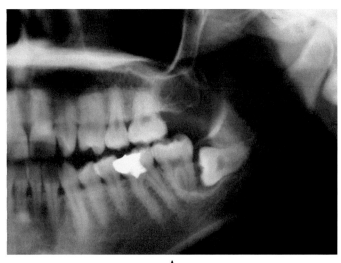
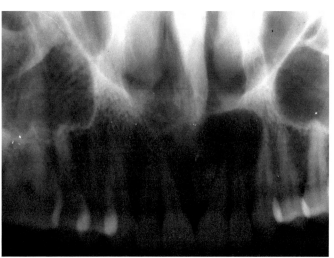

A

B

图 5-1-10　含牙囊肿的 X 线表现

A.示下颌第 3 磨牙处一圆形透射区,其内含阻生未萌的牙冠;B.示上颌前牙区一圆形透射影,与一未萌的额外牙冠相关

变也可呈多房性改变。

5. 治疗及预后 含牙囊肿的治疗采用刮治术,并拔除相关的阻生牙。一般无复发。

【病理变化】

1. 大体特征 肉眼见囊壁较薄,囊腔内含有牙冠,囊壁附着于牙颈部的釉牙本质界(图5-1-11),囊液多呈黄色。

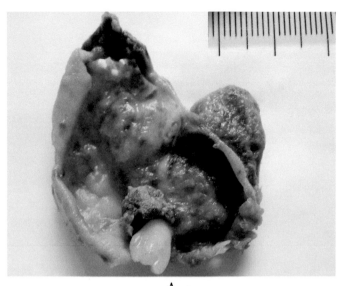
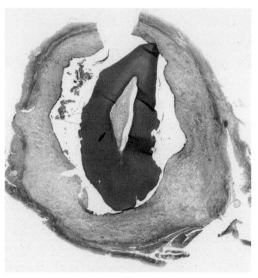

图 5-1-11 含牙囊肿
A. 大体观,较薄的囊壁附着在一未萌牙的颈部;B. 低倍镜见囊腔中含一牙冠

2. 镜下特征 含牙囊肿的纤维结缔组织囊壁内衬较薄的复层鳞状上皮(图5-1-12A),仅由2~5列扁平细胞或矮立方细胞构成,无角化,没有上皮钉突,类似于缩余釉上皮;纤维囊壁内炎症不明显,含丰富的糖蛋白和黏多糖;囊肿继发感染时,上皮增生,上皮钉突明显,囊壁组织内见大量炎症细胞浸润;约40%囊肿的衬里上皮可发生黏液化生,含产黏液细胞或纤毛柱状细胞(图5-1-12B),少数情况还可见皮脂腺细胞。

【鉴别诊断】

含牙囊肿的衬里上皮为较薄的复层鳞状上皮,发育性根侧囊肿、龈囊肿等发育性囊肿也可有类似表现,鉴别的要点是"含牙",即囊壁附着于包含牙齿的牙颈部。然而这种含牙的X线表现并非为含牙囊肿所独有,其他牙源性病损也可能表现类似的含牙关系,如牙源性角化囊性瘤、牙源性腺样瘤和单囊性成釉细胞瘤等。因此对含牙囊肿的诊断应综合考虑临床、X线以及病理表现。

某些含牙的囊性病损其衬里上皮还可发生区域或大部分的正角化,此类病损应诊断为正角化牙源性囊肿(见后)。

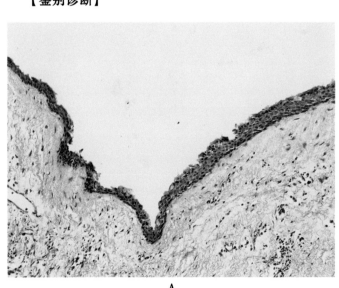
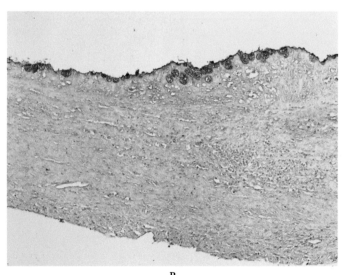

图 5-1-12 含牙囊肿的组织学表现
A. 衬里上皮为较薄的复层鳞状上皮,无角化;B. 有时可见黏液化生,产黏液细胞呈奥新蓝阳性

三、发育性根侧囊肿/葡萄样牙源性囊肿

【定义】

发育性根侧囊肿(lateral periodontal cyst)是指发生于活髓牙根侧或牙根之间的牙源性发育性囊肿,与炎症刺激无关。发育性根侧囊肿有时表现为多房性,手术标本呈葡萄状,又称为葡萄样牙源性囊肿(botryoid odontogenic cyst)。该囊肿可能来源于缩余釉上皮、残余牙板或 Malassez 上皮剩余。

【临床特征】

1. **流行病学** 发育性根侧囊肿约占牙源性囊肿的1%,可发生于任何年龄,患者高峰年龄为 50~69 岁;男性稍多见。

2. **部位** 发育性根侧囊肿好发于下颌,上颌病例少于20%;以尖牙和前磨牙区最多见,多灶性病例也有报道。

3. **症状** 临床多无症状,常在 X 线检查时偶然发现。少数情况下,可导致颌骨颊侧膨隆。

4. **影像学特点** 发育性根侧囊肿的 X 线表现为圆形或卵圆形边界清楚的透射区,位于牙根侧面(图 5-1-13),一般有硬化的边缘,病变直径多小于 1cm,但葡萄样牙源性囊肿常表现多房性放射透射区。

5. **治疗及预后** 发育性根侧囊肿可采用刮治,并拔除受累牙。单房性囊肿术后极少复发,但文献中报道葡萄样牙源性囊肿可有约20%的复发率,这可能与其多囊性的特点有关。

【病理变化】

1. **大体特征** 发育性根侧囊肿一般为单囊性病损,

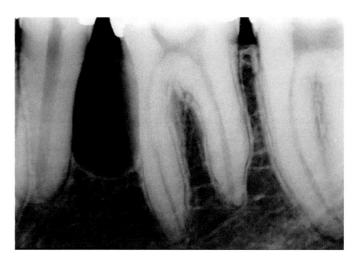

图 5-1-13 发育性根侧囊肿的 X 线表现

囊液清亮;葡萄样牙源性囊肿由于有多囊成分,外观呈葡萄状。

2. **镜下特征** 发育性根侧囊肿的衬里上皮为较薄、无角化的鳞状或立方状上皮,由 1~5 层细胞组成,胞核较小,呈固缩状;局灶性上皮增厚常形成上皮斑,主要由梭形或卵圆形透明细胞组成(图 5-1-14A);囊壁的结缔组织为成熟的胶原纤维,炎症不明显,有时可见牙源性上皮条索或上皮岛。类似于含牙囊肿,发育性根侧囊肿的衬里上皮有时也可发生黏液化生,区域上皮表层可由纤毛柱状上皮构成(图 5-1-14B)。

【鉴别诊断】

发育性根侧囊肿应与根侧型的根尖囊肿相鉴别,后者是由牙髓感染所致的炎症性囊肿,与囊肿相邻的牙齿为失活牙,镜下根尖囊肿的上皮衬里较厚,纤维组织囊壁内炎症明显。另外,该囊肿应与发生于根侧的牙源性角

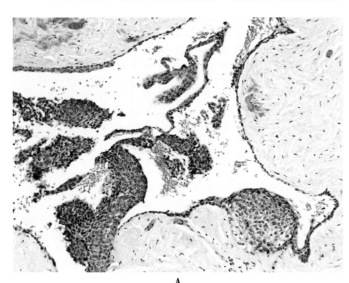

A

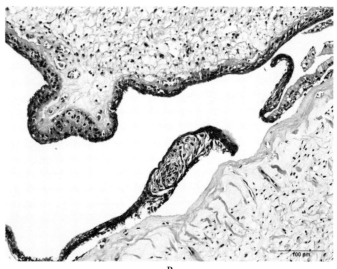

B

图 5-1-14 发育性根侧囊肿的组织学表现

A. 其衬里上皮较薄,可见局灶性上皮增厚(上皮斑);B. 有时衬里上皮可发生黏液化生,上皮表面可由纤毛柱状上皮构成

化囊肿相鉴别。

四、龈囊肿

【定义】

龈囊肿(gingival cyst)是指发生于牙槽黏膜的牙源性囊肿,可发生于成人和婴儿。发生于婴儿者也被称为Bohn 结节。由于其发生于牙龈软组织,一般不侵犯骨组织或仅导致局部牙槽骨表面压迫性吸收。龈囊肿可能发生于牙龈软组织内牙板上皮剩余。

【临床特征】

1. 流行病学 成人龈囊肿不常见,仅占牙源性囊肿的 0.5% 以下,发生于成人者年龄在 40~60 岁,女性稍多见。婴儿龈囊肿则较常见,可见于 90% 的新生儿,但 3 个月之后则很少发生。

2. 部位 成人龈囊肿大多发生于下颌(75%),以尖牙和前磨牙区最常见,几乎均发生于颊侧和唇侧牙龈;在婴儿,囊肿可发生于上下颌无牙牙槽嵴处的黏膜内。

3. 症状 临床上,婴儿龈囊肿多发于新生儿或出生后 1~2 个月的婴儿,表现为牙槽黏膜的多个白色或浅黄色结节,一般小于 2mm,多少不等;在成人患者,囊肿发生于附着龈,多表现为生长缓慢、无痛性、圆形肿大,大小一般在 1cm 以下,有波动感,颜色与正常牙龈相同或呈淡蓝色。

4. 影像学特点 由于囊肿位于软组织,X 线片常无异常,当囊肿较大时可压迫骨皮质,导致其表面侵蚀性吸收。

5. 治疗及预后 在成人,囊肿单纯摘除即可治愈,无复发报道。婴儿龈囊肿可自行退变或脱落至口腔,故不需治疗。

【病理变化】

成人龈囊肿的衬里上皮厚薄不一,较薄的区域仅由 1~2 层扁平或立方细胞组成,类似缩余釉上皮,较厚者为复层鳞状上皮,无钉突,无角化;可见局灶性上皮增厚形成所谓上皮斑(epithelial plaque),细胞呈水样透明状,与发育性根侧囊肿的病理所见有相似之处。婴儿龈囊肿可呈多个小囊肿位于紧贴上皮下方的固有层内,囊肿衬里上皮为较薄的角化鳞状上皮(图 5-1-15)。

五、腺牙源性囊肿

【定义】

腺牙源性囊肿(glandular odontogenic cyst),又称牙源性产黏液囊肿(mucus producing odontogenic cyst)或涎腺牙源性囊肿(sialo-odontogenic cyst),是一种罕见的、衬里

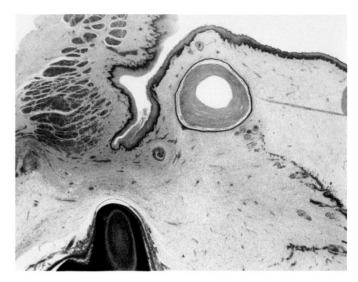

图 5-1-15　婴儿龈囊肿的组织学表现
黏膜上皮下方的固有层内可见一衬里上皮较薄的圆形囊肿,囊腔内充满角化物

上皮呈类唾液腺样分化的颌骨囊肿。该囊肿之所以被归类为牙源性发育性囊肿是因为其发生于颌骨内,其衬里上皮的上皮斑结构与发育性根侧囊肿和牙源性腺样瘤内所见的上皮斑类似。

【临床特征】

1. 流行病学 腺牙源性囊肿极为少见,占牙源性囊肿的 0.5% 以下,此囊肿患者年龄分布较广,40~70 岁多见,男女性别无差异。

2. 部位 腺牙源性囊肿均发生于颌骨内,下颌病变约占 75%,发生于上颌者多位于前部。

3. 症状与影像学特点 临床上多表现为颌骨的无痛性膨大,X 线表现为边界清楚的单囊或多囊性透射区,有时可见硬化边缘。腺牙源性囊肿常累及多个牙根,牙齿移位或牙根吸收常见。该囊肿极少与阻生牙有关,因此囊性肿物伴有含牙关系时,诊断腺牙源性囊肿要格外慎重。下颌病变较大时可越中线。

4. 治疗及预后 腺牙源性囊肿的最常见治疗为刮治,但复发率较高(30%~50%),复发可在术后较长时间才发生。有研究表明,术后首次复发的平均时间为 8 年。因此,有人主张采用切除术,特别是针对较大或多房性病损。

【病理变化】

腺牙源性囊肿纤维组织囊壁内无明显炎症细胞浸润,其衬里上皮部分为复层鳞状上皮,部分为无明显特征的上皮,但在相当区域内,复层上皮的表层细胞呈嗜酸性立方或柱状(图 5-1-16A),常形成不规则的乳头状突起,含不同数量的纤毛细胞和产黏液细胞;在衬里上皮内常可形成隐窝或囊性小腔隙,内含黏液,形成黏液池,内衬

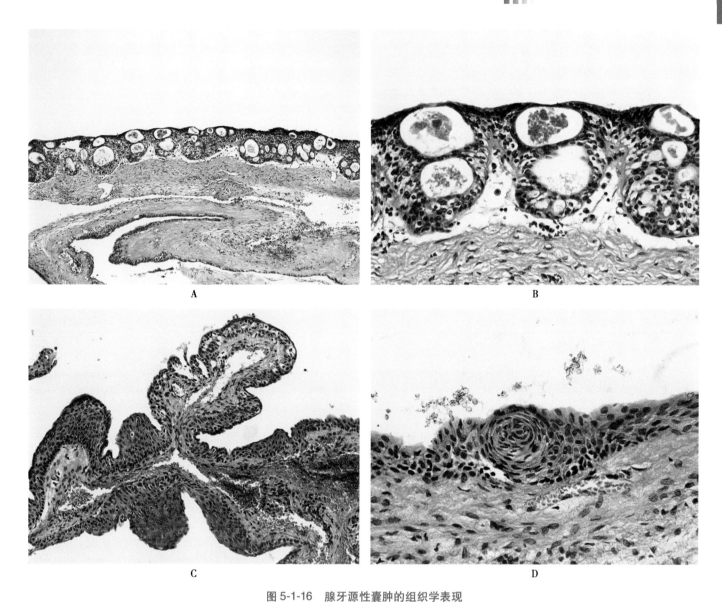

图 5-1-16　腺牙源性囊肿的组织学表现

A. 低倍镜示衬里上皮内形成囊性小腔隙,内含黏液或分泌物;B. 高倍镜示表层为纤毛柱状细胞,呈嗜酸性染色;C. 衬里上皮可局部增厚;D. 高倍示所谓上皮斑

这些小腔隙的细胞为类似于表层的嗜酸性立方细胞;衬里上皮的基底细胞或基底上层细胞可呈透明状(图 5-1-16B);有时衬里上皮可发生局灶性增厚,形成类似于发育性根侧囊肿和成人龈囊肿中所见的上皮斑(图 5-1-16C、D)。

【鉴别诊断】

值得强调的是,多种牙源性囊肿(如含牙囊肿、发育性根侧囊肿等)可表现局部区域的黏液或纤毛细胞化生,但不具有上述典型的组织学特点者,不应诊断为腺牙源性囊肿。

腺牙源性囊肿可表现颌骨中心性黏液表皮样癌的某些特点,因此当行小块囊壁切取活检时,一定要注意与其鉴别。有报道腺牙源性囊肿中不存在 *MAML2* 基因重组,但中心性黏液表皮样癌则常见这种分子异常。

六、牙源性钙化囊肿

【定义】

牙源性钙化囊肿(calcifying odontogenic cyst)是一型单纯囊肿,其内衬上皮含类似于成釉细胞瘤的上皮成分和影细胞,后者可发生钙化。最早由 Gorlin 等(1962)作为一种独立的颌骨囊肿进行描述,2005 年 WHO 分类曾将其表述为牙源性钙化囊性瘤,2017 年的 WHO 新分类又恢复了其原有的命名。

【临床特征】

1. 流行病学　牙源性钙化囊肿较少见,仅占所有牙源性囊肿的 1% 以下,可发生于任何年龄,平均年龄约为 30 岁,男女性别差异不大。牙源性钙化囊肿伴发牙瘤的病例多见于 10~19 岁患者。

2. 部位　牙源性钙化囊肿好发部位为上下颌骨的前份,伴发牙瘤者常累及上颌前部,病变多较为局限,有时也可发生于颌骨外的软组织内(约10%)。

3. 症状与影像学特点　牙源性钙化囊肿最常见的临床表现为颌骨的无痛性膨大。X线片表现为界限清楚的放射透光区,一般为单房性病损,具有扇形边缘。牙齿移

位和牙根吸收常见,约有一半的病例在病变中含有钙化物质或伴发牙瘤(图5-1-17)。骨外的病损表现为牙龈肿大,有时质脆伴疼痛。

4. 治疗及预后　治疗选择为刮治,复发少见,有报道复发率小于5%。骨外型未见复发报道。

【病理变化】

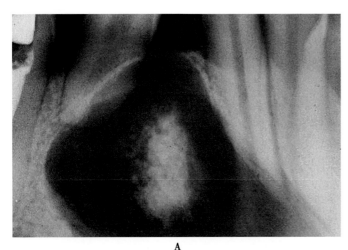

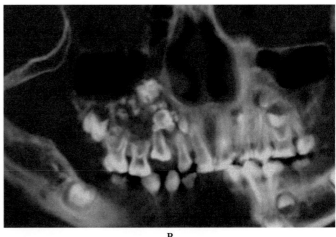

图 5-1-17　牙源性钙化囊肿

A. X线示界限清楚的透射区内有阻射性物质;B. CBCT曲面示右上颌骨呈囊性密度减低影和形态不规则的牙样高密度影,边界尚清楚,病变突向上颌窦

牙源性钙化囊肿一般表现为单囊性病损,衬里上皮的基底细胞呈立方状或柱状,胞核远离基底膜,其浅层由排列疏松的星形细胞构成,与成釉器的星网状层相似。在衬里上皮和纤维囊壁内可见数量不等的影细胞(ghost cell)灶,并有不同程度的钙化(图5-1-18)。影细胞呈圆形或卵圆形,细胞界限清楚,胞质红染,胞核消失而不着色,在胞核部位出现阴影,故称影细胞。邻近上皮基底层下方可见带状发育不良牙本质。有些病例中见有广泛牙齿硬组织形成,类似于组合性或混合性牙瘤(图5-1-19)。

【鉴别诊断】

牙源性钙化囊肿的衬里上皮因表现成釉细胞瘤样特点,应与单囊型成釉细胞瘤相鉴别,特别是对小块组织切取活检时应格外注意。但牙源性钙化囊肿的特征性影细胞灶和钙化灶均可协助其确诊。

牙源性钙化囊肿除可伴发牙瘤外,文献报道其还可伴发其他牙源性肿瘤(如成釉细胞瘤、成釉细胞纤维瘤、牙源性纤维黏液瘤等)(图5-1-20),对于这种所谓"杂交瘤",其诊断和治疗选择的一般原则应以生物学行为较差的一种病损为主要依据,因此对于所谓伴发其他真性牙源性肿瘤的病例,其诊断和归类应主要依据所伴发的肿瘤类型,而不应考虑为牙源性钙化囊肿的亚型。

七、正角化牙源性囊肿

【定义】

正角化牙源性囊肿(orthokeratinized odontogenic cyst)是指全部或大部分由正角化复层鳞状上皮内衬的牙源性囊肿,发生于颌骨内,以前曾被认为是牙源性角化囊肿的一种正角化变异型,现在该型囊肿被确立为独立疾病。

【临床特征】

1. 流行病学　正角化牙源性囊肿可能占所有牙源性囊肿的1%左右,可发生于任何年龄,高发年龄为20~39岁,男性较女性多见。

2. 部位　绝大多数发生于下颌骨(90%),约75%发生于颌骨后份,双侧多发性病例也有报道。

3. 症状与影像学特点　临床上常表现为无痛性膨隆,常因其他诊治作X线检查时偶然被发现,X线表现为边界清楚的单房性透射影,常有硬化的边缘,有时也可表现为多房性病损(图5-1-21)。下颌体部后份多发,约一半的病损伴有阻生牙,其影像学表现与含牙囊肿相似。未见伴发痣样基底细胞癌综合征(或Gorlin综合征)的病例。

4. 治疗及预后　正角化牙源性囊肿被独立命名的一个重要原因,是其临床行为与牙源性角化囊肿不同,手术刮治后极少复发,有报道复发率小于2%。

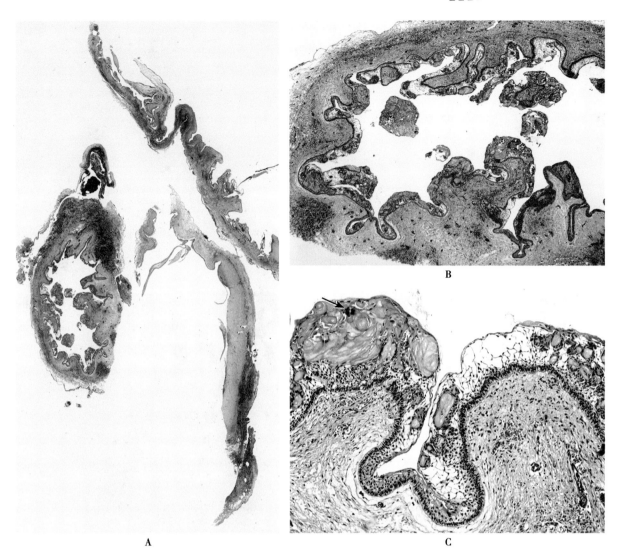

A

B

C

图 5-1-18 牙源性钙化囊肿的组织学表现
A. 低倍镜下示病变呈囊性,纤维囊壁内衬上皮;B、C. 高倍镜示上皮内见多个影细胞区,衬里上皮呈成釉细胞瘤样表现,基底层细胞柱状、核呈栅栏状排列,其上方细胞排列疏松,类似星网状层,影细胞团可钙化(箭头)

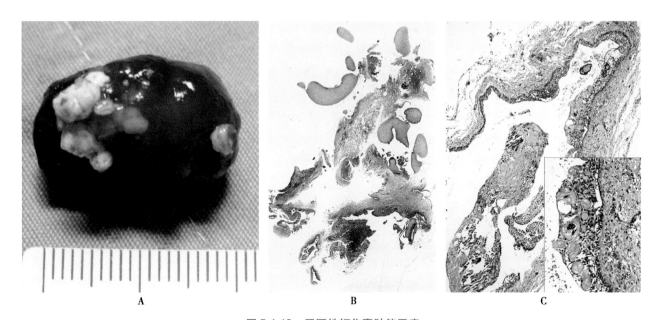

A

B

C

图 5-1-19 牙源性钙化囊肿伴牙瘤
A. 大体标本示病变为囊性,包膜上附着多个牙样结构,大小不一;B. 低倍镜示病损由囊肿和组合型牙瘤构成;C. 囊壁的衬里上皮呈成釉细胞瘤样表现,插图高倍镜示基底细胞呈柱状,其浅层细胞排列疏松,似星网状层

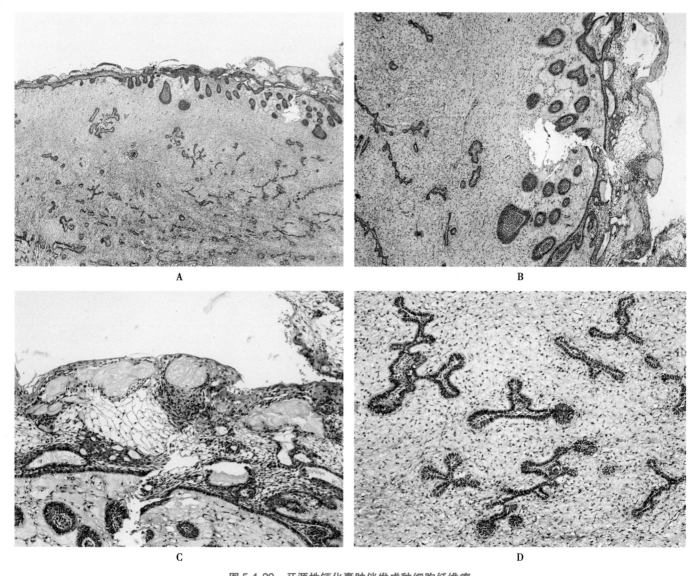

图 5-1-20　牙源性钙化囊肿伴发成釉细胞纤维瘤

A. 低倍镜示囊壁样组织内衬上皮；B. 高倍镜示衬里上皮（右侧）和囊壁部分（左侧）细节；C. 衬里上皮基底细胞呈柱状，并见星网状层样改变及影细胞团，符合牙源性钙化囊肿；D. 囊壁内有散在的上皮岛或条索，中心似星网状样细胞，间质成分细胞幼稚、丰富，为典型成釉细胞纤维瘤的特点

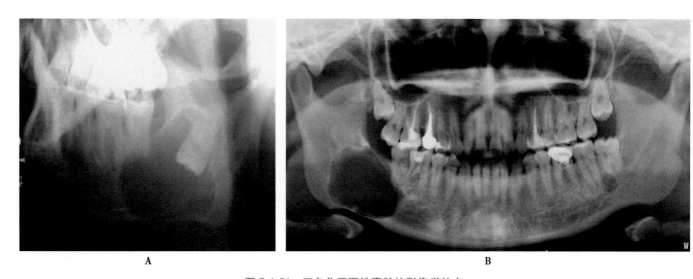

图 5-1-21　正角化牙源性囊肿的影像学特点

A. X 线侧位片示下颌第 3 磨牙处一边界清楚、单房性透射影，病变处见一阻生的第 3 磨牙，似有含牙囊肿的表现；B. 曲面断层片示下颌双侧单房性透射影，病理检查均为正角化牙源性囊肿

【病理变化】

牙源性正角化囊肿的衬里上皮为较薄、5~8层细胞组成的复层鳞状上皮，纤维囊壁常无炎症，上皮钉突不显著，上皮表层呈正角化，其下方见颗粒层。与牙源性角化囊肿不同，其角化表面不呈波浪状，而是呈较厚的分层状，其基底层细胞扁平或立方状，胞核不表现极性排列和核深染（图 5-1-22）。衬里上皮的个别灶性区域可不角化或不全角化，可能与炎症有关。

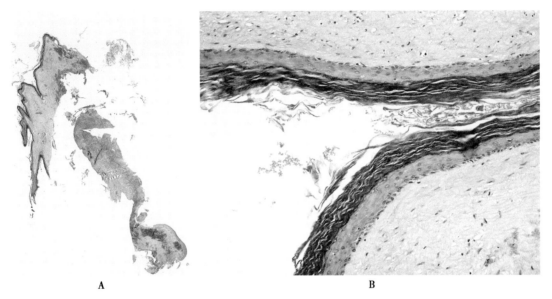

图 5-1-22　正角化牙源性囊肿的组织学表现
A. 低倍镜下见囊肿大部分内衬呈葱皮样正角化的上皮；B. 高倍镜下见衬里上皮表面角化呈正角化，其下方的颗粒层明显，基底层细胞扁平，胞核无极性排列

【鉴别诊断】

由于正角化牙源性囊肿也发生角化，且是从牙源性角化囊肿中分出来的，因此应与其鉴别。鉴别要点包括以下病理学特点：衬里上皮表层正角化、颗粒层明显、基底层细胞扁平且无核极性等（图 5-1-23A），这些特点均与典型的牙源性角化囊肿不同（图 5-1-23B）。免疫组化染色显示，鳞状上皮分化标记 CK10/13 和 KL1 在正角化牙源性囊肿上皮的基底上层和表面角化层均呈阳性染色（图 5-1-23C），而典型 OKC 上皮仅见于表面的不全角化层（图 5-1-23D）；正角化牙源性囊肿上皮内的 Ki-67 阳性增殖细胞显著少于 OKC，且其分布大多位于基底层（图 5-1-23E），典型 OKC 上皮的增殖细胞多位于基底上层（图 5-1-23F）。区分这两种颌骨囊肿具有重要临床意义，因为正角化牙源性囊肿采用刮治术后极少复发。

八、根尖囊肿

【定义】

根尖囊肿（radicular cyst）是颌骨内最常见的牙源性囊肿，属于炎症性囊肿，一般经历了牙齿龋坏、牙髓炎症和坏死、根尖周组织的炎症和免疫反应、Malassez 上皮剩余增殖以及增殖上皮团块中央液化、囊性变等一系列病理过程，因此，根尖囊肿常发生于死髓牙的根尖部。相关牙拔除后，若其根尖炎症未作适当处理而继发囊肿，则称为残余囊肿（residual cyst）。

【临床特征】

1. 流行病学　根尖囊肿占所有牙源性囊肿的 55%，可发生于任何年龄，高峰发病年龄 30~49 岁，尽管 10 岁以下儿童龋病发生率不低，但根尖囊肿并不常见。男性患者多于女性。

2. 部位　约 60% 的根尖囊肿发生于上颌，以上颌切牙和单尖牙为好发部位。囊肿几乎均发生于根尖，但有时也可发生于根侧，与侧支根管开口的部位有关。

3. 症状与影像学特点　临床上许多根尖囊肿并无明显症状，常因对龋坏或失活牙行 X 线检查时偶然发现，多与末期龋、残根或变色的死髓牙相伴随，这也常常是根尖囊肿诊断的重要临床指标。大小不等，一般在 1~2cm，较大的囊肿可导致颌骨膨胀，常引起唇颊侧骨壁吸收变薄，叩诊时有乒乓感。X 线片显示根尖区圆形或卵圆形透射区，边缘整齐，界限清晰（图 5-1-24），部分病例透射区周围有薄层阻射线，这与囊肿发展减缓、周围骨组织修复改建有关。

4. 治疗及预后

依据根尖囊肿的临床和影像学表现，其治疗选择包括：拔牙、根尖骨切除、囊肿刮治及非手术处置的根管治疗等，极少复发。

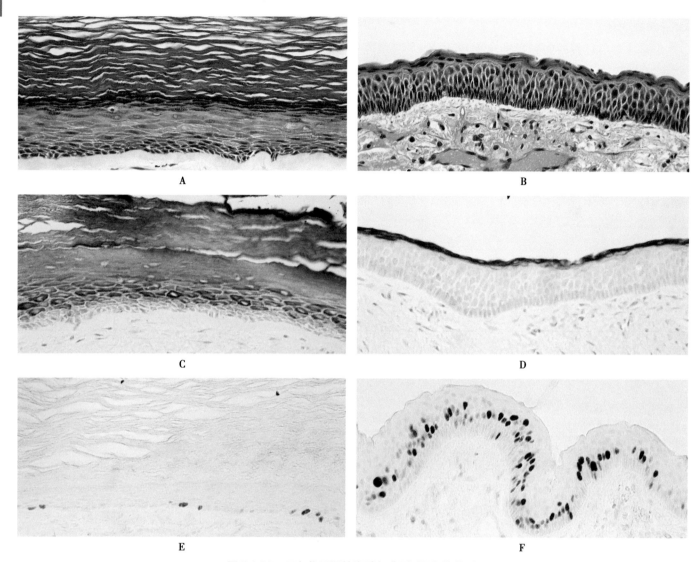

图 5-1-23　正角化牙源性囊肿与典型 OKC 的鉴别
A. 正角化牙源性囊肿的衬里上皮表层呈葱皮样正角化,颗粒层明显,基底细胞扁平;B. 示典型的 OKC 形态特点;C. 在正角化牙源性囊肿衬里上皮中,CK10/13 表达于除基底细胞外的全层;D. 典型 OKC 仅见于表层;E. 正角化牙源性囊肿上皮内的 Ki-67 阳性增殖细胞少,且多位于基底层;F. 典型 OKC 上皮中呈基底上层分布

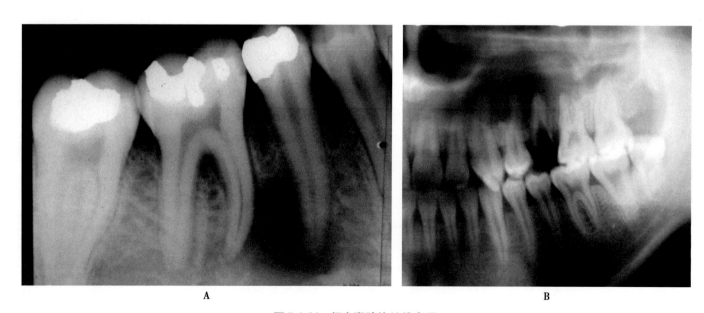

图 5-1-24　根尖囊肿的 X 线表现
A. X 线牙片示下颌第二前磨牙根尖区有一卵圆形透射区,相关牙有治疗史;B. 曲面断层片示上颌第二前磨牙残根,其根尖区有一卵圆形透射影

【病理变化】

1. **大体特征**　肉眼见囊肿大小和囊壁厚薄不一,囊肿较小时可随拔除的残根或患牙一起完整摘除,为附着于患牙根尖部的软组织囊性肿物(图5-1-25)。多数情况下,囊壁已破裂,送检物为散碎囊壁样组织。

2. **镜下特征**　根尖囊肿镜下表现为炎性或肉芽样囊壁内衬无角化的复层鳞状上皮,厚薄不一,上皮钉突因炎性刺激发生不规则增生、伸长,相互融合呈网状,上皮表现明显的细胞间水肿和以中性粒细胞为主的上皮内炎症细胞浸润,炎性浸润致密区常导致上皮连续性中断(图5-1-26A、B)。纤维组织囊壁内炎症明显,炎性浸润细胞主要为淋巴细胞、浆细胞,也混杂有中性粒细胞浸润以及泡沫状吞噬细胞。囊壁内可见含铁血黄素和胆固醇晶体沉积,胆固醇晶体在制片过程中被有机溶剂溶解而留下裂

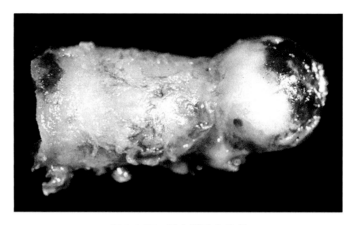

图5-1-25　根尖囊肿大体观
拔除牙根的根尖部附着一囊性肿物

隙,裂隙周围常伴有多核巨细胞反应。晶体也可通过衬里上皮进入囊腔,故穿刺抽吸的囊液中有闪闪发亮的物

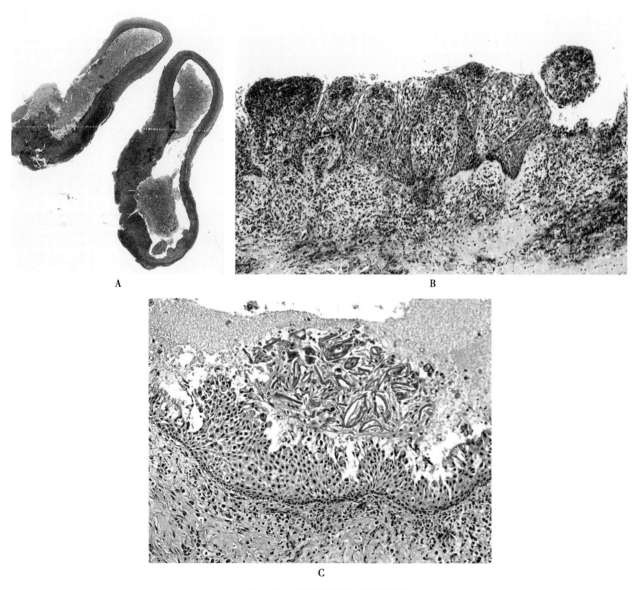

A

B

C

图5-1-26　根尖囊肿的病理学表现
A.低倍镜下见炎症性纤维囊壁围绕囊腔;B.囊壁内衬不规则的复层鳞状上皮;C.衬里上皮上方可见透明小体

质,涂片镜下可见长方形缺一角的晶体,即胆固醇晶体。有时衬里上皮和纤维囊壁内可见透明小体(Rushton body),为弓形线状或环状的均质状小体,呈嗜伊红染色(图5-1-26C)。病程较长的根尖囊肿或残余囊肿的囊壁炎症较轻,衬里上皮也相对较规则。

【鉴别诊断】

发生于根侧的根尖囊肿应与炎症性根侧囊肿相鉴别,前者与龋坏和死髓牙有关,而后者则发生于部分萌出或刚萌出的活髓牙的根侧。

九、炎症性根侧囊肿

【定义】

炎症性根侧囊肿(inflammatory collateral cyst)是指发生于部分萌出或刚刚萌出牙根颊侧的炎症性囊肿,与冠周组织反复炎症相关。常见的有两种类型:一型为牙旁囊肿(paradental cyst),发生于下颌第3磨牙的颊侧或远中颊侧,占60%;另一型发生于下颌第一或第2磨牙颊侧,又称为下颌颊侧根分叉囊肿(mandibular buccal bifurcation cyst,MBBC)。

【临床特征】

1. **流行病学**　炎症性根侧囊肿约占所有牙源性囊肿的5%,其中牙旁囊肿(下颌第3磨牙)的高发年龄为20~40岁,而发生于其他部位的炎症性根侧囊肿则常见于20岁之前。男女患者之比为2∶1。

2. **部位**　约60%的炎症性根侧囊肿为发生于下颌第3磨牙的牙旁囊肿,其余为MBBC,双侧发生者也不少见。上颌极少见,多与正在萌出的尖牙相关。

3. **症状与影像学特点**　牙旁囊肿常与反复发作的冠周炎有关,伴疼痛、肿胀,受累牙为活髓。囊肿边界清楚,常有硬化边缘,位于牙根的颊侧浅层,相关牙周膜正常。下颌颊侧根分叉囊肿常表现为无痛性肿胀,感染时可伴疼痛,受累牙常向颊侧倾斜,有较深的牙周袋。影像学表现为边界清楚、位于颊侧的透射影,病变有时可延伸至下颌下缘。有时可见骨膜反应和新的板层骨形成。

4. **治疗及预后**　炎症性根侧囊肿的治疗可行刮治,受累的下颌第3磨牙可拔除,但MBBC相关的磨牙则可能保留。

【病理变化】

炎症性根侧囊肿的病理表现并不特异,与根尖囊肿非常相似,镜下见囊壁内衬无角化的复层鳞状上皮,厚薄不一,结缔组织囊壁内有大量炎症细胞浸润,部分囊壁可见胆固醇结晶裂隙和异物巨细胞反应。其衬里上皮可附着于釉牙骨质界,也可与牙周袋上皮相连续,因此沿牙根

的根面形成腔隙。

【鉴别诊断】

虽然炎症性根侧囊肿与根尖囊肿在镜下很相似,但根尖囊肿的患牙为死髓牙,而牙旁囊肿的伴随牙为活髓;在临床上,牙旁囊肿还易与发育性根侧囊肿相混淆,但后者属于发育性囊肿,一般炎症不明显。

(李铁军)

第二节　非牙源性囊肿

非牙源性囊肿是指与牙发育无关的囊性病损,颌骨内非牙源性上皮性囊肿的种类较多,分类不一。现将较常见的病损分述如下。

一、鼻腭管(切牙管)囊肿

【定义】

鼻腭管(切牙管)囊肿[nasopalatine duct(incisive canal)cyst]是一种非牙源性发育性囊肿,来源于切牙管内的鼻腭导管上皮剩余,发生于骨内。

【临床特征】

1. **流行病学**　鼻腭管(切牙管)囊肿占所有颌骨囊肿的5%,但约占所有非牙源性囊肿的80%,为最常见的非牙源性囊肿。可发生于任何年龄,多见于30~60岁患者。男性较多见。

2. **部位**　鼻腭管囊肿均发生于上颌前份的中线处。

3. **症状与影像学特点**　临床上常无明显症状,仅在X线检查或戴义齿时偶然被发现。最常见的表现为腭中线前部肿胀,有时可伴疼痛或瘘管形成。X线片上,常常难以区分鼻腭管囊肿和较大的切牙窝(incisive fossa)。X线片上的切牙窝宽度在6mm以下为正常范围,即使切牙窝前后径达10mm,但无其他症状者,仍可能为正常,可定期复查而不必急于手术治疗。囊肿较大时,可见囊肿位于上颌骨中线,呈卵圆形放射透射区(图5-2-1),具有硬化边缘。

4. **治疗及预后**　手术刮治后,一般不复发。

【病理变化】

鼻腭管囊肿的衬里上皮变异较大,可内衬复层鳞状上皮、含黏液细胞的假复层纤毛柱状上皮、立方上皮或柱状上皮(图5-2-2),这些上皮类型可单独或联合存在。邻近口腔部的囊肿常内衬复层鳞状上皮,而近鼻腔部者常为呼吸性上皮。结缔组织囊壁内可含有较大的血管和神经束,为通过切牙管的鼻腭神经和血管结构,囊壁内可见小灶性黏液腺和散在的慢性炎细胞浸润。

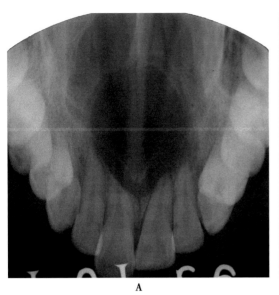
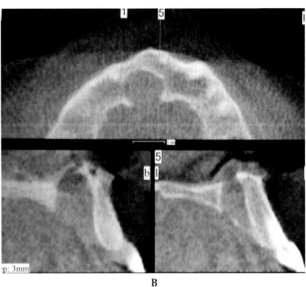

A

B

图 5-2-1 鼻腭管囊肿的影像学表现

A. 上颌前部咬合位 X 线片示典型的鼻腭管囊肿特点,硬腭前份中线位置一边界清楚的透射区前切牙均无龋坏,牙周间隙正常;B. CBCT 精确显示囊肿与切牙管的关系

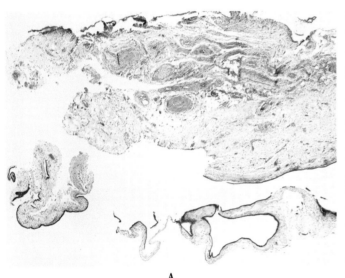
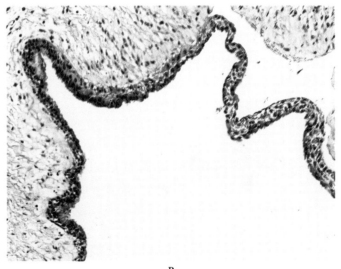

A

B

图 5-2-2 鼻腭管(切牙管)囊肿的病理学表现

A. 低倍镜示囊肿内衬较薄的上皮衬里,囊肿与粗大的血管、神经束相邻;B. 高倍镜示其衬里上皮为纤毛柱状上皮

二、鼻唇(鼻牙槽)囊肿

【定义】

鼻唇(鼻牙槽)囊肿[nasolabial(nasoalveolar)cyst]是一种发生于牙槽突表面近鼻孔基部软组织内的囊肿。可能来源于胚胎性鼻泪管剩余或成熟管的下前部结构。

【临床特征】

鼻唇囊肿较为少见,发病年龄以 30~49 岁多见,女性多于男性。肿胀是常见的症状,囊肿增大可致鼻唇沟消失,鼻翼抬高,鼻孔变形。此囊肿可双侧发生。X 线片不

易发现,有时可见上颌骨表面的浅表性骨吸收。采用口内切口单纯摘除囊肿,一般无复发。

【病理变化】

鼻唇囊肿囊壁多呈皱褶状,衬里上皮一般为无纤毛的假复层柱状上皮,含黏液细胞和杯状细胞(图 5-2-3),也可见复层鳞状上皮或立方上皮。

三、球状上颌囊肿

球状上颌囊肿(globo-maxillary cyst)较为少见,发生于上颌侧切牙和单尖牙牙根之间。X 线表现为边界清楚的梨形放射透光区,常导致相邻牙牙根移位。

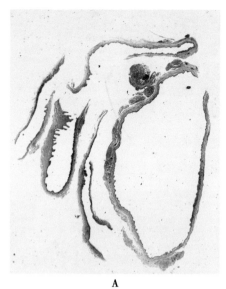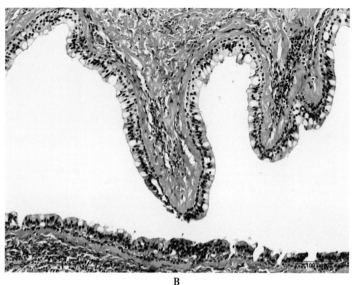

| A | B |

图 5-2-3　鼻唇囊肿的组织学表现

A. 低倍镜示较薄的皱褶状囊壁；B. 高倍镜示衬里上皮为假复层柱状上皮

以往认为球状上颌囊肿是由中鼻突的球状突和上颌突融合处的上皮残余所发生，属于面裂囊肿。然而现代胚胎学概念不支持这种论点。事实上，除腭中缝外，面突仅仅是一些高起或隆起，这些隆起处是间充质生长中心，随着生长中心的生长发育，各隆起间的浅凹逐渐变平而成为平整的表面，不存在面突融合。近来研究表明，所谓的球状上颌囊肿并不是一种独立的囊肿，而可能是发生在"球状上颌"部位的牙源性囊肿，如根尖囊肿、发育性根侧囊肿、甚至牙源性角化囊肿等，但也有人认为球状上颌囊肿的名称还应保留。诊断球状上颌囊肿的标准是：囊肿位于上颌恒侧切牙和单尖牙之间，且邻牙为活髓牙；X线片表现为倒梨形放射透光区；组织学上不能诊断为其他囊肿，球状上颌囊肿的衬里上皮不一，多为复层鳞状上皮和/或纤毛柱状上皮。

四、下颌正中囊肿

下颌正中囊肿（median mandibular cyst）极少见，位于下颌中线联合处，X线表现为边界清晰的圆形、卵圆形或不规则形透射区，一般无临床症状，继发感染时有疼痛感，囊肿区的下颌中切牙有活力。

传统观点认为该囊肿属于面裂囊肿，是由两侧下颌突融合时陷入中缝区的上皮增殖、囊性变所致。然而现代胚胎学认为下颌突是以一个单一的整体发育形成下颌骨，不发生融合，从而没有上皮结构内陷。因此目前多数学者认为下颌正中囊肿可能是由额外牙牙蕾或牙板上皮剩余发生的始基囊肿，部分病损也可表现其他类型囊肿的形态特点。

（李铁军）

第三节　假性囊肿

一、动脉瘤性骨囊肿

【定义】

动脉瘤性骨囊肿（aneurysmal bone cyst）是一种膨胀性、单房或多房性溶骨性病损，虽然X线显示为囊性病变，但组织学检查无上皮衬里，故称为假性囊肿。病损由纤维成分分割的血窦组成，含有破骨性多核巨细胞。虽然有关动脉瘤性骨囊肿的病因尚不完全清楚，但一般认为它是一种反应性病变。某些原发于骨的先存病变可能引起血管畸形和局部血液动力学变化，继而发生囊肿性改变。颌骨纤维异常增殖症、中心性巨细胞肉芽肿、骨化纤维瘤、纤维肉瘤和骨肉瘤等均可成为引发动脉瘤性骨囊肿的原发性病损。

【临床特征】

1. 流行病学　动脉瘤性骨囊肿很少见，每年在1百万人群中的发生率约为0.15，占所有颌骨病变的1.5%。任何年龄可以发病，但约80%以上为年轻患者，一般在20岁以下。性别差异不大，但发生于颌骨者男性多见。

2. 部位　动脉瘤性骨囊肿主要发生于长骨及椎骨，发生于颌骨者下颌多见（60%以上），多累及颌骨后份（如下颌角、升支、磨牙区等），上颌骨病变易扩展至上颌窦内。

3. 症状与影像学特点　临床上表现为颌骨膨隆，局部可有自发痛或压痛。受累牙可为活髓牙，但可出现松动或移位。发生于上颌骨者可累及上颌窦、鼻腔和眼眶，引起眼球突出。由于囊腔内充满血液,病变可发展较快,在数周或数月内增大一定体积,引起面部不对称。X线表现为囊性透射区,大多呈蜂窝状或肥皂泡样改变,可单房或多房(图 5-3-1),界限尚清,有时可见牙根吸收。病损可穿破皮质骨,累及周围软组织。CT 检查可见病损有骨性分隔。

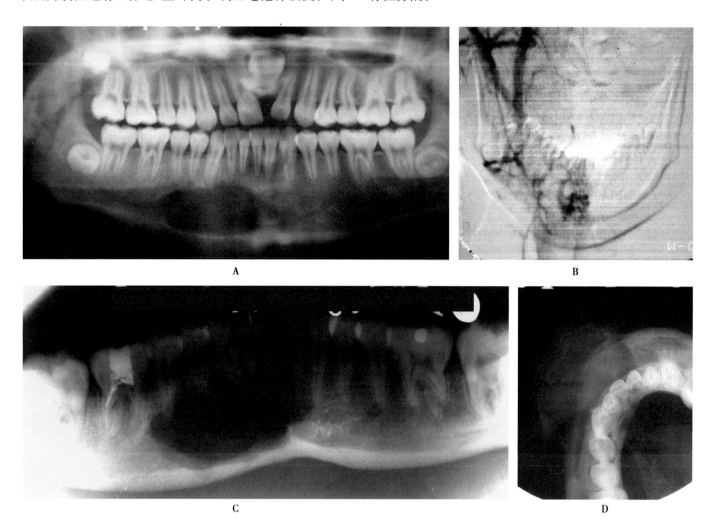

图 5-3-1 动脉瘤性骨囊肿的影像学表现

A. 一例下颌病损呈边界清楚的单房性透射影;B. 血管造影见囊腔与血管相交通;C. 另一例下颌病损呈皂泡样改变,D. 咬合片示病损呈多房性,并向唇颊侧膨隆

4. 治疗及预后 动脉瘤性骨囊肿可选择刮治,但较大或破坏性病损可选用方块切除术。复发率约为 10%,并伴软组织受累。

【病理变化】

1. 大体特征 肉眼可见多个大小不等的囊腔,呈蜂窝状或海绵状,腔内充有血液。纤维性分隔呈囊壁样,厚薄不一。有时可见实性区域,这些实性区域可以是原发病损的一部分,也可以是先存的其他肿瘤,而动脉瘤性骨囊肿则是其继发表现。

2. 镜下特征 动脉瘤性骨囊肿由许多充满红细胞、大小不一的血窦或血腔构成,囊腔面无衬里上皮或内皮细胞,腔内可有血栓形成和机化(图 5-3-2)。囊壁为纤维结缔组织,含毛细血管和大量成纤维细胞,在出血灶附近

有多核巨细胞,囊壁中常伴有类骨质或反应性新生骨。实性区域细胞丰富,可见核分裂。有时在囊性病变的周围可见骨纤维异常增殖症、骨化纤维瘤、成骨细胞瘤或巨细胞肉芽肿等病变,这些病变可能是引起动脉瘤性骨囊肿发生的原发病损。

【鉴别诊断】

因动脉瘤性骨囊肿的囊壁内可含大量多核巨细胞,因此,应与颌骨其他含多核巨细胞的肿瘤或瘤样病变相鉴别,最重要的鉴别点在于动脉瘤性骨囊肿呈囊性,含血窦或血腔。但当有些肿瘤病变与其并发时,应注意鉴别,如成骨细胞瘤、骨化纤维瘤,对于后一组病损,其诊断应考虑为相并发的肿瘤,伴有动脉瘤性骨囊肿表现(图 5-3-3),因为单纯刮治后,后一组病例可能更容易复发。

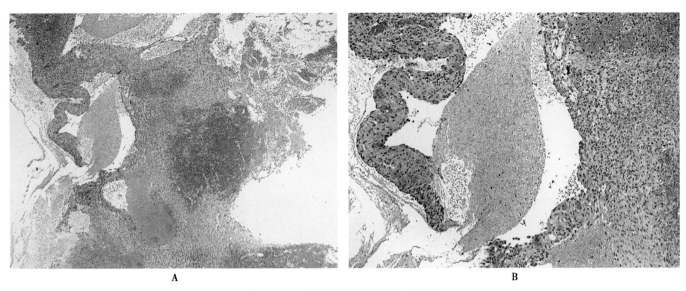

A

B

图 5-3-2　动脉瘤性骨囊肿的病理特点
A.由许多大小不一的血窦或血腔构成,腔面无衬里上皮;B.高倍镜示纤维囊壁中可见出血灶,有多核巨细胞

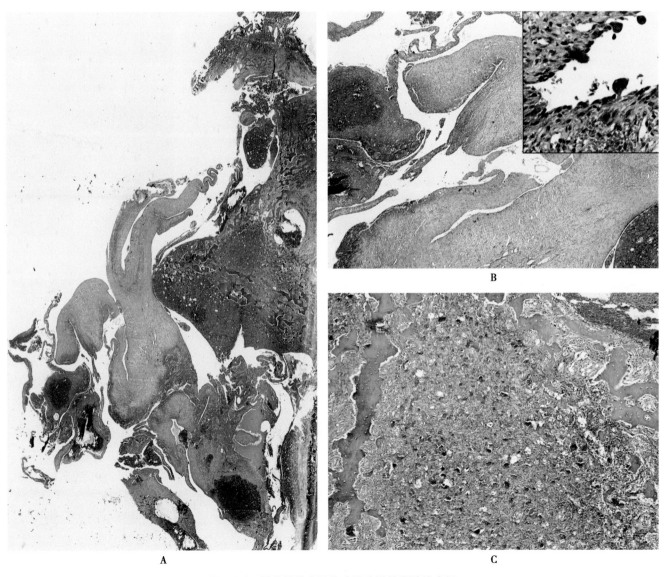

A

B

C

图 5-3-3　骨化纤维瘤继发动脉瘤样骨囊肿的病例
A.低倍镜示病变由囊壁样组织(左)和实性区域(右)构成;B.纤维囊壁围绕大小不等的腔隙,可见出血灶,囊壁无上皮衬里,有散在的多核巨细胞(插图);C.实性区表现典型骨化纤维瘤特点,由密集的成纤维细胞、大量骨样组织及牙骨质小体组成

二、单纯性骨囊肿

【定义】

单纯性骨囊肿(simple bone cyst)是无内衬上皮的骨囊肿,其腔内可无囊液或含浆液性囊液。由 Lucas 于 1929 年首先报告。又被称为外伤性骨囊肿(traumatic bone cyst)、孤立性骨囊肿(solitary bone cyst)和出血性骨囊肿(hemorrhagic bone cyst)等。一般认为本病是由于外伤引起骨髓内出血,骨髓内血肿未发生机化、血块变性、降解,使骨内形成空腔。

【临床特征】

1. **流行病学**　单纯性骨囊肿好发于长骨,颌骨少见,其发生率约占颌骨囊肿的 1%。多发生于青年人,在 10~29 岁,男女性别无差异。约有 1/3 的病例与繁茂性骨结构不良有关,在这组患者中平均年龄较大且女性多见。

2. **部位**　单纯性骨囊肿在颌面部多发于下颌骨体部(双尖牙和磨牙区),上颌极为少见。大多数囊肿为单发,也可发生于颌骨双侧(约占 13%)。

3. **症状与影像学特点**　临床上多无症状,常在 X 线检查时偶然发现,有时可表现颌骨膨胀及疼痛,甚至病理性骨折,邻近牙是活髓牙。X 线表现为境界较清楚的单房性透射区,边缘较薄的硬化带(图 5-3-4)。牙根吸收和牙移位少见,病变区牙周膜和硬骨板完整。较大的病损

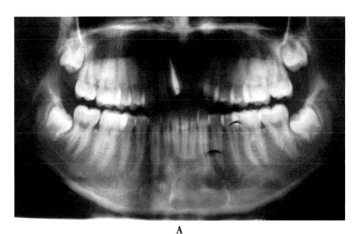

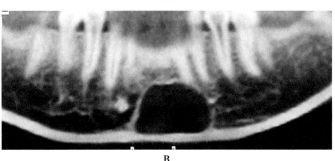

图 5-3-4　单纯性(外伤性)骨囊肿
A. 曲面断层下颌前份一边界清楚的透射影;B. CT 片示边缘硬化带

可呈多房性,少数病例可导致颌骨膨隆,这类病例常与骨结构不良伴发。

4. **治疗及预后**　手术探查或刮治,可引起血液充盈,促进成骨修复。有复发报道,多发性病损的复发率较高,术后需定期随访。

【病理变化】

1. **大体特征**　肉眼见囊肿为卵圆形或不规则,囊腔内有少量液体,呈淡黄色或棕色,囊壁很薄。

2. **镜下特征**　单纯性骨囊肿囊壁由纤维结缔组织构成,厚薄不一,无上皮衬里(图 5-3-5)。囊腔内含凝血性物质和肉芽组织。

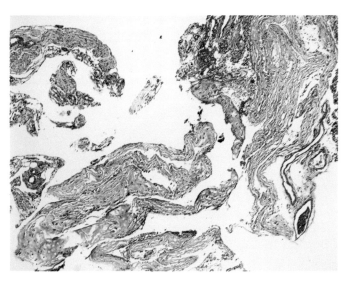

图 5-3-5　单纯性骨囊肿的纤维囊壁较薄,无上皮衬里

三、静止性骨囊肿

静止性骨囊肿(static bone cyst)实际上是发生于下颌骨后份舌侧的解剖切迹,是由于发育过程中,涎腺和其他软组织增殖或迷入而引起的下颌骨局限性缺损。X 线片上可表现为囊肿样透射区。有时还可双侧同时发生。这型假性囊肿一般无症状,多在 X 线检查时偶然发现。好发于下颌磨牙及下颌角区,多位于下齿槽神经管的下方,X 线表现为边缘致密的卵圆形透射区。组织学观察,骨缺损区不存在明显的囊肿,可见到涎腺组织、脂肪组织、纤维结缔组织和肌肉等。

(李铁军)

第四节　口腔、面颈部软组织囊肿

一、皮样和表皮样囊肿

【定义】

皮样或表皮样囊肿(dermoid or epidermoid cyst)是一

组充满角化物的软组织囊肿,衬里上皮呈表皮样,囊壁内含有皮肤附属器者称为皮样囊肿,不含皮肤附属器者称为表皮样囊肿。多数人认为皮样囊肿和表皮样囊肿发生于胚胎发育性上皮剩余,或是外伤植入上皮所致。发生于口底的囊肿可能是由第一、二对鳃弓融合时残留的上皮所引起。

【临床特征】

1. **部位** 皮样或表皮样囊肿好发于颌面部,口底为口内最常见的部位,其次是舌。发生于口底较表浅者位于颏舌骨肌与口底黏膜之间(舌下位),较深在者位于颏舌骨肌与下颌舌骨肌之间(颏下位)。

2. **症状** 皮样或表皮样囊肿表面光滑,为圆形或卵圆形无痛性包块,生长缓慢,界限清楚,触之有生面团样柔韧感,波动感不明显,压迫之后可出现凹陷。

3. **治疗及预后** 单纯摘除可治愈。极少复发。

【病理变化】

1. **大体特征** 肉眼见囊壁较薄,囊腔内有灰白色豆腐渣样物质,皮样囊肿可含毛发。

2. **镜下特征** 皮样或表皮样囊肿由角化的复层鳞状上皮衬里,结缔组织囊壁内没有皮肤附属器者称为表皮样囊肿;若囊壁内含有皮肤附属器,如毛发、毛囊、皮脂腺、汗腺等结构,则称为皮样囊肿(图5-4-1)。囊腔内为排列成层的角化物质,偶见钙化。角化物质破入周围纤维组织内时,可见异物巨细胞反应、炎症细胞浸润及胆固醇结晶。

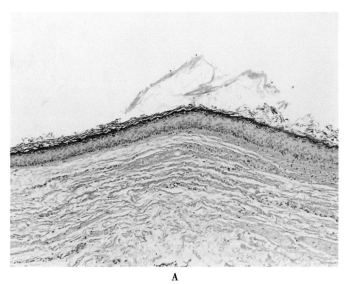
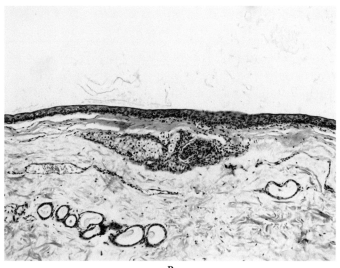

图 5-4-1

A. 表皮样囊肿内衬角化的复层鳞状上皮;B. 囊壁内含有皮肤附属器者(皮脂腺、汗腺)为皮样囊肿

二、鳃裂囊肿

【定义】

鳃裂囊肿(branchial cleft cyst),又称为颈部淋巴上皮囊肿(cervical lymphoepithelial cyst),一般认为鳃裂囊肿来自鳃裂或咽囊的上皮剩余,但也有人认为其发生可能与胚胎时期陷入颈淋巴结内的涎腺上皮囊性变有关。

【临床特征】

1. **部位** 鳃裂囊肿常位于颈上部近下颌角处,胸锁乳突肌上1/3前缘。约95%的鳃裂囊肿为第二鳃裂来源,发生于约相当肩胛舌骨肌水平以上和下颌角以下;其余5%分别来源于第一、第三和第四鳃裂,其中发生于下颌角以上和腮腺者常为第一鳃裂来源,发生于颈根区者为第三、第四鳃裂来源。

2. **症状** 该囊肿好发于20~40岁的年轻患者,囊性肿物柔软,界限清楚,可活动,无明显症状,继发感染时可伴疼痛。囊肿一般发生于单侧颈部,少数情况下,双侧颈部可同时发生囊肿。

3. **治疗及预后** 鳃裂囊肿手术摘除后,几乎无复发。但文献中有鳃裂囊肿上皮癌变的零星报道,这些病例应与原发于鼻咽部恶性肿瘤的转移瘤相鉴别。

【病理变化】

1. **大体特征** 鳃裂囊肿内含物为黄绿或棕色清亮液体,或含浓稠胶样、黏液样物。

2. **镜下特征** 组织学上,90%以上的囊壁内衬复层鳞状上皮,可伴或不伴角化,部分囊肿可内衬假复层柱状上皮,纤维囊壁内含有大量淋巴样组织并形成淋巴滤泡(图5-4-2)。第一鳃裂囊肿的囊肿壁内缺乏淋巴样组织,与表皮样囊肿相似。

【鉴别诊断】

另有一类发生于口腔内、具有与鳃裂囊肿相似组织学特点的囊肿,称为口腔淋巴上皮囊肿(oral lympho-

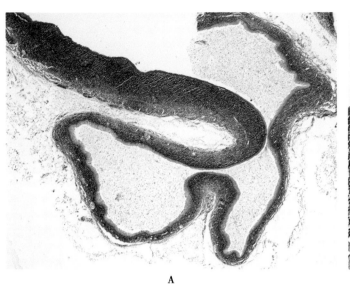
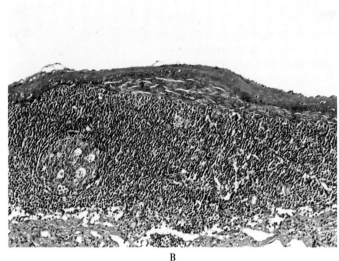

A　　　　　　　　　　　　　　　B

图 5-4-2

A.鳃裂囊肿囊壁内含有大量淋巴样组织;B.高倍镜见内衬复层鳞状上皮,囊壁内的淋巴样组织可形成淋巴滤泡

epithelial cyst),这类囊肿发生于构成所谓 Waldeyer 环的淋巴组织内,与胚胎发育时内陷于这些区域的涎腺上皮成分的增殖和囊性变有关。好发部位包括口底、舌、软腭等处。近年来有研究显示,人类免疫缺陷病毒(HIV)感染者中,腮腺淋巴上皮囊肿的发生率有所增高,这可能与 HIV 感染所致的腮腺内淋巴结病变有关。

三、甲状舌管囊肿

【定义】

甲状舌管囊肿(thyroglossal tract cyst)是甲状舌导管残余上皮发生的囊肿。胚胎第 4 周时,原始咽底部,第一和第二鳃弓之间,内胚层上皮增殖内陷形成一向下行的袋状突出物即甲状腺始基,这个部位就是以后的舌盲孔处。甲状腺始基下行过程带有中空的管即甲状舌导管。胚胎第 6 周时此管开始退化,第 10 周时此管消失。如甲状舌导管不消失或发育异常可导致各种病损,如甲状舌管囊肿、甲状舌管瘘或甲状腺迷走组织等。甲状舌管囊肿可发生在舌盲孔与甲状腺之间导管经过的任何部位,以甲状舌骨区发生者最多见(图5-4-3)。

【临床特征】

甲状舌管囊肿可发生于任何年龄,但青少年较多见。男女性别之比为 2:1。囊肿常位于颈部中线或近中线处,直径一般为 2~3cm,表面光滑,边界清楚,触之有波动感,能随吞咽上下活动。手术摘除时,舌骨中段以及甲状舌管周围的肌肉组织应一并切除。复发率小于 10%。甲状舌管囊肿偶有癌变的报道,仅占所有甲状舌管囊肿病例

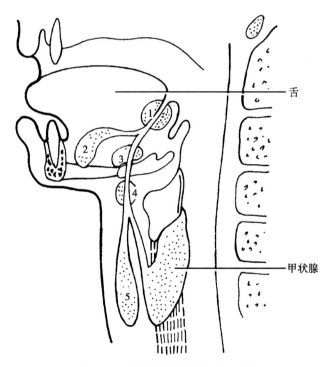

图 5-4-3　甲状舌管囊肿发生示意图

1~5 示囊肿发生的部位

的 1% 以下,多数恶性者表现为乳头状甲状腺癌,很少转移,预后较好。

【病理变化】

甲状舌管囊肿的囊内容物为清亮黏液样物质,如继发感染则为脓性或黏液脓性内容物。囊壁可内衬假复层纤毛柱状上皮或复层鳞状上皮,常见二者的过渡形态,邻近口腔处的囊肿衬里多为复层鳞状上皮,而位置靠下方者多为纤毛柱状上皮衬里(图 5-4-4)。纤维性囊壁内偶见甲状腺或黏液腺组织。

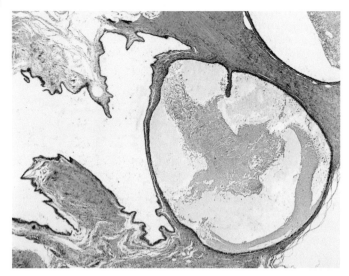

图 5-4-4　甲状舌管囊肿内衬纤毛柱状上皮

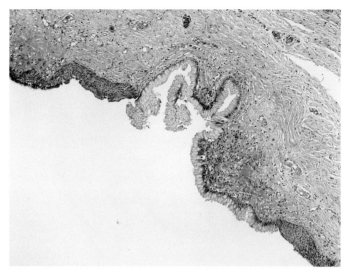

图 5-4-5　畸胎样囊肿衬里上皮部分为胃肠道黏膜上皮

四、畸胎样囊肿

【定义】

口腔畸胎样囊肿（teratoid cyst），又称为异位口腔胃肠囊肿（heterotopic oral gastrointestinal cyst），是一种罕见的发育性囊肿。口腔畸胎样囊肿的发病机制尚不清楚，一般认为其组织来源为异位的原始胃胚胎残余。胎儿发育至 3~4mm 长时，未分化的原始胃位于颈中区，与舌始基相邻。外胚层上皮与内胚层上皮在口腔舌下区、舌体和舌尖区融合过程中，可残余一些多潜能细胞，这些胚胎残余可增生分化形成多种胚叶成分，从而形成畸胎样囊肿。

【临床特征】

畸胎样囊肿多发于婴儿和少年，最常见于舌体部，其次是口底部，颈部少见。临床上无特殊症状，与表皮样囊肿或皮样囊肿不易区别。囊肿大小不一，直径为数厘米，生长缓慢，囊肿较大时可引起语言及吞咽困难。口腔畸胎样囊肿为良性病损，手术切除后预后良好。

【病理变化】

组织学上，囊肿衬里上皮主要为复层鳞状上皮，部分上皮为胃肠道黏膜上皮，可类似于胃体和胃底黏膜，含壁细胞、主细胞、胃腺和肌膜等，有时囊肿衬里还可含肠黏膜或阑尾黏膜上皮（图 5-4-5）。

五、黏液囊肿

【定义】

黏液囊肿（mucocele）是黏液外渗性囊肿和黏液潴留囊肿的统称，是一类由于小涎腺导管破裂或阻塞所致的黏液外渗或潴留而发生软组织囊肿。

【临床特征】

黏液囊肿常发生于下唇黏膜，其次为颊、口底、舌和腭部。黏液囊肿位于组织内的深度不同，可以为浅在性黏液囊肿，也可是深在性的，大小不等，直径可由几毫米至 1cm。浅在者病变表面呈淡蓝色，透明易破裂；深在者表面黏膜与周围口腔黏膜颜色一致。黏液囊肿可自行消退或破溃，其黏液性内容物可以排出或不排出，故可反复发作。浅在型黏液囊肿更易复发。

【病理变化】

依据镜下黏液囊肿有无衬里上皮，又可将其分为外渗性和潴留性两种亚型。

外渗性黏液囊肿（mucous extravasation cyst）通常是机械性外伤致涎腺导管破裂，黏液外溢进入结缔组织内，黏液池被炎性肉芽组织和结缔组织包绕或局限，没有衬里上皮（图 5-4-6）。邻近的涎腺组织呈非特异性慢性炎症。

潴留性黏液囊肿（mucous retention cyst）被认为是涎腺导管阻塞，涎液潴留致导管扩张而形成囊性病损。发生于口腔的潴留性黏液囊肿相对少见，多见于 50 岁以后的患者，以口底、腭、颊和上颌窦部常见。囊腔内含有浓稠液物质，衬以假复层、双层柱状或立方状上皮细胞。部分潴留性黏液囊肿衬里中可见嗜酸性上皮细胞。

六、舌下囊肿

舌下囊肿，又称蛤蟆肿（ranula），是一种特指发生于口底的黏液囊肿，舌下囊肿病变中的黏液成分多来自舌下腺，但有些囊肿也可发生于颌下腺的导管。大多数舌下囊肿较为表浅，位于下颌舌骨肌以上的舌下区，少数深在的潜突型囊肿（plunging ranula）可穿过下颌舌骨肌位于颌下区或颏下三角。

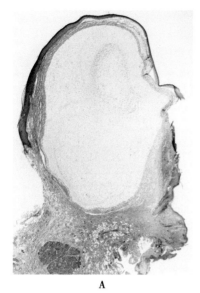
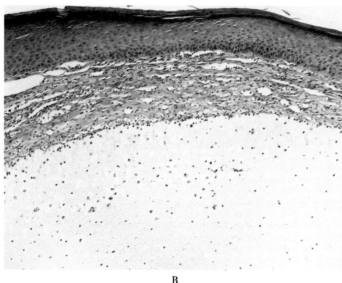

A B

图 5-4-6 外渗性黏液囊肿的组织学表现
A. 低倍镜见囊肿位于下唇黏膜下；B. 高倍镜见囊肿无衬里上皮

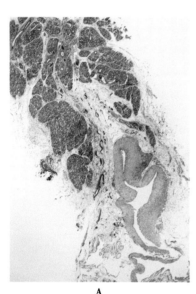
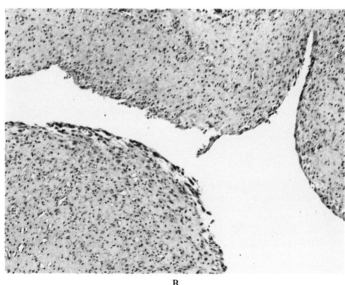

A B

图 5-4-7 舌下囊肿的组织学表现
A. 低倍镜示囊肿与舌下腺的关系；B. 高倍镜示囊壁无上皮衬里

舌下囊肿多见于青少年，男性稍多见。浅在的囊肿位于口底的一侧，生长缓慢，无痛。囊肿较大时，表面黏膜变薄，呈浅蓝色。深在的囊肿表现为颌下或颏下的柔软、无痛性肿物，可伴或不伴口底肿物。舌下囊肿是一种临床名称，组织学上，可表现为外渗性黏液囊肿，也可表现为潴留性黏液囊肿，但大多数舌下囊肿为外渗性囊肿（图 5-4-7），因此无上皮衬里，少数潴留性囊肿可内衬立方状、柱状、假复层柱状或复层鳞状上皮。

（李铁军）

参 考 文 献

1. Philipsen HP. Om Keratocyster(kolesteatom)i kaeberne. Tandlaege-bladet,1956,60:963-981.

2. El-Naggar AK,Chan JKC,Grandis JR,et al. World Health Organiza-tion classification of head and neck tumours. Lyon:IARC,2017.

3. Browne RM. Per[cyst]ent growth:the odontogenic keratocyst 40 years on. Ann R Coll Surg Engl,1994,76:426-433.

4. 李铁军. 牙源性角化囊肿的生长与行为. 中华口腔医学杂志,2000,35:306-308.

5. Gorlin RJ,Goltz RW. Multiple naevoid basal cell epithelioma,Jaw cysts and bifid rib:a syndrome. New Eng J Med,1960,262:908-912.

6. Li T-J. Odontogenic keratocyst:A cyst,or a cystic neoplasm? J Dent Res,2011,90:133-142.

7. Dong Q,Pan S,Li T-J. Orthokeratinized odontogenic cysts:a clinico-

pathological study of 61 cases. Arch Pathol Lab Med,2010,134：271-275.

8. 李铁军.颌骨肿瘤实例图谱及临床病理精要.北京:人民军医出版社,2010.

9. 高岩,李铁军.口腔组织学与病理学.北京:北京大学医学出版社,2013.

10. 李铁军.口腔病理诊断.北京:人民卫生出版社,2011.

11. Pan S,Dong Q,Sun L-S,et al. Mechanisms of inactivation of *PTCH1* gene in keratocystic odontogenic tumors:modification of the two-hit hypothesis. Clin Cancer Res,2010,16:442-450.

12. Qu J-F,Hong Y-Y,Guo Y-Y,et al. Underestimated *PTCH1* mutation rate in sporadic keratocystic odontogenic tumors. Oral Oncol,2015,51(1):40-45.

13. Main DMG. The enlargement of epithelial jaw cysts. Odont Revy,1970,21:29-49.

14. Toller PA. Autoradiography of explants from odontogenic cysts. Br Dent J,1971,131:57-61.

15. Li T-J,Browne RM,Matthews JB. Quantification of PCNA$^+$ cells within odontogenic jaw cyst epithelium. J Oral Pathol Med,1994,23:184-189.

16. Li T-J,Browne RM,Matthews JB. Epithelial cell proliferation in odontogenic keratocysts:A comparative immunocytochemical study of Ki67 in simple,recurrent and basal cell naevus syndrome (BCNS) associated lesions. J Oral Pathol Med,1995,24:221-226.

17. Hahn H,Wicking C,Zaphiropoulos P,et al. Mutations of the human homolog of Drosophila PTCHed in the nevoid basal cell carcinoma syndrome. Cell,1996,85:841-851.

第六章

牙源性肿瘤和瘤样病变

牙源性肿瘤（odontogenic tumor）是由成牙组织（tooth-forming tissue），即牙源性上皮、牙源性间充质或牙源性上皮和间充质共同发生的一组肿瘤。主要发生于颌骨内，少数情况下也可发生于牙龈组织内（外周性或骨外性肿瘤）。与机体其他部位发生的肿瘤一样，牙源性肿瘤无论在细胞形态和组织结构上，都与其来源的正常细胞或组织有不同程度的相似，因此牙源性肿瘤中可含类似于成釉器或牙髓的软组织，也可含釉质、牙本质、牙骨质或混合结构或沉积物等硬组织。这组病损中包括发育异常、良性肿瘤和恶性肿瘤，生物学行为各异。

以往根据肿瘤的组织来源、上皮-间叶组织诱导特征以及生物学行为等，对牙源性肿瘤这组复杂的病损有过多种分类意见。1971年，WHO对牙源性肿瘤及其相关病损的组织学分类正式出版，从此对牙源性肿瘤的命名和诊断才有了国际统一的标准。1992年、2005年的第二和第三版分类分别对前一版进行了修改和补充，并得到了更为广泛地应用。2017年，WHO在前三版分类的基础上，根据近年来的研究成果又对牙源性肿瘤进行了新分类，本章对各类牙源性肿瘤的描述将主要依据这一新分类（表6-0-1）。

表 6-0-1　牙源性肿瘤

良性上皮性牙源性肿瘤	二、牙源性黏液瘤/黏液纤维瘤
一、成釉细胞瘤	三、成牙骨质细胞瘤
二、牙源性鳞状细胞瘤	四、牙骨质-骨化纤维瘤
三、牙源性钙化上皮瘤	**牙源性癌**
四、牙源性腺样瘤	一、成釉细胞癌
良性混合性牙源性肿瘤	二、原发性骨内癌，非特指
一、成釉细胞纤维瘤	三、牙源性硬化性癌
二、牙源性始基瘤	四、牙源性透明细胞癌
三、牙瘤	五、牙源性影细胞癌
四、牙本质生成性影细胞瘤	**牙源性癌肉瘤**
良性间叶性牙源性肿瘤	**牙源性肉瘤**
一、牙源性纤维瘤	

第一节　良性上皮性牙源性肿瘤

一、成釉细胞瘤

【定义】

成釉细胞瘤（ameloblastoma）是一种可在骨内呈进行性（progressively）生长的牙源性上皮性良性肿瘤，常导致颌骨膨隆，手术切除不充分具有复发倾向。1879年Falkson首先描述本病。1929年Churchill正式命名为成釉细胞瘤。成釉细胞瘤组织学表现多样，历来有经典的滤泡型、丛状型、棘皮瘤型、基底细胞型以及颗粒细胞型等组织学亚型之分，但这些组织学分型与肿瘤的临床行为之间并无明确的相关关系。上一版WHO分类将成釉细胞瘤分为4种变异型，包括：实性/多囊型、骨外/外周型、促结缔组织增生型和单囊型，2017年WHO新分类简化了上述分型，成釉细胞瘤这一名称被用于专指所谓实性/多囊型或经典的骨内型成釉细胞瘤，另外单列了单囊型、骨外/外周型和转移性成釉细胞瘤三种类型，因为它们与实性/多囊型成釉细胞瘤在临床处治和预后判断等方面均有不同，新分类中没有再单列所谓促结缔组织增生型成釉细胞瘤，主要是目前对这型肿瘤的生物学行为认识还不一致,其临床和病理学特点在成釉细胞瘤的描述中有所涉及。

【临床特征】

1. **流行病学** 成釉细胞瘤是除牙瘤之外最常见的牙源性肿瘤。可发生于8~92岁患者,高峰年龄在30~49岁,平均年龄40岁。男女性别无明显差异。

2. **部位** 约占80%的成釉细胞瘤发生于下颌骨,以下颌磨牙区和下颌升支部最为常见,发生在上颌者,以磨牙区多见。所谓促结缔组织增生型成釉细胞瘤(desmoplastic ameloblastoma)则好发于颌骨前份,上颌多发。

3. **症状** 发生于骨内的成釉细胞瘤生长缓慢,平均病程6年。临床上表现为无痛性、渐进性颌骨膨大,膨胀多向唇颊侧发展。骨质受压则吸收变薄,压之有乒乓球样感,肿瘤较大时可致面部变形。肿物的覆盖黏膜一般光滑而无特殊改变,偶见对颌牙的咬痕。肿瘤区可出现牙松动、移位或脱落,可见牙根吸收和/或埋伏牙。下颌升支和上颌磨牙区肿瘤可直接扩展至颅底。

4. **影像学特点** X线可表现为单房或多房性透射影,边界清楚,可见硬化带。肿瘤生长可导致牙移位、牙根吸收。伴有埋伏牙者可表现类似于含牙囊肿的X线特点(图6-1-1)。促结缔组织增生型成釉细胞瘤具有特殊的磨玻璃样改变。

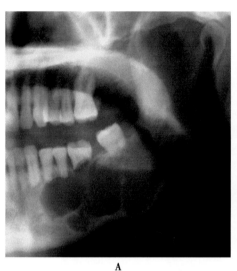
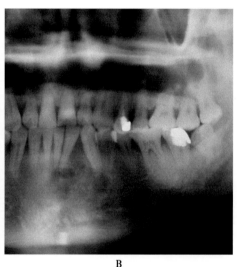

A   B

图6-1-1 成釉细胞瘤X线表现

A.示左侧下颌磨牙及升支部多房性(皂泡样)透射影,可见牙根吸收,边界清楚;B.左下颌前份(切牙至第一前磨牙)有一透射-阻射混合影,该病例组织学表现符合促结缔组织增生型成釉细胞瘤

5. **治疗及预后** 成釉细胞瘤的治疗主要采用超出X线所示范围的扩大手术切除,保守性手术术后复发率可高达60%~80%。超过50%的复发病例发生在首次手术之后的5年之内,但术后的长期(甚至终生)随访是应该考虑的。

【病理变化】

1. **大体特征** 肉眼见肿瘤大小不一,可由小指头至小儿头般大。剖面常见有囊性和实性两种成分,通常在实性肿瘤的背景下,可有多处囊性区域,故也称多囊型。囊腔内含黄色或褐色液体。实性区呈白色或灰白色(图6-1-2)。

2. **镜下特征** 组织学上,典型成釉细胞瘤的上皮岛或条索由两类细胞成分构成,一种为瘤巢周边的立方或柱状细胞,核呈栅栏状排列并远离基底膜,类似于成釉细胞或前成釉细胞;另一种位于瘤巢中央,排列疏松,呈多角形或

星形,类似于星网状层细胞。但成釉细胞瘤的组织结构和细胞形态变异较大,可有多种表现,现分述如下。

(1) **滤泡型(follicular pattern)(图6-1-3A、B):** 肿瘤形成孤立性上皮岛,上皮岛中心部由多边形或多角形细胞组成,这些细胞之间彼此疏松连接,类似于成釉器的星网状层,上皮岛周边围绕一层立方状或柱状细胞,类似于成釉细胞或前成釉细胞,细胞核呈栅栏状排列并远离基底膜,即极性倒置(reversed polarity)。上皮岛中央的星网状区常发生囊性变,形成小囊腔,囊腔增大时周边部细胞可被压成扁平状。滤泡之间的肿瘤间质为疏松结缔组织。

(2) **丛状型(plexiform pattern)(图6-1-3C、D):** 肿瘤上皮增殖呈网状连结的上皮条索,其周边部位是一层立方或柱状细胞,被周边细胞包围的中心部细胞类似于星网状层细胞,但其含量较滤泡型者少。这型肿瘤发生囊性变是在肿瘤间质内,而不是上皮内囊性变。

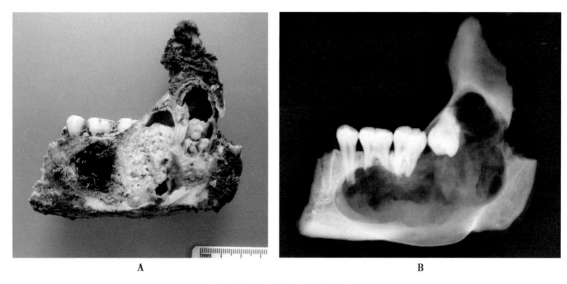

A
B

图 6-1-2 成釉细胞瘤的大体观

A. 肿瘤标本的剖面呈囊实性,实性区呈黄白色,肿瘤前份可见出血灶,囊性区的囊腔内含囊液;B. 为手术标本的
X 线片

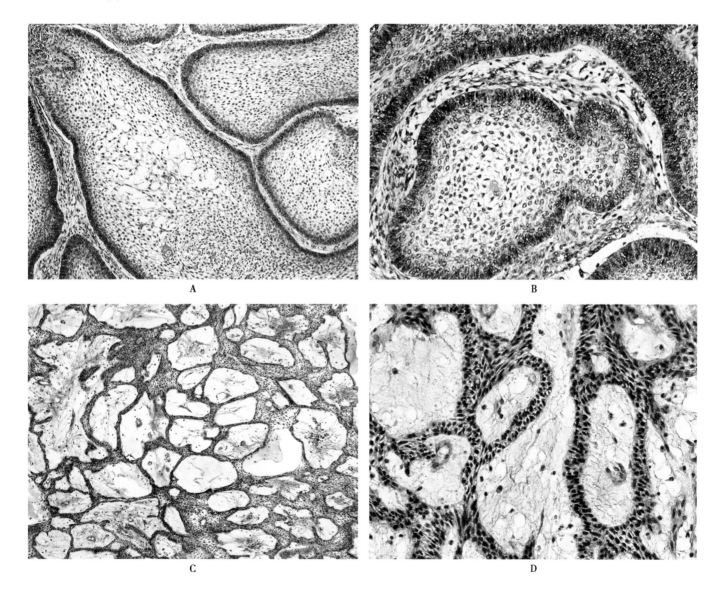

A
B
C
D

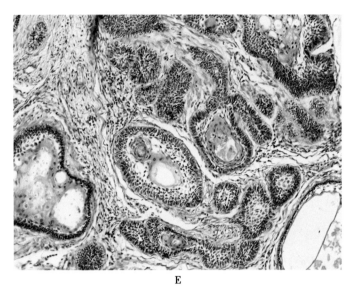

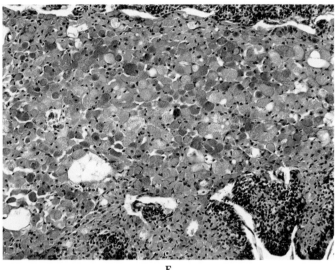

E　　　　　　　　　　　　　　　　　　　F

图 6-1-3　成釉细胞瘤的组织学表现

A、B. 滤泡型：肿瘤由类似于成釉器的上皮岛组成；C、D. 丛状型：由呈网状连结的上皮条索组成；E. 棘皮瘤型：上皮岛内呈现广泛鳞状化生；F. 颗粒细胞型：上皮细胞呈颗粒样变性

（3）棘皮瘤型（acanthomatous type）（图 6-1-3E）：是指肿瘤上皮岛内呈现广泛鳞状化生，有时见角化珠形成。常出现在滤泡型成釉细胞肿瘤内。

（4）颗粒细胞型（granular cell type）（图 6-1-3F）：肿瘤上皮细胞有时还可发生颗粒样变性，颗粒细胞可部分或全部取代肿瘤的星网状细胞。颗粒细胞大，呈立方状、柱状或圆形。其胞质丰富，充满嗜酸性颗粒，在超微结构和组织化学上类似于溶酶体。

（5）基底细胞型（basal cell type）：肿瘤上皮密集成团或呈树枝状，细胞小而一致，缺乏星网状细胞分化（图 6-1-4A），较少见，需与基底细胞癌和颌骨内腺样囊性癌相鉴别。

（6）角化成釉细胞瘤（keratoameloblastoma）（图 6-1-4B～F）：一种罕见的组织学亚型，肿瘤内出现广泛角化。镜下肿瘤由多个充满角化物的微小囊肿构成，衬里上皮

以不全角化为主，并伴有乳头状增生，因此又称为乳头状角化成釉细胞瘤（papilliferous keratoameloblastoma）。

上述组织学亚型中以滤泡型和丛状型最为常见，其中有些组织学亚型往往混合出现。这些组织学分型与肿瘤的临床行为之间并无明确的相关关系，因此，对上述组织学亚型的描述，只反映了成釉细胞瘤在组织学表现上的多样性，对临床治疗并无特殊意义。

目前认为成釉细胞瘤来源于牙板上皮，因为肿瘤可表达牙发育早期上皮的标记物如：PITX2、MSX2、DLX2、RUNX1 和 ISL1 等。约 90% 的成釉细胞瘤可发生 MAPK 通路的基因突变，以 BRAF V600E 为最常见的突变，其他相关基因还包括：KRAS、NRAS、HRAS 和 FGFR2。这些结果提示 MAPK 通路可能在成釉细胞瘤的发病机制中起重要作用。

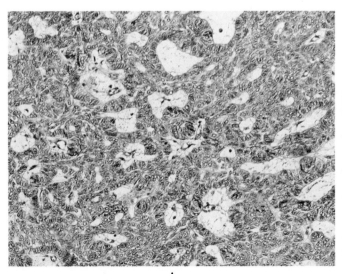

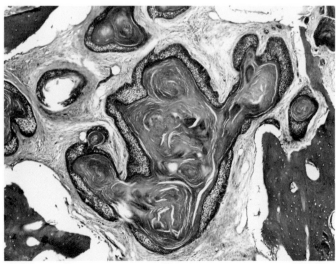

A　　　　　　　　　　　　　　　　　　　B

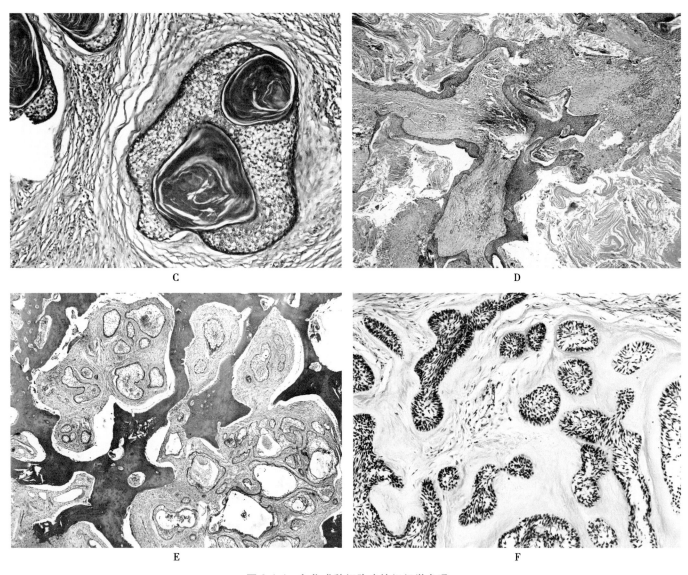

图 6-1-4　角化成釉细胞瘤的组织学表现

A.基底细胞型成釉细胞瘤;B、C.角化成釉细胞瘤瘤巢中央呈角化;D.角化成釉细胞瘤由多个充满角化物的微小囊肿构成,衬里上皮呈不全角化;E.成釉细胞瘤沿骨小梁间隙生长;F.成釉细胞瘤上皮与间质之间无细胞透明带形成

【其他临床病理亚型】

在 WHO 的最新分类中,对成釉细胞瘤特别描述了以下 3 种临床病理亚型。

1. 单囊型成釉细胞瘤 (unicystic ameloblastoma) 该型成釉细胞瘤由 Robinson 和 Martinez 于 1977 年首先报道,随后曾先后被称为壁性成釉细胞瘤(mural ameloblastoma)、囊肿源性成釉细胞瘤(cystogenic ameloblastoma)、囊型成釉细胞瘤(cystic ameloblastoma)和丛状单囊型成釉细胞瘤(plexiform unicystic ameloblastoma)等。它是指临床和 X 线表现单囊性颌骨改变,类似于颌骨囊肿(图 6-1-5),但组织学检查见其囊腔的衬里上皮可表现成釉细胞瘤样改变,增生的肿瘤结节可突入囊腔内和/或浸润纤维组织囊壁。该型成釉细胞瘤多见于青年人,年龄在 10~29 岁,平均年龄 25 岁。好发于下颌磨牙区。采用刮治术后复发率较低(约为 10%),明显低于实性或多囊型

成釉细胞瘤(50%~90%)。

依据肿瘤的组成成分和结构不同,单囊型成釉细胞瘤又可分为 3 种组织学亚型(图 6-1-6):第 I 型为单纯囊性型,囊壁仅见上皮衬里,表现成釉细胞瘤的典型形态特点,包括呈栅栏状排列的柱状基底细胞(核深染且远离基底膜)和排列松散的基底上细胞,即所谓的 Vickers-Gorlin 标准(图 6-1-7);第 II 型伴囊腔内瘤结节增殖,瘤结节多呈丛状型成釉细胞瘤的特点(图 6-1-7);与前两型不同,第 III 型肿瘤的纤维囊壁内有肿瘤浸润岛,可伴或不伴囊腔内瘤结节增殖。囊壁衬里上皮并非均一地表现成釉细胞瘤特点,局部区域可见较薄、无特征的非角化上皮,伴感染区域上皮较厚,上皮钉突呈不规则状增殖。在纤维囊壁内常常可见程度不一的上皮下玻璃样变或透明带(图 6-1-8A、B)。

由于 I 、II 型肿瘤仅表现囊性或囊腔内生长,其生物

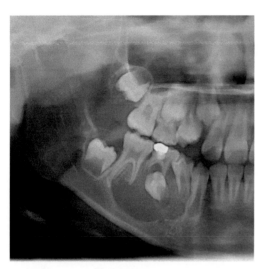

图 6-1-5 单囊型成釉细胞瘤的 X 线表现

示 9 岁患儿右下颌磨牙和前磨牙区的单房性透射影,囊性病损与未萌的第 2 前磨牙牙冠相关

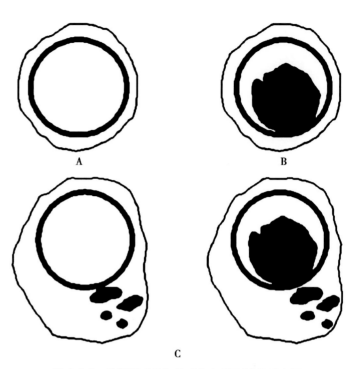

图 6-1-6 单囊型成釉细胞瘤组织学亚型的示意图

A. 单纯囊性型(I 型);B. 伴囊腔内瘤结节型(II 型);C. 囊壁内浸润型(III 型),可不伴(右)或伴(左)囊腔内瘤结节

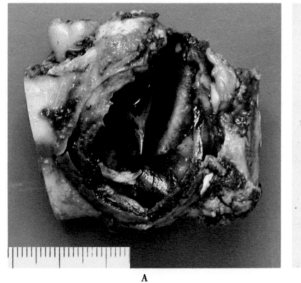

A

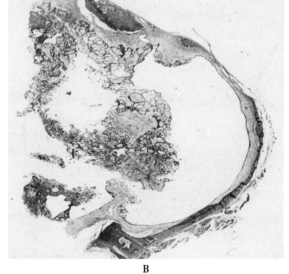

B

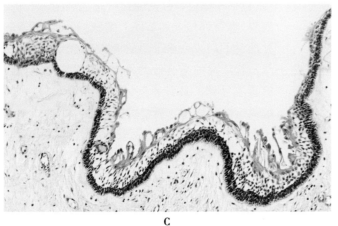

C

图 6-1-7 单囊型成釉细胞瘤的病理学表现

其大体标本(A)提示为颌骨囊肿,低倍镜下可见囊腔内瘤结节增殖(B),高倍镜下其衬里上皮表现成釉细胞瘤特点(C)

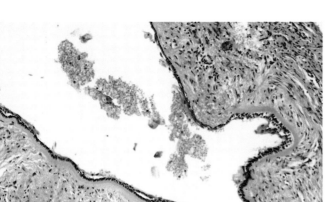
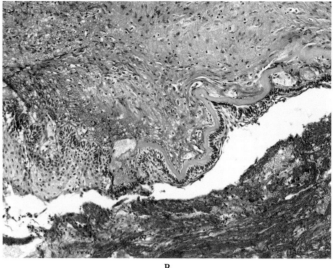

A

B

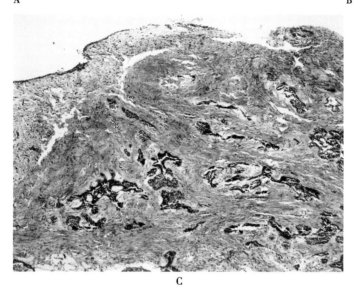

C

图 6-1-8　单囊型成釉细胞瘤的病理学表现
A、B. 区域可见衬里上皮下玻璃样变或透明带；C. 部分单囊型成釉细胞瘤(Ⅲ型)的纤维囊壁内存在肿瘤浸润

学行为类似于发育性牙源性囊肿，故单纯刮治后一般不复发；但Ⅲ型肿瘤因其纤维囊壁内存在肿瘤浸润(图 6-1-8C)，局部侵袭性可能类似于实性型成釉细胞瘤，因此其治疗原则应与后者相同。另外，有报道单囊型成釉细胞瘤可于术后多年复发，有的复发间隔甚至长达 20 余年，因此对术后患者作长期随访是必要的。

由于单囊型成釉细胞瘤的临床和 X 线特点与牙源性颌骨囊肿相似，对其术前确诊是比较困难的，且这类颌骨病损往往不作术前活检。即使活检，小块囊壁组织也未必能够全面反映病变的性质。因此，临床医师在处治所有颌骨囊性病损时，特别是发生于年轻患者下颌角及升支部的单房性、膨胀性、伴智齿阻生及牙根吸收的囊性病损，应将单囊型成釉细胞瘤作为重要的鉴别诊断之一，临床摘除或刮治时力求彻底，因为病变的性质只能待术后完整标本的病检后才能确定。对手术标本的病理检查应

充分取材，甚至行连续切片检查，除明确诊断外，还应证实囊壁内肿瘤浸润岛存在与否(图 6-1-8C)。虽然这些信息往往只能待术后才能反馈给外科医师，但可为患者的术后处理和随访计划提供重要线索。由于单囊型成釉细胞瘤好发于年轻人，患者年龄常常是治疗选择的重要影响因素之一。在儿童或青少年患者的治疗过程中，有作者主张采用袋形术处理病变，以避免过度手术损伤，减少手术对患者牙齿和颌面部发育的影响。但袋形术后的复发率较高，应定期密切随诊，常需二期刮除病变。

2. 骨外或外周型成釉细胞瘤(extraosseous or peripheral ameloblastoma)　该亚型是指发生于牙龈或牙槽黏膜而未侵犯颌骨的一类亚型(图 6-1-9)，约占所有成釉细胞瘤的 1.3% ~ 10%，患者平均年龄(男:52.9 岁；女:50.6 岁)显著高于骨内型成釉细胞瘤。组织学表现与骨内型成釉细胞瘤相同，肿瘤可完全位于牙龈的结缔组织

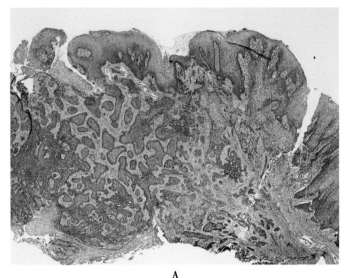
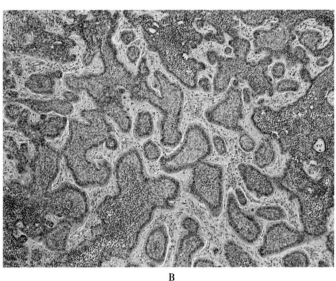

图 6-1-9 骨外或外周型成釉细胞瘤

肿瘤完全位于牙龈的结缔组织内

内,与表面上皮无联系,有些病变却似乎与黏膜上皮融合或来源于黏膜上皮。由于其生长局限于牙龈,易于早期发现和手术切除,因此,术后无复发。

3. 转移性成釉细胞瘤(metastasizing ameloblastoma) 转移性成釉细胞瘤虽发生,但其转移灶表现成釉细胞瘤的良性组织学特点。原发肿瘤下颌多见于上颌,多为实性或多囊型,约60%的转移灶发生于肺部,其次为淋巴结(28%)和骨(12%)。转移性成釉细胞瘤是由其临床行为而定义,并非依据组织学表现。转移性成釉细胞瘤的诊断,要求原发性和转移性病损均表现良性成釉细胞瘤的组织学特点,并无特异性指征可预测其是否发生转移,如组织学上存在异型性,并发生转移的肿瘤应考虑为成釉细胞癌。转移常常与原发肿瘤手术之间存在一个较长的潜伏期,有些病例发生于反复手术治疗的成釉细胞瘤患者(图 6-1-10、图 6-1-11)。总体 5 年生存率为

70%,主要取决于转移的部位以及可否手术,放疗和化疗的有效性尚不确定。

二、牙源性鳞状细胞瘤

【定义】

牙源性鳞状细胞瘤(squamous odontogenic tumor)是一种少见的良性牙源性肿瘤。1975 年 Pullon 等首先报告此瘤。它由分化良好的鳞状上皮和纤维间质构成,通常发生于骨内,可能来自 Malassez 上皮剩余或牙板剩余。

【临床特征】

1. 流行病学 牙源性鳞状细胞瘤为罕见肿瘤,至今报道的病例数少于 50 例。患者年龄分布较广,平均年龄为 38 岁。男女之比约为 1.8∶1。

2. 部位 牙源性鳞状细胞瘤多为发生于骨内的单发性肿物,上下颌发病几乎相等,以上颌切牙-尖牙区和下颌

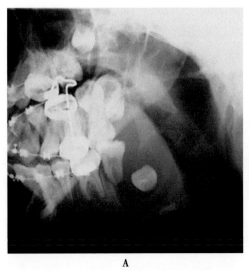
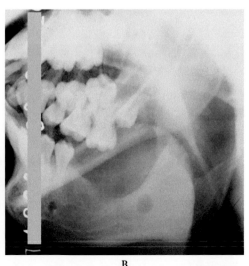

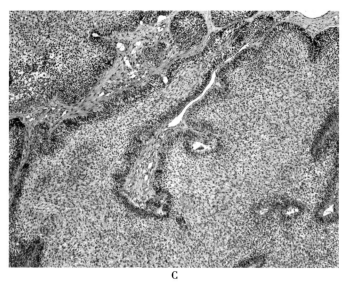

C

图 6-1-10　转移性成釉细胞瘤

A. 患者 13 岁，男，右下颌磨牙及升支部成釉细胞瘤；B. 刮治后两年复发；C. 组织学表现为良性成釉细胞瘤

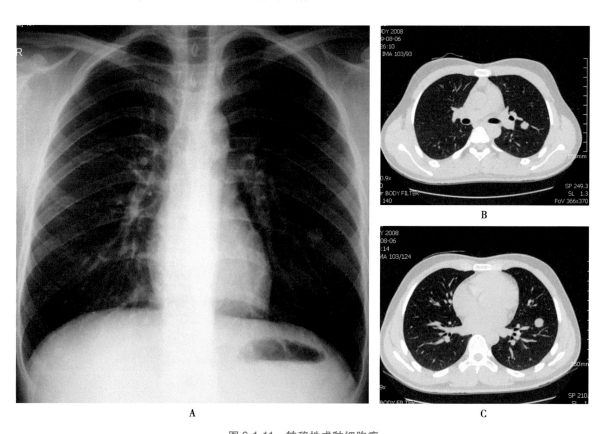

A

B

C

图 6-1-11　转移性成釉细胞瘤

上图所示患者右下颌成釉细胞瘤又于三年后复发。A. 此次患者胸片示左肺中上野可见两个软组织占位灶；B、C. CT 进一步证实两个边界清楚的软组织占位灶，高度怀疑为成釉细胞瘤转移灶，因患者拒绝胸部活检，故无组织学确诊

前磨牙区多见。仅有少数多发性病例或发生于骨外的病例报告。

3. 症状与影像学特点　临床上无明显症状，肿瘤生长缓慢，病史较长者可出现颌骨膨隆，有时受累牙出现松动、疼痛。X 线片表现为单房性透射影，也有个别多房性病损的报道，最特征的影像学特点是位于两牙根之间的三角形放射透光区，其三角形的底边朝向根尖，边界清楚，牙根吸收少见。

4. 治疗及预后　牙源性鳞状细胞瘤为良性肿瘤，大多数肿瘤行保守性手术摘除，术后很少复发。

【病理变化】

1. **大体特征** 肿瘤常为刮治后送检的散碎无定型组织块。

2. **镜下特征** 牙源性鳞状细胞瘤的主要组织学特点是分化良好的鳞状上皮岛位于成熟的结缔组织间质内，肿瘤性上皮团块周边部的基底细胞呈扁平或立方状，缺乏成釉细胞瘤中的典型柱状细胞（图 6-1-12），不呈栅栏状排列，并且其胞核不远离基底膜；细胞团块中央区细胞也缺乏星网状分化。某些肿瘤团块中央可见微囊性退变、个别细胞角化或钙化等。

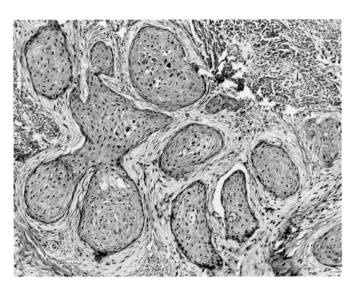

图 6-1-12　牙源性鳞状细胞瘤的组织学特点
肿瘤由分化良好的鳞状上皮岛构成

【鉴别诊断】

牙源性鳞状细胞瘤应与棘皮瘤型成釉细胞瘤和原发于骨内的鳞状细胞癌相鉴别。其肿瘤上皮团块周边的基底细胞扁平状、无极性排列等特点可与成釉细胞瘤相鉴别；其肿瘤上皮分化良好、无异型性等特征可与鳞状细胞癌相鉴别。有报道称，在牙源性囊肿的囊壁内可见牙源性鳞状细胞瘤样增生，这可能只是牙源性囊肿的伴随现象。

三、牙源性钙化上皮瘤

【定义】

牙源性钙化上皮瘤（calcifying epithelial odontogenic tumor），又称 Pindborg 瘤（Pindborg tumor），是一种较少见、可分泌淀粉样蛋白并可钙化的良性上皮性牙源性肿瘤。1956 年 Pindborg 首先对此瘤进行了较为详细的描述，此瘤之所以倍受重视，是由于其独特的组织学表现可能将其误诊为低分化癌。关于牙源性钙化上皮瘤的组织发生，Pindborg 认为它可能来自埋伏牙的缩余釉上皮，但也有人认为来自成釉器的中间层细胞。

【临床特征】

1. **流行病学** 牙源性钙化上皮瘤较少见，占口腔病理实验室所有送检标本的 1% 以下。患者的年龄分布较广，20～59 岁多发，平均年龄为 40 岁。男女性别无差异。

2. **部位** 下颌比上颌多见（2∶1），最常见的部位是双尖牙和磨牙区。约 6% 的病例可发生于骨外，骨外型牙源性钙化上皮瘤多发生于前牙区。

3. **症状与影像学特点** 患者无特殊症状，肿瘤生长缓慢，逐渐可见颌骨膨胀。X 线片表现为不规则透射区内含大小不等的阻射性团块（图 6-1-13），这些不透光团块的钙化程度与肿瘤的病程长短有关。大多数肿瘤为单房性病损，约 1/4 病例呈多房性。病变透射区的周边与正常骨的分界较清楚，但骨硬化带不明显，约有 1/5 的病

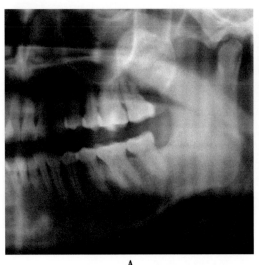

A

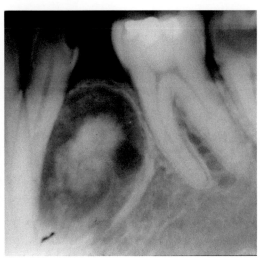

B

图 6-1-13　牙源性钙化上皮瘤的 X 线表现
发生于上颌骨 A 和下颌骨 B 的病损，均表现为界限清楚的、含透射和阻射的混合性影像

例呈弥漫性边界。50%~60%的病损与未萌牙相邻近。

4. **治疗及预后**　尽管牙源性钙化上皮瘤可在松质骨之间浸润性生长，但其生物学行为不像成釉细胞瘤那样具有侵袭性。多数肿瘤可行局部手术切除，总体复发率约为15%。

【病理变化】

1. **大体特征**　肉眼观病变区颌骨膨大，肿瘤多为实性，切面呈灰白或灰黄色，伴有不等量钙化，常可见伴随的埋伏牙。

2. **镜下特征**　肿瘤由多边形上皮细胞组成，并常见清晰的细胞间桥。纤维性间质常见退变。上皮细胞排列呈片状或岛状，偶呈筛孔状。瘤细胞边界较清晰，胞质微嗜酸性。胞核圆形或卵圆形，核仁清楚（图 6-1-14A、B）。有的胞核较大，直径可达 $100\mu m$。有时见双核或多核。

核多形性明显，但核分裂罕见（图 6-1-14C），这一点可与恶性肿瘤相鉴别。有时瘤细胞胞质透明，呈灶性聚集。肿瘤组织内常见一种特征性圆形嗜酸性均质物质，分布于细胞之间，特殊染色（如硫代黄色 T、刚果红等）证实这种物质为淀粉样物质（amyloid）。淀粉样物质内常发生钙化，钙化物呈同心圆沉积（图 6-1-14B）。但牙源性钙化上皮瘤可有较多的组织学变异型，包括无钙化型（此型在骨外型中更常见）、透明细胞型（图 6-1-14D）、含朗格汉斯细胞型（图 6-1-15）、色素型及恶性型等。

【鉴别诊断】

牙源性钙化上皮瘤应与成釉细胞瘤相鉴别，但前者没有上皮团块周边基底细胞的极性排列，星网状层分化也不明显，同时淀粉样变和钙化等特征均可协助鉴别；牙源性钙化上皮瘤的多边形肿瘤细胞及其显著的核多形性

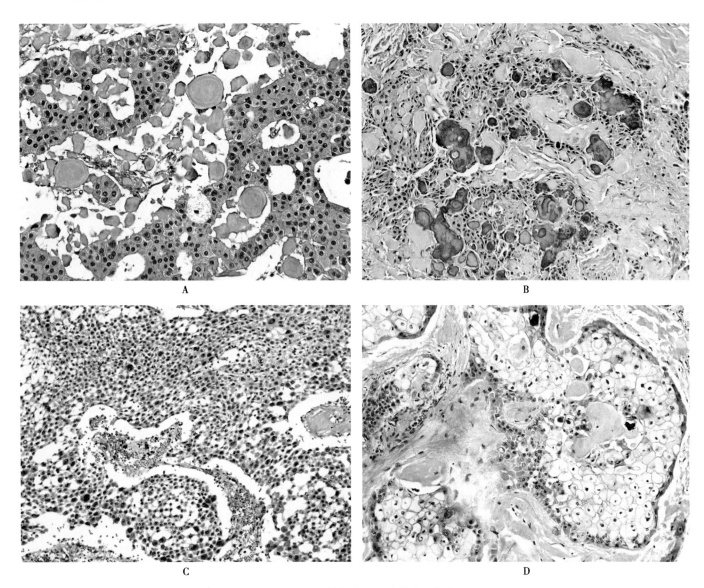

A

B

C

D

图 6-1-14　牙源性钙化上皮瘤的病理学表现
A.肿瘤上皮细胞排列呈片状或岛状，瘤细胞边界较清晰，胞核圆形或卵圆形，肿瘤内可见圆形、嗜酸性均质物质（淀粉样物质）；
B.淀粉样物质常发生钙化；C.肿瘤细胞可含双核或多核，甚至有核多形性，但核分裂罕见；D.透明细胞变异型

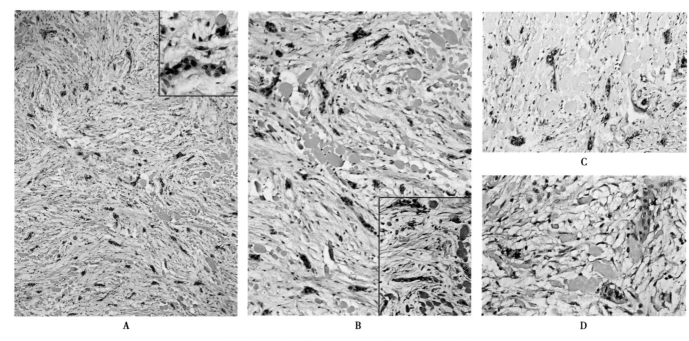

图 6-1-15　含朗格汉斯细胞型牙源性钙化上皮瘤
A. 肿瘤上皮巢或小条索分布于疏松的纤维结缔组织间质中,上皮细胞巢由胞质嗜酸的多边形细胞和少数胞质透明的细胞组成(插图);B. 间质中可见圆形、均质性的粉染物质,刚果红染色阳性(插图);C. 免疫组化染色见肿瘤上皮巢呈角蛋白阳性;D. 肿瘤细胞团中可见少数树枝状、S-100 阳性细胞(朗格汉斯细胞)

有时可与鳞状细胞癌混淆,但前者核分裂罕见,Ki-67 阳性细胞数较少,且间质有淀粉样变和钙化等,这些特点可以协助排外鳞癌。但文献中有少数恶性型牙源性钙化上皮瘤的病例报道;如牙源性钙化上皮瘤含大量透明细胞时(透明细胞型),需与牙源性透明细胞癌或转移性透明细胞癌相鉴别,肿瘤间质中的淀粉样变性和易钙化的特点有助于鉴别诊断,同时牙源性透明细胞癌中常可检测到 *EWSR1* 和 *ATF1* 基因移位,在牙源性钙化上皮瘤中检测不到。

四、牙源性腺样瘤

【定义】

牙源性腺样瘤(adenomatoid odontogenic tumor)是一种含有导管样或腺样结构的良性上皮性牙源性肿瘤,曾被认为是成釉细胞瘤的一型,称为腺样成釉细胞瘤(adenoameloblastoma)。但因其在临床、病理和生物学行为上均有别于成釉细胞瘤,现已被作为一种独立的牙源性肿瘤。它可能发生于成釉器、缩余釉上皮或含牙囊肿的衬里上皮。

【临床特征】

1. 流行病学　牙源性腺样瘤占牙源性肿瘤的 5% 以下,女性比男性多见,男女之比为 1:2。好发于 29 岁以前的患者,约 2/3 的病例发生于 10~19 岁,87% 的病例发生于 10~29 岁,30 岁以上的病例极为少见。

2. 部位　95% 以上的牙源性腺样瘤发生于颌骨内,骨外型肿瘤也有所报道。上颌好发,是发生于下颌病例的 2 倍,颌骨前份好发,以上颌单尖牙区最多见,约 3/4 的肿瘤与未萌牙有关,并环绕其牙冠,因此有学者还将牙源性腺样瘤再分为滤泡型和滤泡外型。未萌的尖牙约见于 60% 的病例。

3. 症状与影像学特点　牙源性腺样瘤生长缓慢,有人甚至认为其为错构瘤,而非真性肿瘤。一般无明显症状。肿瘤一般较小,直径 1~3cm。大多数发生与骨内,少数情况下也可发生于牙龈(外周型)。X 线多表现为边界清楚、单房性透射影,常围绕一个阻生牙的牙冠,因此其 X 线特点与含牙囊肿相似(图 6-1-16)。病变一般呈 X 线透射区,但有时可见不透光的钙化颗粒。

4. 治疗及预后　牙源性腺样瘤是一种包膜完整、生长局限的良性肿瘤。刮治后一般不复发。

【病理变化】

1. 大体特征　肉眼观肿瘤较小,包膜完整。切面呈囊性或实性。实性部分呈灰白色;囊性部分大小不等,腔内含淡黄色胶冻状物质或血性液体,腔内可含牙(图 6-1-17)。

2. 镜下特征　牙源性腺样瘤的肿瘤上皮可形成不同结构。一是结节状实性细胞巢,由梭形或立方状上皮细胞组成,形成玫瑰花样结构(rosette-like structure)。上皮细胞之间以及玫瑰花样结构的中心部可

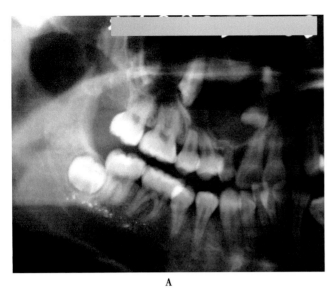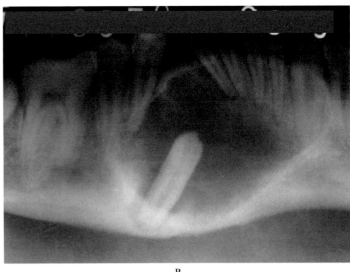

A B

图 6-1-16　牙源性腺样瘤的 X 线表现

A. 上颌前份病变示一边界清楚的单房性透射影,与两颗未萌的牙齿相关;B. 下颌前部病变边界清楚,也包绕未萌的下颌尖牙牙冠

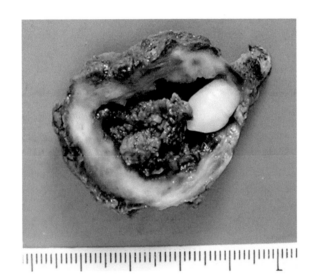

图 6-1-17　牙源性腺样瘤的大体观

肿瘤呈囊性,囊壁包含一颗未萌的尖牙牙冠,囊腔内可见实性结节成分

见嗜酸性物质沉积。二是腺管样结构,立方状或柱状细胞形成环状的腺管样结构,胞核远离腔面。管状腔隙内可含有嗜酸性物质和细胞碎屑(图 6-1-18A)。三是梁状或筛状结构,见于肿瘤的周边部或实性细胞巢之间。细胞呈圆形或梭形,核着色深。常常是 1~2 层的细胞条索形成筛状。有时肿瘤中可见第四种结构,由多边形、嗜酸性鳞状细胞组成的小结节。小结节内鳞状细胞核呈轻度多形性,细胞间见有细胞间桥和钙化团块以及淀粉样物质沉着(图 6-1-18B)。这些结构与牙源性钙化上皮瘤相似,因此称为"牙源

性钙化上皮瘤样区"。此外,肿瘤内有时还可见发育不良的牙本质或骨样牙本质。肿瘤间质成分较少。

【鉴别诊断】

牙源性腺样瘤有时可伴发其他牙源性病损,如牙瘤、牙源性钙化上皮瘤等,其中伴发牙源性钙化上皮瘤的报道超过25例,有学者认为这可能代表所谓混合性牙源性上皮性肿瘤或"杂交瘤",不过目前多数学者认为牙源性腺样瘤中的牙源性钙化上皮瘤区域可能只是一种伴随表现。

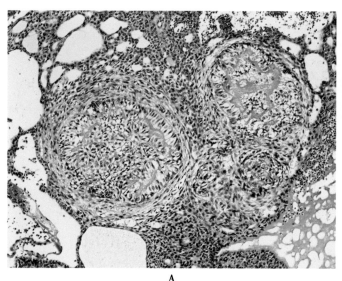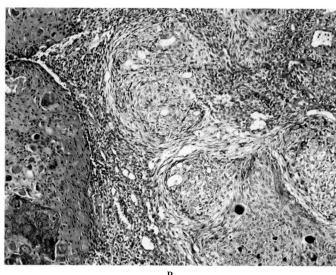

A　　　　　　　　　　　　　　　　　　　　　　　B

图 6-1-18　牙源性腺样瘤的病理学特点

A.肿瘤中可见腺管样结构和玫瑰花样结构;B.有些肿瘤中可见嗜酸性鳞状细胞组成的小结节,小结节内可见钙化团块,与牙源性钙化上皮瘤相似

（李铁军）

第二节　良性混合性牙源性肿瘤

一、成釉细胞纤维瘤

【定义】

成釉细胞纤维瘤(ameloblastic fibroma)是一种较少见的牙源性肿瘤,其主要特征是牙源性上皮和牙乳头样间叶组织同时增殖,但不伴牙本质和牙釉质形成。因此它是一种真性混合性牙源性肿瘤。

【临床特征】

1. 流行病学　成釉细胞纤维瘤约占所有牙源性肿瘤的 1.5%~6.5%,多见于儿童和青年成人,平均年龄为 15岁,约 80% 的患者年龄小于 22 岁。男女性别之比为 1.4∶1。

2. 部位　下颌与上颌之比为 3.3∶1,最常见的部位是颌骨后份(约82%),特别是下颌磨牙区(74%)。

3. 症状与影像学特点　肿瘤生长缓慢,除颌骨膨大外,无明显症状。X 线表现为界限清楚的放射透光区,有时与成釉细胞瘤不易区别(图 6-2-1)。

4. 治疗及预后　较小、无症状,特别是发生于儿童的肿瘤,应采用保守性手术切除,但过于保守常导致复发,复发率约为 16%。较大、具有破坏性的肿瘤应采取根治性手术治疗。成釉细胞纤维瘤有时可发生恶变成为肉瘤,约 50% 的恶变病例发生于复发性成釉细胞纤维瘤。

【病理变化】

1. 大体特点　肉眼观肿瘤在颌骨内呈膨胀性生长,

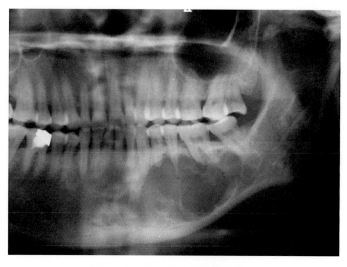

图 6-2-1　成釉细胞纤维瘤的 X 线
表现为界限清楚的透射区

有包膜而无局部浸润。切面呈灰白色,与纤维瘤相似。

2. 镜下特点　成釉细胞纤维瘤由上皮和间充质两种成分组成。肿瘤性上皮呈条索状或团块状排列。上皮条索或团块的周边层为立方或柱状细胞,中心部细胞类似于星网状层,这种形态与成釉细胞瘤相似,但星网状细胞量很少。上皮囊性变亦少见。有些病例内,上皮细胞主要是圆形或立方状,呈细长条索排列,类似于牙板结构(图 6-2-2)。间叶成分由较幼稚的结缔组织组成,细胞丰富,呈圆形或多角形,颇似牙胚的牙乳头细胞。在上皮与结缔组织之间的界面,有时可见狭窄的无细胞带,有时为呈玻璃样变的透明带,这类似于牙发育过程中所见的牙源性上皮和间叶组织之间的诱导现象。

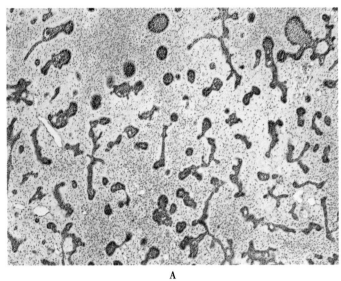
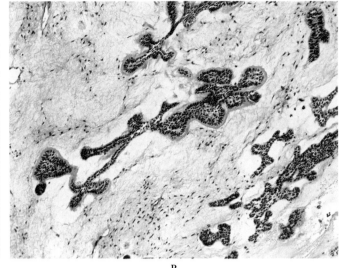

图 6-2-2 成釉细胞纤维瘤
镜下肿瘤性上皮呈条索状或团块状排列,间叶成分由较幼稚的结缔组织组成,颇似牙胚的牙乳头细胞

有学者提出成釉细胞纤维瘤实际上可能是幼稚的、正处发育中的混合性牙瘤,如果不予治疗,该瘤最终可发育成熟为牙瘤。这种观点认为成釉细胞纤维瘤可继续发育形成牙本质和釉质,从而发展为成釉细胞纤维-牙本质瘤和成釉细胞纤维-牙瘤,最终形成牙瘤。也就是说成釉细胞纤维瘤、成釉细胞纤维-牙本质瘤和成釉细胞纤维-牙瘤实际是代表同一疾病过程的不同阶段。但这一"连续变化谱"学说未被多数学者接受,首先,在大多数复发或残余成釉细胞纤维瘤病变中,未观察到该瘤可继续发育成熟的现象;其次,成釉细胞纤维瘤患者年龄一般高于成釉细胞纤维-牙瘤患者,不符合上述推测的病程发展顺序,而且,有相当一部分成釉细胞纤维瘤患者的发病年龄超过了 20 岁,这时牙发育已基本完成,因此认为成釉细胞纤维瘤是一种牙发育异常-牙瘤的初期表现难以令人信服。有关成釉细胞纤维瘤时有复发、甚至恶变的报道,也进一步支持该瘤的性质属真性肿瘤。不过,成釉细胞纤维瘤不表现沿骨小梁间隙向周围浸润的特点,因此其临床行为较成釉细胞瘤好。

二、牙源性始基瘤

牙源性始基瘤(primordial odontogenic tumor)是此次 WHO 新分类中新描述的一种牙源性肿瘤,由类似于牙乳头、细胞多少不一、呈疏松排列的纤维组织组成,几乎均被一层类似于成釉器内釉上皮的立方或柱状上皮所环绕。这型肿瘤少见,目前文献中仅报道 7 例。患者年龄 3~19 岁,平均年龄 12.5 岁,无性别差异。发生于颌骨内,下颌明显高发(上、下颌骨比为 1:6)。所有病例表现

为界限清楚的放射透射影,与一未萌牙(多为下颌第 3 磨牙)有关,并表现环绕牙冠的透射影特点。多无症状,可表现骨皮质膨隆,相邻牙移位和牙根吸收。该肿瘤局部切除可治愈,尚无复发病例报告。

三、牙瘤

【定义】

牙瘤(odontoma)是成牙组织的错构瘤(hamartoma)或发育畸形(malformation),不是真性肿瘤。与牙的发育类似,当牙瘤完全钙化后,其生长也随之停止。肿物内含有成熟的牙釉质、牙本质、牙骨质和牙髓组织。根据这些组织排列结构不同,可分为组合性牙瘤(compound odontoma)和混合性牙瘤(complex odontoma)两种。以往命名的成釉细胞纤维-牙瘤在多数情况下,可能代表混合性牙瘤的早期阶段。此次新分类中,去除了成釉细胞纤维-牙瘤和成釉细胞纤维-牙本质瘤。

【临床特征】

1. **流行病学** 牙瘤是最常见的牙源性肿瘤,多发生于 20 岁以前的患者,男女性别无差异。

2. **部位** 虽然牙瘤可发生于任何承牙区的颌骨内,组合性牙瘤好发于上颌切牙-尖牙区,而混合性牙瘤以下颌前磨牙区和磨牙区多见。

3. **症状与影像学特点** 牙瘤常与一颗未萌牙有关,在常规 X 线检查时发现。一般无症状,但可因外伤或牙萌出继发感染,可导致邻牙的阻生、错位或失活,其直径从小于 1cm 到 6cm 不等,较大的牙瘤可导致颌骨膨隆,多发性牙瘤也有报道。组合性牙瘤的 X 线显示形态及数目

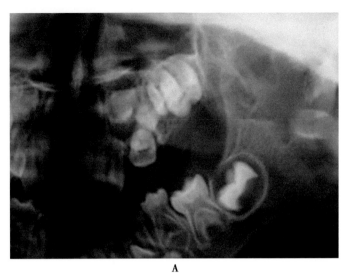

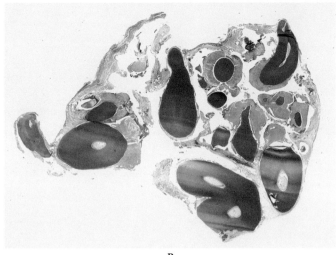

A   B

图 6-2-3　组合性牙瘤
A. X 线示形态及数目不一的牙样物;B. 镜下见肿物由牙样结构所组成

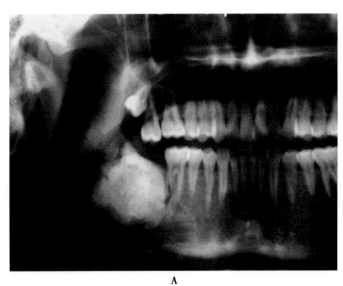

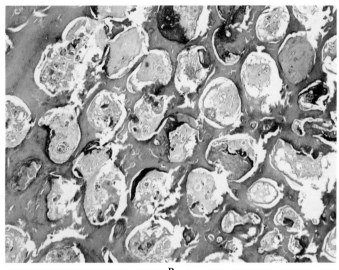

A   B

图 6-2-4　混合性牙瘤
A. X 线示放射阻射性结节状钙化物;B. 镜下示排列紊乱的成熟牙体组织

不一的牙样物堆积在一起(图 6-2-3A),混合性牙瘤的 X 线片表现为境界清楚的放射透光区,其中可见放射阻射性结节状钙化物(图 6-2-4A)。早期(发育中)牙瘤可表现呈灶性钙化的透射区,组合性牙瘤的 X 线检查常可确诊,但混合性牙瘤有时需与其他高度钙化的颌骨病损相鉴别。

4. 治疗及预后　牙瘤可采用保守性手术切除,完整切除后无复发,预后好。

【病理变化】

1. 大体特点　组合性牙瘤常有数枚白色的牙样物,形状、大小不一,混合性牙瘤则表现为无定型、白色、骨样硬组织块,两型牙瘤均有厚薄不一的软组织包膜包绕。

2. 镜下特点　组合性牙瘤由许多牙样结构所组成,这些牙样结构虽然不同于正常牙,但牙釉质、牙本质、牙骨质和牙髓的排列如同正常牙的排列方式(图 6-2-3B),周围的纤维结缔组织类似牙囊样结构,处于早期阶段的牙瘤可表现发育牙胚的特点。混合性牙瘤内牙体组织成分排列紊乱,相互混杂,而无典型的牙结构(图 6-2-4B)。较成熟的混合性牙瘤由含牙本质小管牙本质包绕釉质基质,可见缩余釉上皮和散在影细胞等结构,在包块的周边部常见一薄层牙骨质。在其软组织包膜中,有时可见成釉细胞瘤样上皮条索,类似于成釉细胞纤维瘤中的上皮成分。少数情况下,成釉细胞瘤可与牙瘤相伴发,这类病损过去曾被称为牙成釉细胞瘤(odontoameloblastoma),但现在已不再使用该命名。

四、牙本质生成性影细胞瘤

【定义】

牙本质生成性影细胞瘤（dentinogenic ghost cell tumor）是一种良性、但具有局部侵袭性的牙源性肿瘤，在成熟的结缔组织间质中可见成釉细胞瘤样上皮岛、影细胞和伴有数量不等的发育不良的牙本质（类牙本质或骨样牙本质）形成。

【临床特征】

1. **流行病学** 牙本质生成性影细胞瘤是最少见的影细胞病损（仅占3%），目前约有45例病例报道，一半以上的患者为亚洲人。男性患者约为女性患者的2倍，发病年龄11~79岁，高发年龄为40~60岁。

2. **部位** 大多数肿瘤发生于颌骨内，骨外型较少见。可发生于颌骨承牙区的任何部位，后份（尖牙至第1磨牙区）常见，下颌较上颌稍多见（53%）。

3. **症状与影像学特点** 多数患者表现颌骨膨隆，疼痛见于52%的患者。由于钙化程度不同，X线可表现为透射或透射/阻射混合影，78%病损呈单房性，22%为多房性（图6-2-5），一般边缘较清楚（68%），邻近牙的根吸收较常见。文献中有牙本质生成性影细胞瘤伴发牙瘤的报道。

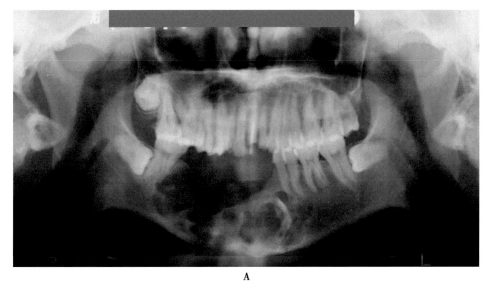
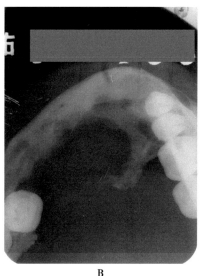

A   B

图 6-2-5 牙本质生成性影细胞瘤的X线表现

曲面断层片A和咬合片B示下颌骨35~47之间多房性透射影，下颌骨下缘骨皮质受累，边界尚清，舌侧膨隆明显

4. **治疗及预后** 由于报道的病例数有限，目前尚无法对其治疗和预后作结论性表述。在所报道的45例中，40例的治疗方法有记录，保守性手术（包括刮治、摘除和单纯切除）应用于21例患者，复发率为73%（随访时间1~20年）；其余19例采用了较彻底的治疗方法（边缘性或截断性切除），复发率为33%（随访时间≥1年）。有一例恶变的报道，该患者经历5次复发。基于这些有限的资料，推荐采用的治疗方法是截断性切除术（即较大的局部颌骨切除术），与成釉细胞瘤的治疗方法类似。术后长期随访是必要的。

【病理变化】

1. **大体特点** 肿瘤呈实性，区域可钙化，微小囊肿区域可见，但所占比例较小（<5%）。

2. **镜下特点** 在成熟的结缔组织间质中，可见牙源性上皮巢和成釉细胞瘤样上皮团块，病变内可见影细胞和钙化灶，间质内有成片的发育不良的牙本质形成（图6-2-6）。这些类牙本质或骨样牙本质常直接在上皮下形成，有时上皮岛可陷入这些无细胞性的均质物质，表现透明样胞质。如上皮基底层细胞转化为影细胞，基底膜可消失，影细胞突入纤维结缔组织内引起异物反应。在肿瘤的上皮成分内，有时可见微小囊肿形成。

【鉴别诊断】

牙本质生成性影细胞瘤应与含影细胞的成釉细胞瘤相鉴别，含影细胞的颌骨病损还有牙源性钙化囊肿等。类牙本质或骨样牙本质的存在是诊断牙本质生成性影细胞瘤的重要指征，牙源性影细胞癌是牙本质生成性影细胞瘤的恶性形式，其主要鉴别点是细胞学和组织学上的恶性指征。

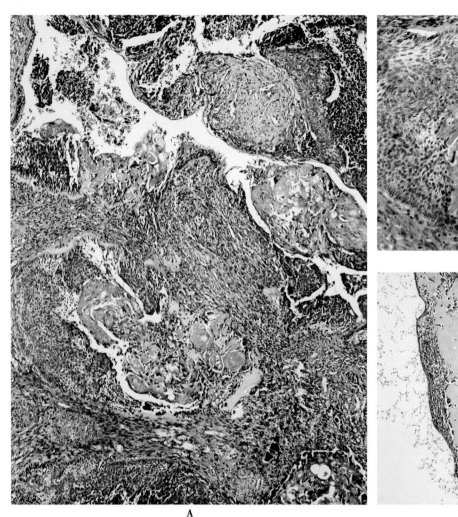

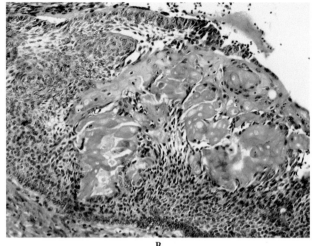

B

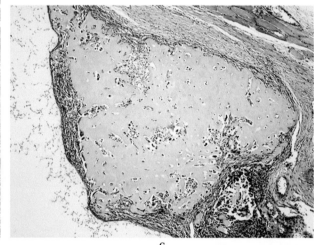

C

图 6-2-6 牙本质生成性影细胞瘤的镜下特点

A.肿瘤由成釉细胞瘤样上皮岛所构成,区域可见囊性变;B.上皮岛内有特征性的影细胞灶,影细胞呈卵圆形,胞质红染,胞核消失而不着色,故在胞核部位出现阴影;C.肿瘤间质中可见所谓发育不良的牙本质

（李铁军）

第三节 良性间叶性牙源性肿瘤

一、牙源性纤维瘤

【定义】

牙源性纤维瘤(odontogenic fibroma)是一种由成熟纤维结缔组织组成的少见肿瘤,其中含有数量不等的非活跃性牙源性上皮,伴或不伴钙化。根据其发生部位,可分为中心性(骨内性)和外周性(骨外性)两种类型。

【临床特征】

1. **流行病学** 牙源性纤维瘤约占牙源性肿瘤的5%。中心性牙源性纤维瘤患者的年龄分布为 9~80 岁,平均年龄为 30 岁,女性较男性稍多发。外周性肿瘤更为多见,女性患者为男性的 2 倍,好发年龄 10~39 岁。

2. **部位** 牙源性纤维瘤上下颌的发生率基本一致,

大多数上颌的中心性牙源性纤维瘤发生于前部,而约一半的下颌病例发生于第 1 磨牙的后方。外周性牙源性纤维瘤多发生于前部的牙龈。

3. **症状与影像学特点** 中心性牙源性纤维瘤临床表现为颌骨渐进性膨大,生长缓慢、无痛。较小的牙源性纤维瘤常常无明显症状,较大的肿瘤可出现疼痛和失牙。X线表现为界限清楚、单房或多房透射影像,常有硬化的边缘,可导致牙移位和牙根吸收。外周性牙源性纤维瘤为发生于附着龈的质硬包块,有蒂或无蒂,一般为单发、局限性病损。X 线片常见软组织包块中存在钙化物质,但其下方的骨质无破坏。

4. **治疗及预后** 中心性牙源性纤维瘤为良性肿瘤,不浸润周围骨组织,仅引起压迫性吸收。刮治后极少复发。外周性牙源性纤维瘤生长较局限,局部切除可治愈。

【病理变化】

1. **大体特点** 肉眼观,发生于颌骨内的肿物界限清楚,有包膜,中等硬度,切面呈浅粉色。外周性病损为切除的散碎牙龈软组织包块,包膜不明显。

2. 镜下特点 中心性肿瘤由细胞丰富的纤维性结缔组织构成,梭形的成纤维细胞形态、大小一致,上皮丰富型肿瘤的胶原纤维之间散在着牙源性上皮岛或条索(图6-3-1),这些细胞体积小、呈立方状、胞质少而透亮、核深染、排列紧密,似牙周膜中的上皮剩余。肿物中可见似发育不良牙本质或牙骨质小体的钙化物。黏液样变明显的区域,细胞数量少、呈星状。有时肿瘤纤维成分中数目不等的细胞可含嗜伊红胞质颗粒,构成所谓牙源性纤维瘤的颗粒细胞变异型(granular cell variant),这些颗粒细胞

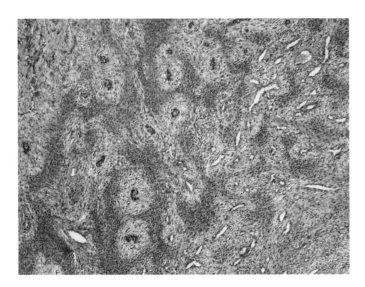

图6-3-1 中心性牙源性纤维瘤的组织学表现
肿瘤由细胞丰富的纤维性结缔组织构成,有时可见牙源性上皮岛或条索

不表达S-100蛋白,因此与颗粒细胞瘤(肌母细胞瘤)细胞的组织来源不同。

外周性肿瘤无明显包膜,界限不清,纤维组织以胶原为主,或细胞丰富或呈黏液样改变,牙骨质、骨样或牙本质样物质可沉积于基质中(图6-3-2),有时还可见多核巨细胞。数量不一的牙源性上皮岛或条索可分布于纤维组织之中,这些上皮岛缺乏高柱状基底细胞和星网状细胞的分化,其周围常有透明、无形物质环绕。

【鉴别诊断】

颌骨内增生的牙滤泡(hyperplastic dental follicle)有时可被误诊为牙源性纤维瘤,增生的牙滤泡通常包绕一个未萌牙冠(多为第3磨牙),X线表现类似含牙囊肿,镜下见牙滤泡有纤维结缔组织构成,可致密,也可呈疏松的黏液样,可含或不含牙源性上皮岛。

牙源性龈上皮错构瘤(odontogenic gingival epithelial hamartoma)是一种特殊的龈病损,有时也需与外周性牙源性纤维瘤相鉴别。前者由牙源性上皮岛和条索组成,间质为成熟的纤维性组织,包块直径在1cm以下,不引起肿瘤下方的骨吸收。这种病损以上皮增殖为主,属错构瘤,不是真性肿瘤。

二、牙源性黏液瘤/黏液纤维瘤

【定义】

牙源性黏液瘤(odontogenic myxoma),又称为黏液瘤(myxoma)或黏液纤维瘤(myxofibroma),是一种良性但有局部浸润的牙源性间叶源性肿瘤,较牙源性纤维瘤多见。该肿瘤由星形和梭形细胞组成,分布于丰富的黏液基质

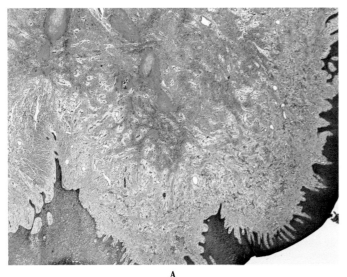

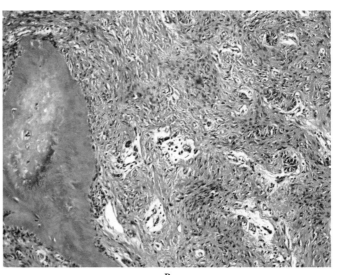

A

B

图6-3-2 外周性牙源性纤维瘤的组织学表现
A. 低倍镜见肿瘤位于牙龈软组织内,无明显包膜;B. 高倍镜见成熟的纤维组织之中有散在的牙源性上皮岛或条索,病变中间骨样牙本质样结构

中,当肿瘤中胶原纤维成分较多时,又被称为黏液纤维瘤。有关颌骨黏液瘤的组织来源,目前尚无直接证据。但累及骨骼的黏液瘤几乎仅限于颌骨,发生于颌骨的黏液瘤与牙源性间叶组织在形态学上相似以及肿瘤中有时可见牙源性上皮剩余,均提示该瘤是牙源性。

【临床特征】

1. 流行病学 许多研究表明,牙源性黏液瘤是继牙瘤、成釉细胞瘤之后的第三常见的牙源性肿瘤。可发生于1~73岁的患者,高发年龄在20~39岁,10岁以前和50岁以后较少见。女性患者是男性的2倍,但在非洲人群中性别无明显差异。

2. 部位 2/3的牙源性黏液瘤发生于下颌,发生于上颌者占1/3,常位于下颌双尖牙和磨牙区,偶可发生于髁突。发生于上颌骨的肿瘤常常波及上颌窦。仅有极少病例发生于骨外、牙龈软组织内。

3. 症状与影像学特点 肿瘤生长缓慢,可导致颌骨膨大、变形,有时可伴疼痛,下颌病例可伴有下唇麻木,常见牙松动、移位和阻生。上颌肿瘤波及上颌窦时可表现鼻塞、鼻息肉的症状。X线片显示为单房或多房性透射影,由大小不等的蜂窝状或囊状阴影组成,相互之间有薄的骨隔,界限尚清(图6-3-3),CT或MRI可显示更清晰的边界。牙根移位、吸收常见。

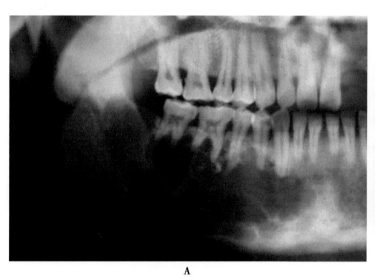
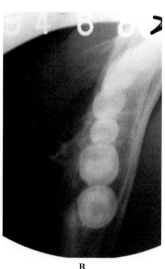

图 6-3-3 牙源性黏液瘤的 X 线表现
A. 右下颌的多房性透射影像,其中有薄的骨隔,边界尚清;B. 咬合片显示颊侧膨隆明显

4. 治疗及预后 此瘤生长缓慢,但可浸润骨组织,甚至穿破骨皮质进入邻近软组织。由于肿瘤呈局部浸润性生长,加之肿瘤本身质脆呈胶冻状,手术不易完全切除,术后易复发,但一般不发生转移。较小的肿瘤可采用较保守的刮治术,其复发率不会很高,但较大的病损,需具有安全边界的完整切除。复发率在不同的报道中有所不同,平均约25%,但预后较好。复发常因切除不全,在术后2年内发生,但也可间隔较长。文献中仅有1例可能的恶性黏液瘤的病例报告,但目前尚没有统一的恶性诊断标准,所以较大的肿瘤一般还是采用较为彻底的手术治疗。

【病理变化】

1. 大体特点 肉眼观肿瘤为实性,剖面为灰白或淡黄色,半透明,质脆,富有黏液,肿瘤较大时无明显包膜(图6-3-4)。

2. 镜下特点 牙源性黏液瘤的瘤细胞呈梭形或星形,排列疏松,核卵圆形,染色深,偶见双核或不典型核,大小形态不一,但核分裂罕见。瘤细胞间有大量淡蓝色黏液基质,肿瘤有时生长加快,可能是黏液基质堆积的结果。肿瘤内有时见有少量散在的牙源性上皮剩余(图6-3-5)。胶原纤维较多时,又可称为黏液纤维瘤,但其临床行为并无明显差异。

【鉴别诊断】

从组织学形态来看,牙源性黏液瘤与发育牙胚中的牙乳头以及所谓增生的牙囊组织(图6-3-6)均十分相似,因此密切联系临床及X线特点,对于牙源性黏液瘤的诊断非常重要,可避免不必要的误诊。上颌波及上颌窦的肿瘤需与鼻息肉等疾病相鉴别。因为任何可以形成牙体硬组织的牙源性肿瘤,均可含有牙乳头或牙囊样的区域,比如牙瘤、牙源性始基瘤等,应注意区分。由于牙源性黏液瘤的局部侵袭性生长特点,还应注意与黏液样神经鞘瘤、软骨黏液样纤维瘤、低级别黏液纤维肉瘤和其他黏液样肉瘤相鉴别。

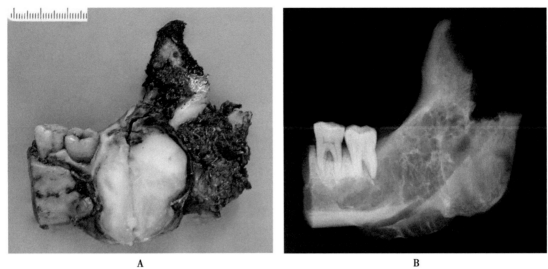

A　　　　　　　　　　　　　B

图 6-3-4　牙源性黏液瘤的大体特点
A.下颌肿瘤切除标本,肿瘤切面淡黄色,区域呈半透明的胶冻样;B.切除下颌骨标本的 X 线片

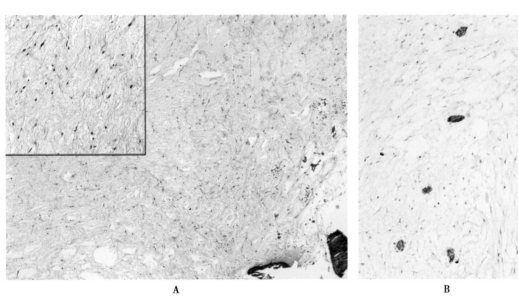

A　　　　　　　　　　　　　B

图 6-3-5　牙源性黏液瘤的组织学表现
A.肿瘤由排列疏松的黏液样结缔组织构成,右下角为肿瘤中残留的骨小梁,高倍插图示梭形细胞及少量胶原纤维;B.角蛋白免疫组化染色显示肿瘤中散在分布的牙源性上皮岛

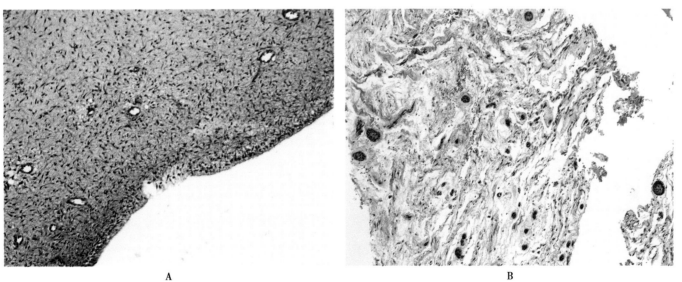

A　　　　　　　　　　　　　B

图 6-3-6　牙乳头和牙囊组织
(A)发育牙胚中的牙乳头和(B)增生的牙囊组织可在形态学上与牙源性黏液瘤十分相似

三、成牙骨质细胞瘤

【定义】

成牙骨质细胞瘤（cementoblastoma），又称真性牙骨质瘤（true cementoma），是一种以形成牙骨质样（cementoid）组织为特征的肿瘤，常与牙根相连，肿瘤性牙骨质样物质直接沉积在牙根表面。

【临床特征】

1. **流行病学**　成牙骨质细胞瘤较少见，仅占所有牙源性肿瘤的1%~6%，文献中迄今只有约100例报道，患者年龄在8~44岁，平均年龄为20.7岁，3/4的患者年龄小于30岁，男性较常见。

2. **部位**　肿瘤多发生于下颌磨牙或前磨牙区，约占75%的病例。上颌也是磨牙和前磨牙区多见。与乳牙相关的病例非常少见。

3. **症状与影像学特点**　成牙骨质细胞瘤常表现患区颌骨膨隆，疼痛是本病的一个特点，表现为锐疼，类似于牙痛。肿瘤生长缓慢，但如不治疗可不断长大。X线片显示肿瘤常围绕牙根生长，表现为界限清楚的致密钙化团块，在钙化团块的周围有一带状放射透光区环绕，提示为未矿化组织和细胞丰富区域。通常相关牙的牙根吸收而变短，并与肿瘤性硬组织融合，常导致牙根结构不清。

4. **治疗及预后**　本病为良性肿瘤，容易摘除，术后很少复发。

【病理变化】

1. **大体特点**　成牙骨质细胞瘤表现为附着于牙根的钙化团块，常有一层不规则软组织环绕，肿瘤常常与所累及牙一起完整摘除（图6-3-7），直径约为2cm。

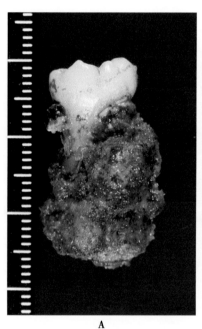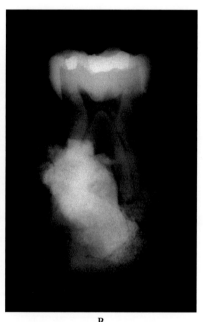

图 6-3-7　成牙骨质细胞瘤的大体表现
A. 摘除的肿瘤及牙齿；B. 摘除标本的X线片

2. **镜下特点**　肿瘤由牙骨质样组织所组成，有的呈片状排列，类似于有细胞牙骨质，可见较多嗜碱性反折线（reversal line），与Paget病所见相似；有的呈圆形或卵圆形矿化团块，似牙骨质小体。在上述矿化组织的周边区或其他生长活跃区，可见呈放射状排列、嗜酸性、未矿化的牙骨质样组织，其周围可有一列或数列成牙骨质细胞（图6-3-8）。成牙骨质细胞有时大小不一，胞核深染，肿瘤间质为富于血管的疏松纤维结缔组织。肿瘤周围有包膜。

【鉴别诊断】

成牙骨质细胞瘤周边区富于成牙骨质细胞的区域在组织学上与成骨细胞瘤、甚至与非典型骨肉瘤的特点相似，但成骨细胞瘤不附着于牙根，因此可以结合X线检查相鉴别；成牙骨质细胞瘤中虽然可见细胞丰富区，但成牙骨质细胞一般没有骨肉瘤中常见的核异型或核分裂。

四、牙骨质-骨化纤维瘤

牙骨质-骨化纤维瘤（cemento-ossifying fibroma）是一种特殊类型的骨化纤维瘤（ossifying fibroma），它发生于颌骨的承牙区，被认为是牙源性来源。详细内容将在第七章第三节中讨论。

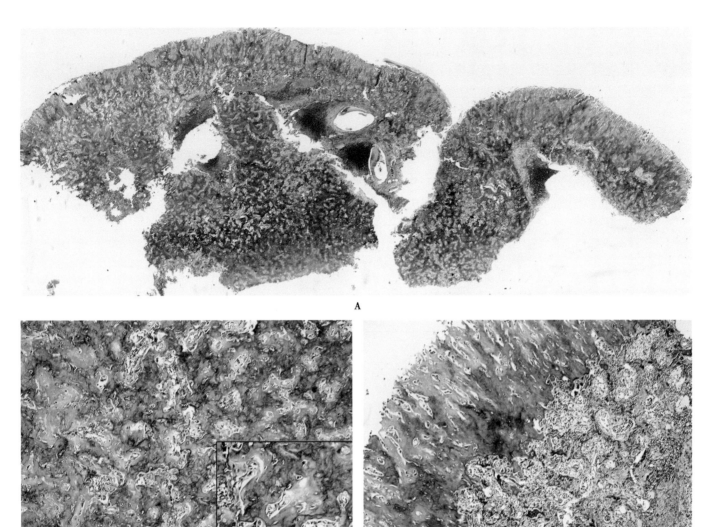

图6-3-8 成牙骨质细胞瘤的组织学表现

A. 低倍镜示肿瘤外层由呈放射状排列、均质红染结构,其下方为排列疏松、着色深的牙骨质样结构;B. 高倍镜示呈片状、似细胞性牙骨质区域,嗜碱性反折线显著(插图高倍);C. 高倍镜示病变周边区域呈放射状、未矿化组织,周围有成牙骨质细胞成列排列

（李铁军）

第四节 牙源性癌

大部分颌骨内的癌瘤是由口腔黏膜癌或上颌窦黏膜癌侵犯颌骨所致,少数可由身体其他部位的恶性肿瘤转移至颌骨内。另外,还有一组原发于颌骨,被称为牙源性癌(odontogenic carcinoma)的病损,它们可以是由先存的成釉细胞瘤恶变而来,也可直接发生于牙源性上皮剩余,可以是其他牙源性肿瘤的恶性型或是由牙源性囊肿衬里上皮的恶变而来。牙源性癌较少见,约占所有牙源性肿瘤的1.6%。

一、成釉细胞癌

【定义】

成釉细胞癌(ameloblastic carcinoma)是一种少见的原发性牙源性恶性肿瘤,肿瘤具有成釉细胞瘤的某些组织学特征,但表现明显分化不良、细胞异型性和核分裂增加。

【临床特征】

1. 流行病学 成釉细胞癌较为罕见,将近2/3的成釉细胞癌发生于下颌,男性稍多于女性,大多数患者年龄大于45岁,在儿童也有一个发病小高峰。在我国,成釉细胞癌约占所有成釉细胞瘤的2%,与文献报道相比,平均年龄较小。

2. 部位 颌骨后部是最常见部位,约1/2~2/3的病例发生于下颌。大多数病例为原发恶性肿瘤,但有些可发生于先存的成釉细胞瘤。少数病例还可发生于外周性成釉细胞瘤。原发和继发性肿瘤在组织学表现和生物学行为方面无显著差别。

3. 症状与影像学特点　较大和病程较长的肿瘤常表现界限不清或边缘不整齐的透射影,有时可侵犯骨皮质造成穿孔,侵犯邻近软组织。但有些病变可表现良性肿瘤的 X 线特点。文献中有 1 例伴高钙血症的病例报告。

4. 治疗及预后　彻底手术切除是首选治疗方案,其复发率约为 28%,放疗的疗效不佳。约 1/3 的患者发生肺转移,颈部淋巴结转移不常见。总体生存时间中位数约为 5 年,其中上颌肿瘤的致死率是下颌的 2 倍。发生于上颌骨的成釉细胞癌约有 1/3 以上的病例出现与肿瘤相关的死亡或肺转移,下颌骨病变常在转移前出现局部复发。

【病理变化】

肿瘤在整体上表现成釉细胞瘤的组织学特点,细胞具有恶性特点,如细胞多形性、核分裂、局部坏死、神经周浸润及核深染(图 6-4-1)。成釉细胞癌可表现滤泡型或丛状型成釉细胞瘤的结构类型,也可呈上皮条索或团块状。其上皮周边的细胞呈栅栏状排列,核极性倒置,至少部分区域可以表现这些特点。上皮岛中央的细胞可呈基底细胞样、棘皮瘤样或梭形,星网状层细胞可消失。

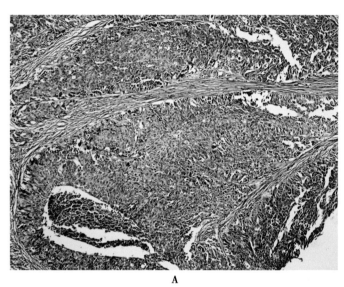
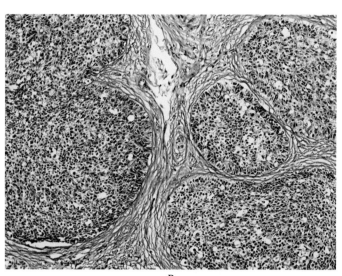

图 6-4-1　成釉细胞癌的组织学表现
其组织学特点类似成釉细胞瘤,但细胞呈多形性、核深染、核分裂多见,(A)坏死明显,(B)上皮巢的周边细胞呈栅栏状排列

【鉴别诊断】

在成釉细胞瘤与成釉细胞癌之间确定一个明确界限有时是困难的,应避免过度诊断。恶性指征如多形性、核浆比例增加、核深染、核分裂、病理性核分裂和血管或神经周围浸润等均可出现,肿瘤坏死可能是一个重要指标。仅有核分裂增加,不足以诊断恶性,有时切口活检后肿瘤中的核分裂可增加,发生于上颌的成釉细胞瘤可表现细胞丰富、核分裂增多,也不足以诊断恶性。对于浸润性生长的评估要十分小心,因为良性的成釉细胞瘤也可表现骨髓腔内的浸润性生长。有时成釉细胞癌部分或大部分呈梭形细胞分化,与牙源性癌肉瘤或牙源性肉瘤难以区分,角蛋白免疫组化染色可能有助于鉴别。如果肿瘤中难以找到类似成釉细胞瘤的形态区域,应考虑原发性骨内癌或牙源性透明细胞癌的诊断,区分这些肿瘤有时是不容易的,因为成釉细胞癌中可表现角化和透明细胞的特点。

二、原发性骨内癌,非特指

【定义】

原发性骨内癌,非特指(primary intraosseous carcino-ma,NOS)是原发于颌骨内、不能做其他分类的癌,与口腔黏膜没有原始联系,可能来源于牙源性上皮,有些病例也可能发生于牙源性囊肿或其他牙源性良性肿瘤。还曾被命名为原发性骨内鳞状细胞癌、原发性牙槽骨内上皮样癌和原发性牙源性癌。

【临床特征】

1. 流行病学　原发性骨内癌较少见,可发生于各年龄组,但多见于 45 岁以上的中老年人,男性较女性多发。

2. 部位　下颌后份为原发性骨内癌常见部位,上颌病损常发生于前份,来源于牙源性囊肿的肿瘤多见于下颌。

3. 症状与影像学特点　多数病例可无明显症状,仅在 X 线检查时偶然发现。有些病例可表现颌骨肿大、疼痛、牙齿移位及松动、牙缺失以及拔牙后牙槽窝不愈等症状,以后可穿破骨皮质,侵犯软组织,口腔黏膜可出现溃疡;X 线表现为颌骨的弥漫性透射影像,边界不清,一般呈口小底大或者骨内蚕食影,由于骨破坏明显,但受累牙的牙根吸收不明显,常常表现肿瘤区域的"悬浮牙"现象(图 6-4-2)。较大的肿瘤可导致病理性骨折。来源于牙

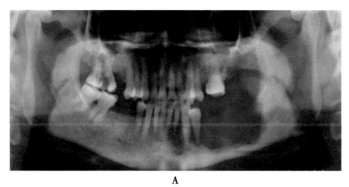

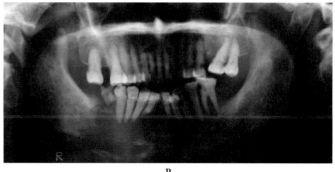

图 6-4-2　原发性骨内癌的 X 线表现

A. 显示口小底大的骨内蚕食影,边界不清;B.较大的肿瘤破坏骨质明显,可导致病理性骨折,受累牙牙根吸收不明显,表现所谓"悬浮牙"现象

源性囊肿的骨内癌可表现为多房性、扇形透射影。

4. 治疗及预后　原发性骨内癌预后较差,癌的组织学分级与预后密切相关。根治性切除加颈淋巴清扫术(伴转移的患者)是首选治疗方法。总体复发率约为60%,远处转移少见,多见部位为肺。截止 2001 年,文献中所报道的 5 年生存率为 52%。一般认为由牙源性囊肿发生的骨内癌可能分化较好,病程较长,但其 5 年生存率稍低(40%)。

【病理变化】

镜下肿瘤一般表现为无角化的鳞状细胞癌(图 6-4-3A),癌细胞排列呈团块或丛状癌巢,癌巢的周边细胞呈栅栏状排列,有时可发生角化(图 6-4-3B);少数发生角化的鳞状细胞癌与发生于口腔黏膜的鳞癌难以鉴别,往往需结合临床和放射学检查来确诊。多数骨内癌呈中等程度分化,坏死不明显。如组织学上可证实颌骨中心性癌发生于牙源性囊肿的衬里上皮,可确定颌骨为原发部位。

【鉴别诊断】

原发性骨内癌的诊断实际上是排除性的,需要综合考虑组织学、影像学和临床特点,以排外转移癌、特殊类型的牙源性癌、上颌窦癌、鼻黏膜癌以及骨内唾液腺肿瘤。区分这些肿瘤仅靠组织学检查是有困难的,CK19 常常可作为牙源性上皮的标记。牙源性鳞状细胞瘤、实性型牙源性角化囊肿也需与原发性骨内癌相鉴别,颌骨中心性高级别黏液表皮样癌的鉴别可能相对容易一些。发生于牙源性囊肿的骨内癌有时可同时存在癌和良性的囊肿成分(图 6-4-4),但最终将由恶性成分完全取代。这类肿瘤中一半为高分化、一半为中等分化的肿瘤。有报道鳞状细胞癌还可发生于成釉细胞瘤或其他良性牙源性肿瘤。

三、牙源性硬化性癌

【定义】

牙源性硬化性癌(sclerosing odontogenic carcinoma)是

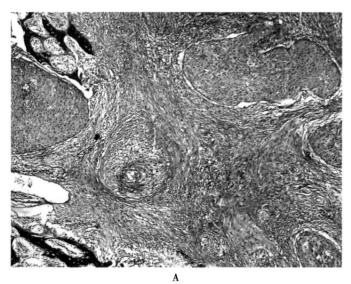

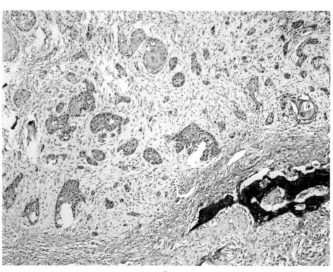

图 6-4-3　原发性骨内癌的组织学表现

A. 多表现为无角化的鳞状细胞癌;B. 有时也可发生角化

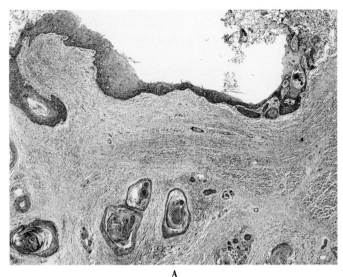
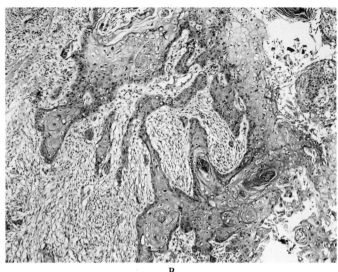

图 6-4-4　一例发生于牙源性角化囊肿的骨内癌
A.示部分牙源性角化囊肿衬里上皮的区域;B.鳞状细胞癌的区域

一种原发于颌骨内的癌,显著硬化的间质内见有上皮条索呈浸润性生长。迄今仅有零星病例报道,是此次 WHO 分类中新添加的牙源性癌。

【临床特征】

牙源性硬化性癌可导致颌骨膨隆,有时有神经症状,下颌骨多发,以前磨牙和磨牙区多见,上颌病例也发生于前份和磨牙区。X 线表现为界限不清的透射影,常有皮质骨破坏、牙根吸收,上颌窦也可受累。目前认为硬化性牙源性癌属低度恶性,手术切除为治疗选择,仅有一例在刮治后复发,无转移的报道,放疗的疗效不明确。

【病理变化】

肿瘤由单列上皮细胞条索分布于致密、硬化的间质内,上皮和间质成分在不同区域的分布有所不同,上皮巢常常被挤压呈较细的条索,有时通过免疫组化染色才能被发现。从细胞形态看,其间变并不明显,核分裂并不常见,其胞质可呈空泡状或部分透明,没有鳞状上皮分化,尽管其组织像呈现良性表现,但肿瘤可浸润骨骼肌和神经,坏死不常见。上皮细胞表达 CK19、CK5/6 和 p63,但仅呈 CK7 灶性阳性,E-cadherin 呈细胞膜阳性。

【鉴别诊断】

诊断牙源性硬化性癌时应注意除外:转移癌、上皮丰富型牙源性纤维瘤、牙源性钙化上皮瘤(含朗格汉斯细胞型)以及牙源性透明细胞癌。硬化性牙源性癌的最重要诊断指标,是其浸润性生长的特点,目前是否为一独立疾病尚无定论,还需更多病例观察以明确其临床病理特点。

四、牙源性透明细胞癌

【定义】

牙源性透明细胞癌(clear cell odontogenic carcinoma)是一种少见的、由空泡状或透明细胞为主组成的牙源性肿瘤。尽管 WHO(1992)牙源性肿瘤组织学新分类中认为它是良性肿瘤,并将其命名为牙源性透明细胞瘤,但从目前报道的病例看,可发生局部淋巴结或远处转移,并有多例致死病例报告,因此目前人们将其归类为牙源性癌。

【临床特征】

1. 流行病学　迄今为止,文献中已有近 100 例牙源性透明细胞癌的病例报告,该肿瘤较少见,其发病率不详。女性多见,男女之比为 1:1.6,平均年龄为 53 岁,但多数患者年龄在 40~70 岁。

2. 部位　发生于下颌的牙源性透明细胞癌约为上颌的 3 倍,约 43% 发生于下颌体部后份或升支区。

3. 症状与影像学特点　临床病期分别为数月至数年不等。主诉为颌骨肿胀,并累及邻近牙,引起牙松动。拔牙后有肿物长出或牙龈溃疡。X 线片示颌骨呈边界不清的透射区,较广泛的骨质破坏甚至侵犯软组织(图 6-4-5)。

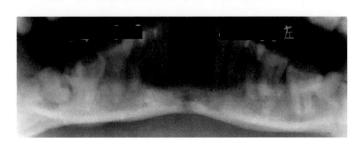

图 6-4-5　牙源性透明细胞癌的 X 线表现
示下颌前份有一颌骨破坏影,边界不清,受累牙无明显牙根吸收,呈"悬浮状"

4. **治疗及预后** 完整的手术切除术是首选治疗方法,辅助放疗的作用并不确定,但可能适用于波及软组织、侵袭性生长以及手术边界不完整的病例。牙源性透明细胞癌的临床行为表现为低度至中度恶性,约12%的病例发生颈部淋巴结和肺部转移,但多发生于复发病例。约15%的患者可因肿瘤致死。复发和转移可发生于手术后多年,因此需长期术后随访。

【病理变化】

1. **大体特点** 肉眼见肿瘤无被膜,切面实性、色灰白,可浸润骨组织。

2. **镜下特点** 牙源性透明细胞癌由片状、岛状、条索状排列的上皮细胞构成(图6-4-6A)。大部分肿瘤细胞胞质透明,细胞界限明显,胞核位于细胞中心或偏向细胞一侧,较深染,可见分裂象。肿瘤中还可见少量基底样细胞,胞质少,弱嗜酸性,与透明细胞有形态上的过渡(图6-4-6B)。有时上皮巢周边的基底细胞也可呈柱状,且其细胞核可表现极性排列,相似于成釉细胞瘤,但这只是局部的灶性表现。间质为成熟的结缔组织,有时可见上皮下间质的诱导性变化,呈均质红染的透明状(图6-4-6C),甚至可形成牙本质样物质。肿瘤细胞常表现轻度异型,核分裂并不多见,肿瘤坏死、神经或血管周围浸润(图6-4-6D)等特点仅见于高级别肿瘤。

肿瘤中的透明细胞PAS染色阳性,富含糖原,但不含黏液。透明细胞角蛋白(CK14、CK19、AE1/AE3)免疫组化染色呈阳性,但不表达波形蛋白、S-100、SMA、HMB45等。

【鉴别诊断】

牙源性透明细胞癌应与口腔颌面部可能出现的透明

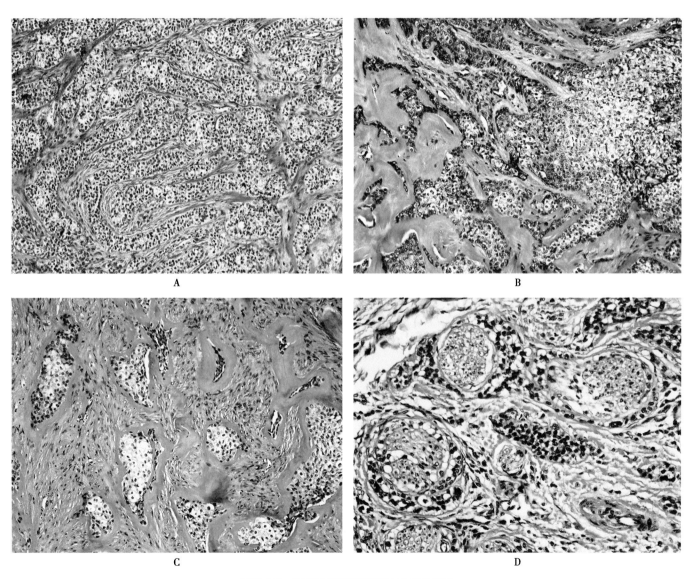

图 6-4-6 牙源性透明细胞癌的组织学表现

A. 肿瘤由以透明细胞为主的上皮巢组成,由纤维间质分隔;B. 区域可见少量基底样细胞,胞质少,弱嗜酸性;C. 示上皮岛周围间质呈均质红染的诱导现象;D. 有些高级别肿瘤中可见神经周围侵犯细胞性肿瘤相鉴别。首先是涎腺肿瘤中可富含透明细胞,可根据肿瘤的原发部位、黏液成分的特殊染色(涎腺肿瘤的透明黏液细胞阳性)、淀粉酶和/或溶菌酶的免疫组化染色(腺泡细胞癌阳性)、S-100 及 actin 染色(透明细胞肌上皮瘤阳性)来鉴别。其次是部分牙源性钙化上皮瘤、成釉细胞瘤中也可出现透明细胞。前者肿瘤中有钙化物,牙源性透明细胞癌中无钙化物;后者透明细胞占小部分,主要区域为典型的成釉细胞瘤图像。另外,还应做全身检查以排除转移性肾透明细胞癌的可能。

五、牙源性影细胞癌

【定义】

牙源性影细胞癌(odontogenic ghost cell carcinoma)是指具有牙源性钙化囊肿(或牙本质生成性影细胞瘤)特征,包括含量不等的影细胞或发育不良的牙本质,又具有恶性细胞学特征和呈浸润性生长的牙源性肿瘤。它可以由先存的良性病变恶变而来,也可为原发的恶性肿瘤。文献中有多种命名,包括恶性牙源性钙化囊肿、牙源性影细胞癌、侵袭性牙源性上皮影细胞瘤、牙源性钙化囊肿癌变、恶性牙源性钙化影细胞瘤等。

【临床特征】

1. 流行病学 牙源性影细胞癌是最少见的含影细胞的病损,仅占少于 3% 的病例。文献中约有 40 例报道,一半以上的病例为亚洲人。男性较女性多见(4∶1),年龄范围在 11~79 岁,平均年龄 39.7 岁,高发年龄 40~60 岁。

2. 部位 上颌骨肿瘤是下颌的 2 倍,下颌肿瘤常发生于磨牙区。所有报道的病例均发生于骨内,约 40% 的病例发生于先存的良性病损(如牙源性钙化囊肿或牙本质生成性影细胞瘤),其余为原发恶性。

3. 症状与影像学特点 颌骨膨大为常见症状,上颌肿瘤最终可侵犯上颌窦和鼻腔。肿瘤缓慢生长,伴疼痛、黏膜溃疡、失牙及神经症状。X 线表现为界限不清的透射影,约一半的病例可见不规则阻射物质,可能为钙化的影细胞灶、类牙本质样物质以及先存的良性病损成分。肿瘤可导致唇颊侧骨板破坏,侵犯软组织。

4. 治疗及预后 肿瘤呈浸润性生长,术后易复发,有肺转移甚至致死的病例报道。扩大的手术切除是首选治疗方法,约 2/3 的病例疗效佳,仅有少数病例附加放疗,其疗效还有待证实。在最初报道的 16 例中,总体 5 年生存率为 73%。

【病理变化】

1. 大体特点 肿瘤呈实性或多囊性,切面质韧、有沙砾感。

2. 镜下特点 牙源性影细胞癌表现牙源性钙化囊肿或牙本质生成性影细胞瘤的某些特征,如肿瘤上皮岛具有排列规则的基底细胞,并含数量不等的影细胞和中央星网状细胞。但肿瘤表现细胞和胞核多形性,核分裂象多见(图 6-4-7),有时可见肿瘤坏死以及周围组织侵犯。肿瘤中还可见邻近上皮的牙本质样物质(juxtaepithelial dentinoid)。

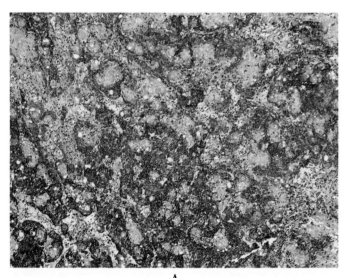
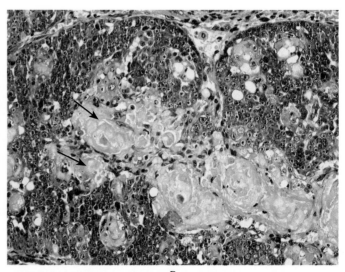

A B

图 6-4-7 牙源性影细胞癌的镜下表现
A. 低倍镜示肿瘤呈巢状或大片状,纤维间质较少;B. 高倍镜示肿瘤细胞呈多边形,具有异型性,核大深染,核分裂多见,肿瘤巢内可见呈均质红染的影细胞灶(箭头)

(李铁军)

第五节　牙源性癌肉瘤

牙源性癌肉瘤(odontogenic carcinosarcoma)是极为罕见的恶性混合性牙源性肿瘤,其组织学表现类似成釉细胞纤维肉瘤,但其上皮及间叶组织均呈恶性表现。目前文献中仅有零星病例报告,均发生于下颌,其中2例为男性(52、55岁),1例女性(19岁),由于病例数过少,且随访资料不全,故其预后信息尚不明确。

第六节　牙源性肉瘤

【定义】

牙源性肉瘤(odontogenic sarcoma)是指一组混合性牙源性肿瘤,上皮成分表现良性,但其间叶成分表现肉瘤的特征。其中最常见的是所谓成釉细胞纤维肉瘤(ameloblastic fibrosarcoma),类似于成釉细胞纤维瘤的组织结构,但间叶成分呈恶性表现。如肿瘤中形成牙本质样结构或釉质和牙本质样结构,还可称为成釉细胞纤维牙本质肉瘤或成釉细胞纤维牙肉瘤,但后两者很少见。

【临床特征】

1. 流行病学　该肿瘤极为少见,可发生于任何年龄

(3~89岁),好发于中青年人,平均年龄在30岁,男性多见。

2. 部位　下颌与上颌发生肿瘤之比为4:1,好发于颌骨后份。

3. 症状与影像学特点　肿瘤生长较快且伴疼痛,大多数患者疼痛发生在肿胀之前,此为诊断要点;X线显示颌骨边界不清的透射区,并伴骨组织破坏。如肿瘤形成牙本质样物质,可表现阻射影。

4. 治疗及预后　大约1/3的病例由成釉细胞纤维瘤的间叶成分恶变而来,往往与成釉细胞纤维瘤术后复发有关。成釉细胞纤维肉瘤呈局部高度浸润性生长,较少发生远处转移(<5%)。治疗一般采用手术切除,应保证有足够的安全边界。

【病理变化】

1. 大体特点　肉眼见肿物为分叶状,质较软,剖面为淡粉红色,无明显纤维束,无包膜。

2. 镜下特点　牙源性肉瘤的上皮成分较少,呈团块状或条索,上皮分化较好;间叶成分表现明显间变,细胞密集,呈多形性,瘤细胞大小不一,有核浓染、异型,核分裂多见(图6-6-1),且可有瘤巨细胞。有些复发肿瘤,其原有的上皮成分消失,这是由于肉瘤成分生长加速,上皮成分因缺乏生长优势而萎缩、消失。

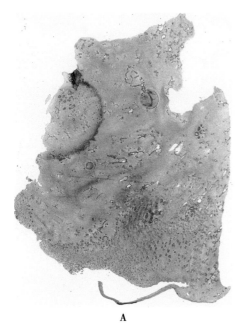
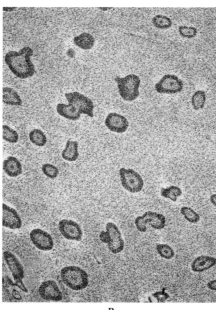
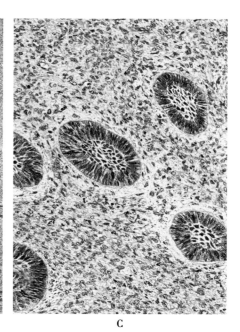

A　　　　　　　　　B　　　　　　　　　C

图6-6-1　成釉细胞纤维肉瘤的组织学表现

A. 低倍示肿瘤主要为均质性间质和散在其内的上皮岛或条索构成;B、C. 上皮呈团块状散在间质,且细胞分化良好,似成釉器,间叶细胞成分密集,并表现明显的间变和异型性,瘤细胞大小不一,核深染,病理性核分裂多见

(李铁军)

参考文献

1. El-Naggar AK, Chan JKC, Grandis JR, et al. World Health Organization classification of head and neck tumours. IARC, 2017:235-236.

2. 李铁军. 牙源性肿瘤的病理诊断. 中华口腔医学杂志, 2008, 43: 630-634.

3. Li TJ, Wu YT, Yu SF, et al. Unicystic Ameloblastoma: A Clinicopathological Study of 33 Chinese Patients. Am J Surg Pathol, 2000, 24(10): 1385-1392.

4. Li TJ, Yu SF, Gao Y, et al. Clear cell odontogenic carcinoma: A clinicopathological and immunocytochemical study of five cases. Arch Pathol Lab Med, 2001, 125(12): 1566-1571.

5. Luo HY, Li TJ. Odontogenic tumors: a study of 1309 cases in a Chinese population. Oral Oncol, 2009, 45:706-711.

6. Huang JW, Luo HY, Li Qing, et al. Primary intraosseous squamous cell carcinoma of the jaws: a clinicopathological study of 39 cases. Arch Pathol Lab Med, 2009, 133:1834-1840.

7. 李铁军. 颌骨肿瘤实例图谱及临床病理精要. 北京:人民军医出版社, 2011.

8. Chen Y, Wang JM, Li TJ. Ameloblastic fibroma: A review of published studies with special reference to its nature and biological behavior. Oral Oncol, 2007, 43:960-969.

第七章

颌骨骨及软骨源性肿瘤和瘤样病变

与全身其他部位骨骼相比,颌骨在结构和功能等方面均具特殊性。颌骨中因含有牙发育过程中残留的某些组织结构(如牙源性上皮剩余),因而是全身骨骼中最好发上皮性囊肿和肿瘤的部位(详见第五章、第六章);下颌骨通过颞下颌关节与颅骨相连,共同构成颅颌面的骨性框架,决定人的面部轮廓和外形,并与上颌骨协同参与咀嚼、吞咽、呼吸等重要生理功能。因此,发生于颌骨和颞下颌关节的肿瘤和瘤样病变具有特殊性,其与牙、牙槽骨和颞下颌关节的特殊关系均给这类病损的诊断、治疗及预后判断带来挑战。除前述的牙源性肿瘤和囊肿外,颌骨还可发生骨及软骨源性肿瘤和瘤样病变,本章着重对这类病损(表7-0-1)进行描述。

表 7-0-1　颌骨骨及软骨源性肿瘤和瘤样病损

良性骨及软骨性肿瘤	一、骨化纤维瘤
一、骨瘤	二、家族性巨大型牙骨质瘤
二、骨样骨瘤	三、纤维结构不良
三、成骨细胞瘤	四、牙骨质-骨结构不良
四、软骨瘤	巨细胞性病变
五、软骨黏液样纤维瘤	一、中心性巨细胞肉芽肿
六、促结缔组织增生性纤维瘤	二、巨颌症
七、骨软骨瘤	三、甲状旁腺功能亢进性棕色瘤
八、滑膜软骨瘤病	四、畸形性骨炎
九、婴儿黑色素神经外胚瘤	五、弥漫性腱鞘巨细胞瘤
恶性骨及软骨性肿瘤	其他肿瘤
一、骨肉瘤	一、浆细胞骨髓瘤
二、软骨肉瘤	二、尤因肉瘤/原始神经外胚层肿瘤
三、间叶性软骨肉瘤	三、颌骨转移性肿瘤
纤维-骨性病变	

第一节　良性骨及软骨性肿瘤

一、骨瘤

【定义】

骨瘤(osteoma)是由分化成熟的骨组织构成的良性肿瘤,几乎仅见于颅颌面骨。关于其属于真性肿瘤还是错构瘤尚有争论,它容易与外伤和炎症刺激引起的反应性骨组织增生、呈进行性骨化的牙骨质-骨化性纤维瘤以及骨软骨瘤相混淆,与骨隆突和外生骨疣等发育异常的区别也不明显。

【临床特征】

1. 流行病学　骨瘤可发生于任何年龄,好发于 20～49 岁。男性多见,为女性的 2 倍。

2. 部位　根据发病部位不同,骨瘤主要分为中心型(central type)和表面型(surface type)两种。发生于骨内者为中心型骨瘤,表面型骨瘤发生于骨膜下,可在骨表面形成有蒂或无蒂的局灶性肿物。少数情况下,骨瘤也可发生于软组织。下颌骨比上颌骨多见,发生于下颌骨者,多见于髁突、下颌骨体的舌侧及下颌角下缘部位。

3. 症状与影像学特点　骨瘤常表现为颌骨膨胀,压迫神经时可出现疼痛及局部麻木感,发生于髁突时可引起开口受限。一般为单发,也有双侧或多发性病例。颌骨和颅骨多发性骨瘤同时伴有大肠多发性息肉者、皮肤纤维瘤、表皮样囊肿、牙阻生或牙瘤者,称为 Gardner 综合征。X 线表现为界限清楚的阻射影像(图 7-1-1),常小于

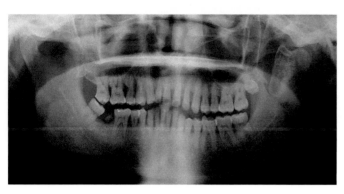

图 7-1-1 骨瘤的 X 线表现
曲面断层片示左侧髁突中心型骨瘤,表现为边界清楚的密度增高区

2cm。

4. **治疗及预后** 手术切除后极少复发。

【病理变化】

1. **大体特征** 肉眼观周围型骨瘤呈圆形或卵圆形,表面光滑或呈结节状,有宽广的基底附着于骨面。中心型骨瘤周围有被膜,切面呈海绵状骨或致密骨。

2. **镜下特征** 骨瘤镜下由成熟的骨小梁构成,排列不规则。骨小梁间有纤维、血管和脂肪等组织,有时可见造血成分。根据骨与纤维的比例不同,骨瘤主要区分为致密性骨瘤(compact osteoma)和海绵状骨瘤(cancellous osteoma)。致密性骨瘤质地硬,主要由缺乏骨髓腔的密质骨构成,骨小梁密集和粗大,骨小梁之间多为纤维结缔组织性骨髓。海绵状骨瘤质地较软,由成熟的层板骨性骨小梁构成,骨小梁略稀疏、较细,骨小梁之间有大量纤维,可含红骨髓或黄骨髓。骨小梁周围可见成骨细胞排列。

二、骨样骨瘤

【定义】

骨样骨瘤(osteoid osteoma)由 Jaffe 于 1935 年最先报道,一般认为它是真性肿瘤,也有人认为它是骨的外伤或炎症性病变。

【临床特征】

1. **流行病学** 此瘤占骨良性肿瘤的 10%,发病部位以股骨、胫骨、肋骨、腕骨、桡骨、椎骨多见,偶尔也发生于颌骨。好发于 30 岁以下的男性(男女之比为 2:1)。

2. **症状与影像学特点** 该瘤直径多在 1cm 左右,不超过 2cm。其生长缓慢,可出现疼痛。疼痛常呈间歇性钝痛,夜晚加重,可持续数周或数年,且可被阿司匹林等止痛药缓解,一般认为与肿瘤中前列腺素水平升高有关。X 线表现为小的圆形或卵圆形透射影,其中可有钙化灶,周围有反应性新生骨形成的骨硬化带。

3. **治疗及预后** 手术治疗后极少复发。

【病理变化】

1. **大体特征** 肉眼观病变由中心区和周围区构成,中心区呈暗红色肉芽组织状,分切时有沙砾感,相当于 X 线密度减低的部分。周围区骨厚薄不一,相当于 X 线显示的骨硬化带,与中心区分界明显。

2. **镜下特征** 组织学上,骨样骨瘤与成骨细胞瘤特点基本一致,只是前者病损一般小于 2cm,且其周围有硬化骨的区带。随发病阶段不同亦有变化,早期血管及结缔组织丰富,有骨样组织呈小梁状散在分布,其周围可见成骨细胞。后期病变中骨样组织增宽、致密、逐渐钙化,变为骨小梁并出现骨陷窝,间质减少。

三、成骨细胞瘤

【定义】

成骨细胞瘤(osteoblastoma)是一种少见的良性成骨性肿瘤,其特征是肿瘤产生针状的编织骨,其周围排列着明显的成骨细胞。肿瘤大于骨样骨瘤,起病较急,且常引起疼痛,因此有时可与骨源性恶性肿瘤相混淆。

【临床特征】

1. **流行病学** 成骨细胞瘤约占全部骨肿瘤的 1%,占良性骨肿瘤的 3%~4%,肿瘤发生的高峰年龄为 10~19 岁,85%~90% 发生于 30 岁之前的年轻人,男性是女性的 2 倍。但在颌骨发生的病例中,男女比例没有明显的统计学差异。

2. **部位** 大多数成骨细胞瘤发生于骨髓腔内(骨内型),少数发生于骨膜(外周型)。最常见于脊椎,其次为四肢长骨、手足骨等。颌面部发生的成骨细胞瘤不足颌面部全部肿瘤的 1%。下颌为上颌的 2~3 倍,且以下颌骨后部多见。

3. **症状与影像学特点** 成骨细胞瘤直径多数为 2~4cm,但也有达 10~15cm。疼痛是最常见的症状,多为持续的自发性钝痛,伴局部肿胀及触痛,部分患者有发热、体重减轻、头痛等。也有少数患者无明显症状,通过 X 线偶然发现。颌骨肿瘤还可累及邻近牙,导致牙松动和移位。影像学上,成骨细胞瘤多表现为界清的圆形或椭圆形透射影,肿瘤内部有矿化区,可呈斑片状或云雾状阻射影。肿瘤导致表面骨皮质膨隆、变薄,甚至破坏骨皮质进入软组织。有时肿瘤边缘可见一层骨硬化带。少数病例呈边界不清的透射/阻射混合影,类似骨髓炎或恶性肿瘤的表现。

4. **治疗及预后** 手术切除不全可复发。直径不超过 4cm 的成骨细胞瘤生物学行为一般为良性,但有一种交界性的肿瘤,有局部侵袭性,直径超过 4cm,称为侵袭性成骨细胞瘤(aggressive osteoblastoma)或恶性成骨细胞瘤

（malignant osteoblastoma）。由于该肿瘤的恶性潜能不易预测，有15%的成骨细胞瘤术后易复发，有学者建议诊断时避免用良性成骨细胞瘤这一名称，但通常该肿瘤不发生转移。

【病理变化】

1. 大体特征　肉眼观，一般为圆形或椭圆形的实性肿瘤，由于肿瘤血管丰富，切面常呈红色或红褐色，肿瘤中的骨样组织使其质地不均，呈沙砾样。肿瘤与正常骨组织之间界限清楚，总有一层薄的反应性成骨。

2. 镜下特征　肿瘤内含大量相互交织的类骨质小梁或骨针，形成幼稚的编织骨结构。小梁的形态不规则，排列紊乱，矿化程度不一，其周围有一至数层浆细胞样或多边形成骨细胞围绕（图7-1-2A）。成骨细胞胞质较丰富，嗜酸性（图7-1-2B），有明显的核和单个核仁，少见细胞异型和核分裂。肿瘤间质较多，至少与骨样组织等量，为疏松的结缔组织，血管丰富，可见散在的破骨细胞样巨细胞。在肿瘤边缘，类骨质小梁与正常骨相融合。长入软组织的肿瘤边缘会有一条反应性成骨带，将肿瘤与软组织分开。

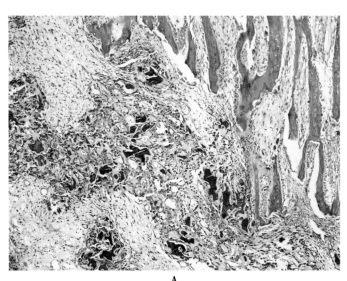
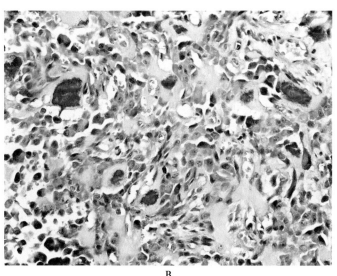

图 7-1-2　成骨细胞瘤

A. 肿瘤中可见形态不规则、排列紊乱、矿化程度不一、呈蓝染的幼稚骨小梁，其周围数层圆大的成骨细胞围绕，肿瘤边缘可见反应性骨小梁（右上角）形成；B. 高倍见浆细胞样或多边形成骨细胞围绕刚矿化的骨基质岛

【鉴别诊断】

临床与病理上需要与骨样骨瘤鉴别。骨样骨瘤很少发生于颌面部，其在临床及X线表现与成骨细胞瘤非常相似，肿瘤的核心处与成骨细胞瘤在组织学上没有显著差异。二者的主要区别是：骨样骨瘤一般小于1~2cm；核心外周有厚而致密的反应性骨围绕，肿瘤很少长大，即具有限制性生长的特点；且临床上疼痛较剧烈，有夜间痛。但有学者认为，颌骨发生的良性成骨性肿瘤都应称为成骨细胞瘤，体积小的所谓"骨样骨瘤"可能是成骨细胞瘤的早期阶段。

成牙骨质细胞瘤是牙源性肿瘤，常发生于年轻人的下颌后部，可伴肿胀疼痛，组织学的特点是相互连接的矿化小梁，细胞肥胖、多边形，有些呈浆细胞样，与成骨细胞瘤在组织学上也很类似。二者的主要区别是成牙骨质细胞瘤的钙化成分与一个或多个牙的牙根相融合，而成骨细胞瘤无这种表现。

有时成骨细胞瘤的X线表现可类似于骨肉瘤，由于二者在治疗及预后上有较大差异，使低度恶性骨肉瘤成

为最重要的鉴别诊断。骨肉瘤的肿瘤细胞更大，核浆比例更高，核深染及细胞异型性更明显，且分裂象及病理性分裂象多见；另外成骨细胞瘤的边缘一般呈"推进式"生长，而骨肉瘤则呈侵袭性，直接侵犯宿主骨，常在肿瘤组织中见到残留的层板骨。

四、软骨瘤

【定义】

软骨瘤（chondroma）是以透明软骨为主要病变的良性肿瘤，也是较为常见的骨内肿瘤，分内生性（髓腔性/中央型/孤立型内生性）软骨瘤和骨膜下（皮质旁/骨旁/骨膜）软骨瘤两种，其中内生性软骨瘤更多见，而骨膜下软骨瘤则较少见。软骨瘤伴发多发性血管瘤者称马弗西（Maffucci）综合征；多发性病例，如一侧上、下肢或两侧上、下肢对称生长，同时合并肢体发育畸形，又称内生软骨瘤病或软骨结构不良。

【临床特征】

1. 流行病学　软骨瘤多见于青少年，单发者多见。

但发生于颌骨者极为少见,年龄稍高,发病无明显性别差别。

2. 部位 发生于颌骨的软骨瘤见于磨牙区、前牙区、硬腭、髁状突及喙突等。

3. 症状与影像学特点 临床上多无自觉症状,局部逐渐肿胀,肿物较大时,可引起局部畸形和压迫症状,局部肿胀或疼痛,发生于颌骨者可因牙槽骨和牙根吸收,导致牙齿松动,发生于髁状突者可引起下颌运动障碍。X线见病变局部呈界限清楚的溶骨性改变,内有间隔或斑点状、絮状或弧状钙化影,周边皮质骨可膨胀变薄。骨膜软骨瘤者可见局部骨皮质呈蝶形凹陷,中央不规则钙化,局部骨皮质反应性硬化。CT扫描见髓腔内的软组织呈低密度影,肿瘤内有无定形的小环状高密度钙化影。

4. 治疗及预后 软骨瘤属良性,完整手术切除效果良好,很少复发或恶变。

【病理变化】

1. 大体特征 肉眼见,内生性软骨瘤呈分叶状淡蓝色软骨样肿块,剖面可见到淡黄色钙化区和灰红色斑点,可呈黏液样质地。通常体积较小,直径2~3cm,呈分叶状。

2. 镜下特征 分化成熟的透明软骨细胞分布在淡蓝色均匀粉染的软骨基质陷窝中,软骨细胞胞质丰富,呈圆或卵圆形,核小而圆,深染。肿瘤基质中局部可见钙化与骨化,或有黏液样基质形成,有的细胞大而规则,偶见双核(图7-1-3)。

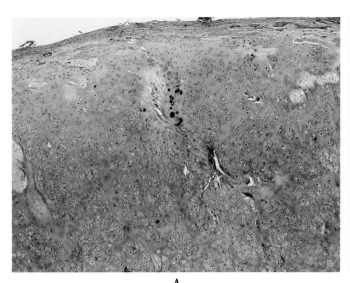
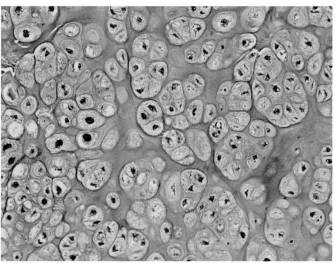

A　　　　　　　　　　　　　　　　　B

图 7-1-3　软骨瘤的组织学表现
A. 低倍镜见肿瘤由分叶状的成熟透明软骨组成,有完整包膜;B. 高倍镜见卵圆形细胞大而规则,多含单核

【鉴别诊断】

由于颌骨极少发生软骨瘤,所以所有发生于颌骨的软骨性病损均应排外软骨肉瘤的可能。

五、软骨黏液样纤维瘤

【定义】

软骨黏液样纤维瘤(chondromyxoid fibroma)是一种少见的、形成软骨样、黏液样和成纤维细胞样成分的良性肿瘤,呈分叶状,来源于成软骨性结缔组织。

【临床特征】

1. 流行病学 软骨黏液样纤维瘤较少见,仅占所有颌面骨肿瘤的5%。多见于10~30岁,男性多见。

2. 部位 软骨黏液样纤维瘤可发生于所有骨骼,颌骨受累稍多见,约3/4发生于下颌骨。发生于其他部位者约1/3病例累及胫骨,特别好发于胫骨近端。

3. 症状与影像学特点 临床上约1/4的患者首发症状为疼痛,约3/4的患者出现肿胀,亦有患者无任何症状,仅因影像学检查而发现。X线可见病灶呈局限性透射影像,伴有硬化或扇形边缘,有时病损中央可见密度增高。肿瘤直径一般为1~6.5cm。

4. 治疗及预后 虽然软骨黏液样纤维瘤是一种良性肿瘤,但约25%的长骨病例可于刮治后复发,所以有整形外科医师推荐整块切除作为首选治疗方法。发生于颌骨的软骨黏液样纤维瘤一般体积较小,可采用刮治术治疗,复发不多见。对于较大的颌骨病损,可采用切除以防复发。放疗为禁忌处理方案,因为它可导致肿瘤恶性转化或引起放射性骨坏死。

【病理变化】

1. 大体特征 肿瘤类似纤维软骨,呈圆形、椭圆形或分叶状。切面发白,边缘清晰,质硬有弹性。病变中无骨小梁条纹,无明显的黏液样组织,偶见钙化点。

2. 镜下特征 肿瘤由多少不一的纤维组织、黏液样

组织和软骨样组织构成。肿瘤呈不规则分叶状,小叶中细胞稀疏瘤细胞梭形,小叶周围细胞较密集(图 7-1-4A、

B),可见软骨黏液样基质,胞核深染、多核巨细胞、钙化以及软骨样组织较为常见(图 7-1-4C、D)。

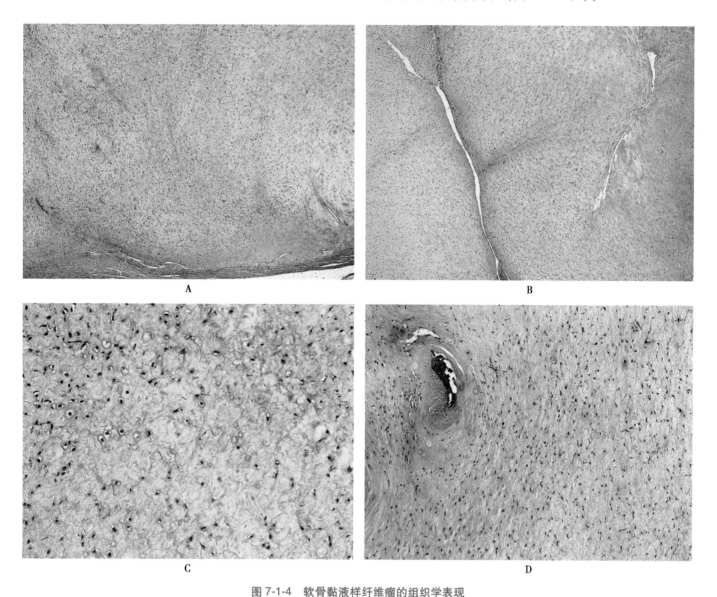

图 7-1-4 软骨黏液样纤维瘤的组织学表现
A、B.肿瘤边界清楚,有包膜,呈不规则分叶状,小叶周围细胞较密集,瘤细胞梭形;C.小叶中细胞稀疏,可见软骨黏液样基质;D.区域可见骨化或钙化

【鉴别诊断】

临床上软骨黏液样纤维瘤需要与骨巨细胞瘤鉴别,但二者组织学上差异较大,不难鉴别。

六、促结缔组织增生性纤维瘤

【定义】

促结缔组织增生性纤维瘤(desmoplastic fibroma)是发生于骨的、具有局部侵袭性的成(肌)纤维细胞性肿瘤。

【临床特征】

1. 流行病学 骨促结缔组织增生性纤维瘤可发生于任何年龄,但以 30 岁前多见(70%~80%),性别差异不明显。发病部位以长骨为多,发生率占56%,其中股骨和胫骨分别为第1、2 位。发生于颌骨者极为少见,女性多见。

2. 部位 颌骨促结缔组织增生性纤维瘤多发生于颌骨后份,约90%以上见于下颌骨,好发部位依次为体部、下颌角、升支。

3. 症状与影像学特点 临床上进展缓慢。表现为颌骨无痛性膨大,部分也可生长较快,伴有疼痛麻木等神经症状及牙松动,肿瘤活动性差,多数病变可逐渐穿破颊、舌侧皮质骨致周围软组织受累。X 线主要表现为溶骨性、膨胀性骨破坏(图 7-1-5)。骨皮质变薄,呈界清晰或模糊的单房或多房透射性病变,有的不规则呈地图状,并有一窄的过渡带,病变内可见假骨小梁形成,很少有骨膜新骨形成的硬化边缘。

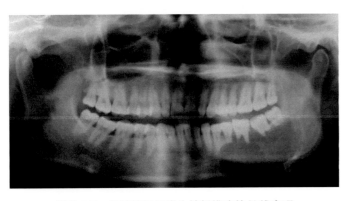

图 7-1-5 促结缔组织增生性纤维瘤的 X 线表现
曲面断层片示左下颌 34~38 低密度影像,边界尚清,34~38
牙根均有不同程度的吸收

4. **治疗及预后** 与更常见的软组织韧带样纤维瘤类似,具有局部侵袭性,不完全切除容易复发,但一般不发生转移。

【病理变化】

1. **大体特征** 肉眼见肿瘤无明显的周界,剖面质硬韧、灰白色(图 7-1-6)。

2. **镜下特征** 肿瘤主要由波浪状和旋涡状交错编织的、丰富的、成熟的成(肌)纤维细胞构成,其间被不同程度玻璃样变性的、粗大的胶原纤维分隔,有的细胞生长比较活跃,但无多形性、坏死和核分裂(图 7-1-7),其间血管较少,但血管周围水肿明显。有些成纤维细胞可呈 SMA 阳性染色。有病例报道可发生 CTNNB1 或 APC 基因突变。

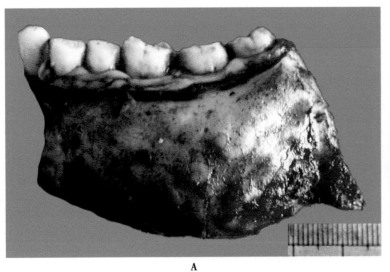
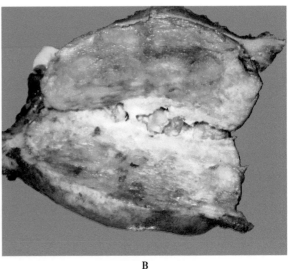

A   B

图 7-1-6 促结缔组织增生性纤维瘤的大体表现
肿瘤至颌骨膨隆,切面质韧,色灰白

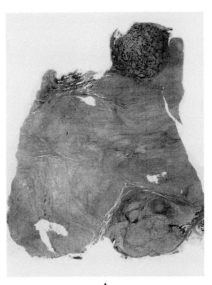
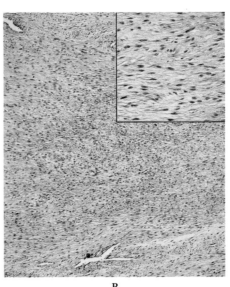

A   B

图 7-1-7 促结缔组织增生性纤维瘤的组织学表现
A. 低倍镜见纤维性肿瘤替代了正常骨组织;B. 肿瘤由波浪状交错编织的梭形细胞构成,
细胞丰富,插图高倍镜示梭形细胞形态成熟,无核分裂

【鉴别诊断】

有时促结缔组织增生性纤维瘤与分化良好的纤维肉瘤难于区分,也有学者认为促结缔组织增生性纤维瘤具有潜在恶性。

七、骨软骨瘤

【定义】

骨软骨瘤(osteochondroma)是指发生在骨表面,覆以软骨帽的疣状骨性隆起,与下方的骨组织相连续。一般认为其属于良性肿瘤,而非反应性病损。又称骨软骨性外生性骨疣。

【临床特征】

1. **流行病学** 骨软骨瘤是最常见的、发生于长骨的良性肿瘤,约占良性骨肿瘤的1/3。但其在颌面骨中则较为少见,因为骨软骨瘤只发生于软骨内成骨的部位,少于1%的骨软骨瘤发生于头颈部。发生于颌面部的骨软骨瘤多见于30~49岁的患者,而发生于全身其他部位者多以青少年为主。

2. **部位** 报道的颌面部骨软骨瘤的部位包括颅底、上颌窦、颧骨、下颌髁突和喙状突。

3. **症状与影像学特点** 其临床症状与发生部位有关,发生于下颌髁突或喙状突的肿瘤常导致面部不对称、咬合紊乱、疼痛和张口受限。X线可见骨表面有蒂或无蒂的骨性突起(图7-1-8),顶端有软骨覆盖——软骨帽盖,厚薄不一,薄者仅呈线状透明区,厚者可呈菜花样稍密阴影。

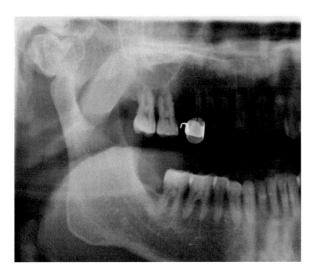

图7-1-8 曲面断层片示右髁突骨软骨瘤

4. **治疗及预后** 手术切除可治愈,但切除不全可复发。恶变较为少见。

【病理变化】

1. **大体特征** 肉眼见,肿物有蒂或无蒂,外凸的肿物表面有一薄层纤维性软骨膜,其下为帽状的灰蓝色透明软骨样的软骨结构,再下方为成熟的骨小梁结构,与周围正常骨相连。

2. **镜下特征** 镜下见外凸的肿物表面有一薄层血管稀少的纤维性软骨膜,其下为帽状的透明软骨样软骨结构,再下方为成熟的骨小梁结构。软骨帽厚度一般小于2cm,骨、软骨交界的区域类似于软骨内成骨的生长带,即软骨骨化形成成熟小梁骨的区域(图7-1-9)。软骨成分无异型性,双核细胞少见。骨软骨瘤中不表达Bcl-2,这一特点有助于与软骨肉瘤相鉴别。

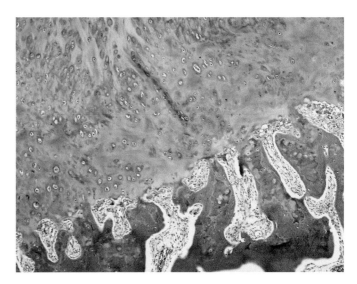

图7-1-9 骨软骨瘤的组织学表现
透明软骨样结构与骨组织相移行

八、滑膜软骨瘤病

【定义】

滑膜软骨瘤病(synovial chondromatosis)是一种滑膜来源的良性结节性软骨增生,主要发生于关节,少数情况下见于有滑膜衬覆的滑囊及腱鞘。病变开始于滑膜靠近腔面的表层下结缔组织内,形成多个细胞丰富的软骨灶,随着疾病进展,软骨结节脱落进入关节腔成为游离体,有些软骨结节或游离体会钙化或骨化。

【临床特征】

1. **流行病学** 滑膜软骨瘤病主要发生于大关节,膝关节占所有病损的70%,其次是髋关节和肘关节,颞下颌关节等小关节很少受累。至今,文献报道不过100例。多见于中年人,平均年龄40~50岁,男性多见。发生于颞下颌关节者以女性多见。

2. **部位** 在颌面部,滑膜软骨瘤病主要累及颞下颌关节,通常局限于单侧。

3. **症状与影像学特点** 颞下颌关节区疼痛、肿胀、开口受限、捻发音或关节弹响、开口时下颌向患侧偏斜、咬合紊乱等,甚至可出现头痛、听力下降、面瘫等神经症状。由于这些症状在其他关节病变中也可出现,缺少特异性诊断意义。有时患者可无症状。影像学上,大小不等的结节游离于关节内呈圆形、卵圆形或不规则形的阻射影(游离体),关节间隙增宽、不规则,关节窝及髁突变形、硬化或表面破坏(图 7-1-10)。CT 检查能发现较小的钙化灶,并清楚显示病变骨破坏情况,MRI 能确定病变是否为滑膜来源、病变的位置及与周围正常结构的关系。

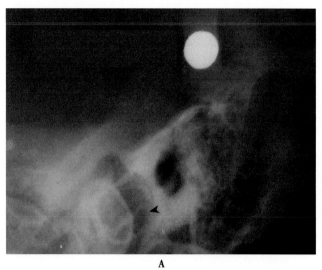
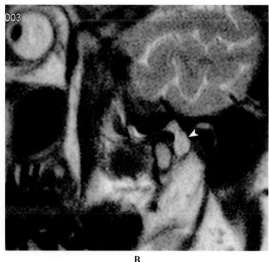

图 7-1-10　滑膜软骨瘤病的影像学表现

A.X 线关节片检查见颞下颌关节间隙明显增宽(箭头),但未见确切钙化影;B.MRI 检查显示在 T_2 加权像上关节腔内有大量积液(箭头),可见高低信号混杂表现

4. 治疗及预后　滑膜软骨瘤病的治疗是以手术方法摘除所有受累的滑膜和游离体。本病预后良好,切除后复发率较低,复发多与切除不彻底有关。但有报道少数病例可呈局部侵袭性生长,即使行滑膜切除术后复发率依然很高,因此定期随访是必要的。目前尚无颞下颌关节滑膜软骨瘤病恶变的报道。

【病理变化】

1. 大体特征　肉眼观,关节腔内可见数个到数百个游离体,部分随滑膜液流出。这些软骨结节为发亮的蓝白色圆形、卵圆形或不规则小体,大小不等,小的如粟粒,大者可融合成数厘米的实性团块(图 7-1-11)。切面呈软骨样硬度,有时有黄白色不透明区的钙化或骨化区。滑膜常充血、肥厚,也可见表面附着有软骨结节。

2. 镜下特征　软骨结节由透明软骨组成,表面覆盖一层纤细的纤维组织,有时有细胞衬覆。结节内软骨细胞疏密不等,比一般的透明软骨细胞多。细胞成群或岛状,瘤细胞团间有丰富的基质(图 7-1-12A)。软骨细胞多数核固缩、深染,但也有轻度异型性,如核大、泡状核、核仁明显、双核或多核等,但分裂象少见(图 7-1-12B)。多数病例中可见局部少量弥漫或点状钙化,在送检的滑膜表层下结缔组织中有多灶性软骨岛形成,局部见大片的纤维母细胞向软骨细胞过渡。

【鉴别诊断】

由于滑膜软骨瘤病在组织学上可表现一定程度的核

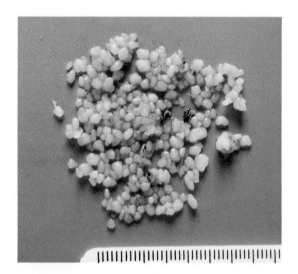

图 7-1-11　大体标本为散碎关节腔内的游离体

类圆形物,粟米至米粒大小,色白、半透明,表面光滑

异型性和细胞丰富,有时需与软骨肉瘤相鉴别,通常滑膜软骨瘤病病变局限于关节间隙及滑膜浅层,而不侵及骨和滑膜深层,一般结合临床可鉴别。但部分病变呈侵袭性生长并累及关节周围组织时,影像学则难以与软骨肉瘤累及关节或罕见的滑膜原发性软骨肉瘤进行鉴别,但在组织学上,软骨肉瘤没有滑膜软骨瘤病中软骨细胞成团聚集的特征,肿瘤细胞密集成片,肿瘤周边细胞梭形,丰富且密集,可见坏死及分裂象。

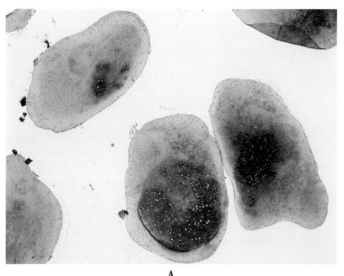
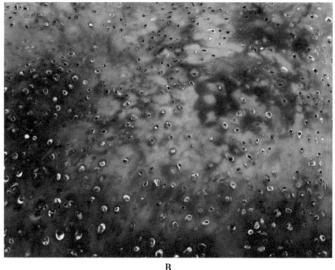

A　　　　　　　　　　　　　　　　　　B

图 7-1-12　滑膜软骨瘤病的组织学表现

A. 低倍镜见大小不等的结节,由透明软骨组成,内部染色深浅不一,部分结节表面可见薄层纤维组织覆盖;B. 高倍镜见圆形软骨细胞聚集,瘤细胞团间有丰富的基质,多数胞核固缩、深染

九、婴儿黑色素神经外胚瘤

【定义】

婴儿黑色素神经外胚瘤(melanotic neuro-ectodermal tumor of infancy,MNTI)是婴幼儿少见的肿瘤,由神经母细胞和色素上皮细胞两种细胞成分组成。1918 年由 Krompecher 首先报道,为少见肿瘤。由于其与牙关系密切,曾认为该病为牙源性肿瘤。

【临床特征】

1. **流行病学**　婴儿黑色素神经外胚瘤常见于 1 岁以下婴儿(95%),80%的病例小于 6 个月,个别见于年龄较大者,男性稍多见,也有文献报道认为性别无差异。

2. **部位**　90%以上的病例发生于颅颌面部,最常见的部位为上颌骨(60%以上),之后是颅骨、下颌骨(6%)

和脑组织。头颈部以外,还可见于肩胛部、子宫、附睾、纵隔、大腿、前臂等部位。

3. **症状与影像学特点**　肿瘤表现为无痛性、快速长大的包块,可引起面部变形和喂养困难。肿物可表现为非溃疡性蓝黑色牙龈或骨内包块。X 线显示为界限不清的透光区(图 7-1-13),发生于上颌骨者可累及上颌窦、鼻腔或眼眶。肿瘤可以含有发育牙并可导致牙移位。

4. **治疗及预后**　尽管婴儿黑色素神经外胚瘤生长迅速、具有局部破坏性,但大多数病例可通过完整切除而治愈。约有 20%的病例可在术后 6 个月内复发。与复发相关的因素是婴儿的年龄,复发率最高者见于出生 2 个月以内即被诊断的婴儿,而在 4 个半月之后确诊的婴儿中,复发率最低。虽然多数病例属良性肿瘤,但约 3%左右的

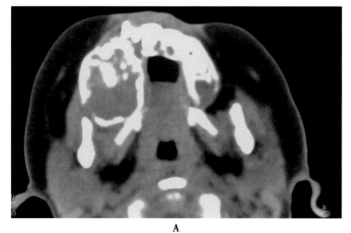
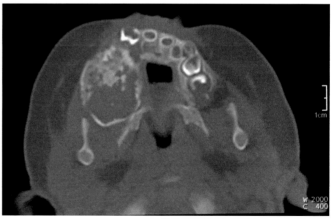

A　　　　　　　　　　　　　　　　　　B

图 7-1-13　婴儿黑色素神经外胚瘤的影像学特点
CT 示右上颌一低密度与高密度混合的肿物

病例可发生淋巴结、肝、骨、肾上腺和软组织等部位的转移。除非有转移证据,应避免放疗和化疗。

【病理变化】

1. 大体特征 肉眼见肿物表面黏膜无溃破,边界不清,无包膜。切面呈灰或深黑色(图 7-1-14)。

2. 镜下特征 光镜下见肿瘤由上皮样细胞和淋巴细胞样细胞组成。上皮样细胞和淋巴细胞样细胞可单独各自组成灶性聚集,但多是两种细胞混杂在一起成巢状,上皮细胞体积较大,呈立方状或多边形,核大而淡染,胞质丰富,含黑色素,或色素不明显。上皮样细胞排列不一,成片块状、索状、裂隙样或导管状(图 7-1-15)。导管或裂隙内可含淋巴细胞样细胞。淋巴细胞样细胞变异较大,有些病例中类似于小淋巴细胞,伴致密圆形核,胞质很少。在其他病例中,胞核较大,伴有发育较好的染色质。

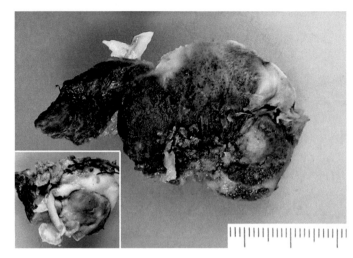

图 7-1-14 大体观肿瘤切面
黑色为主,可见白色相间区域,肿瘤表面黏膜呈灰黑色(插图)

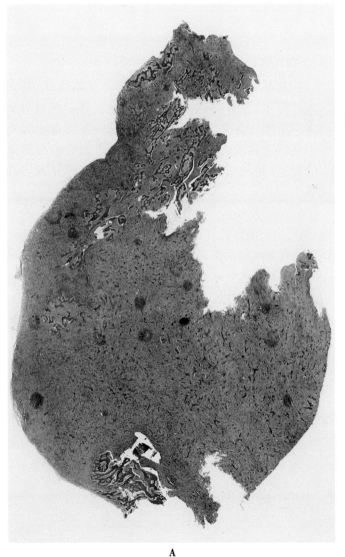

A

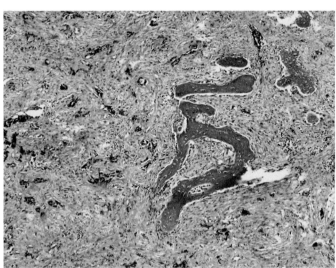

B

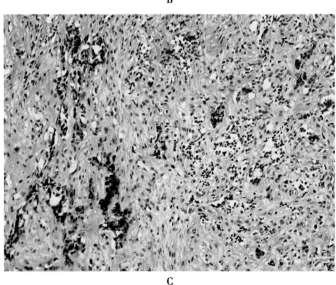

C

图 7-1-15 婴儿黑色素神经外胚瘤的组织学表现
A、B. 低倍镜示肿瘤无明显包膜,与骨组织混杂在一起;C. 高倍镜见肿瘤由两种细胞排列为不规则的腺泡样、裂隙状结构,间质为致密纤维组织,大的上皮样细胞呈泡状或腺管状排列,管腔内和纤维间质中可见小的圆形或卵圆形的神经母细胞样细胞,核深染、胞质少

在肿瘤周边部,瘤组织可延伸至骨内,似乎成浸润性生长。电镜下,证实小细胞内有神经内分泌颗粒和神经突起,大细胞内包含黑色素小体和前黑色素小体。

3. 免疫组化　上皮样细胞表达 CK 和 HMB45,有些显示 vimentin 和 NSE,小圆形神经母细胞则表达 NSE、Lev-7、突触素。C-myc 在两种细胞均呈阳性表达。desmin、CEA、NF、S-100 在两种细胞中均呈阴性。

(李铁军)

第二节　恶性骨及软骨性肿瘤

一、骨肉瘤

【定义】

骨肉瘤(osteosarcoma)是指肿瘤细胞能直接形成肿瘤性类骨或骨组织的一组恶性肿瘤,一般型骨肉瘤(非特指,NOS)属高级别的恶性肿瘤,骨膜骨肉瘤(periosteal osteosarcoma)是中间级别的恶性肿瘤,而低级别中央型骨肉瘤(low-grade central osteosarcoma)和骨旁骨肉瘤(parosteal osteosarcoma)为低度恶性亚型。

【临床特征】

1. 流行病学　骨肉瘤较少见,其总体发病率为 4/100 000,大多数病例属高级别恶性肿瘤(一般型),常累及儿童和青少年长骨的干骺端,最好发于股骨、胫骨和肱骨,颌骨为第 4 好发部位,约占所有病例的 6%。长骨的骨肉瘤发病年龄较小,发生于颌骨的患者比发生于四肢骨者年长 10~20 岁,男女发病率相似。与四肢骨骨肉瘤类似,约 2%~8% 的颌面部骨肉瘤属低级别或中等级别肿瘤,以低级别中央型骨肉瘤为主。

2. 部位　颅颌面骨均可受累,颌骨(特别是下颌骨)易患骨肉瘤。

3. 症状与影像学特点　临床上持续性疼痛、局部肿胀、牙松动等是主要症状,发生于上颌者可累及相邻结构引起鼻衄、眼球突出,发生于下颌者,可致张口受限,软组织受累可致局部溃疡等。X 线骨肉瘤常表现为混合性透射影,见髓腔内骨质破坏呈虫蚀状或不规则密度减低,也可见到反应性成骨(图 7-2-1),如骨膜反应或放射状骨刺,骨膜与骨皮质间形成特征性的 Codman 三角等。

4. 治疗及预后　与长骨骨肉瘤相比,颌骨骨肉瘤较少发生转移(6%~21%),且多在晚期患者,因此,切除是否具有充分的安全边缘是影响预后最重要的因素,有安全边缘者 10 年生存率可大于 80%。颌骨骨肉瘤采用其他辅助治疗的作用存在争议,特别是对于那些可以手术完整切除的病例。低级别骨肉瘤行完整切除可治愈,不需其他辅助治疗。但这些预后较好的因素仅限于颌骨骨肉瘤,发生于颅骨、面部骨的骨肉瘤与发生于四肢长骨者临床行为类似,治疗应与后者一致(如手术联合化疗等)。

【病理变化】

1. 大体特征　肉眼观可因肿瘤中基质成分的类型、多少以及是否矿化而表现不同的剖面特征,如呈实性、鱼肉样、灰白软组织、稍韧的纤维样、有弹性的软骨样或骨样、沙砾样等,常见出血、坏死或局部囊性变。

2. 镜下特征　骨肉瘤的肿瘤性成骨细胞可以向不同方向分化,形成骨、软骨或纤维等,肿瘤内形成不规则骨

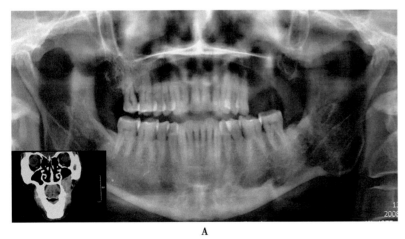
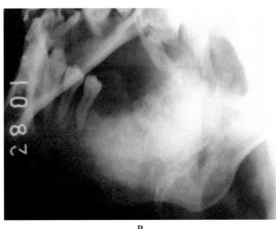

A　　　　　　　　　　　　　　　　　　　　　　　B

图 7-2-1　骨肉瘤的影像学特点

A. 曲面断层示左上颌骨的溶骨性破坏,CT(插图)示肿瘤累及上颌窦下侧骨壁;B. 侧位片示局部呈密度不均的高密度放射性骨刺样改变,病变周边界限不清

样基质——肿瘤直接成骨是诊断骨肉瘤的重要依据。颌骨骨肉瘤以一般型为主,尤其成骨细胞型几乎占全部病例的1/2。一般型骨肉瘤可见多种形态分化的肿瘤细胞,如圆形、梭形、多边形细胞等,细胞异型性明显,核深染偏位,核分裂多见,胞质丰富、嗜酸,可见细胞周围有花边样骨基质形成,局部可见分叶、细胞丰富的软骨样分化区,

或多少不等的梭形细胞性纤维肉瘤样结构(图 7-2-2)。肿瘤中的基质成分变化较大,可表现为灶性、不成熟的骨样组织,也可呈不同程度钙化,形成硬化的骨组织。骨肉瘤一般呈侵袭性生长,破坏并取代正常骨及骨髓组织,因此,残余的骨小梁常常被肿瘤细胞或肿瘤性骨样组织所包绕。

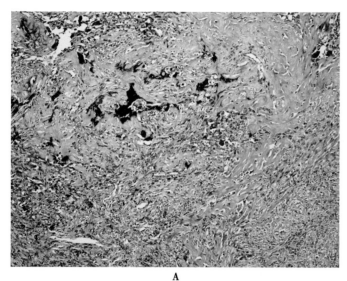
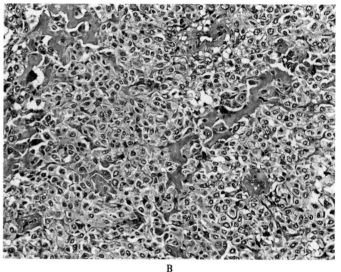

图 7-2-2 骨肉瘤的组织学表现

A.肿瘤内形成不规则骨样基质,区域有钙化;B.肿瘤细胞呈圆形或多边形细胞,细胞异型性明显,嗜酸胞质丰富,核深染偏位,核分裂多见,可见细胞周围有花边样骨基质形成

根据骨肉瘤基质成分和多少的不同,一般型骨肉瘤可分为成骨细胞、成软骨细胞和成纤维细胞三种亚型,成软骨细胞型骨肉瘤按比例在颌骨相对多见(图 7-2-3),其

在组织学上与软骨肉瘤相似,但后者在颌面骨极少发生。文献中还有小细胞型和血管扩张型骨肉瘤的报道,但很罕见。

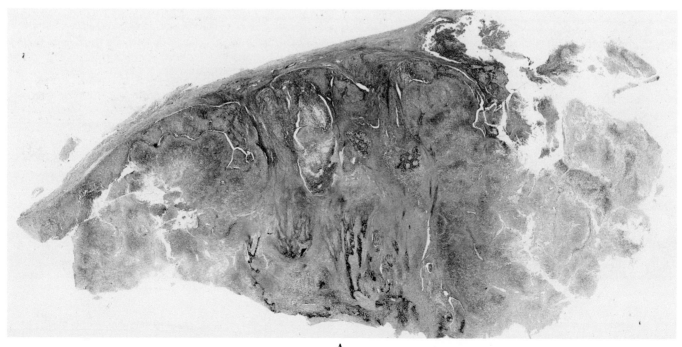

A

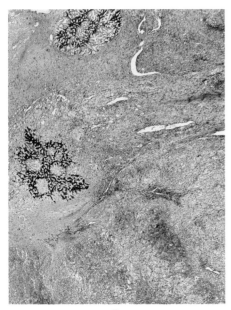
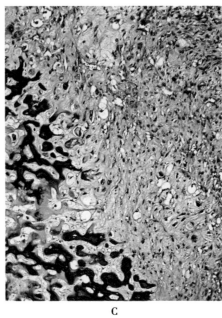
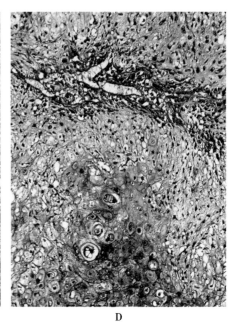

B

C

D

图 7-2-3　成软骨细胞型骨肉瘤

A、B. 低倍镜示肿瘤由成骨细胞和成软骨细胞两种成分构成;C. 成骨区域细胞丰富,间变明显,核分裂多见,有红染的骨样基质沉积,其中有不规则钙化;D. 成软骨区域细胞间基质蓝染,细胞有明显异型性,有大小不规则的陷窝

低级别和中间级别骨肉瘤的细胞异型性较轻,核分裂少见。低级别中央型(图 7-2-4A、B)和骨旁骨肉瘤(图 7-2-4C~F)由纤维样细胞和骨样基质构成,纤维成束交织或玻璃样变,表现轻度细胞异型性,可有不规则钙化,免疫组化呈 MDM2 和 CDK4 阳性染色,以此可与其他良性纤维-骨性病损相鉴别。骨膜骨肉瘤多以成软骨细胞样分化成分为主,肿瘤细胞呈中等程度异型性。此外,还有少数骨肉瘤可继发于骨的良性病变。

二、软骨肉瘤

【定义】

软骨肉瘤(chondrosarcoma)是一种伴有透明软骨分化的骨组织恶性肿瘤,肿瘤可形成软骨样基质。

【临床特征】

1. 流行病学　软骨肉瘤在颌面骨较少见,约占全部软骨肉瘤的 3%~4%。可发生于任何年龄,中年男性稍多见。

2. 部位　上颌骨和鼻中隔较下颌骨多见,与骨肉瘤更好发于下颌骨不同,不过软骨肉瘤可发生于任何颌面部骨。

3. 症状与影像学特点　临床主要症状是局部肿胀和疼痛,但发生于头颈部者常无明显疼痛,主要表现为缓慢生长的无痛性肿物。肿瘤累及周围结构后可出现下唇麻木、牙松动、牙痛、听力及视力障碍、头痛、鼻塞等。X 线

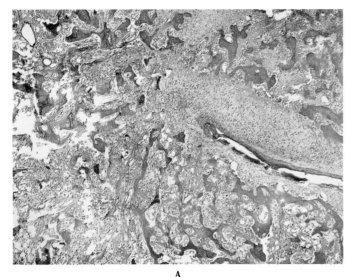
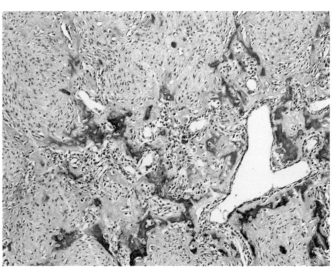

A

B

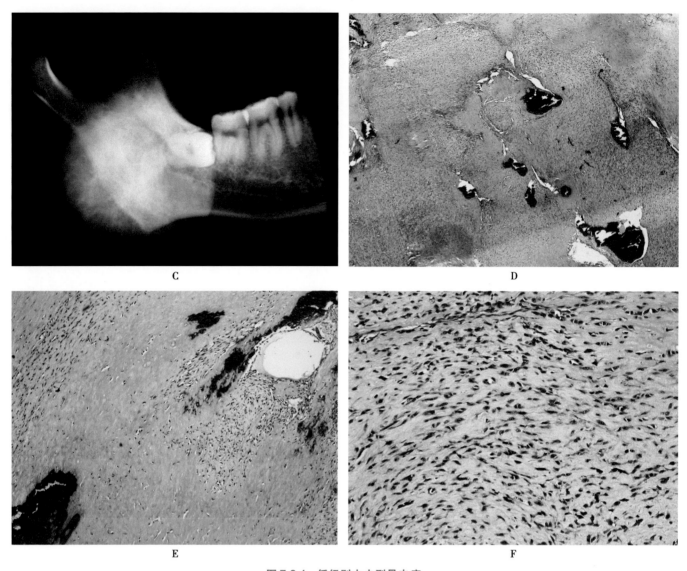

图 7-2-4　低级别中央型骨肉瘤

A. 低倍镜示肿瘤由较多不规则骨小梁和骨样基质组成,其间的纤维样细胞成束交织;B. 高倍镜示成骨性肿瘤细胞表现轻度异型性,骨样基质有不规则钙化;C. 一例骨旁型骨肉瘤大体标本的 X 线表现,肿瘤呈日光放射状影像,下颌骨下缘及升支后缘的皮质骨仅受较少破坏;D、E. 低倍镜示肿瘤由高度纤维化的骨样基质及成骨区组成;F. 细胞丰富区的肿瘤细胞以梭形细胞为主,可见细胞异型性和核分裂

检查见,中心型软骨肉瘤呈界限不清的透射影,内有分布不均的斑点状、云雾状或"爆米花样"阻射影(图 7-2-5),为肿瘤中钙化或骨化区域。软骨肉瘤常造成皮质骨破坏并侵入软组织,骨膜反应少见。

4. 治疗及预后　软骨肉瘤是生长缓慢、但具有侵袭性的恶性肿瘤,手术完整切除为首选治疗方案。颌骨软骨肉瘤多为Ⅰ级,病程较长,可为数月至数年,预后相对较好,肿瘤转移较少见,转移率较低,多发生于晚期,常转移至肺和骨。

【病理变化】

1. 大体特征　肉眼见肿瘤呈分叶状,剖面见呈灰蓝色或灰白色半透明的软骨样外观(图 7-2-6),常有散在的黄白色钙化灶,可伴有黏液样变、坏死和囊性变。周围呈侵袭性生长,尤其是扁骨的病变常突破骨皮质侵入软组织。

2. 镜下特征　软骨肉瘤形成大小形状不同的结节,其中有大量蓝灰色软骨基质,成簇的肿瘤性软骨细胞位于软骨陷窝内,呈圆形或椭圆形,胞质空泡样肿胀。细胞密集并有一定的异型性,如核浆比增加、泡状核、核膜不规则、核仁明显、双核及多核细胞增多等,但核分裂象少见(图 7-2-7)。结节内可发生钙化及骨化,但与骨肉瘤不同的是,没有由肿瘤细胞直接形成的骨或类骨质,形态似正常骨。也可见黏液变、坏死、细胞变成梭形、侵袭性生长、核异型及分裂等。组织学上根据肿瘤细胞的形态特点(分化和增殖程度)分为三级(Ⅰ级、Ⅱ级和Ⅲ级):

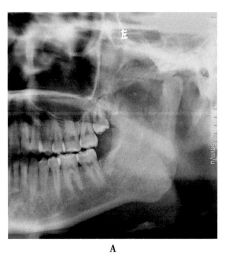

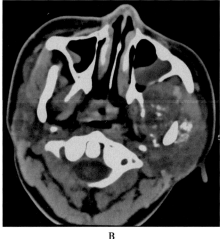

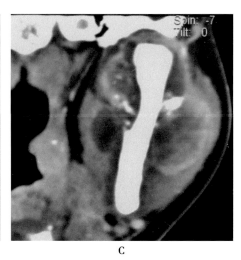

A   B   C

图 7-2-5 软骨肉瘤的影像学特点

A. 曲面断层片示左髁颈前、乙状切迹下方透射影,较局限,其中可见斑片状钙化影;B、C. CT 横断面及冠状面见左下颌升支内、外侧及颞下窝软组织肿物影,其内部密度不均匀,可见高密度斑块影,左下颌骨升支内侧及左上颌窦后壁部分骨质破坏

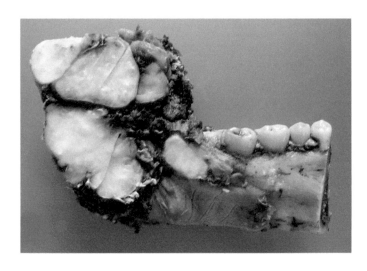

图 7-2-6 软骨肉瘤

剖面呈大小不等的分叶状白色实性,略透明,可见细小的黄白色钙化点

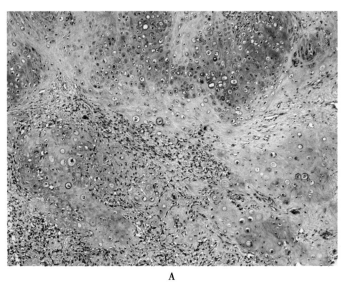

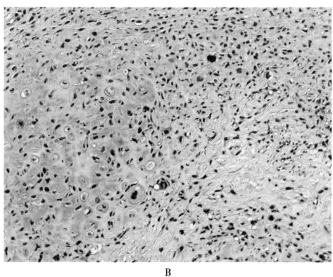

A   B

图 7-2-7 软骨肉瘤的组织学表现

A. 肿瘤呈结节状,有大量蓝色软骨基质,成簇的肿瘤性软骨细胞位于软骨陷窝内,区域有骨化(红染区域),但肿瘤细胞并没有直接成骨;B. 高倍镜示成软骨细胞有一定异型性

Ⅰ级：细胞中等致密，核深染，但大小比较一致，双核少。

Ⅱ级：细胞密度增加，核更深染，大小不一，异型明显。

Ⅲ级：细胞致密，核异型、分裂易见。

免疫组化的辅助诊断作用有限，但软骨肉瘤肿瘤细胞呈 S-100、SOX9 和 podoplanin 阳性染色。

【鉴别诊断】

高分化的软骨肉瘤与良性的软骨瘤在组织学上进行鉴别常较困难，由于颌面部软骨瘤极为罕见，因此发生于该区域的软骨性分化肿瘤，除非可诊断为其他肿瘤，否则应高度怀疑软骨肉瘤。

成软骨细胞型骨肉瘤在颌面部更常见，其与软骨肉瘤的主要区别是：骨肉瘤内可见异型性明显的成骨细胞和肿瘤性类骨质形成，其形态明显异常，常呈带状。只要见到由肉瘤细胞直接形成类骨质，即使肿瘤中可见大片软骨样区域，也应诊断骨肉瘤。

当有大片黏液样基质，肿瘤细胞分散并有细胞内空泡时，不易与好发于筛骨、蝶骨的脊索瘤相区分，常需行免疫组化染色鉴别，脊索瘤细胞呈 CK、EMA 阳性，而这二者在软骨肉瘤中均不表达。

三、间叶性软骨肉瘤

【定义】

间叶性软骨肉瘤（mesenchymal chondrosarcoma）是由分化良好的软骨岛和高度富于血管的梭形或小圆形间叶细胞组成、具有双相分化的恶性肿瘤。

【临床特征】

1. **流行病学**　间叶性软骨肉瘤极为少见，一般发生于 10~39 岁，男女性别无差异。

2. **部位**　大部分肿瘤发生于骨（65%~79%），少数也可发生于邻近软组织。颅面骨（特别是颌骨）是最好发部位。

3. **症状与影像学特点**　临床症状不特异，取决于发病部位。发生于颌骨者可表现为持续性疼痛和渐进性肿胀。X 线可见骨组织呈不规则形溶解破坏，内有不规则斑点状钙化（图 7-2-8），有时可见硬化边缘。

4. **治疗及预后**　虽然可有较长病史，但恶性程度高，易发生远隔部位转移，预后差。手术切除后需长期随访。

【病理变化】

1. **大体特征**　肉眼见，肿物结节或分叶状，周界清楚，大小不等，剖面实性，灰白或灰红色，质地软，内有不规则软骨区，局部可见坚硬的钙化灶（图 7-2-9），或可见坏死和出血。有时骨内肿物可突入软组织。

2. **镜下特征**　肿瘤总是由类成分构成，区域有分化良好的透明软骨岛，另一些区域有致密排列的未分化、小圆形或梭形细胞，其间富于血管，瘤细胞间偶见软骨样基质。二者或者移行，或者混杂存在（图 7-2-10）。小圆形肿瘤细胞核深染，胞质较少，核分裂，甚至病理性核分裂常见。免疫组化肿瘤细胞呈 SOX9 阳性染色。

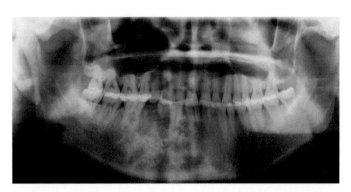

图 7-2-8　间叶性软骨肉瘤的影像学特点
曲面断层片示右下颌第 2 磨牙至中线骨纹理改变，界限不清，呈斑点样不规则钙化及密度减低影

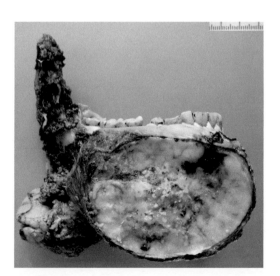

图 7-2-9　大体标本示右下颌骨体部肿瘤
切面肿瘤呈实性，质硬，色灰白，可见斑点状钙化及透明软骨样结构

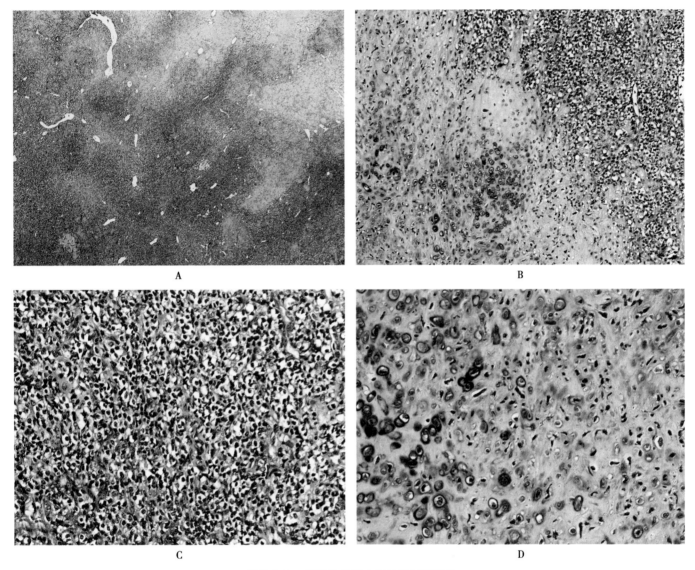

图 7-2-10 间叶性软骨肉瘤的组织学表现

A. 低倍镜示肿瘤由密集、较深染的小细胞和分化较好软骨成分组成；B. 未分化的小细胞成分与软骨成分直接移行；C. 小细胞深染、较幼稚，呈圆形或短梭形，核深染，染色质较粗，可见核分裂；D. 肿瘤中的软骨灶分化良好

（李铁军）

第三节 纤维-骨性病变

一、骨化纤维瘤

【定义】

骨化纤维瘤（ossifying fibroma）为一种边界清楚、由富于细胞的纤维组织和表现多样的矿化组织构成的良性肿瘤。有三种临床病理亚型，被认为是牙源性来源的牙骨质-骨化纤维瘤（cemento-ossifying fibroma）和两型青少年骨化纤维瘤：青少年小梁状骨化纤维瘤（juvenile trabecular ossifying fibroma，JTOF）及青少年沙瘤样骨化纤维瘤（juvenile psammomatoid ossifying fibroma，JPOF）。以往使用过的病名还有青少年（活跃性/进展性）骨化纤维瘤［juvenile（active/aggressive）ossifying fibroma］等。

【临床特征】

1. 流行病学 骨化纤维瘤较少见，高发年龄 20~39 岁，女性多见，男女之比为 1:5。不同组织学亚型的发病年龄有差异，JTOP 发病年龄较小（8.5~12 岁），男女性别无差异；JPOF 患者平均年龄约 20 岁，而经典的骨化纤维瘤为 35 岁。

2. 部位 牙骨质-骨化纤维瘤只见于上下颌骨的承牙区，下颌远比上颌多见，下颌前磨牙和磨牙区是最常见部位。JTOF 好发于上颌骨，颌骨外的病例极少；而 JPOF 主要发生于颌骨外的颅颌面骨，特别是眶周、额部、筛状骨以及副鼻窦的骨壁。

3. 症状与影像学特点 骨化纤维瘤常表现为无痛性颌骨膨隆,较大的病变可引起下颌骨内侧壁和上颌窦底壁膨隆,可由于颌骨膨隆引起牙移位、关系紊乱和颌面部变形。X线表现为境界清楚、单房性密度减低区,由于伴有硬组织形成,在病变的中央区域常见不透光区(图7-3-1)。JTOF表现为受累骨进展性或快速性膨隆,

发生于上颌者,可引起鼻道堵塞和鼻出血。X线表现为界限较清楚的膨隆,透射区内有不同程度阻射灶,骨皮质变薄和穿孔时有发生。JPOF常表现为眼眶、鼻骨和上颌窦受累,肿瘤膨隆可引起眼球突出、视觉症状和鼻塞,有些病例呈快速生长,可能与伴发动脉瘤性骨囊肿有关。

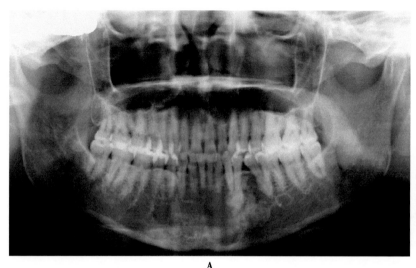
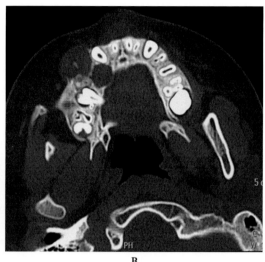

A | B

图7-3-1 骨化纤维瘤的X线表现
A.曲面断层示左下颌切牙至第1磨牙区有一密度高低不均区,边界清楚,矿化成分与牙根关系密切,提示为牙骨质-骨化纤维瘤;
B.CT示右上颌前磨牙区可见一界限清楚的哑铃状病变,其中有点状钙化影

4. 治疗及预后 治疗应完整切除。尽管青少年小梁状骨化纤维瘤在形态学上表现极为活跃,但保守性手术后一般无复发。长期未治疗的较大肿瘤有时可能需要骨的方块切除。尽管JTOF和JPOF经保守性切除后有多次复发的报道,但目前尚无发生肉瘤变的病例。

【病理变化】

1. 大体特征 肉眼观肿瘤界限清楚,有包膜,剖面呈黄白色、呈实性(图7-3-2),有时有出血灶。JTOF切面的曲线状出血条索为其独有特征。

2. 镜下特征 骨化纤维瘤边界清楚,可有包膜,肿瘤由富含成纤维细胞的结缔组织构成,其细胞丰富程度可有较大差异。肿瘤中的钙化结构多样,小梁状编织骨

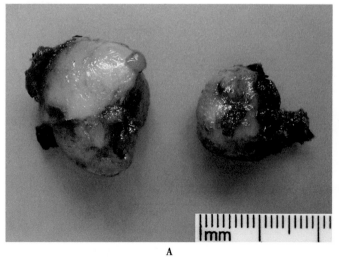
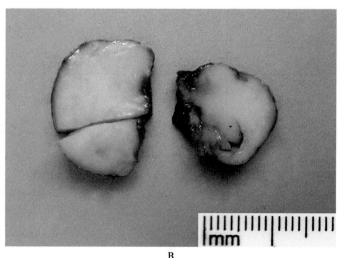

A | B

图7-3-2 骨化纤维瘤的大体标本
A.送检标本为两个有包膜的结节,表面光滑;B.瘤结节切面灰白色间杂黄色,质脆

（trabeculae of woven bone）较常见，其周环绕成排的成骨细胞，这些骨小梁可相互连接成网；有时可见宽大的板层骨（lamellar bone）结构和营养不良性钙化；肿瘤中常可见无细胞的嗜碱性类牙骨质沉积物，呈圆形或卵圆形，周界光滑，类似于牙骨质小体（cementicle）（图 7-3-3）。JTOF 由含丰富细胞的纤维组织构成，其中可见含细胞的带状类骨质，另外可见纤细幼稚的骨小梁，内有骨陷窝和骨细胞，骨小梁外周密集围绕一排较大的成骨细胞。这些骨小梁相互吻合成网状，细胞丰富区域可见核分裂（图 7-3-4）。JPOF 的特征是在成纤维性间质内含有丰富的沙瘤样骨小体，这些卵圆形或弯曲的骨小体中可无细胞，也可见散在细胞，与牙骨质小体不同，骨小体边缘没有放射状胶原纤维，骨小体本身可相互融合形成具有反转线的小梁结构。

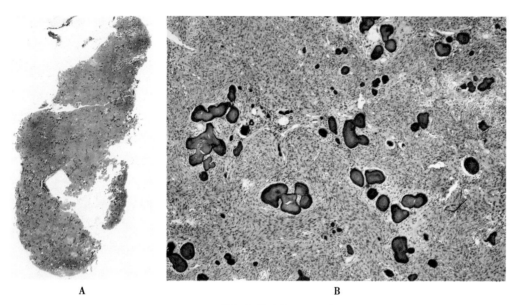

图 7-3-3　骨化纤维瘤的组织学表现

A. 低倍镜示在增生的纤维组织背景中有大量散在分布的嗜碱性钙化团块；B. 高倍镜示肿瘤由丰富的成纤维细胞构成，成纤维细胞小、密集，可见大量无细胞的碱性类牙骨质沉积物，呈圆形或卵圆形，周边光滑

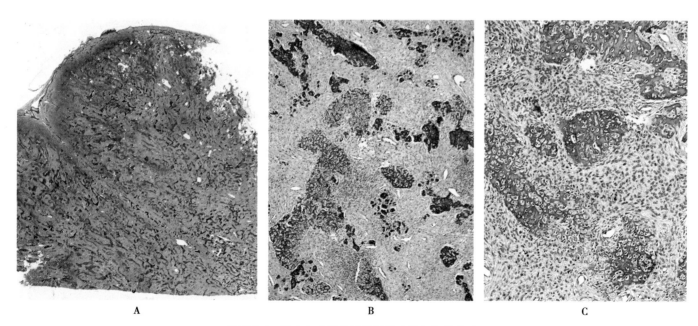

图 7-3-4　青少年小梁状骨化纤维瘤的组织学表现

A. 低倍镜示病变由含丰富细胞的纤维组织和大量骨小梁样结构构成，有包膜；B. 纤维组织背景内见骨小梁样结构及灶性钙化团块，幼稚的骨小梁，内有骨陷窝和骨细胞；C. 部分区域骨小梁样结构周围细胞增生活跃，可见核分裂

【鉴别诊断】

在组织学上,骨化纤维瘤与纤维结构不良有时很难鉴别,主要依据其 X 线及临床特点。骨化纤维瘤好发于下颌,界限清楚,有包膜,形成的骨小梁周围常见到成排的成骨细胞,以此可与纤维结构不良相区别。骨化纤维瘤有时可发生 *CDC73*(又称 *HRPT2*)基因突变,但无 *GNAS* 突变,但 80% 以上的纤维结构不良可携带 *GNAS* 突变,以此可协助鉴别二者。

二、家族性巨大型牙骨质瘤

【定义】

家族性巨大型牙骨质瘤(familial gigantiform cementoma),是一种少见的颌骨纤维-骨性病损,患者起病早,多发或累及四个象限,病变呈进行性颌骨膨隆,可导致面部显著畸形,其他骨不累患该病。

【临床特征】

1. 流行病学 家族性巨大型牙骨质瘤较少见,仅见于颌骨。大多数患者从十几岁开始出现影像学改变,男女性别无显著差异。有些病例表现常染色体显性遗传,有些有家族史,不伴任何遗传特点的散发性病例也有报道。

2. 部位 该病呈多发性,常累及上下颌骨四个象限。

3. 症状与影像学特点 虽然患者的病程各不相同,但大多数表现颌骨膨隆,导致面部显著畸形,常可引起受累牙疼痛,牙阻生、移位以及牙列排列紊乱。如不治疗,骨膨隆可能在患者 40~50 岁以后停止。其影像学特征表现为上下颌骨多象限或四个象限根尖区的透射影和致密阻射影混合病灶,患区常因受累牙疼痛而被拔除,大部分病损边界尚清(图 7-3-5)。

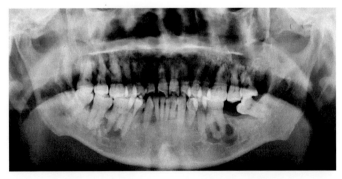

图 7-3-5 家族性巨大型牙骨质瘤 X 线表现
上下颌骨四个象限均有与受累牙根关系密切的透射和阻射影

4. 治疗及预后 对处于进展期的病损,简单手术整形或刮治常复发,这是由于发育不良的牙骨质或骨质可迅速再生。推荐较为广泛地切除并作面部骨及软组织重建。对于处于疾病晚期(静止期)的病损,采用单纯切除治愈率较高。

【病理变化】

镜下特点,家族性巨大型牙骨质瘤与牙骨质-骨结构不良类似,由丰富的成纤维细胞和胶原纤维组成,不成熟骨小梁和牙骨质样钙化结构散在分布于病变中(图 7-3-6A、B),类牙骨质结构常有嗜碱性线,有些类似于牙骨质小体(图 7-3-6C)。这些区域与骨化纤维瘤的组织学表现也很相似(图 7-3-6D)。

【鉴别诊断】

家族性巨大型牙骨质瘤的诊断应密切结合临床及影像学特征,家族史、多病灶以及病变与受累牙根的紧密关系常有助于诊断。但有时对于无任何遗传特点的散发性病例,与所谓繁茂性牙骨质-骨结构不良或多发性骨化纤维瘤的鉴别比较困难,未来分子遗传学可能有助于更为精确的鉴别诊断。

三、纤维结构不良

【定义】

纤维结构不良(fibrous dysplasia,FD)是一种正常骨组织被大量纤维组织和钙化不良、排列紊乱的幼稚骨组织所取代的骨病损,又称为纤维异常增殖症。它可以仅累及单骨(monostotic),也可累及多骨(polyostotic),多种内分泌异常合并多骨性纤维结构不良者,称为 McCune-Albright 综合征。虽然 FD 发生于相邻的多个颅面骨时,仍被考虑为单骨性病损,但最好将其命名为颅面骨 FD(craniofacial fibrous dysplasia)。

【临床特征】

1. 流行病学 FD 约占所有良性骨肿瘤的 7%。它发生于处于生长中的骨,大多数病例初发于儿童和青少年。单骨性病损多见,是多骨性病损的 6~10 倍。

2. 部位 颅面骨和股骨是单骨性和多骨性 FD 的两个好发部位,但任何骨均可累患本病。在颌骨,FD 多见于上颌骨,可累及邻近的颧骨和蝶骨。

3. 症状与影像学特点 本病一般无明显症状,受累骨呈缓慢性增大,常引起面部不对称。患者常于 20 岁前患病,发生于颌骨者可引起牙齿移位和咬合紊乱,累及鼻旁窦、眼眶和颅底的病例可表现多种不同症状,如:鼻塞、视觉丧失、头痛和听觉丧失等。典型的 X 线表现为病变区骨阻射性降低,呈磨玻璃样改变,病变与周围正常骨的界限不明显(图 7-3-7)。病变区纤维成分较多时,可表现为囊性密度减低区,类似于囊肿或囊性肿瘤。病变内骨化明显时,则可见散在斑块状密度增高区。CT 和 MRI 可进一步明确病变的特征和程度。

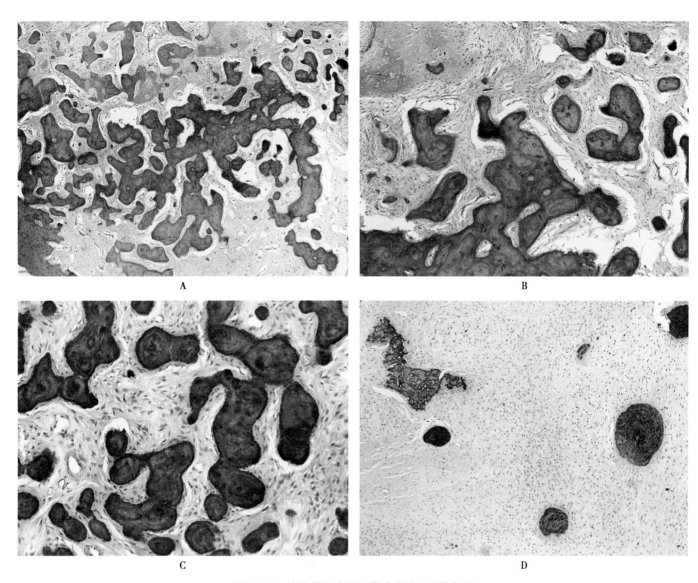

图 7-3-6　家族性巨大型牙骨质瘤的组织学表现

A. 与牙骨质-骨结构不良类似,在丰富纤维组织的背景下,分布着数量不一的不成熟骨和牙骨质样结构;B. 高倍镜示骨样(左上)和牙本质样结构;C. 类牙骨质结构中常见嗜碱性线;D. 有些病例或局部区域可表现类似骨化纤维瘤特点

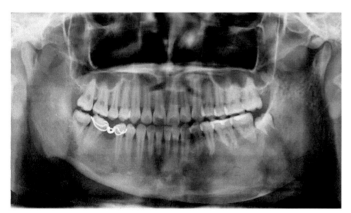

图 7-3-7　纤维结构不良的 X 线表现

曲面断层片示左下颌骨膨隆,从右下切牙至左下颌升支乙状切迹,呈透射阻射混合影像,边界不清,与正常骨组织移行

4. 治疗及预后　FD 生长缓慢,青春期后渐趋静止,所以年轻患者的手术干预应尽可能延后。较小的病变一般不需治疗,引起面部畸形者,可行局部成形术,术后复发约见于 30% 的患者。但是 1% 患者可发生恶变,一般为多骨性病例。快速增大和出现疼痛提示恶变可能。

【病理变化】

1. 大体特征　肉眼见病变部位骨膨胀,剖面显示骨皮质密度减低,与骨松质之间无明显界限。骨髓腔被灰白色结缔组织代替,从质韧到沙砾样逐渐移行,可有出血或囊性变,囊内为淡黄色液体。

2. 镜下特征　镜下见细胞丰富的纤维组织代替了正常骨组织,纤维组织背景下可见呈均匀分布、形态不一的编织状骨小梁,这些幼稚的骨小梁彼此缺乏连接,无层板结构,纤细呈弓形或分支状,类似 O、C、U、L 等英文字母的形态(图 7-3-8)。这些骨小梁的周围往往缺乏成排的成骨细胞,提示骨小梁结构可能由周围纤维组织化生而

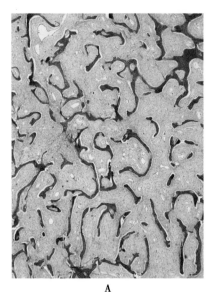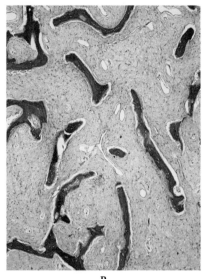

A B

图 7-3-8　纤维结构不良的组织学表现
A. 低倍镜示病变由纤维组织和形态不一的编织状骨小梁构成,无层板结构,纤细
呈弓形或分支状,类似英文字母的形态;B. 骨小梁的周围缺乏成排的成骨细胞,
骨小梁之间的胶原纤维排列疏松,增生的纤维结缔组织富于血管

来,骨小梁之间的胶原纤维排列疏松或呈旋涡状,成纤维细胞大小一致,呈梭形或星形。增生的纤维结缔组织中富于血管,有时还可见到骨样组织、软骨岛、破骨细胞、泡沫细胞、多核巨细胞及继发性动脉瘤样骨囊肿或黏液变等继发性改变。

【鉴别诊断】

纤维结构不良与骨化纤维瘤两者在组织病理学、X 线及临床表现等方面均有重叠之处,由于二者的病变性质和治疗方法均有区别,对于二者的鉴别诊断十分重要。大多数纤维结构不良(约 80%)是因编码 Gs 蛋白 α 亚单位的 GNAS1 基因突变所致,但骨化纤维瘤无该基因突变。故对 GNAS1 基因的突变检测可以辅助诊断。纤维结构不良发病年龄较早,病期较长,以上颌骨为多见,可为多发性(多骨性)病损。纤维结构不良与骨化纤维瘤最重要的鉴别还是通过临床、X 线检查,纤维结构不良与正常组织无明显界限,在 X 线上表现为颌面骨广泛性或局限性透射影或磨玻璃样改变,沿骨长轴方向发展,但骨化纤维瘤常界限较清楚,透射区内有不同程度阻射灶。镜下,纤维结构不良可见不规则的骨小梁镶嵌于纤维组织基质中,骨小梁周围无成骨细胞。而骨化纤维瘤中可见小梁状编织骨,其周围绕成排的成骨细胞,同时有无细胞的嗜碱性类牙骨质沉积物,呈圆形或卵圆形。纤维结构不良的病变骨小梁与周围正常皮质骨常相互移行,无明显界限,但骨化纤维瘤中的小梁状结构与周围正常骨有明显界限(图 7-3-9A、B)。在极少数情况下,纤维结构不良可发生恶变,多见于多骨性病损,常有放疗史,其恶变成分多为骨肉瘤(图 7-3-9C、D)。

McCune-Albright 综合征患者除表现多骨性 FD 损害外,还伴有皮肤色素沉着和女性性早熟和/或甲亢等内分泌异常(图 7-3-10~图 7-3-13)。对于 FD 的致病基因目前已有认识,是位于 20q13.2-13.3 位点上编码 G 蛋白α亚基的 GNAS1 突变所致。如果体细胞突变发生于胚胎早期,就可导致 McCune-Albright 综合征;而突变发生于胚胎晚期,则可导致多骨性 FD;如果突变发生于出生后,则导致单骨性 FD。FD 病变的 GNAS1 基因突变具有突变热点,主要集中于 8 号外显子的 201 位密码子,突变导致此位点的精氨酸被组氨酸或半胱氨酸或丝氨酸或甘氨酸所取代。氨基酸的改变可能影响 G 蛋白活性,使 Gs α-cAMP 信号传导通路处于激活状态,受累细胞的 cAMP 产量过剩。在骨组织内,高浓度的 cAMP 导致成骨细胞增殖和异常分化,骨内大量梭形细胞增生,而不能形成成熟的骨组织。

四、牙骨质-骨结构不良

【定义】

牙骨质-骨结构不良(cemento-osseous dysplasia)是发生于颌骨承牙区的非肿瘤性、纤维-骨性病损。也被称为骨结构不良、牙骨质结构不良和牙骨质瘤。

【临床特征】

1. 流行病学　牙骨质-骨结构不良是颌骨最常见的良性、纤维-骨性病损,好发于中年黑人女性。

2. 部位　牙骨质-骨结构不良只发生于颌骨的承牙区。

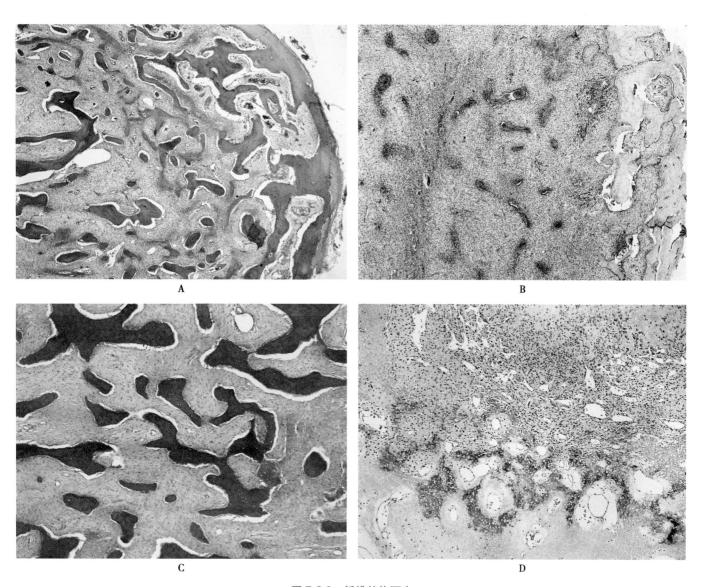

图 7-3-9　纤维结构不良

A. 纤维结构不良的病变骨小梁与周围正常皮质骨常相互移行,无明显界限;B. 骨化纤维瘤的肿瘤成分与正常骨之间有明显界限;
C、D. 一例多骨性纤维结构不良患者发生恶变,其颌骨病损中部分(C)表现典型纤维结构不良特点,但部分病变(D)表现骨肉瘤的特点

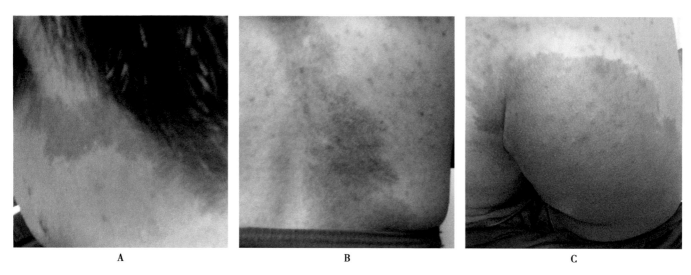

图 7-3-10　一例 McCune-Albright 综合征患者的临床照片
(A)颈部、(B)背部和(C)臀部可见大片灰黑色的色素斑

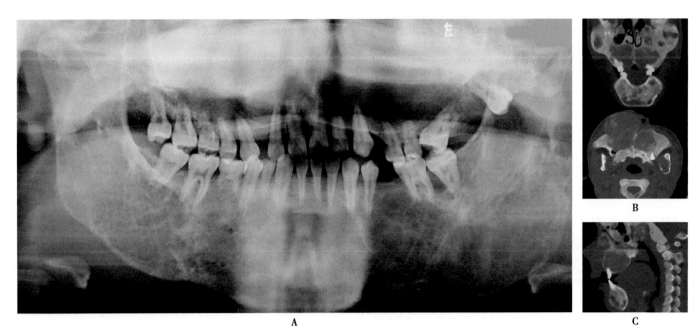

图 7-3-11　该 McCune-Albright 综合征患者的影像学表现

（A）曲面断层片及（B、C）CT 片显示头面部多处骨纤维结构不良，累及上下颌骨、颞骨、蝶骨、颅骨、颧骨、颈椎等

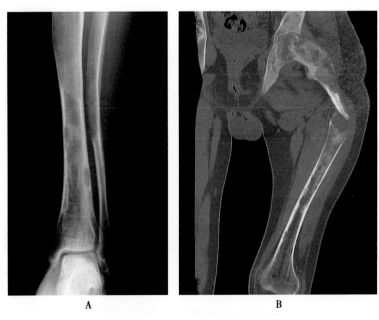

图 7-3-12　该患者身体其他部位骨异常

A. 示胫骨、腓骨出现灶性骨质密度降低，骨皮质变薄；B. MRI 示左股骨病变导致股骨骨折

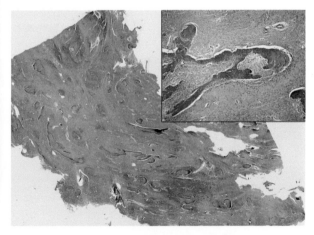

图 7-3-13　颌骨病损的组织学表现

由纤维组织和形态不一的编织状骨小梁构成，插图高倍镜示这些骨小梁无层板结构，周围缺乏成排的成骨细胞

3. 症状与影像学特点 牙骨质-骨结构不良可依据其发病部位,分为三种亚型。发生于下颌前部、仅累及少数牙时,称为根尖周牙骨质-骨结构不良(periapical cemento-osseous dysplasia),发生于颌骨后牙区的类似局限性病变称为局灶性骨异常增殖(focal cemento-osseous dysplasia);所谓繁茂性牙骨质-骨结构不良(florid cemento-osseous dysplasia)常指多灶性病损,可累及颌骨的多个象限。患者常无症状,行牙科 X 线检查时偶然发现。受累

牙活力正常。颌骨膨胀不是牙骨质-骨结构不良的常见表现,但繁茂性牙骨质-骨结构不良可引起颌骨膨隆,并可在继发感染后出现疼痛和流脓症状。牙骨质-骨结构不良可以透射影为主、阻射影为主或透射/阻射混合影(图 7-3-14),随病变时间的推移,阻射影改变有逐渐增加的趋势。病变界限清楚,周边常有一较薄的透射影带,牙周膜结构完整,病变与牙根不融合。一般可依据其 X 线及临床表现而诊断,不需病理活检。

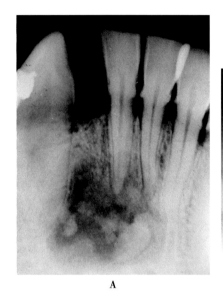
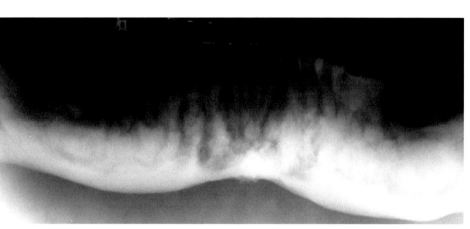

A   B

图 7-3-14 牙骨质-骨结构不良的 X 线表现
A. 根尖周牙骨质-骨结构不良累及下颌前部少数牙;B. 繁茂性牙骨质-骨结构不良呈多灶性改变,累及下颌所有牙

4. 治疗及预后 一旦确诊,牙骨质-骨结构不良一般不需治疗,定期随诊即可。但繁茂性病损继发感染或造成面部畸形时,需做相应的临床处理。

【病理变化】

各型牙骨质-骨结构不良均由富于细胞的纤维组织构成,其中含有层板骨和牙骨质样物质(图 7-3-15)。病变无包膜。大多数病变中的硬组织成分与受累牙牙根表面不融合,但与其周围的骨组织相连。繁茂性牙骨质-骨结构不良可发生继发感染。

(李铁军)

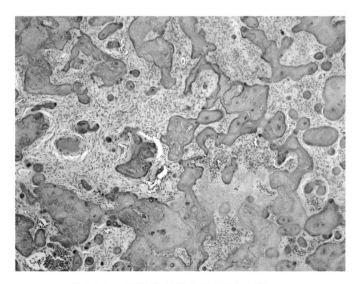

图 7-3-15 牙骨质-骨结构不良的组织学表现
在富于细胞的纤维组织背景中,可见骨样和牙骨质样钙化物质

第四节 巨细胞性病变

一、中心性巨细胞肉芽肿

【定义】

中心性巨细胞肉芽肿(central giant cell granuloma)为颌骨内的非肿瘤性、含有大量多核巨细胞的病变。虽属良性病变,但有时可表现进行性、溶骨性破坏。20 世纪 50 年代以前,几乎所有含多核巨细胞的颌骨病变均被考虑为骨巨细胞瘤。随着多种含多核巨细胞的特殊性颌骨疾病,如甲状旁腺功能亢进性棕色瘤、家族性巨颌症、动脉瘤性骨囊肿和纤维结构不良等先后被独立描述后,Jaffe

于 1953 年将剩余的一组含多核巨细胞的颌骨病变命名为"巨细胞修复性肉芽肿"（giant cell reparative granuloma），认为它们与发生于长骨骺端的经典骨巨细胞瘤不同，为非肿瘤性、修复性疾患，其发展缓慢，不穿破骨皮质，单纯刮治即可治愈，很少复发。然而，随后的临床病理观察发现确有一部分病例呈"侵袭性"生长，采用保守术式治疗易复发，因此，多数学者主张应将上述名称中的"修复性"一词删去。

【临床特征】

1. 流行病学　中心性巨细胞肉芽肿约占所有颌骨良性肿瘤的 10%，女性多见，多发于 20 岁以前的患者。

2. 部位　好发于下颌骨的前牙区，多发性病例应考虑排除 Noonan 综合征、LEOPARD 综合征或神经纤维瘤病Ⅰ型。

3. 症状与影像学特点　中心性巨细胞肉芽肿常表现为缓慢生长、无明显症状、颌骨膨隆及吸收破坏，常引起牙位置异常、松动或脱落。X 线呈现为境界明显的密度减低区（图 7-4-1），有时表现为多房性骨吸收，一般无牙根吸收。这种表现常需同成釉细胞瘤和黏液瘤鉴别。大约 30% 的病例表现侵袭性特点，可有疼痛、牙吸收和移位、骨皮质穿孔和侵犯颌骨周围软组织。MRI 和 PET-CT 有助于明确是否有软组织受累和多中心性病灶。

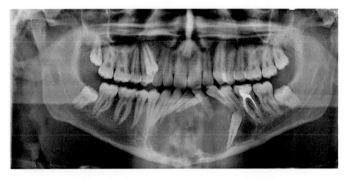

图 7-4-1　中心性巨细胞肉芽肿 X 线表现
颌骨为境界清楚的密度减低区，牙移位，但牙根吸收不明显

4. 治疗及预后　临床行为具有一个较宽的变化谱，表现可分为非侵袭性和侵袭性特点。多数发展缓慢，不穿破骨皮质，单纯刮治即可治愈，很少复发。

【病理变化】

1. 大体特征　肉眼观骨质膨隆，剖面灰白或红褐色，病变较大时，可有出血、坏死和囊性变。

2. 镜下特征　镜下见病变由纤维结缔组织构成，其中含有多核巨细胞。血管较丰富，并常见出血，还可见少许骨样组织。多核巨细胞多在新生骨周围或围绕出血区呈灶性分布（图 7-4-2）。类似于骨巨细胞瘤，但纤维结缔组织成熟，由梭形成纤维细胞和胶原纤维构成；巨细胞分

布不均匀，数量少，而且多核巨细胞较小，所含细胞核数量也少。有关病变中多核巨细胞的性质和组织来源目前仍存在争议，最近研究证实：这些细胞不仅可表达单核-巨噬细胞相关抗原（如 α-1-抗胰蛋白酶、α-1-抗糜蛋白酶、溶菌酶、MAC-387 和 CD68 等），同时还具有破骨细胞特异性酶——抗酒石酸酸性磷酸酶活性（图 7-4-3），体外培养还证实这些多核巨细胞具有破骨能力，表明这些细胞同时具有单核-巨噬细胞和破骨细胞的某些特性，它们既不是成熟的巨噬细胞，也不是成熟的破骨细胞。由于目前认为：破骨细胞源于单核-巨噬系统，与单核巨噬细胞具有相同的前体细胞，因此推测病变中的多核巨细胞可能是由处于不同分化阶段的破骨细胞前体细胞融合而成。此外，与巨细胞肉芽肿组织结构类似的病变常发生于颌骨周围的软组织，称为周围性巨细胞肉芽肿（peripheral giant cell granuloma），巨细胞性龈瘤是其中之一。

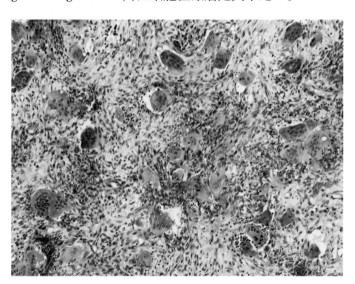

图 7-4-2　中心性巨细胞肉芽肿
镜下见多核巨细胞围绕出血灶，梭形成纤维细胞之间有淋巴细胞浸润

【鉴别诊断】

目前有关颌骨巨细胞肉芽肿的病变性质以及颌骨是否发生真性骨巨细胞瘤的问题尚无一致意见。传统观点认为二者均可发生于颌骨，巨细胞肉芽肿是对颌骨内出血灶和损伤的局部修复或反应，而骨巨细胞瘤为颌骨的真性肿瘤。然而，大量的临床病理观察发现：发生于颌骨的所谓真性骨巨细胞瘤极为少见，以往用以鉴别颌骨巨细胞肉芽肿和巨细胞瘤的组织学指标之间存在相当的重叠，且这组病损的临床行为与病变的组织学表现往往缺乏相关性。因此，目前国外多数学者主张将二者统称为颌骨巨细胞病变（giant cell lesions of the jaws），其临床行为具有一个较宽的变化谱，可表现非侵袭性和侵袭性特点。

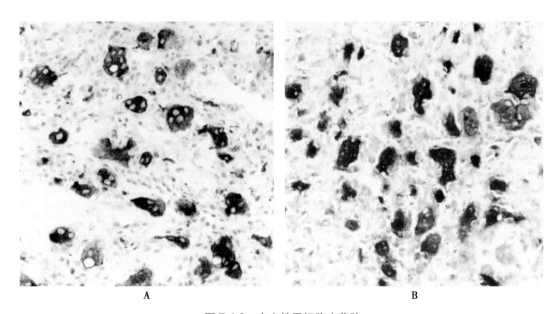

图 7-4-3　中心性巨细胞肉芽肿
A. 免疫组化染色多核巨细胞呈 CD68 强阳性表达；B. 多核巨细胞呈 TRAP 阳性表达，提示其具有破骨样细胞性质

二、巨颌症

【定义】

巨颌症(cherubism)是一种良性、具有自限性的颌骨疾病，常有家族倾向，是一种常染色体显性遗传性疾病。又称家族性颌骨纤维结构不良(familial fibrous dysplasia of the jaws)或家族性颌骨多囊性病(familial multilocular cystic disease of jaws)。

【临床特征】

1. 流行病学　巨颌症的发病率不详，但较为少见，仅发生于儿童或青春前期，男性约为女性的 2 倍，病变到成人期后发展渐缓或停止。大多数病例有家族史，新发的散发病例也有发生。

2. 部位　巨颌症可累患上下颌骨，但主要侵犯下颌骨，多见于下颌角区，常为颌骨对称性肿大。

3. 症状与影像学特点　缓慢、对称性颌骨膨隆是本病的主要特点，病变一般在 6 岁前发展明显。下颌病损导致牙槽突膨胀，使舌抬起，影响言语、咀嚼、吞咽和呼吸。上颌骨也可受累，若侵犯眶底，可将眼球抬高，露出巩膜。上颌受累者常同时伴有下颌骨广泛病变。颌骨表面光滑或呈不规则形，乳牙移位，牙列不整，牙间隙增大或牙缺失，恒牙也可发生移位，萌出困难。可伴颌下区和颈部淋巴结肿大。X 线表现为颌骨对称性膨胀，有多囊性密度减低区(图 7-4-4)，边界清楚，有少量骨间隔，早期病变仅限于下颌磨牙区或下颌角，继而可向升支及喙突发展，骨皮质变薄甚至消失。上颌结节及上颌窦也可被侵，但病变不如下颌清晰。常见多个未萌牙或移位牙位

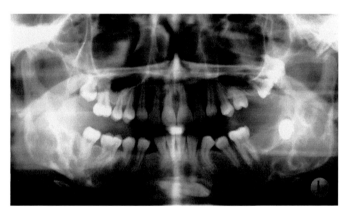

图 7-4-4　巨颌症的 X 线表现
曲面断层片见上下颌均呈广泛多囊性阴影，多个牙阻生、易位和畸形

于囊性透射区。

4. 治疗及预后　巨颌症是一种良性自限性疾病，通常青春期后进展速度减慢，或者逐渐消退，三四十岁时逐渐完成骨改建，成年后甚至见不到曾经发生病变的骨组织的异常表现，但也有个别病例病变到了成年也不静止，且不断进展。手术仅适用于颌骨膨隆严重影响形态和功能的患者。

【病理变化】

1. 大体特征　肉眼观病变组织呈红褐色或灰褐色，质软易碎。

2. 镜下特征　镜下见病变处骨组织被富于血管的纤维结缔组织代替。成纤维细胞较多，有明显的核仁，纤维纤细，排列疏松，其间有大量弥漫性或灶性分布的多核巨细胞(图 7-4-5A)。多核巨细胞大小不一，胞质内含细小的嗜酸颗粒(图 7-4-5B)。血管丰富，壁薄，在血管周围有

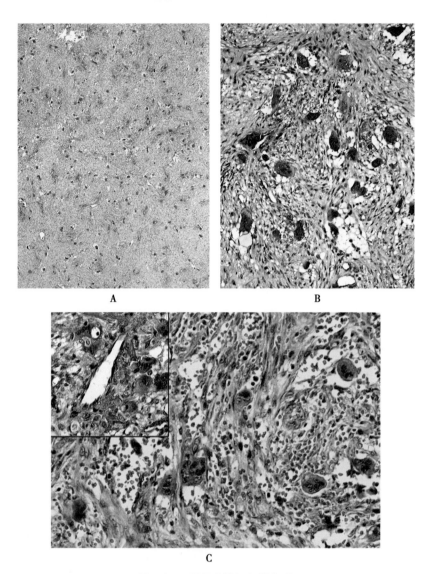

图 7-4-5 巨颌症的组织学表现

A. 低倍镜示骨组织被大量纤维结缔组织取代,其中可见呈弥漫分布的多核巨细胞;B. 病变局部有出血现象,出血灶周边见多核巨细胞聚集;C. 多核巨细胞位于血管壁周围或血管内,插图示血管周围可见红染纤维素样物沉积,环绕呈袖口状

嗜酸性物质呈袖口状沉积,多核巨细胞常围绕或紧贴血管壁,有的在血管腔内(图 7-4-5C)。有新旧出血及少量的炎症细胞浸润。病变后期纤维成分增多,巨细胞减少,同时可见新骨形成。

Ueki 等对 12 个巨颌症家系通过连锁分析,证实 *SH3BP2* 基因是巨颌症的致病基因。*SH3BP2* 作为 Syk 蛋白-酪氨酸激酶的底物,参与了破骨细胞早期的生长和分化,因此其可能是巨颌症病变引起骨吸收的重要分子。

【鉴别诊断】

一般可根据临床表现、X 线特点以及家族史等方面的资料来协助诊断。在临床上,双侧颌骨肿胀病例应注意与甲状旁腺功能亢进、婴儿骨皮质肥厚症和多发性牙源性角化囊肿相鉴别。单侧肿胀病例的鉴别诊断应包括:纤维结构不良、中心性巨细胞肉芽肿、朗格汉斯细胞

组织细胞增生症以及牙源性肿瘤等。

三、甲状旁腺功能亢进性棕色瘤

【定义】

甲状旁腺功能亢进性棕色瘤(brown tumor of hyperparathyroidism)是指由于甲状旁腺素(PTH)分泌过多导致的全身代谢异常性病变即甲状旁腺功能亢进,引起的颌骨局部病变,简称甲旁亢,由于局部病变中伴有大量陈旧性出血,含铁血黄素沉积,局部肉眼和镜下均可见呈棕色改变而得名。甲旁亢分为原发性、继发性、三发性和假性四种。原发性甲状旁腺功能亢进(primary hyperparathyroidism)是指甲状旁腺疾病本身引起的 PTH 分泌亢进,见于甲状旁腺的腺瘤、肥大和腺癌;继发性甲状旁腺功能亢进(secondary hyperparathyroidism)是由慢性肾功能不全、

妊娠、维生素 D 代谢异常和低磷血症等原因,引起甲状旁腺持续性分泌功能亢进;三发性甲状旁腺功能亢进是指在继发性甲状旁腺功能亢进基础上,由于甲状旁腺受到较强刺激,使甲状旁腺过度增生,形成了部分自主性腺瘤,导致持续性自主分泌 PTH,形成甲旁亢;假性甲旁亢又称异位性甲旁亢,主要由肺、肾、肝、卵巢和胰腺等恶性肿瘤引起,肿瘤分泌甲状旁腺素样多肽物质或溶骨性因子或前列腺素 E 等,刺激破骨细胞,引起高钙血症,常伴有骨吸收。此外,还有一种常染色体显性遗传性甲旁亢,与染色体 1q21-q31 的内分泌肿瘤基因 *HRPT2* 异常有关。

【临床特征】

1. **流行病学**　原发性甲状旁腺功能亢进可发生于任何年龄,尤其中年以上女性多见,继发、三发和假性甲旁亢取决于原发病变的形成。通常本病发展缓慢。

2. **部位**　本病是一种系统病,可累及颌骨。

3. **症状与影像学特点**　甲状旁腺素可促进溶骨作用,被溶解的钙进入血液,可使血钙增高,而引起一系列的症状和体征。患者轻者无症状,随着高钙血症加重,出现疲倦、肌力低下,如果进一步发展,则出现肾结石、骨病变、消化性溃疡和胰腺炎等。肾、骨病及高血钙为诊断本病的三组重要表现。血清学检查,可见血清钙和血清 PTH 升高,并且常见血清磷降低、血清碱性磷酸酶升高。颌骨受累时可增大,由于支持牙的骨组织很快被吸收,所以出现牙松动、移位、牙合关系紊乱。X 线表现为界限清楚的局限性囊肿样密度减低区,可单房或多房,牙槽骨硬骨板(lamina dura)部分或全部消失(图 7-4-6)。

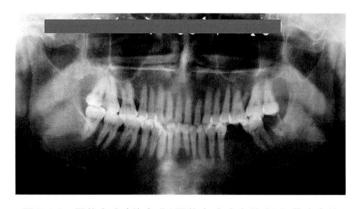

图 7-4-6　甲状旁腺功能亢进(甲状旁腺腺瘤所致)颌骨病变的 X 线表现

曲面断层片示下颌骨切牙的根尖处有一囊性阴影,边界尚清楚

4. **治疗及预后**　本病的预后取决于原发病变病因的治疗情况,主要危害为全身骨组织大量钙盐丢失和异常沉积所致的并发症。

【病理变化】

病变初期主要表现为骨改建亢进(high-turnover state),破骨细胞性骨吸收和成骨细胞性骨形成均处于亢进状态,在某种程度上保持着骨吸收和骨形成的平衡。随着病变进一步发展,骨小梁中可出现穿凿性吸收(tunneling resorption),吸收区被富含血管的纤维组织所取代,病变中可见较多的多核巨细胞(图 7-4-7)。血管外红细胞聚集和含铁血黄素沉积,使病变呈棕褐色,因此本病才有棕色瘤之称。在吸收区也可见反应性新生骨。有时病变中的纤维组织成分可因液化坏死而发生囊性变。

【鉴别诊断】

从临床体征及病理学表现上应该与巨颌症、颌骨纤维结构不良等鉴别。

四、畸形性骨炎

【定义】

畸形性骨炎(osteitis deformans)是一种慢性进行性的骨代谢异常性疾病。由于患者骨吸收和生成都明显增多,导致骨重建异常,引起一系列临床特征性改变。本病又称为 Paget 病或变形性骨炎。

【临床特征】

此病发生有一定区域性,白种人多发,我国少见。其病因不明,少数有家族遗传倾向,近年多数学者认为是一种慢性病毒感染和遗传相关疾病。临床上多见于 40 岁以上,多呈单发,少数多发者为非对称性受累。易累及的部位主要是髂骨和股骨上段,其他如脊柱、胫骨和颅骨等,颌骨受累少见。患者多无自觉症状,只表现为肢体畸形,头颅或颌骨增大,少数颅神经或脊神经压迫,或出现病理性骨折。实验室检查,血清中碱性磷酸酶升高,尿中羟脯氨酸水平增高。X 线可见病变骨的皮质和松质界限消失,骨小梁粗大稀疏,密度不均,排列紊乱,条索状高密度影交织呈网格状改变。本病本身长期渐进性发展可形成骨变形和骨折等并发症。有报道,本病有 1%~4% 的患者可继发骨肉瘤、恶性纤维组织细胞瘤或纤维肉瘤等,故应密切观察和定期随访。

【病理变化】

受累骨的破骨活动和形成功能均异常,导致肉眼见皮质骨和松质骨界限消失,部分骨小梁间被软组织充入。镜下见破骨细胞及成骨细胞均增生活跃,骨小梁不规则增厚,骨髓腔被纤维结缔组织及血管所替代。由于骨病理性反复吸收与沉积,导致板层骨和编织骨方向突然中断及改变,形成特征性改变——在增宽的骨小梁内可见大量蓝染的迂回曲折的嗜碱性间歇线形成(图 7-4-8)。

【鉴别诊断】

临床上要注意与甲状旁腺功能亢进性骨病、骨巨细胞瘤、浆细胞性骨髓瘤及骨转移性肿瘤鉴别。

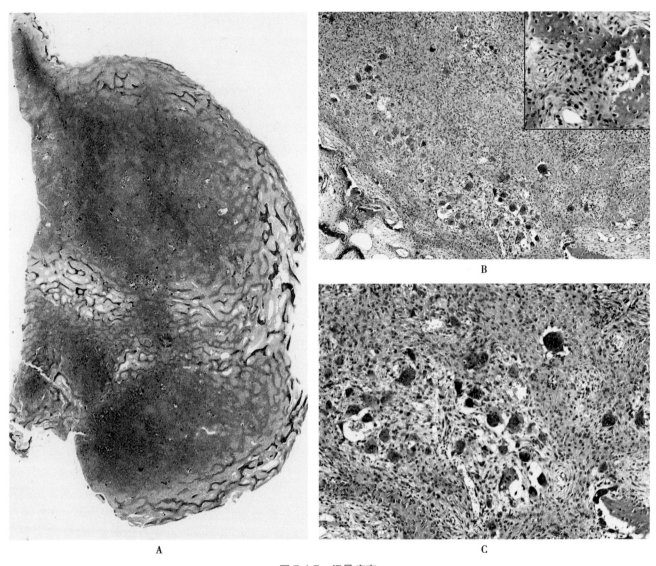

图 7-4-7　颌骨病变
A. 呈灶性分布于骨小梁之间；B. 病变见大量增生的纤维组织、多核巨细胞及出血灶，插图高倍镜示新形成的骨样组织以及不成熟的骨小梁；C. 多核巨细胞大小不一，分布不均，聚集成堆

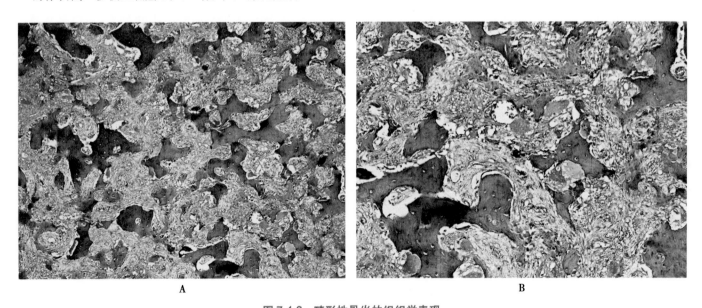

图 7-4-8　畸形性骨炎的组织学表现
A. 病变骨中破骨细胞及成骨细胞均增生活跃，骨小梁不规则增厚；B. 高倍镜见骨髓腔被纤维结缔组织及血管所替代，增宽的骨小梁内可见嗜碱性间歇线形成

五、弥漫性腱鞘巨细胞瘤

【定义】

弥漫性腱鞘巨细胞瘤(diffuse type giant cell tumor of tendon sheath)一种主要在关节外软组织内生长的纤维组织细胞性肿瘤,与其相对应的、在关节内生长的肿瘤称色素性绒毛结节性滑膜炎(pigmented villonodular synovitis, PVNS),二者主要起源于大关节的关节滑膜、关节囊和腱鞘,在大多数情况下,弥漫性腱鞘巨细胞瘤可能是关节内病变的关节外延伸。而发生于指趾等小关节的、有包膜的相应病变,称局限性腱鞘巨细胞瘤。

【临床特征】

1. **流行病学**　弥漫性腱鞘巨细胞瘤主要发生在大关节,其中膝关节最常见(75%~80%),仅有少数发生在颞下颌关节,迄今文献中有20余例报道,这些报道中多使用色素性绒毛性结节性滑膜炎的诊断。发生在颞下颌关节的弥漫性腱鞘巨细胞瘤可以发生在任何年龄,30~50岁为高发年龄,患者无明显性别差异。

2. **症状与影像学特点**　通常病情进展缓慢,平均病程约为11个月,临床表现为颞下颌关节区或腮腺区肿块,仅30%的患者可有颞下颌关节症状,包括咀嚼时疼痛、张口时下颌偏斜、张口度变小、关节肿胀等,偶有牙关紧闭、呕吐、听力丧失等症状。影像学上表现为关节旁肿物,界限不清或欠清,早期可无明显骨质改变(图7-4-9),后期可见不同程度的骨质破坏。

3. **治疗及预后**　由于该肿瘤呈侵袭性生长,因此彻底的手术治疗是首选方法,应在保存功能的前提下尽可能彻底切除肿瘤。对发生在颞下颌关节者,应在尽可能保留髁突的前提下完全切除肿瘤,同时行颞肌筋膜瓣转移修复以预防颞下颌关节强直。弥漫性腱鞘巨细胞瘤存

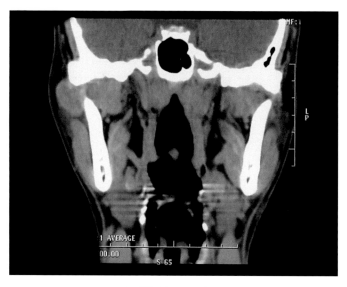

图7-4-9　弥漫性腱鞘巨细胞瘤影像学特点
CT片示右侧髁突前外后方可见软组织影,肿物内密度不均,局部边界尚清,边缘有轻度硬化

在复发的可能,复发率为40%~50%,术后随访至为重要。但其恶变及远处转移很少发生,有报道称,对于不能完全手术切除者可进行放疗,但其疗效尚未得到肯定。

【病理变化】

1. **大体特征**　该肿瘤外观呈结节状,多呈浸润性生长,包膜不完整或无包膜,有撕裂状间隙或有滑膜被覆的腔隙。

2. **镜下特征**　组织学上肿瘤常呈弥漫性或浸润性生长,可见裂隙样腔隙,肿瘤主要由梭形或椭圆形单核细胞组成,胞质浅染或嗜酸性,细胞核小,椭圆形或多边形,染色质细腻,可见核仁,有时可见核沟,也可见较大的单核细胞,圆形,胞质丰富,常可见含铁血黄素沉积,核分裂象可见(图7-4-10)。多数病例可见成片的泡沫细胞及含铁血黄素沉积。与局限性病变相比,多核巨细胞相对较少。

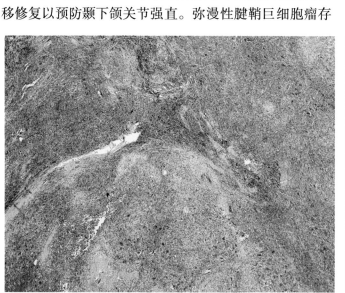

A

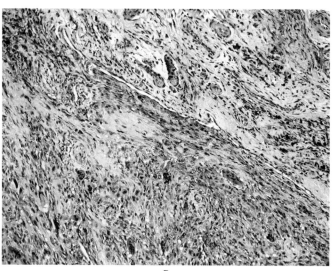

B

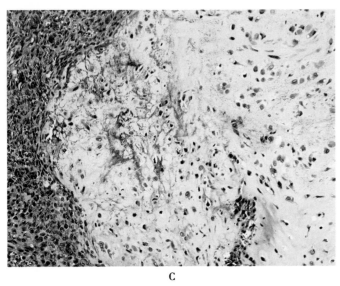
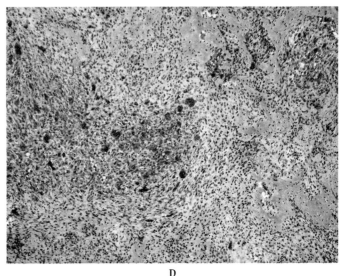

图 7-4-10 弥漫性腱鞘巨细胞瘤的镜下特点

A. 低倍镜示肿瘤无包膜,主要由梭形、卵圆形的单核细胞组成,期间散在分布多少不等的多核巨细胞;B. 多核巨细胞由单核细胞融合而成,有含铁血黄素颗粒沉积,可见被覆滑膜的裂隙结构;C. 肿瘤中可见反应性软骨形成,其中有典型的网格状钙化,D. 可见反应性骨形成

可见少量反应性骨、软骨形成,有所谓网格状钙化。肿瘤起源于滑膜,表现出间叶细胞、组织细胞双相分化的特征,免疫组化标记见 Vim、CD68 阳性,部分细胞肌源性标记如 Des、-MSA 阳性。

【鉴别诊断】

发生在颞颌关节区的弥漫性腱鞘巨细胞瘤要注意与巨细胞瘤、巨细胞修复性肉芽肿鉴别。由于目前普遍认为,颌骨、颅面骨中很少发生巨细胞瘤,有学者曾考虑过此类病变为巨细胞肉芽肿,但其组织学形态与巨细胞瘤更为接近,通过仔细观察,发现此类病变并不真正原发于骨内,总是与关节腔有关,组织学上常见腱鞘组织、滑膜组织或滑膜裂隙,综合以上特征,弥漫性腱鞘巨细胞瘤应是最合适的诊断。

(李铁军)

第五节 其 他 肿 瘤

一、浆细胞骨髓瘤

【定义】

浆细胞骨髓瘤(plasma cell myeloma,PCM)是骨髓源性浆细胞的单克隆性增生性肿瘤。肿瘤细胞来源于骨髓中 B 细胞系的干细胞,特点是具有浆细胞的功能性分化,能产生并分泌单克隆免疫球蛋白(M 蛋白),轻链类型是单一的 κ 或 λ。该瘤又称为骨髓瘤(myeloma),由于骨髓瘤往往为多中心发生,即又称多发性骨髓瘤(multiple myeloma)。根据发病部位、临床特点和生物学行为的不同,分为多种亚型:孤立性浆细胞瘤(solitary plasmacytoma)、

髓外浆细胞瘤(extramedullary plasmacytoma)等,浆细胞瘤(plasmacytoma)这一名称只用于单灶性病变,颌骨主要发生孤立性浆细胞瘤。

【临床特征】

1. 流行病学 浆细胞骨髓瘤非洲人好发,多原发于骨和淋巴结中,其次好发于白种人,很少见于 40 岁以下(少于 10%),多发生于 50~70 岁,平均年龄男性 68 岁,女性 70 岁,没有性别差异。

2. 部位 在成人多数易累及含有红骨髓的骨部位,如脊椎、肋骨、颅骨、骨盆、股骨、锁骨和肩胛骨。颌骨发生者多为单骨性,也可有广泛骨破坏者。

3. 症状与影像学特点 由于广泛的溶骨性骨病变,使患者骨疼痛,高血钙、贫血,腰或胸部受累区域往往疼痛,通常病理性骨折是首发症状,且多见脊椎骨折。神经受累症状来源于脊椎脚或神经根的病变。其次,肿瘤也可扩展到骨外软组织中形成软组织肿瘤。发生于颌骨者多见于下颌磨牙区、下颌角或升支等部位,局部出现肿胀、疼痛、麻木或牙松动、移位,甚至病理性骨折。X 线检查可见不同程度的穿凿性溶骨性透射影,颌骨单发性病变者多呈界限清楚的穿凿性透射影(图 7-5-1),但溶骨区病变可以互相融合;多发性骨髓瘤则可见到多骨呈溶骨破坏改变,且无骨膜形成,有的甚至呈全身骨质稀疏或弥漫性骨破坏影像。

4. 治疗及预后 浆细胞性骨髓瘤分化程度不同,预后差别很大,有时弥漫浸润骨髓,X 线上表现为全身骨髓疏松,多发性骨髓瘤一般采用化疗,预后差,5 年生存率仅有 25%;而单纯侵犯单骨的孤立型骨髓瘤相对预后较好,通常也采用化疗,虽然大多数病例手术切除并非首选,但

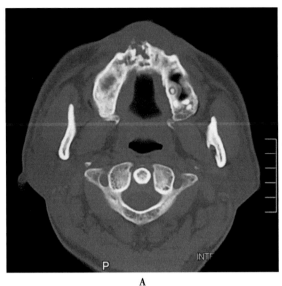
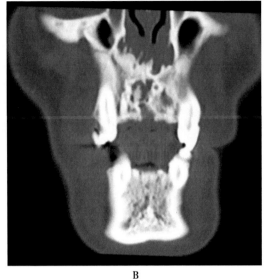

图 7-5-1　颌骨浆细胞骨髓瘤的影像学特点
A. CT 轴面示上颌骨前份牙槽突一骨质破坏区,边界不清。B. CT 冠状面示病变累及鼻骨下部鼻中隔

少数病例可取得较好疗效。但长期随访发现,多数单发的骨髓瘤最终发展为多发性骨髓瘤。

【病理变化】

1. 大体特征　肉眼见,骨髓腔内充满肿瘤,呈多个结节,骨被溶解变薄甚至穿通,肿瘤灰白色质软,局部可有出血、囊性变或坏死区。

2. 镜下特征　镜下见肿瘤由弥散的骨髓瘤细胞组成,无结构形成,缺乏分化的间质,间质中血管丰富。瘤细胞依病变不同而分化不同。分化好的似成熟浆细胞,分化差的似浆母细胞(图 7-5-2),分化更差者可见双核和多核瘤巨细胞,细胞异型明显。免疫组化染色,浆细胞瘤特异性表达浆细胞相关抗原 PCA 和 CD38,且呈单一胞质型 Ig 着色,缺乏细胞表面 Ig,85% 可以表达轻链和重链,其余者只表达轻链;如果单一表达 κ 链或 λ 链,或二者比例失衡则可确诊为恶性;骨髓瘤细胞还表达自然杀伤抗原 CD56/58,CD138 可以明确鉴别正常浆细胞还是肿瘤性浆细胞,骨髓瘤细胞中 EMA 可呈阳性表达。

【鉴别诊断】

各型的组织学表现类似,但由于治疗方法及预后明显不同,因此应根据临床体征和放射影像学特征做出确切诊断。孤立性骨髓瘤应该和浆细胞肉芽肿进行鉴别。有一种浆细胞白血病(plasma cell leukemia),即血液中出现浆细胞超过 20% 或浆细胞绝对计数超过 $20×10^9$/L,是指浆细胞弥漫而广泛地取代了正常造血细胞的一种白血病,预后不良,而非浆细胞单克隆增殖性肿瘤。此外,X 线片上不同程度的穿凿性溶骨改变有时应与骨转移性肿瘤鉴别。

二、尤因肉瘤/原始神经外胚层肿瘤

【定义】

尤因肉瘤/原始神经外胚层肿瘤(Ewing sarcoma,EWS/primitive neuroectodermal tumour,PNET)是一组有不同程度神经上皮分化、具有相同超微结构改变和免疫、遗传学表型的骨内、小圆细胞恶性肿瘤。最初认为是儿童原发性骨肿瘤,早期称其为骨的弥漫性血管内皮瘤,或网状肉瘤。现在认为是具有原始神经外胚叶分化的小圆细胞肿瘤,WHO(2002 年)分类将尤因肉瘤和原始神经外胚层肿瘤归为一类,统称 EWS/PNET。

【临床特征】

1. 流行病学　尤因肉瘤约占所有原发性骨恶性肿瘤的 6%~8%,也可发生于骨外。发病年龄多见于青少年,约 80% 的患者被诊断时小于 20 岁,男性略多见。

2. 部位　全身骨骼均可发病,但以四肢长骨的骨干(股骨、胫骨及肱骨等)、骨盆、肋骨、椎骨、下颌骨和锁骨等为好发部位,少数发生在干骺端及骨骺。颌骨受累并不常见,颌面部发生的 EWS/PNET 只占 1%~2%。

3. 症状与影像学特点　疼痛是最常见的临床症状,多数患者可有间歇性疼痛,或渐进的持续性疼痛,且可向邻近骨放射,邻近关节者,可影响关节功能,或有关节积液。但很少合并有病理骨折。局部肿块往往从髓腔开始生长很快,逐渐穿破骨皮质至软组织,使表面红、肿、热、痛,压痛更明显,表面可有血管怒张。患者可伴有全身症状,如体温升高达 38~40℃,周身乏力、贫血等。发生于颌骨者常表现为颌骨肿大、局部疼痛,可引起唇麻木,如果破坏骨组织也可突破入软组织,或形成局部黏膜溃疡。

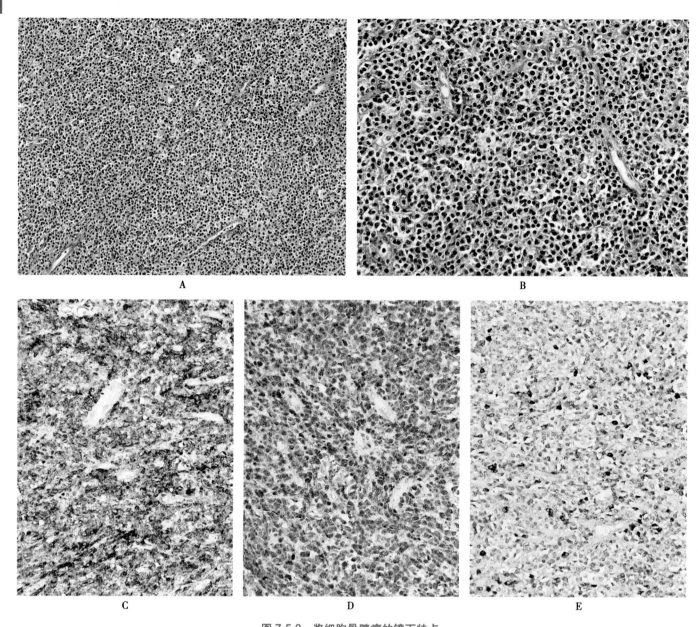

图 7-5-2　浆细胞骨髓瘤的镜下特点

A. 瘤细胞单一性分化,弥漫分布,其内小血管较多,间质很少;B. 瘤细胞含有丰富的嗜酸性胞质,细胞界限清楚,核偏位,有些核内染色质粗大成块;C. 免疫组化染色显示肿瘤细胞呈 CD138 阳性染色;D. λ 轻链阳性染色;E. 部分肿瘤细胞呈 CD79a 阳性染色

实验室检查可有贫血、白细胞增多及血沉加快;血清乳酸脱氢酶活性增高,白细胞常增高达 1 万~3 万;X 线检查多见骨皮质增厚,髓腔增宽,并随着病变进展出现反应性骨膜成层沉积呈洋葱皮样,或与皮质呈一定角度沉积(图7-5-3)。血管造影显示 90% 的病灶内可见血管增多且扩张。CT 显示为好像源于骨组织的软组织肿块,骨质广泛破坏。核素骨扫描不仅可显示原发病灶的范围,而且还可发现全身其他病灶。MRI 可见瘤体处广泛性骨质破坏,呈软组织肿块影。

4. 治疗及预后　尤因肉瘤发展很快,早期即可发生广泛血行转移,常转移至肺、肝、其他骨等,很少通过淋巴道转移。目前治疗包括联合手术、放疗和多药物化疗,生存率大幅提高。肿瘤的部位、大小和组织学分化等都是影响预后的重要因素。原发位于肢体者较位于骨盆、骶骨等躯干位的预后好,肿瘤小、组织学分化好,预后相对好。有报告认为,PNET 预后比 EWS 更差,初诊时约 40% 的病例已有转移,因此需要对大多数患者进行化疗。

【病理变化】

1. 大体特征　肉眼观,肿瘤多发生于骨干部,从骨干中央向干骺端蔓延,自骨内向外破坏,肿瘤呈结节状,质地柔软,无包膜。切面呈灰白色,部分区域因出血或坏死而呈暗红色或棕色。肿瘤坏死可形成假囊肿,内充满液化的坏死物质。肿瘤破坏骨皮质后,可侵入软组织,在骨膜及其周围形成成层的骨膜增生。

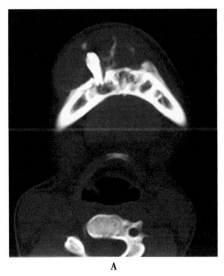

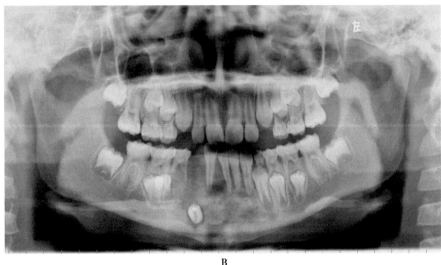

图 7-5-3 尤因肉瘤的影像学特点
A. CT 示下颌骨前部骨质膨隆,偏右侧,呈溶骨性破坏,突入软组织;B. 曲面断层片示下颌下缘骨膜反应显著

2. 镜下特征 EWS/PNET 由小而一致的实性成片的细胞组成,其间由纤维性条索分隔(图 7-5-4A)。瘤细胞呈圆形或多角形,形态一致,胞质少,染色淡,胞膜不清楚,细胞核圆形或椭圆形,大小一致,染色质颗粒细且分布均匀,分裂象多见。肿瘤细胞丰富,往往排列成巢状,有的呈器官样排列,双层细胞条索间由细丝、血管间质分隔开,即"金银丝工艺品状(filigree pattern)"或偶见假玫瑰花环结构(图 7-5-4B)。瘤组织常有大片坏死(图 7-5-4C)。有的区域肿瘤细胞较大,异型性明显(图 7-5-4D)。肿瘤周边可有反应性新骨形成。有学者主张,组织学上呈明显分叶状,并有明显菊形团结构时应该诊断为 PNET。

免疫组化染色可见 vimentin、低分子量角蛋白、CD99(图 7-5-5A)、NSE(图 7-5-5B)、神经特异性烯醇酶、蛋白基因产物 9.5、Leu7 和神经微丝等呈阳性表达,O13 细胞膜蛋白(其编码基因位于 X、Y 染色体短臂上)恒常表达。有报道嗜铬素 Ⅱ 和 cholecystokinin 基因也可阳性。

【鉴别诊断】

EWS/PNET 的诊断必须与其他常见的、好发于年轻患者、累及骨及软组织的原始小细胞肿瘤相鉴别,其中包括转移性神经母细胞瘤、恶性淋巴瘤、小细胞骨肉瘤、胚胎性横纹肌肉瘤。神经母细胞瘤骨转移多见于幼儿,多来源于腹膜后,常无明显原发病症状,转移处有肿胀疼痛,尿液检查儿茶酚胺升高。组织学上神经母细胞瘤可见真性菊花样结构,电镜下瘤细胞内有分泌颗粒,可做鉴别。免疫组化染色可辅助鉴别淋巴瘤、骨肉瘤,对疑似尤因肉瘤的老年患者,要注意与转移性小细胞癌相鉴别。

过去认为 PNET 在某些方面与 EWS 相似,但又有不同。近年免疫组化研究发现,PNET 与 EWS 均表达

CD99、NSE,遗传学均存在频发、非随机性染色体易位 t(11;22)(q24;q12),只是 EWS 缺乏神经上皮样分化,不同于软组织中 PNET 的组织学表现。

三、颌骨转移性肿瘤

【临床特征】

1. 流行病学 多种恶性肿瘤(乳腺癌、前列腺癌、肺癌和肾癌等)易发生骨转移,常见的转移部位是椎骨、肋骨、骨盆和颅骨。恶性肿瘤发生颌面部骨转移的较少,占全部骨转移性肿瘤的 1% 以下。一般来说,当肿瘤发生口腔颌面部转移时,已是晚期,多伴有全身广泛转移,但约 25%~58% 的患者发现口腔转移灶时并未察觉原发肿瘤。文献中,发生口腔颌面部转移性肿瘤患者年龄大多数在 40~70 岁,平均年龄男性为 57.1 岁,女性为 51.6 岁。颌骨转移性肿瘤患者的平均年龄为 42 岁,较发生于口腔软组织转移性肿瘤的患者(52 岁)年龄偏小,可能是因为儿童好发的神经母细胞瘤更易发生骨转移所致。发生颌骨转移的男女患者比例大致相等。

2. 部位 在口腔颌面部骨及软组织发生的转移性肿瘤中,下颌骨是最常见的转移部位,尤其是下颌磨牙区,其次为双尖牙区。有学者认为,具有红骨髓的骨易吸引转移性肿瘤细胞,而下颌骨血运较丰富,骨代谢活跃,下颌骨后部往往在成年后还保存一定造血功能。Shen 等统计了文献中 392 例颌面部骨转移性肿瘤,发生于下颌骨的占 72%,远远高于上颌骨(15%)、颞骨(7%)、额骨(2%)、颧骨(1%)等。

3. 症状与影像学特点 转移至口腔的肿瘤在临床和放射学上往往没有特异性表现。软组织转移灶可能被误诊为化脓性肉芽肿、血管瘤、巨细胞肉芽肿、龈瘤、刺激性

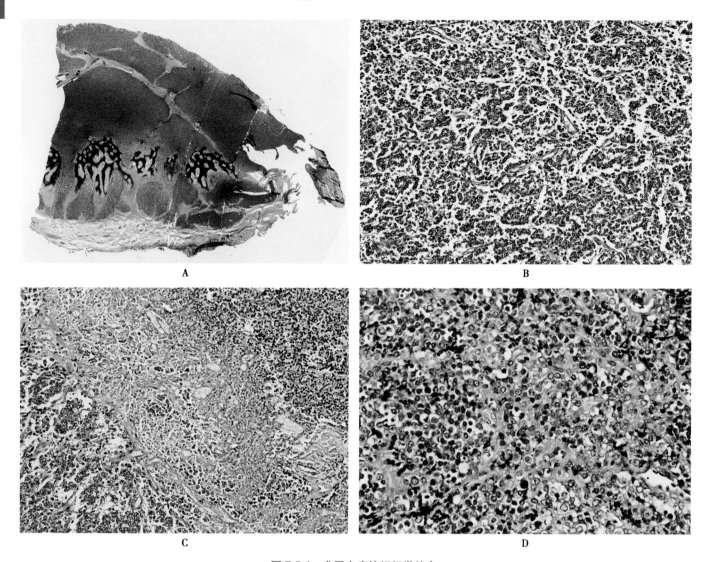

图 7-5-4　尤因肉瘤的组织学特点

A. 低倍镜示肿瘤破坏骨组织,侵犯软组织;B. 肿瘤细胞为一致的密集小细胞,可见肿瘤细胞环绕血管排列,形成所谓假玫瑰花环结构;C. 区域肿瘤坏死明显;D. 有些区域瘤细胞较大,异型性明显,核分裂多见

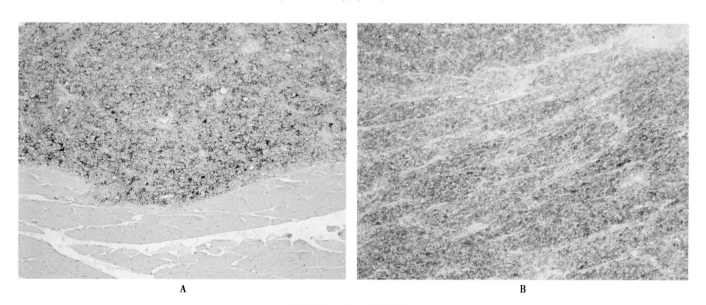

图 7-5-5　免疫组化染色

A. 肿瘤细胞呈 CD99 阳性染色;B. NSE 阳性染色

纤维瘤等。颌骨转移灶的症状可能与牙痛、脓肿、颞下颌关节紊乱、骨髓炎、不典型的三叉神经痛等相似。颌骨发生转移性肿瘤时,X线最常见的表现(约86%)是边界不清的"虫蚀状"溶骨性破坏,但有些转移性肿瘤边界清楚,可类似于囊肿。部分转移性颌骨

肿瘤可引起成骨,表现为阻射影或透射/阻射混合影(图7-5-6),如前列腺癌、乳腺癌及甲状腺腺癌。有时,X线表现可能被误诊为牙周病、囊肿、成釉细胞瘤等。因此详细询问病史,结合全身系统检查,是避免漏诊转移性肿瘤的关键。

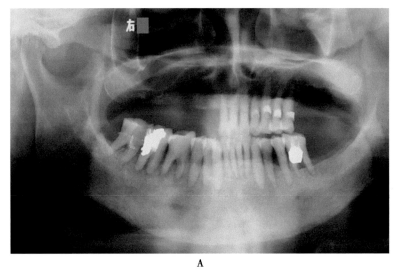
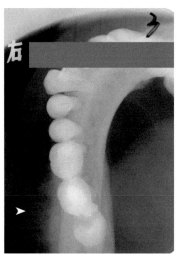

A

B

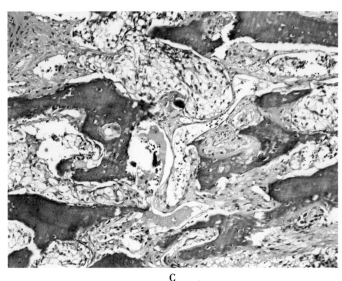
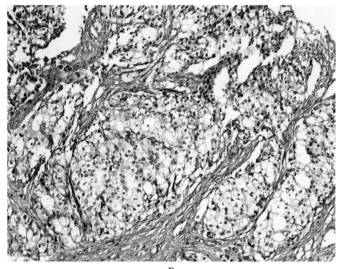

C

D

图 7-5-6　前列腺癌颌骨转移病例

A. 曲面断层片示右下颌骨体部密度弥漫性增高;B. 咬合片示颊侧骨质呈放射状增生(箭头),类似骨肉瘤表现;C. 镜下示以透明细胞为主构成的细胞巢分布于骨小梁之间;D. 肿瘤细胞界限清楚,胞质丰富而透亮,区域可见管腔样结构

4. 治疗及预后　颌骨转移性瘤多为肿瘤晚期表现,预后很差。明确原发肿瘤的部位与类型非常重要,它直接影响治疗方法的选择和预后判断。

【病理变化】

颌骨转移性肿瘤往往呈多灶性,质地软;最常见的肿瘤多为来自乳腺、肺、肾等的不同类型肿瘤,因此其组织学可以为各种透明细胞肿瘤(图7-5-6、图7-5-7)、腺癌(图7-5-8、图7-5-9)等。

如果患者就诊时,还未发现原发病变,组织学检查就成

为极关键的环节。因为颌骨转移性肿瘤有时会侵入周围软组织,而有些口腔颌面部原发的恶性肿瘤,特别是唾液腺源性的肿瘤可能与远处转移来的肿瘤在组织学表现上相似,如唾液腺腺癌与肺部或肠道转移性腺癌(图7-5-8、图7-5-9)、唾液腺透明细胞癌与肾透明细胞癌(图7-5-7)、口腔鳞状细胞癌与肺部转移来的鳞状细胞癌等,仅依靠组织学很难区分。免疫组化染色有时可以辅助鉴别诊断(表7-5-1),但颌骨转移性肿瘤的诊断,必须结合病史和其他检查做出综合判断。

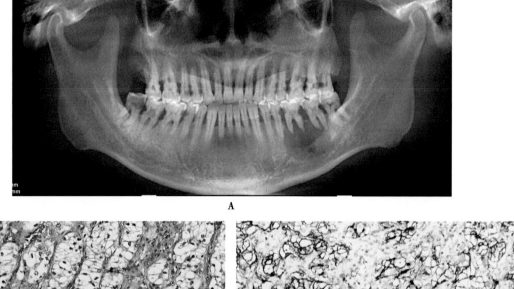

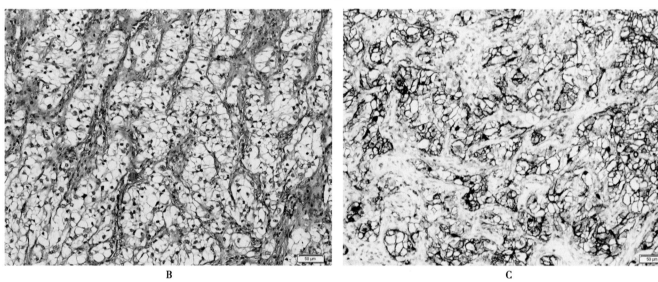

图 7-5-7　肾透明细胞癌左下颌骨转移
A. 曲体片显示左下骨体部溶解性破坏；B. 癌细胞呈片状，细胞质透明；C. 肿瘤细胞呈 CD10 阳性

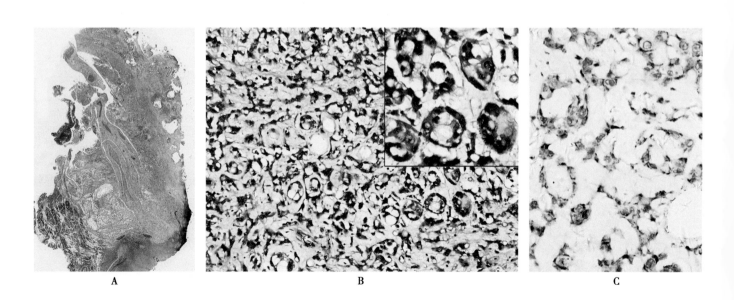

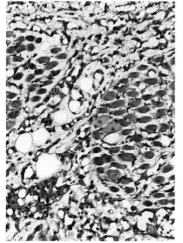
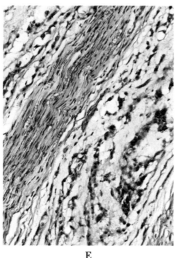
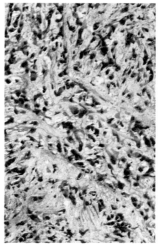
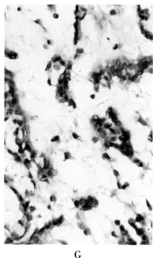

| D | E | F | G |

图 7-5-8　肺腺癌的颌骨转移

A.低倍镜示颌骨转移灶突破骨皮质,侵犯周围软组织;B.肿瘤细胞呈腺腔样排列,高倍镜插图示瘤细胞胞质丰富,胞核大小不一,核大深染,胞质比例失调;C.免疫组化染色瘤细胞呈 TTF1 阳性;D.肿瘤侵犯肌肉;E.肿瘤侵犯神经;F.肺部原发肿瘤表现腺癌的形态特点,与转移灶肿瘤形态特点一致;G.表达 TTF1

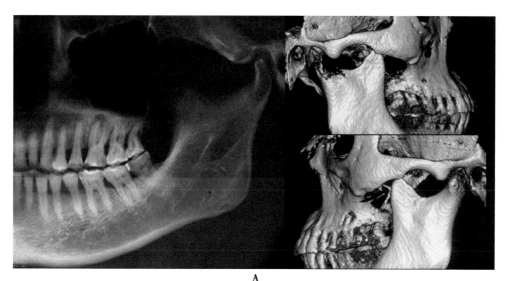

A

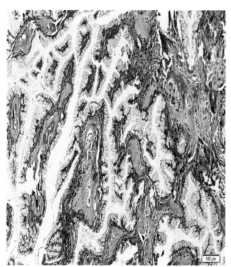
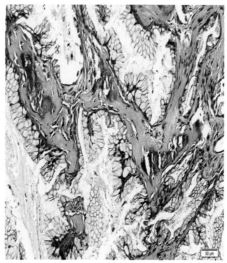
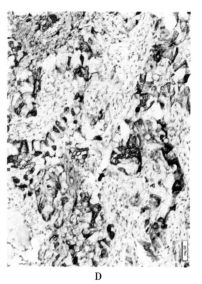

| B | C | D |

图 7-5-9　肠型腺癌左髁状突转移

A.曲面体片和 CBCT 均显示左髁状突骨质破坏;B、C.显示癌巢中见破坏的骨组织;D.癌巢组织 CK20 阳性

表 7-5-1 四种常见的颌骨转移性肿瘤免疫组化表型

抗体	肿瘤原发部位			
	乳腺	肺	结-直肠	前列腺
CK7	+	+	−	−
CK20	−	−	+	−
TTF(甲状腺转录因子1)	−	+	−	−
PSA(前列腺特异性抗原)	−	−	−	+

（李铁军）

参 考 文 献

1. El-Naggar AK, Chan JKC, Grandis JR, et al. World Health Organization classification of head and neck tumours. Lyon: IARC, 2017.

2. 李铁军. 颌骨肿瘤-实例图谱及临床病理精要. 北京:人民军医出版社, 2010.

3. 李铁军. 口腔病理诊断. 北京:人民卫生出版社, 2011.

4. 张贤良. 对 WHO 骨肿瘤新分类的几点讨论. 中国骨肿瘤骨病, 2005, 4(5): 257-260.

5. 朱增雄. 介绍 WHO(2002) 骨肿瘤分类. 诊断病理学杂志, 2002, 10(4): 201-204.

6. 李江, 何荣根. 颌面部骨肉瘤 61 例临床病理研究. 中华口腔医学杂志, 2003, 38(6): 444-446.

7. Bennett JH, Thomas G, Evans AW, et al. Osteosarcoma of the jaws: a 30-year retrospective review. Oral Surg Oral Med Oral Pathol Oral Radiol Endod, 2000, 90: 323-332.

8. Fletcher, Christopher D M, Unni, et al. World Health Organization Classification of Tumours: Pathology and Genetics of Tumours of Soft Tissue and Bone. France: IARCPress, 2002.

9. Johnson S, Tetu B, Ayala AG, et al. Chondrosarcoma with additional mesenchymal component (dediffrenciated chondrosarcoma) I. A linicopathologic study of 26 cases. Cancer, 1986, 58(4): 278-286.

10. Shi R-R, Li XF, Zhang R, et al. GNAS Mutational Analysis in Differentiating Fibrous Dysplasia and Ossifying Fibroma of The Jaws. Mod Pathol, 2013, 26(8): 1023-1031.

11. Wang TT, Zhang R, Wang L, et al. Two cases of multiple ossifying fibromas in the jaws. Diag Pathol, 2014, 9: 75.

12. Ueki Y, Tiziani V, Santanna C, et al. Mutations in the gene encoding c-Abl- binding protein SH3BP2 cause cherubism. Nat Genet, 2001, 28: 125-126.

13. Li CY, Yu SF. A Novel Mutation in the SH3BP2 Gene Causes Cherubism: Case Report. BMC Med Genet, 2006, 7: 84.

14. Liu B, Yu SF, Li TJ. Multinuclear giant cells in various forms of giant cell containing lesions of the jaws express features of osteoclasts. J Oral Pathol Med, 2003, 32: 367-375.

第八章

口腔颌面部软组织肿瘤和瘤样病变

软组织(soft tissue)主要由胚胎时期的中胚层衍化而来,少部分来自神经外胚层。它是指除骨骼、淋巴造血组织和神经胶质以外的所有非上皮性组织,如纤维组织、脂肪组织、平滑肌组织、横纹肌组织、脉管组织以及周围神经组织。口腔颌面部软组织发生的肿瘤涉及种类多,组织形态多样,十分复杂。本章参照 WHO 软组织的最新分类,仅就口腔颌面部较常见且有一定特征的肿瘤和瘤样病变分良性、中间型和恶性叙述(表 8-0-1)。对口腔瘤样病变的认识,不仅需要组织学诊断,也须熟知其临床表现和生物学行为。许多瘤样病变与刺激因素有关,深知消除刺激因素的重要性,有助于防止切除后复发。

表 8-0-1　口腔颌面部软组织肿瘤和瘤样病变

良性肿瘤及瘤样病变	十七、神经胶质异位
一、牙龈瘤	交界性和潜在低度恶性肿瘤
二、结节性筋膜炎	一、侵袭性纤维瘤病
三、纤维瘤	二、隆凸性皮肤纤维肉瘤
四、肌纤维瘤	三、孤立性纤维性肿瘤
五、脂肪瘤	四、炎性肌纤维母细胞性肿瘤
六、血管瘤和血管畸形	五、低度恶性肌纤维母细胞肉瘤
七、淋巴管瘤	恶性肿瘤
八、疣状黄瘤	一、成年型纤维肉瘤
九、平滑肌瘤	二、脂肪肉瘤
十、神经鞘瘤	三、平滑肌肉瘤
十一、神经纤维瘤	四、横纹肌肉瘤
十二、先天性龈瘤	五、恶性周围神经鞘膜瘤
十三、颗粒细胞瘤	六、滑膜肉瘤
十四、骨和软骨迷芽瘤	七、腺泡状软组织肉瘤
十五、颈动脉体副神经节瘤	八、口腔转移性肿瘤
十六、软组织多形性玻璃样变血管扩张性肿瘤	

第一节　良性肿瘤及瘤样病变

一、牙龈瘤

牙龈瘤(epulis)是指发生于牙龈的局限性反应性增生性病变,可能来源于牙周膜及颌骨牙槽突结缔组织。epulis 一词来源于希腊文,原意为"龈上包块(on the gum)"。因此,牙龈瘤是一个根据部位命名的临床名词。牙龈瘤约80%在前牙区,50%以上在尖牙区,上颌与下颌间无明显差异,且术后有复发倾向。创伤和慢性刺激,特别是龈下菌斑和结石是其主要病因。

牙龈瘤分类和命名,国内不同书籍中的观点不尽一致。《口腔组织病理学》教材将其分为血管性龈瘤、纤维性龈瘤和巨细胞性龈瘤。肉芽肿性龈瘤和血管性龈瘤在组织学上非常相似,难以区分,合并为一种类型。国外口腔病理书籍则将牙龈瘤这一临床名词下常见的各种病变分开介绍,包括外周性纤维瘤、外周性骨化性纤维瘤、化脓性肉芽肿和外周性巨细胞肉芽肿,分别对应国内的纤维性龈瘤、钙化/骨化性纤维性龈瘤、血管性龈瘤和巨细胞性龈瘤。统计学上,组织学特点与复发之间无明显相关关系。大部分病例中,复发的主要原因是局部菌斑和结石除去不全和/或手术切除不完全。

（一）纤维性龈瘤

【定义】

纤维性龈瘤（fibrous epulis）是指发生于牙龈的纤维组织增生，其内伴散在或灶性慢性炎细胞浸润的有蒂或无蒂的包块，为常见的口腔结缔组织增生性病变。

【临床特征】

1. **流行病学**　可发生于各年龄组，但10~40岁者多见，女性多于男性（2∶1）。

2. **部位**　多发生于牙龈乳头部。位于唇、颊侧者较舌、腭侧者多。最常见的部位是前磨牙区。

3. **症状**　肿块较局限，质地坚实，呈圆球或椭圆形，有时呈分叶状，大小不一，直径由几毫米至数厘米。肿块有的有蒂如息肉状，有的无蒂，基底宽广。颜色与附近牙龈相同，如有炎症或血管丰富者则色泽较红（图8-1-1A）。如果表面溃疡则可覆盖黄色纤维素性渗出物。随着肿块的增长，可以破坏牙槽骨壁。

4. **影像学特点**　X线片可见骨质吸收牙周膜增宽的阴影（图8-1-1B）。

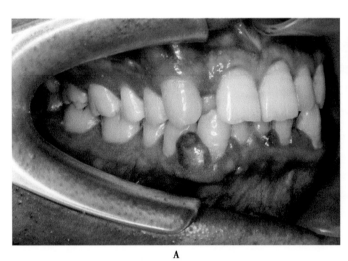
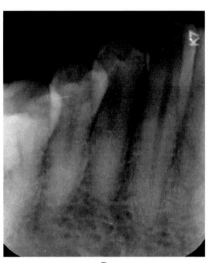

图 8-1-1　纤维性龈瘤
A. 43、44 间牙龈肿块；B. X 线显示 43、44 间牙周膜间隙增宽

5. **治疗**　主要是保守性的手术治疗，但手术切除应深至骨膜，拔除患牙予以去除刺激因素。

6. **预后**　大多数预后好，有些病例会复发，可再次手术。少见情况是肿块多次复发。据统计其复发率为14%。

【病理变化】

1. **大体特征**　包块有蒂或无蒂，颜色与附近牙龈黏膜相同或发白，质地坚实。有炎症或血管丰富者色泽较红。如果表面有溃疡则可有黄色纤维素性渗出物覆盖。

2. **镜下特征**　龈组织上皮正常或溃疡（图8-1-2A）。病变由富于细胞的肉芽组织和成熟的胶原纤维束交织排列组成，无明显包膜，与周围结缔组织相混合。病变含有多少不等的炎性细胞，常以浆细胞为主。炎性细胞多在血管周围呈灶性分布于纤维束之间（图8-1-2B~D）。约1/3的病例中，可见无定型的钙盐沉着和/或化生性骨小梁（图8-1-2E、F）。

【鉴别诊断】

1. 牙龈纤维增生性病变有多种，纤维性龈瘤仅为其中之一，而且这些病变常表现交叉重叠。尤其是对牙龈瘤名称的理解和认识不足时，在病理诊断中易混淆，需要鉴别的有：

1）外周性骨化性纤维瘤：几乎都发生于牙龈或牙槽嵴，上颌骨比下颌骨稍多见，一半以上的病例发生在切牙-尖牙区，通常不累及牙齿。好发于青少年，高峰年龄为10~19岁，约2/3发生于女性。临床表现为结节状肿块，有蒂或无蒂，通常从牙间乳头发散出来。颜色红色或粉色，表面常溃疡。大多数病变直径小于2cm（图8-1-3）。

2）纤维瘤：由纤维结缔组织构成，通常为致密、纤维化的结缔组织，部分可表现为疏松结缔组织，有界限；胶原束呈放射状、环形或不规则排列，其间无慢性炎细胞。表面复鳞状上皮变薄，上皮脚消失，可有溃疡形成。上皮下无炎细胞（图8-1-4）。

3）纤维黏液瘤：瘤细胞呈梭形或星形，排列疏松，瘤细胞间有大量淡蓝色黏液基质（图8-1-5）。

4）巨细胞纤维瘤：是一种具有独特临床病理特征的纤维性肿瘤，临床表现为无症状、无蒂或有蒂的结节，直

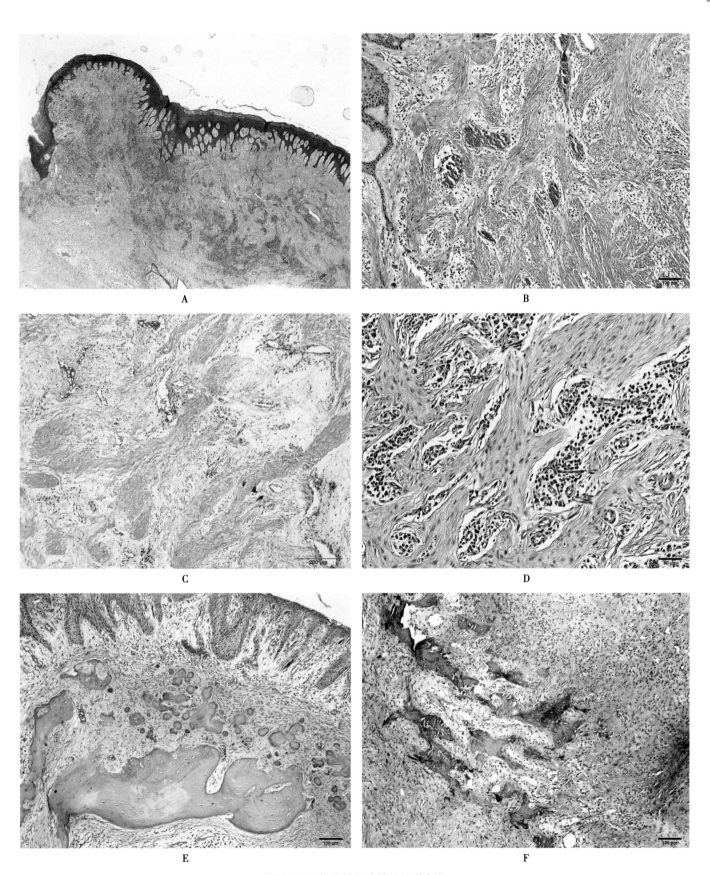

图 8-1-2 纤维性龈瘤的组织学表现

A. 鳞状上皮下纤维纤维组织增生,上皮钉完好,固有层与病变无分界;B. 纤维束交织排列及血管充血;C、D. 成熟的胶原纤维束交织排列及灶性的浆细胞为主的慢性炎性细胞浸润;E、F. 纤维组织骨化和牙骨质化

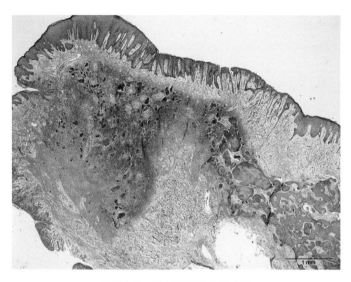

图 8-1-3　外周性骨化性纤维瘤
龈黏膜下病变,伴牙骨质-骨化

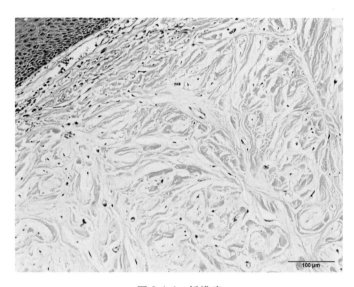

图 8-1-4　纤维瘤
病变边界清楚,纤维组织不规则排列,胶原化和局部黏液变,无炎细胞;鳞状上皮变薄,上皮钉突消失

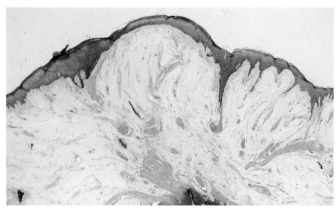

图 8-1-5　纤维黏液瘤
病变似分叶,有界限,纤维组织明显黏液变,无炎细胞;鳞状上皮变薄,部分钉突消失

径常小于1cm,表面常呈乳头状。通常发生于年轻人,女性较多见,大约50%的病例发生于牙龈,其次为舌和腭。下颌牙龈的发生率是上颌牙龈的两倍。组织学表现为血管纤维性结缔组织肿块,通常排列疏松,表面见大量体积较大、星形、多核的成纤维细胞浸润(图 8-1-6)。

2. 外周性牙源性纤维瘤　增生的纤维组织中见牙源性上皮岛或条索(图 8-1-7),并常可见牙本质样物质。

3. 纤维母细胞/肌纤维母细胞反应性增生　该病变是由于炎症或创伤等导致纤维母/肌纤维母细胞增生,但又不能归为具体某种病变,如发生在牙龈处,极易视为牙龈瘤(图 8-1-8),特别是对牙龈瘤的定义理解有偏差者更应引起注意。

(二)血管性龈瘤

【定义】

血管性龈瘤(vascular epulis)几乎都是发生于牙龈上的化脓性肉芽肿(pyogenic granuloma),在妊娠期则称妊娠性龈瘤(pregnancy epulis)。

【临床特征】

1. 流行病学　可发生于任何年龄,但儿童和青少年多见。好发于女性,可能与女性激素对血管的作用有关。

2. 部位　上颌牙龈稍多于下颌牙龈,前部牙龈受累者多于后部牙龈,牙龈唇颊侧多于舌侧。

3. 症状　病损表现为质软、紫红色包块,常伴有溃疡和出血。出血可以是自发性或轻伤之后。病变呈分叶、质软的肿块,通常有蒂。表面光滑、常有溃疡。颜色为粉色、红色、甚至紫色(图 8-1-9)。妊娠性龈瘤可发生于妊娠期的第1~7个月的任何时间,以妊娠前3个月发生者多见。分娩之后,妊娠性龈瘤可以自发消退或缩小而表现为纤维性龈瘤。

4. 治疗　主要是保守性的手术治疗,但手术切除应深至骨膜,患牙应予以拔除,以去除刺激因素。

5. 预后　通常可以治愈。偶尔病变会复发,可再次手术。少见情况是肿块多次复发。据统计其复发率为6%。

【病理变化】

组织学特点是大量的血管增生,类似于肉芽组织,大量小的或稍大的内衬内皮细胞管腔形成,腔内见红细胞。有的病变分叶状排列,小叶间纤维组织分隔。表面常发生溃疡,被覆较厚的渗出性纤维性膜(图 8-1-10A)。间质常水肿,中性粒细胞、浆细胞和淋巴细胞混合浸润,中性粒细胞常见于近溃疡处,慢性炎症细胞位于病变深部(图8-1-10B)。时间长的病变可有纤维化区域。

【鉴别诊断】

1. 分叶状毛细血管瘤　后者增生的血管内皮细胞和

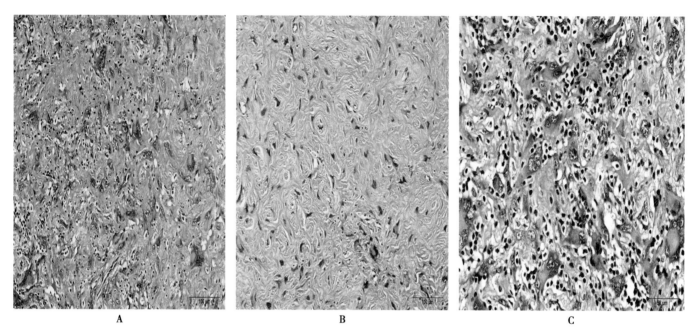

图 8-1-6　巨细胞纤维瘤
A. 血管纤维性结缔组织;B. 病变成熟区;C. 体积较大、星形、多核的成纤维细胞

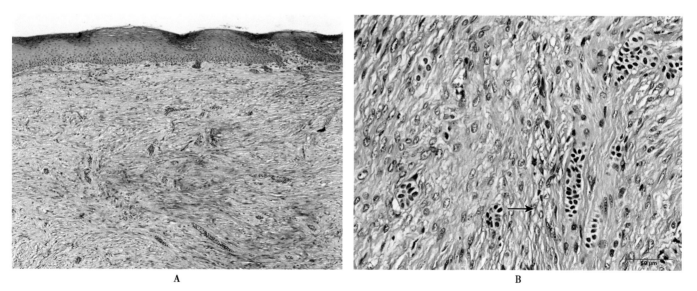

图 8-1-7　外周性牙源性纤维瘤
A. 纤维组织增生及牙源性上皮条索;B. 牙源性上皮(箭头示)

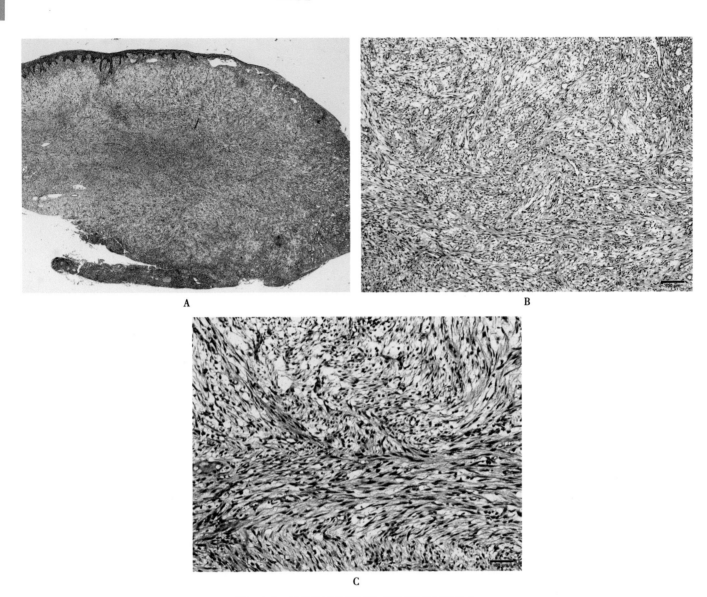

图 8-1-8　反应性纤维母细胞/肌纤维母细胞增生

A.龈黏膜下病变弥漫、无分界;B.梭形细胞较小,排列不规则;C.交织状排列的纤维母/肌纤维母细胞

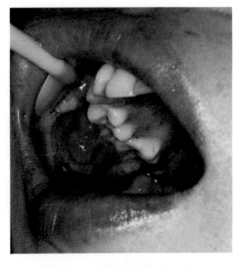

图 8-1-9　血管性龈瘤的临床表现

24、25 颊侧龈肿块,表面光滑、淡红、分叶状

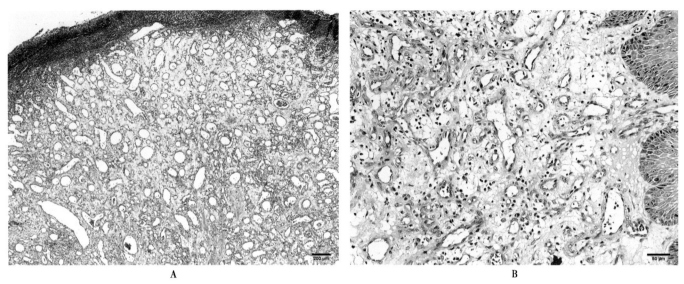

图 8-1-10　血管性龈瘤的组织学表现
A. 表面溃疡并被覆较厚的渗出性纤维性膜；B. 间质常水肿，散在混合性炎细胞浸润

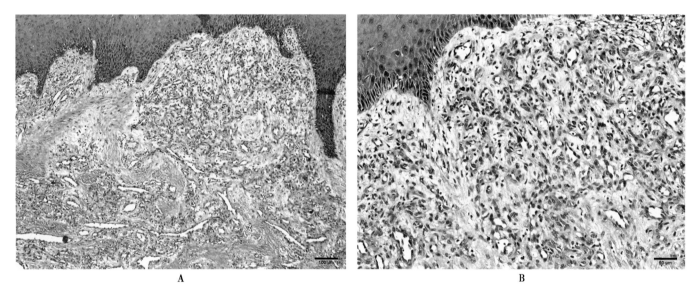

图 8-1-11　分叶状毛细血管瘤的组织学表现
A. 病变呈分叶状；B. 血管内皮细胞增生，并形成小的管腔

毛细血管呈分叶状排列分布，除非受到刺激，分叶状毛细血管瘤中很少有炎细胞浸润（图 8-1-11）。化脓性肉芽肿有时也可呈分叶状排列，但是大量炎细胞浸润是其特点。

2. 血管畸形（vascular malformations）　是血管的结构异常，不伴内皮细胞增生。出生即有，且终生存在。镜下见管壁厚薄不一，管腔形状不规则，间质炎症细胞少（图 8-1-12）。

（三）巨细胞性龈瘤

【定义】

巨细胞性龈瘤（giant cell epulis），又称外周性巨细胞肉芽肿（peripheral giant cell granuloma）。该病变并不是真正的肿瘤，而是由局部刺激或创伤引起的反应性病变，其镜下表现与骨内中央型巨细胞肉芽肿的表现相似。因此，认为这种疾病是骨内中央型病变的软组织型。

【临床特征】

1. 流行病学　较为少见，以 30~40 岁多见，也可发生于青年人和老年人。大约 60% 的病例发生在女性。

2. 部位　部位以前牙区多见，上颌较下颌多，位于牙龈或牙槽黏膜。

3. 症状　包块有蒂或无蒂，暗红色，质地不硬，可发生溃疡。病变发生在牙间区者，颊和舌侧肿物与牙间狭窄带相连形成一种时漏状（hour-glass shape）外观。

4. 影像学特点　虽然病变发生在软组织，但有时下方的牙槽骨可呈"杯状（cupping）"吸收。

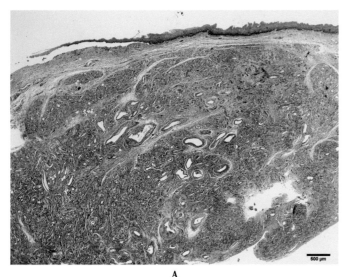
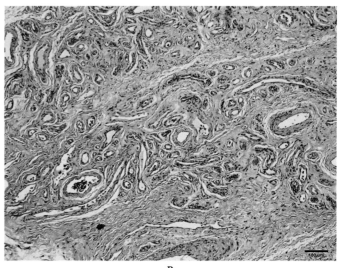

A B

图 8-1-12　血管畸形
A. 黏膜下弥漫的病变,其内有不规则血管;B. 管腔形状不规则,管壁厚薄不匀

5. 治疗及预后　主要是保守性的手术治疗,但手术切除应深至骨膜。大多数预后好,据统计其复发率为 10%。

【病理变化】

1. 大体特征　病变大小不等,有界限,剖面灰白或红褐色,有时可有出血或囊性变。

2. 镜下特征　镜下见富于血管和细胞的间质内,多核破骨细胞样细胞呈灶性聚集。巨细胞灶之间有纤维间隔。病变区与覆盖的鳞状上皮之间也有纤维组织间隔。巨细胞数量多,大小和形态不一。巨细胞周界清楚或与邻近巨细胞或与周围的单核间质细胞混合不分(图 8-1-13)。毛细血管丰富,常见出血灶及含铁血黄素沉着。

【鉴别诊断】

外周性巨细胞肉芽肿需与其他含有巨细胞的病变相鉴别,包括中心性巨细胞肉芽肿、棕色瘤、巨颌症及巨细胞纤维瘤等。中心性巨细胞肉芽肿、棕色瘤、巨颌症都发生于骨内,可通过临床表现和影像学鉴别。

二、结节性筋膜炎

【定义】

结节性筋膜炎(nodular fasciitis)是一种自限性的良性纤维母细胞和肌纤维母细胞组成的假肉瘤性、自限性反应性增生性病变,并非炎症,绝大多数发生于皮下浅筋膜。新近研究表明,结节性筋膜炎存在 *MYH9-USP6* 融合性基因,提示其可能属于一种瞬时性或一过性瘤变。除少数病例有外伤史外,大多数病例并无明确病因。

【临床特征】

1. 流行病学　可发生于任何年龄段,以青壮年多见,半数以上患者在 20~50 岁,10 岁以下儿童和婴幼儿以及 60 岁以上老年人均较少见。

2. 部位　好发于上肢,其次为躯干和头颈部,部分病例发生于下肢。发生于头颈部者主要位于颈部、枕部、项部和锁骨上,其次为眼睑、眶下、面颊部、颞部和腮腺区,少数位于头皮、前额、口腔和外耳道等部位。儿童病例多发生于头颈部。

3. 症状　临床上通常表现为肢体或躯干皮下生长迅速的结节或肿块,近半数伴酸胀、触痛或轻微疼痛感。术前病程通常为 2 周~1 个月,部分可达 2~3 个月。病程呈良性、自限性经过。

4. 影像学特点　超声表现为皮下低回声或弱回声肿块,直径多在 3cm 以下,与深筋膜关系密切,肿块周边可有点状血流信号。典型病例 CT 表现为基于筋膜的非特异性软组织肿瘤,周界相对清楚,少数病例位于深部肌肉内,周界可不清。

5. 治疗及预后　局部完整切除。结节性筋膜炎是一种良性自限性病变,经局部完整切除后多可治愈,文献上有自行消退的报道。极少数病例发生局部复发(<2%),多发生于术后不久,常为切除不彻底所致。

【病理变化】

1. 大体特征　肿块体积小,一般不超过 4cm,多为单个结节,多数病变周界清晰,但无包膜,位于深筋膜或肌肉内者周界常不清晰。病变组织可从筋膜中向上可长入皮下,向下可长入骨骼肌组织,或者在局部呈膨胀性生长。

2. 镜下特征　镜下主要由增生的肌纤维母细胞组成。大多数病例内,肌纤维母细胞排列比较疏松,间质黏液样或纤维黏液样,常见外渗的红细胞,边缘常有毛细血

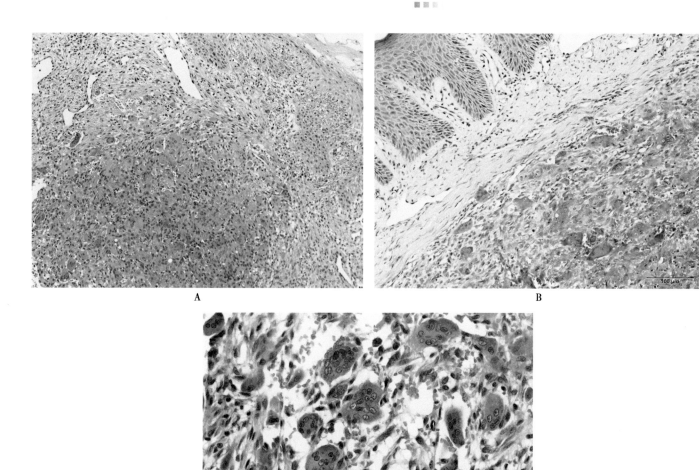

图 8-1-13　巨细胞性龈瘤

A. 黏膜下灶性病变；B. 灶性病变与龈黏膜分界清楚；C. 富于血管和细胞间质，内含有多核破骨细胞样细胞呈灶性聚集

管增生，类似肉芽组织。有时可见核分裂象，但无病理性核分裂（图 8-1-14）。免疫组化示，梭形细胞 α-SMA 弥漫阳性，还可表达 calponin、CD10、desmin 多为阴性，不表达 AE1/AE3、CD34、S-100、ALK、β-catenin 等。

【鉴别诊断】

一般来说，对于体积偏大、多发性和复发性的病变，在诊断为结节性筋膜炎之前需要考虑是否有其他肿瘤性病变的可能性，即所谓结节性筋膜炎的三个不诊断。

1. 纤维肉瘤（fibrosarcoma）　纤维肉瘤表现为肿瘤组织细胞密度明显增大，肿瘤细胞呈车辐状和鲱鱼骨样排列，肿瘤组织浸润性生长，细胞异型性明显，可见较多病理性核分裂象（图 8-1-15）。

2. 平滑肌肉瘤（leiomyosarcoma）　头颈部平滑肌肉瘤可以发生在任何年龄，与机体其他部位的平滑肌肉瘤相似。肿瘤生长迅速，大体呈浸润性生长，镜下肿瘤组织坏死常见，细胞胞质较纤维肉瘤丰富而嗜伊红染色，梭形细胞呈杆状核，细胞异型性明显，病理性核分裂象易见。免疫组化染色示 SMA 和 desmin 恒定阳性，Ki-67 显示较高增殖指数（图 8-1-16）。

3. 术后梭形细胞结节（postoperative spindle cell nodule）　多发生于成年人。通常发生于泌尿生殖道术后不久，少数病例可发生于头皮、颊黏膜等处，多发生于外伤或手术后。镜下主要由纤维母细胞和肌纤维母细胞性组成，可见核分裂象，间质内可见外渗的红细胞和多少不等的炎症细胞浸润。免疫组化标记显示梭形细胞不同程度表达 actins。

三、纤维瘤

【定义】

纤维瘤（fibroma）是常见的口腔纤维组织增生性病

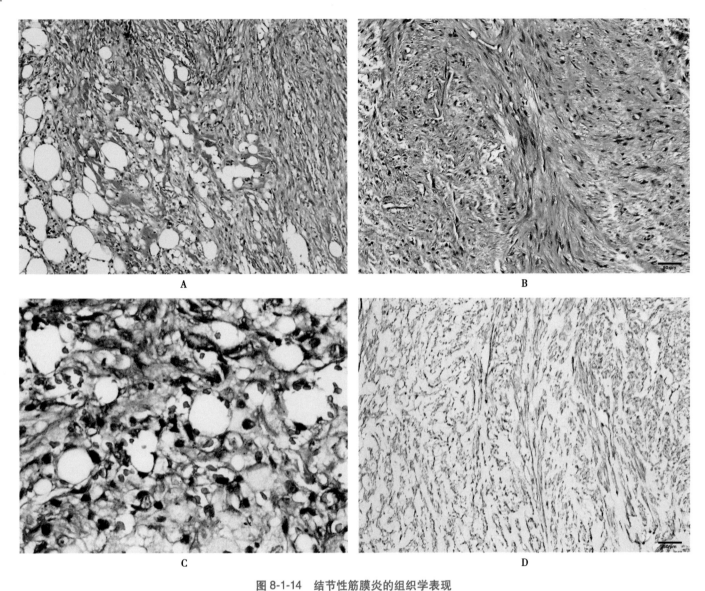

图 8-1-14 结节性筋膜炎的组织学表现

A. 梭形细胞浸润脂肪,病变组织中有明显的致密区和疏松区,部分区域见胶原化;B. 肌纤维母细胞交织排列;C. 红细胞外渗;D. 梭形细胞呈弥漫阳性表达 α-SMA

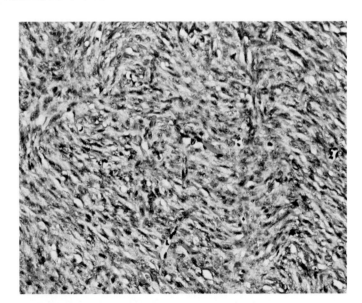

图 8-1-15 纤维肉瘤

肿瘤细胞密度高,细胞异型性明显,呈典型鱼骨样结构

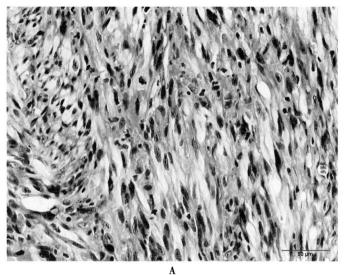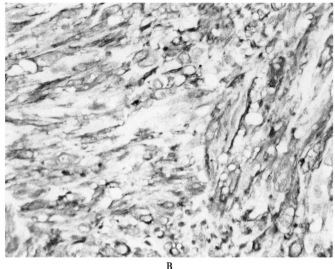

图 8-1-16 平滑肌肉瘤

A. 细胞胞质丰富,红染,细胞异型性明显,病理性核分裂象易见;B. 胞质 desmin 弥漫强阳性

变,绝大多数情况下并非真性肿瘤,而是局部刺激因素或创伤所引起的反应性纤维结缔组织增生。因此,也称为刺激性纤维瘤(irritation fibroma)、创伤性纤维瘤(traumatic fibroma)、局灶性纤维组织增生(focal fibrous hyperplasia)、纤维性结节(fibrous nodule)或纤维上皮息肉(fibroepithelial polyp)等。

【临床特征】

1. 流行病学 任何年龄均可发病。

2. 部位 口腔的任何部位均可发生,以咬合线处的颊黏膜和舌侧缘最为常见,此外唇和牙龈也是常见部位。

3. 症状 经典的临床表现为表面光滑的粉色结节,颜色与周围黏膜类似。肿块表面白色者为摩擦性过度角化所致。大多无蒂,直径几毫米至几厘米,但大多数小于1.5cm。病变通常不引起临床症状,除非有继发性的创伤性溃疡。病损形成之后,肿物可以维持多年无明显增大。轻微创伤可能是其始发因素。溃疡少见。

4. 治疗及预后 通常采用保守的外科手术治疗,预后好。复发少见,重要的是切除的组织必须送病理检查,因为其他良性或恶性肿瘤也可以和纤维瘤的临床表现类似。

【病理变化】

1. 大体特征 病变由纤维结缔组织组成的结节性肿块,近似圆形,表面覆有光滑的黏膜,切面为灰白实性,质地可从软到硬。

2. 镜下特征 病变由纤维结缔组织组成的结节性肿块,表面被覆复层鳞状上皮。通常结缔组织致密、纤维化,某些病例可表现为疏松结缔组织。病变周围无明显包膜,纤维组织逐渐和周围结缔组织相混合。胶原纤维

束呈放射状、环形或不规则排列。表面上皮可表现为过角化,上皮钉突常发生萎缩(图 8-1-17),上皮下方可见散在的慢性炎症细胞浸润。

【鉴别诊断】

可与其他临床表现类似的良性肿瘤进行鉴别。重要的是切除的组织必须经病理检查,因为其他良性或恶性肿瘤也可以和纤维瘤的临床表现类似。

四、肌纤维瘤

【定义】

肌纤维瘤(myofibroma)是一种好发于婴幼儿的良性间叶性肿瘤,属于一种肌纤维母细胞性病变,曾命名为婴儿肌纤维瘤病(infantile myofibromatosis)。但该瘤偶可发生于成人,故 2002 年版的 WHO 分类中去掉"婴儿"两字,但该病仍是婴幼儿和儿童最常见的一种纤维母细胞和肌纤维母细胞性病变。形态上肌纤维瘤和肌纤维瘤病与周皮细胞瘤以及所谓的婴幼儿型血管外皮瘤有延续性,2013 年 WHO 分类将其归在周细胞瘤名下。

【临床特征】

1. 流行病学 多发生于新生儿和婴幼儿,80%的病例在 2 岁以下,其中 60%的病例发生于出生时或出生后不久。少数病例发生于年龄较大的儿童和青少年,偶见成年人。

2. 部位 多发生于头颈部,其次为躯干和四肢,偶见于骨,尤其是颅面骨,椎骨、肋骨、股骨其次。

3. 症状 临床上有 3 种类型,即孤立性肌(纤维瘤),常见,好发于皮肤,男性多见。多中心性(纤维瘤病),不常见,多个部位的软组织内和/或骨内有病灶,但不伴内脏受

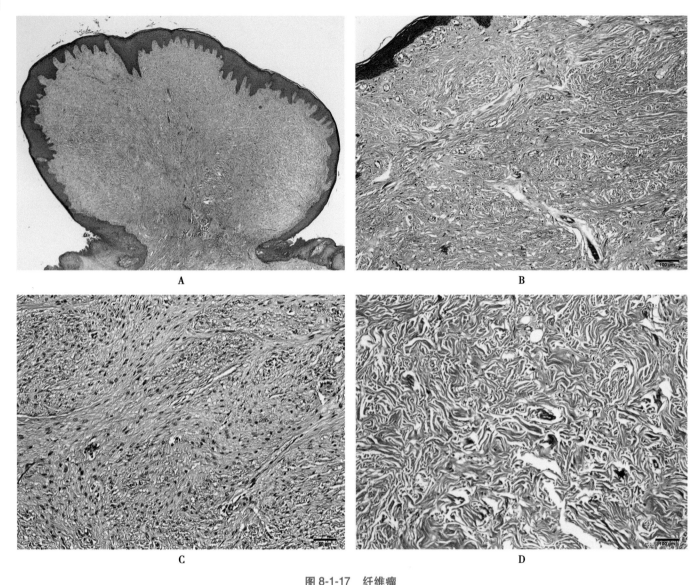

图 8-1-17　纤维瘤
A. 病变乳头状突起; B. 被覆鳞状上皮变薄, 上皮钉消失, 纤维组织成熟, 细胞少; C. 胶原纤维束排列不规则; D. 纤维组织胶原化明显

累; 另一种除软组织外同时还伴有多个内脏受累, 偶可累及中枢神经系统。成年型, 少见, 多表现为肢体和头颈皮肤或口腔内缓慢性生长的无痛性肿块, 男女均可发生。

4. 影像学特点　X 线多表现为长骨和扁平骨内周界清晰的溶滑性病变, 可有硬化性边缘。

5. 治疗及预后　治疗采用手术切除。本病系一种良性自限性病变, 病变危害程度很大程度上取决于病变范围。孤立性或仅累及软组织和骨的多灶性病变预后良好, 30%~60% 可自发性消退, 作保守性的局部切除即可; 但累及内脏和全身广泛性病变者, 特别是新生儿和婴儿, 预后不佳。

【病理变化】

1. 大体特征　肉眼观察, 肿瘤界限相对清晰, 无包膜, 直径多数在 0.5~1.5cm。质地坚, 瘢痕样, 切面呈灰白色。多灶性或多中心性病变的结节数目不等。

2. 镜下特征　镜下观察, 孤立性和多中心性的形态

相似, 呈结节状或多结节状生长, 并具有明显的区带现象 (图 8-1-18A), 即由淡染的周边区和深染的中央区组成, 两区在肿瘤内的比例多少不等, 两区间见移行过渡。周边区由胖梭形细胞排列成结节状或短束状, 胞质嗜伊红, 形态上介于纤维母细胞和平滑肌细胞之间; 中央区由圆形或小多边形的原始间叶细胞呈实性片状分布, 或围绕分支状血管呈血管外皮瘤样排列 (图 8-1-18B), 可见核分裂象和坏死, 后者伴有钙化, 20% 的病例还可见瘤细胞突向血管腔内生长。肿瘤间质呈纤维黏液样, 可伴有胶原化或纤维样变性, 部分病例内可见灶性出血和囊性变 (图 8-1-18C)。

免疫组化染色显示肌纤维母细胞性成分和原始间叶细胞性成分均可表达 vimentin 和 α-SMA (图 8-1-18D), 肌纤维母细胞性成分还可以表达 MSA, 不表达 desmin、S-100、EMA 和 CK。

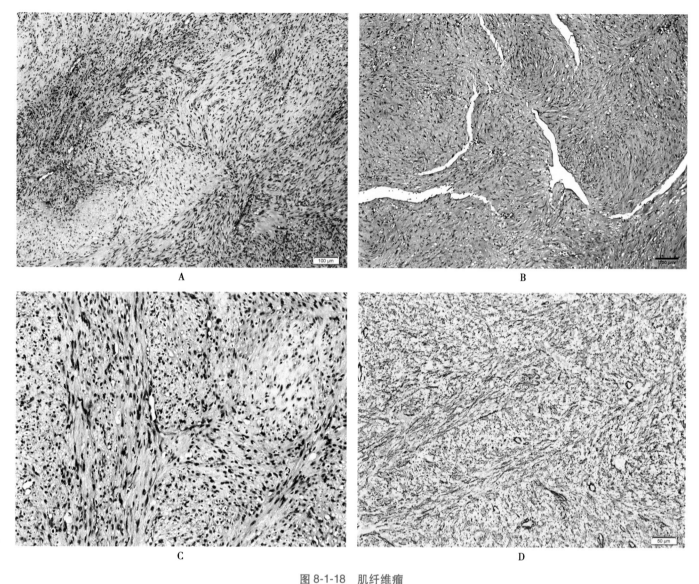

图 8-1-18 肌纤维瘤
A.病变有明区和暗区;B.围绕分支状血管呈血管外皮瘤样排列;C.梭形细胞相互交织状排列;D.α-SMA 阳性表达

【鉴别诊断】

1. **婴儿型纤维肉瘤** 瘤细胞丰富,核分裂象多见,类似成年型纤维肉瘤。通过基因检测,有助于与婴幼儿肌纤维瘤病的鉴别。

2. **婴幼儿血管外皮瘤** 与肌纤维瘤病属同一种病变的不同瘤谱,或者说是一种具有血管外皮瘤样结构的肌纤维瘤病。

五、脂肪瘤

【定义】

脂肪瘤(lipoma)是一种由成熟脂肪细胞组成的良性肿瘤,是成年人最常见的软组织良性肿瘤,约占所有软组织肿瘤的 50%。

【临床特征】

1. **流行病学** 可发生在任何年龄,好发于 40 ~ 60 岁,男性和体型肥胖者多见,20 岁以下的青少年少见,儿童罕见。

2. **部位** 大多数都发生在躯干和四肢的近端,根据肿瘤发生部位,大致可分为浅表性脂肪瘤、深部脂肪瘤和骨旁或关节旁脂肪瘤。口腔颌面部的脂肪瘤少见,颊黏膜和颊前庭是口内最好发的部位,占所有病例的 50%。其次少见的部位是舌、口底和唇。

3. **症状** 口腔脂肪瘤的典型表现为柔软、表面光滑的结节肿块,可有蒂或无蒂。通常不引起临床症状,在诊断之前已存在数月或数年。大多数肿块小于 3cm。

4. **影像学特点** 超声检查显示为高回声肿块,X 线片上呈透光性,CT 上呈低密度区,与周围正常脂肪组织相一致,均匀一致。

5. **治疗及预后** 口腔脂肪瘤多采用局部的手术切除。复发少见,大多数组织学变异型影响预后。肌肉内脂肪瘤复发率高,因为它呈浸润性生长,但这种变异型在口腔颌面部相当少见。

【病理变化】

1. **大体特征**　位于浅表或皮下者多有菲薄的纤维性包膜,呈圆形、卵圆形或结节状。切面呈淡黄色或黄色,质地柔软,表面光滑。

2. **镜下特征**　肿瘤有完整包膜,可呈分叶状结构,肿瘤由成熟的脂肪细胞构成,形成的脂肪空泡大小一致(图8-1-19)。

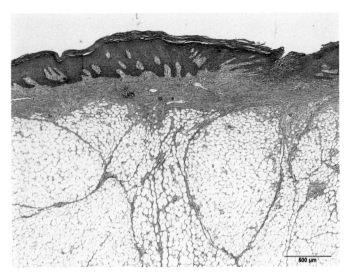

图 8-1-19　脂肪瘤
肿瘤于黏膜下呈分叶状、有包膜,细胞成熟,大小一致

肌内和肌间脂肪瘤又称浸润性脂肪瘤,于横纹肌组织之间呈弥漫浸润性生长(图8-1-20),脂肪组织内可含有厚壁血管。

梭形细胞脂肪瘤(spindle cell lipoma),是一种由成熟脂肪组织、梭形细胞和绳索样胶原条束组成的良性肿瘤,是脂肪瘤的一种特殊亚型。肿块呈结节状或分叶状,周界清楚,或有包膜,切面可呈黄色、黄白相间或灰白色,质柔软至坚韧,灶性区域可呈胶冻样。

镜下见肿瘤由成熟脂肪细胞、梭形细胞、黏液样基质和绳索样胶原纤维组成。梭形细胞形态一致,无异型性,无核分裂象,多呈波浪状或平行排列(图8-1-21)。瘤内血管较少,且为厚壁小血管。免疫组化染色梭形细胞表达 vimentin 和 CD34,偶可表达 S-100。

六、血管瘤和血管畸形

血管来源肿瘤和瘤样增生的分类及认识有了长足进步。国际脉管病研究学会(International Society for Study of Vascular Anomalies)将传统的良性脉管病变分为血管肿瘤和血管畸形两大类。血管肿瘤和血管畸形在口腔颌面部多见,以唇、舌、颊等处好发。其特点为多发性,且多无包膜,切除不干净可复发。分别叙述如下。

血管瘤(hemangioma)的名称传统上用来描述各式各样的血管发育异常,目前被认为是新生儿的良性肿瘤,先伴有内皮细胞增生的快速增生期,紧接着是逐渐消退期。大多数血管瘤在出生时不明显,但在出生后8周内,肿块逐渐显现。

血管畸形(vascular malformations)是血管的结构异常,不伴内皮细胞增生。在出生即有,且终生存在。可依据所涉及的血管类型(毛细血管性、静脉性、动静脉性)和血流动力学(低流量或高流量)进行分类。

(一)婴儿血管瘤

【定义】

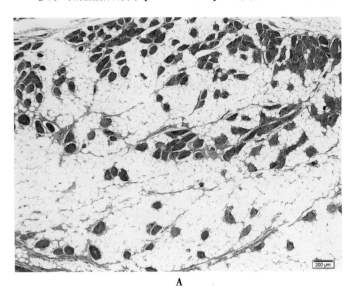

A

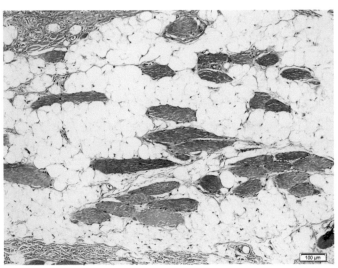

B

图 8-1-20　肌间脂肪瘤
A. 横纹肌组织之间有大量成熟的脂肪组织;B. 高倍镜视野

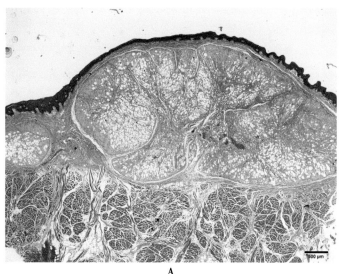
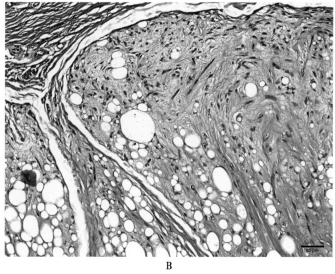

图 8-1-21　梭形细胞脂肪瘤

A. 病变于黏膜下,界限清楚的左小右大两个肿块;B. 高倍镜见肿瘤由成熟脂肪细胞、梭形细胞、黏液样基质和绳索样胶原纤维组成

婴儿血管瘤(infancy hemangioma),曾称幼年性血管瘤(juvenile hemangioma)、婴儿期血管瘤(infantile hemangioma),是婴儿最常见的肿瘤。80%的血管瘤是单发,20%是多发。

【临床特征】

1. 流行病学　占 1 岁儿童总数的 5%~10%。女性比男性多见。70%的病例发生于 1 岁以内,大多数出现在 1~4 周龄,以女婴多见,男女比例为 1:3~5。

2. 部位　可发生于躯体的任何部位,最常见的部位是头颈部,占所有病例的 60%,但以头颈部多见(约占 2/3),其次为躯干和四肢。

3. 症状　约一半患儿有先驱症状,或单个或散在的虫咬状小红点。早期病变呈扁平红色,似胎记,后隆起呈紫红色或鲜红色,草莓状(图 8-1-22A)。常在出生后数周内迅速生长,数月内增大,病灶的生长速度远大于患儿的生长速度,半岁时长至最大,随后数年中逐渐消退(图 8-1-22B),75%~90%病例在 7 岁以内消退,仅遗留小的色素性瘢痕。

大约 20%的血管瘤患者有并发症,最常见的是溃疡,可伴或不伴继发感染。出血有时也可发生,但严重失血少见。

4. 治疗　以往的治疗方法包括口服药物、局部注射药物以及手术。目前多采用非选择性 β-受体阻滞剂普萘洛尔治疗。

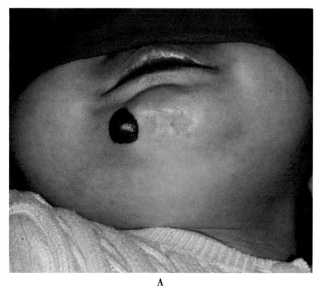
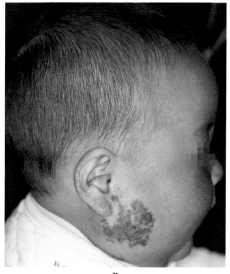

图 8-1-22　婴儿血管瘤的临床表现

A. 增生期;B. 消退期

5. 预后　大约一半的血管瘤到 5 岁时消退,到 9 岁时 90% 的病变消退。当病变完全消退后,大约 50% 病例皮肤恢复正常,但有 40% 的患者将留下永久性的改变如萎缩、瘢痕、皮肤松弛或微血管扩张。

【病理变化】

1. 大体特征　肉眼观察,病变位于真皮浅层,使之呈红色;位于皮下组织,深度不同可表现为蓝色或无色。因此,与病变颜色有关的是病变累及的深度,而不是增生血管的大小。

2. 镜下特征　镜下观察,增生期血管瘤以丰硕的增生性内皮细胞构成明确、无包膜的团块状小叶为特征,其中有外皮细胞参与。细胞团中央形成含红细胞的小腔隙。血管内皮性的管道被血管外皮细胞紧密包绕,有 PAS 阳性的基底膜。此期的血管腔隙常不明显(图 8-1-23),网状纤维染色显示,内皮细胞团有网状纤维围绕,但

无血管平滑肌细胞。血管成分间可见外周神经纤维,含颗粒的肥大细胞较多。

退化期管腔增大明显,这种过程在肿瘤的不同部位有所不同,导致毛细血管和静脉样血管混合存在。退化期早期,血管数量明显增加,扩张的毛细血管排列紧密,结缔组织间质少。尽管血管内皮为扁平状,仍可见到分裂象。随着退化的进展,增生的血管数量减少,疏松的纤维性或纤维脂肪性组织在小叶内和小叶间开始分隔血管。虽然血管减少,整个退化期中血管的密度还是较高(图 8-1-24)。

在末期整个病变均为纤维和脂肪性背景,肥大细胞数量相似于正常皮肤。病变中见分散的少许类似于正常的毛细血管和静脉。一些毛细血管壁增厚,呈玻璃样变表现。局部破坏了真皮乳头层伴反复溃疡的病变表现为真皮萎缩,纤维性斑痕组织形成,皮肤附属器丧失等。

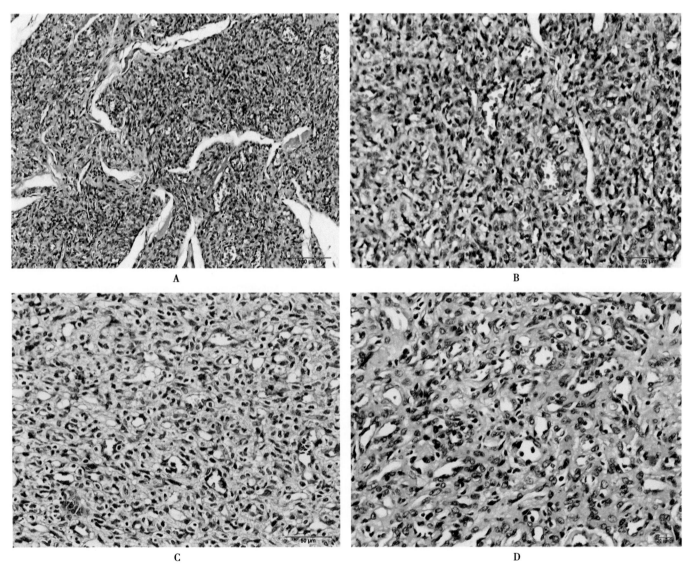

图 8-1-23　婴儿血管瘤增生期的组织学表现

A、B. 肿瘤增生明显,细胞丰富,管腔少;C、D. 瘤细胞丰硕,血管腔明显,其内含红细胞

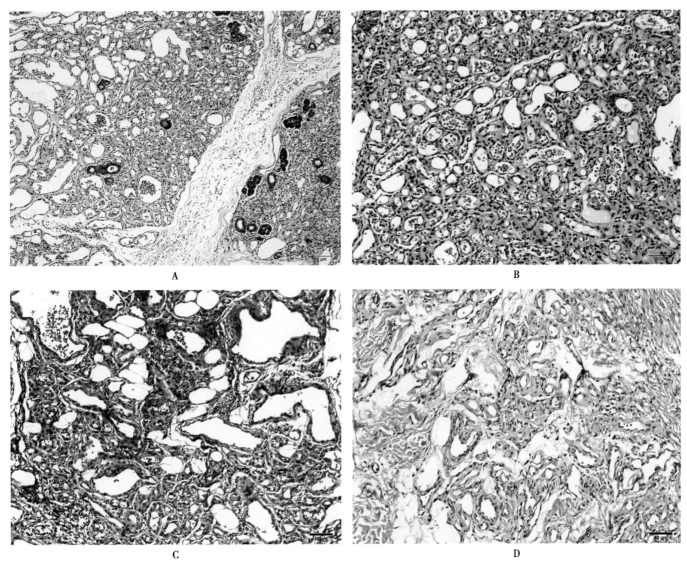

图 8-1-24 婴儿血管瘤退化期的组织学表现

A、B. 血管数量明显增加,扩张的毛细血管排列紧密,间质少;C、D. 血管扩张,结缔组织间质逐渐增多

GLUT1 在婴儿血管瘤中呈均一阳性。相反,在其他发育性血管肿瘤和异常中则表达阴性。

(二)分叶状毛细血管瘤

【定义】

分叶状毛细血管瘤(lobular capillary hemangioma),又称化脓性肉芽肿(pyogenic granuloma)或肉芽组织型血管瘤(granulation tissue type hemangioma),为获得性血管瘤(acquired vascular tumors),是生长迅速的外生性病变。多认为是一种增生性而不是肿瘤性病变。

【临床特征】

1. 流行病学 好发于儿童和青年,男性发病远超过女性。

2. 部位 病变位于皮肤或黏膜表面,呈息肉状生长,好发于牙龈、口唇、面部、舌。

3. 症状 病变呈息肉状,可有蒂,粉色、红色甚至紫色,表面有溃疡,多数病例发展较快,病程常在 2 个月之内。发生于妊娠期者也称为妊娠性龈瘤(epulis gravidarum)。

4. 治疗及预后 采用保守性的手术治疗。在妊娠期发生的化脓性肉芽肿,应延缓治疗。通常可以治愈。手术后标本应行病理检查以排除其他严重疾病。

【病理变化】

1. 大体特征 肉眼观察,呈息肉状小肿块,紫红色,质软,直径一般在 2.0~3.0cm 以下。早期病变与肉芽组织相似,许多毛细血管和小静脉呈放射状排列在皮肤表面,常有糜烂并被覆结痂。

2. 镜下特征 镜下观察,显示病变由纤维性间隔分隔,呈分叶状。组织学类似于婴儿血管瘤,由增生的内皮细胞构成的小叶组成。小叶内常含较小、多少不一的血管腔隙,内皮细胞呈多边形或短梭形,细胞界限不清。

细胞核深染,可见分裂象(图8-1-25)。该阶段多数病变的上皮重新覆盖,表皮形成围领状,周围有增生的皮肤附属器上皮,部分包绕病变。炎症细胞浸润稀少,间质

水肿消失。病变晚期血管成分减少,纤维组织不断增加,纤维性间质增宽,毛细血管小叶变小,最终发展成纤维瘤。

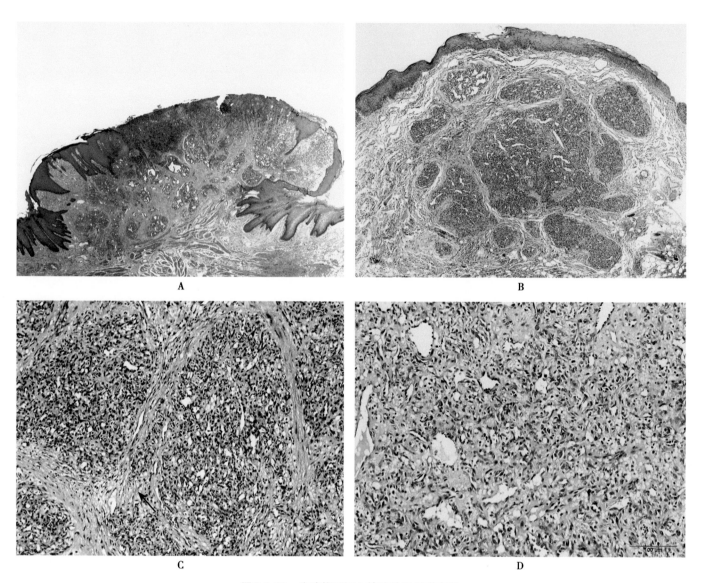

图 8-1-25　分叶状毛细血管瘤的组织学表现

A. 病变突起,表面被覆痂皮,表皮形成围领状;B. 表面上皮完好,其下方病变呈结节状;C. 增生的内皮细胞形成小叶状结构;D. 小叶内含较小的血管腔隙

(三)静脉畸形

【定义】

静脉畸形(venous malformation)是一种主要由扩张的薄壁大血管组成的血管瘤,也称海绵状血管瘤(cavernous hemangioma),约占血管畸形的40%,主要由胚胎发育过程中血管的发育缺陷导致。

【临床特征】

1. **流行病学**　主要好发于成年人。

2. **部位**　肿瘤多位于深部软组织。

3. **症状**　可出生即时有,进展缓慢。典型者呈蓝色,触之柔软,可被压缩,境界欠清(图8-1-26A)。通常随着

患者的生长而生长,但当静脉压增高时肿块可出现肿大。

4. **治疗及预后**　采用手术切除。位于深部者常难以完整切除,可发生局部复发。

【病理变化】

1. **大体特征**　界限不清,由扩张的血管性腔隙组成(图8-1-26B),腔内充满血液。

2. **镜下特征**　镜下由不同管径的薄壁血管构成,管腔大小悬殊,呈囊性扩张,不规则,管腔相互吻合,腔内充满血液。管壁内衬一层扁平的内皮细胞,管壁外一般无平滑肌纤维(图8-1-27A~C)。血管内可见继发性血栓和静脉石形成(图8-1-27D)。

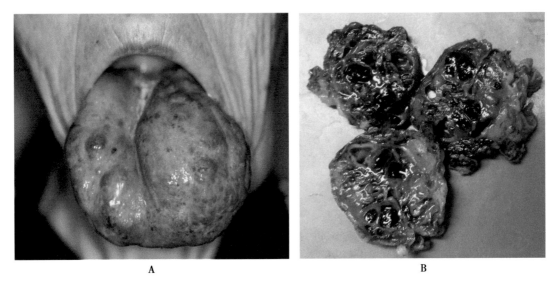

A B

图 8-1-26　血管畸形
A.静脉畸形的临床表现；B.静脉畸形手术标本

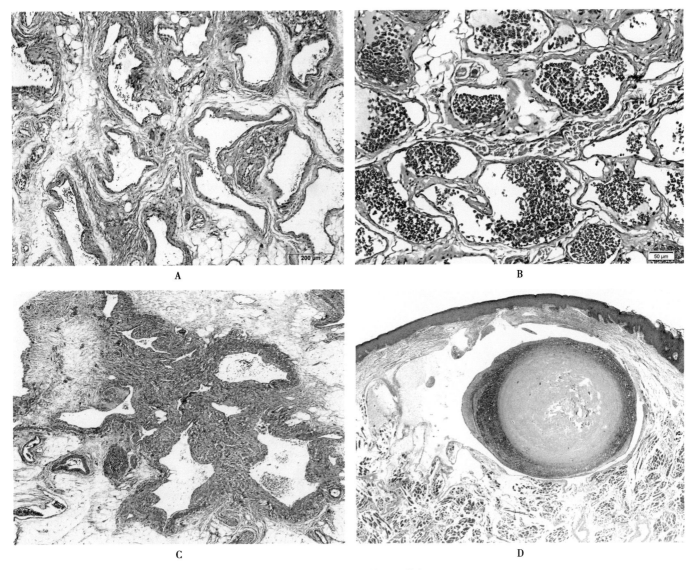

A B

C D

图 8-1-27　静脉畸形的组织学表现
A.血管形状不规则、管腔大小悬殊；B.管腔充满红细胞；C.管壁厚薄不一；D.静脉石形成

（四）动静脉性畸形

【定义】

动静脉畸形（arteriovenous malformations），也称动静脉血管瘤（arteriovenous hemangioma），是一种非肿瘤性的血管病变，主要由动静脉组成，并有动静脉吻合支形成。血管造影有助于术前诊断。

【临床特征】

按发病部位分为深部型和皮肤型，前者主要发生于儿童和青年人，头颈部常见；其次为四肢；后者多见于成年人。明显时触摸肿块可感觉到搏动，听及血管杂音。血管造影显示常伴有不同程度的动静脉分流。本病的诊断往往需要影像学和组织学相互结合。

骨内血管畸形的影像学表现多样。最常见的是病变呈多灶性透光影，呈蜂窝状或肥皂泡状。较大的血管畸形可导致皮质骨膨胀，偶尔可有"日光放射状"表现。血管造影对明确为血管源性的本质有帮助。

【病理变化】

1. **大体特征**　病损通常为孤立性病灶，红色、紫色或皮肤色丘疹，界限欠清或病变高起，呈念珠状。

2. **镜下特征**　病变中见到较大的动脉和静脉相互吻合的混合结构，管壁畸形而不易辨别出动脉或静脉。血栓或钙化较常见（图8-1-28）。

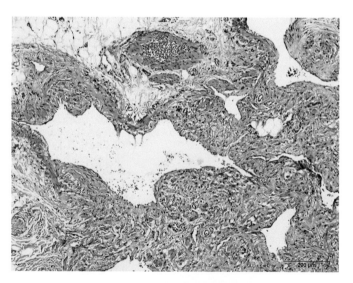

图8-1-28　血管畸形的组织学表现
管腔不规则、管壁厚壁、缺乏内弹力膜的静脉

七、淋巴管瘤

【定义】

淋巴管瘤（lymphangioma）是良性的淋巴管错构瘤样肿瘤，是否为真性肿瘤值得怀疑；相反，更像是发育畸形，因为这些淋巴管不像正常情况那样和淋巴系统产生连通，而是与正常淋巴系统相隔离。因此，临床上更多的用淋巴管畸形（lymphatic malformation）这一名称。

【临床特征】

1. **流行病学**　大约一半的病例出生即时有，大约90%的病例进行发展至2岁。

2. **部位**　淋巴管瘤明显好发于头颈部，大约占所有病例的50%～75%。口腔淋巴管瘤最常见的是舌前2/3，经常可引起巨舌。颈部淋巴管瘤好发于颈后三角。

3. **症状**　典型表现为软、具有波动感的肿块，表面呈鹅卵石样，类似成簇状的透明水泡，被形容成蛙卵样（图8-1-29）。继发性出血后血液渗入淋巴管腔可使"小泡"看上去呈紫色。

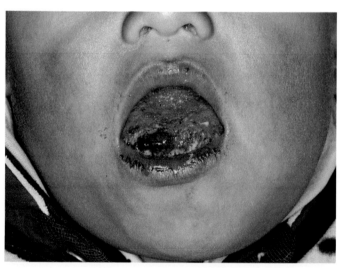

图8-1-29　淋巴管瘤的临床表现
病变呈成蛙卵样外观

4. **治疗**　多采用手术治疗，但通常不可能将病变全部切除。

5. **预后**　复发常见，因肿瘤可能体积较大或累及重要结构，或有的肿瘤多呈浸润性生长，特别是口腔海绵状淋巴管瘤。淋巴管瘤不会恶变，但有舌淋巴管瘤中发生鳞状细胞癌病例的报道。

【病理变化】

1. **大体特征**　囊状水瘤呈单房或多房性肿物，囊壁薄，囊内充满清亮的液体，推动时有波动感，直径多在10cm以上，海绵状淋巴管瘤较弥漫，周界不清，切面呈海绵状。

2. **镜下特征**　镜下可见病变由淋巴管组成，淋巴管可显著扩张或有肉眼可见的囊样结构。淋巴管通常弥漫浸入邻近软组织，在淋巴管壁中可见淋巴细胞聚集。典型管腔内衬的内皮细胞很薄，管腔中含有蛋白样液体，偶尔也可见淋巴细胞。有时可见管腔内含有红细胞（图8-1-30），以致不能确认是淋巴管还是血管，事实上，这可能

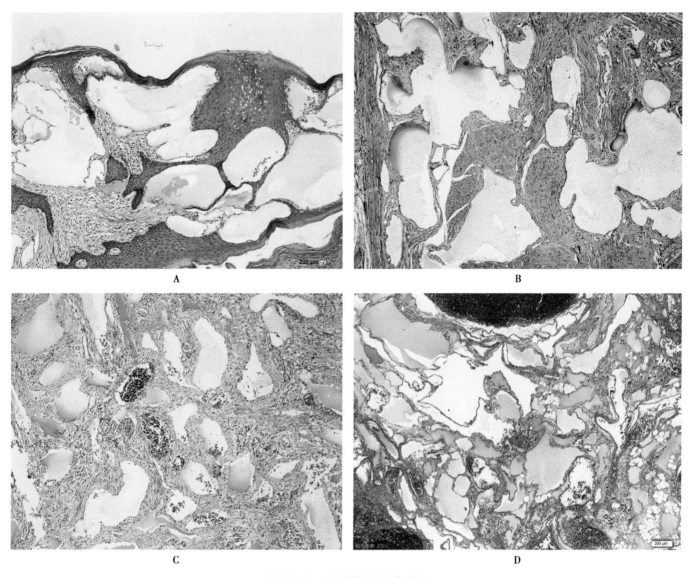

图 8-1-30　淋巴管瘤组织学表现

A. 黏膜上皮下,显著扩张的淋巴管;B. 扩张的管腔内无红细胞;C. 病变内少许含红细胞的血管;D. 病变呈单房或多房性,囊壁薄,管腔内含蛋白样液体

就是代表了病变由淋巴管瘤和血管瘤混合组成。口腔内肿块的典型表现是淋巴管紧接于黏膜上皮下方,通常替代了结缔组织乳头。肿块位于浅表位置导致了临床上透明的水泡状外观,但是也可见淋巴管扩展至深部结缔组织和骨骼肌。

【鉴别诊断】

海绵状毛细血管瘤腔隙内的红细胞丢失时,易误诊为海绵状淋巴管瘤,而后者间质中的淋巴细胞聚集灶,有助于两者的鉴别诊断。

八、疣状黄瘤

【定义】

疣状黄瘤(verruciform xanthoma)是一种发生在口腔、皮肤以及生殖器的增生性改变,其特征为上皮下充满脂质的组织细胞聚集。最初由 Shafer(1971 年)报道并命名。

【临床特征】

1. **流行病学**　口腔疣状黄瘤可发生于任何年龄,多见于中老年人,平均年龄 50 岁。男性稍多于女性。多为偶然发现。病程为数月至数年。

2. **部位**　口腔是疣状黄瘤的好发部位,以牙龈和牙槽黏膜多见,其他如腭、口底、唇和颊黏膜等也可发生。多为单发,偶有多发。

3. **症状**　患者常无明显症状,病损边界清楚,直径 0.2~2cm,最大者可达 4cm,呈灰白、淡黄或粉红色;表面呈疣状、乳头状、颗粒状或斑块状(图 8-1-31),基底部有蒂或无蒂。有些病例临床表现可类似于鳞状乳头状瘤、尖锐湿疣或早期癌。

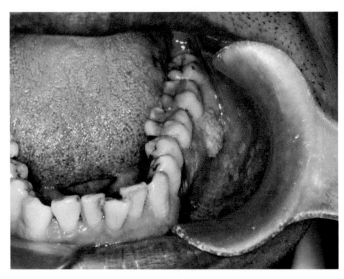

图 8-1-31 疣状黄瘤的临床表现

36、37 颊牙龈病变，高起的斑块，表面呈疣状/颗粒状

4. **治疗及预后** 通常采用保守手术切除治疗。切除病变后复发率较低，未见恶变的报道。

【病理变化】

1. **大体特征** 肉眼检查见病损表面发白，呈隆起的疣状、颗粒状或发红的溃疡状，直径小于 2cm，质较软。

2. **镜下特征** 病变上皮呈乳头瘤状增生，表面被覆角化过度、正常角化或角化不全的复层鳞状上皮，可见角质栓塞。上皮钉突延长、增宽，无不典型细胞和核分裂增加。上皮各层存在不同程度的中性粒细胞和淋巴细胞浸润。根据病变表面上皮形态可分为：疣状型、乳头状型和平坦型（图 8-1-32A～C）。在上皮钉突间真皮乳头层内的结缔组织中可见大量的泡沫细胞或黄瘤细胞聚集（图 8-1-32D），其间夹杂少量中性粒细胞和淋巴细胞以及扩张的毛细血管。泡沫细胞胞体多边形，胞质富含脂质，细胞核小、固缩深染。上皮钉突下方的组织内很少有泡沫细胞存在，可有多少不等的淋巴细胞、浆细胞或中性粒细胞浸润，偶尔可见淋巴滤泡形成（图 8-1-32E）。

泡沫细胞在 PAS 染色淀粉酶消化前后均呈阳性。泡沫细胞 vimentin、CD68 阳性（图 8-1-32F），胞质内 CK（AE1/AE3）和 FⅧ弱阳性，S-100 阴性。原位杂交 HPV 一般为阴性。

【鉴别诊断】

疣状黄瘤发病率较低，临床表现无特异性，大多数临床上被误诊为乳头状瘤、寻常疣、纤维上皮息肉等。组织病理学特点明确，注意与以下疾病鉴别：

1. **黄色瘤（xanthoma）** 多见于皮肤，一般与血脂代谢异常有关，临床上多伴有高胆固醇血症；镜下以增生的泡沫状组织细胞为主，部分病变可见多核巨细胞（杜顿型巨细胞）。疣状黄瘤中无杜顿型巨细胞出现，与脂质代谢无关，表皮呈特征性的疣状增生。

2. **颗粒细胞瘤（granular cell tumors）** 肿瘤细胞较大，呈多角形或圆形，胞质丰富，内含均匀分布的嗜伊红颗粒。PAS 阳性，S-100 阳性，CD68 可阳性，目前认为颗粒细胞瘤是 Schwan 细胞来源。而疣状黄瘤泡沫细胞 S-100 阴性，CD68 阳性，目前认为是单核/巨噬细胞来源。

九、平滑肌瘤

【定义】

平滑肌瘤（leiomyoma）是平滑肌的良性肿瘤，最常发生在子宫、胃肠道和皮肤。口腔平滑肌瘤少见。口腔平滑肌瘤来自于血管平滑肌。几乎所有的口腔平滑肌瘤组织学表现是实性或血管性平滑肌瘤，后者大约占所有病例的 75%。

【临床特征】

平滑肌瘤可发生于任何年龄。口腔最好发的部位是唇、舌、腭和颊，这些部位的病例占口腔所有病例的 80%。骨内病例相当少见。肿瘤生长缓慢，一般形成一个界限清楚的无痛性结节。通常无明显症状，但偶有痛感。典型的实性平滑肌瘤表面颜色正常，而血管性平滑肌瘤可隐约呈蓝色。骨内病例，影像学表现为颌骨单房性透光影。手术治疗一般为首选，预后好。

【病理变化】

1. **大体特征** 肿瘤表面光滑，界限清楚。切面灰白或淡红，编织状，质地中等，与周围组织有分界。

2. **镜下特征** 实性平滑肌瘤由梭形平滑肌细胞交织状排列而成。细胞核伸长、淡染、两端圆钝（图 8-1-33A），核分裂不常见。血管性平滑肌瘤也界限清楚，表现为多个弯曲的厚壁血管（图 8-1-33B、C），这是由血管壁的平滑肌细胞增生所致。血管之间可见相互缠绕的平滑肌束，有时可混有脂肪组织。免疫组化 SMA、desmin、caldesmon 阳性是平滑肌的特征。

【鉴别诊断】

正确诊断平滑肌瘤需要排除平滑肌肉瘤（见后述），通过组织学改变，加上免疫组化标记，一般均能正确诊断。

十、神经鞘瘤

【定义】

神经鞘瘤（neurilemoma），亦称施万细胞瘤（Schwannoma），是施万细胞来源的良性神经性肿瘤。25%～48% 的病例发生在头颈部，但仍少见。90% 为散发性，10% 伴发综合征。

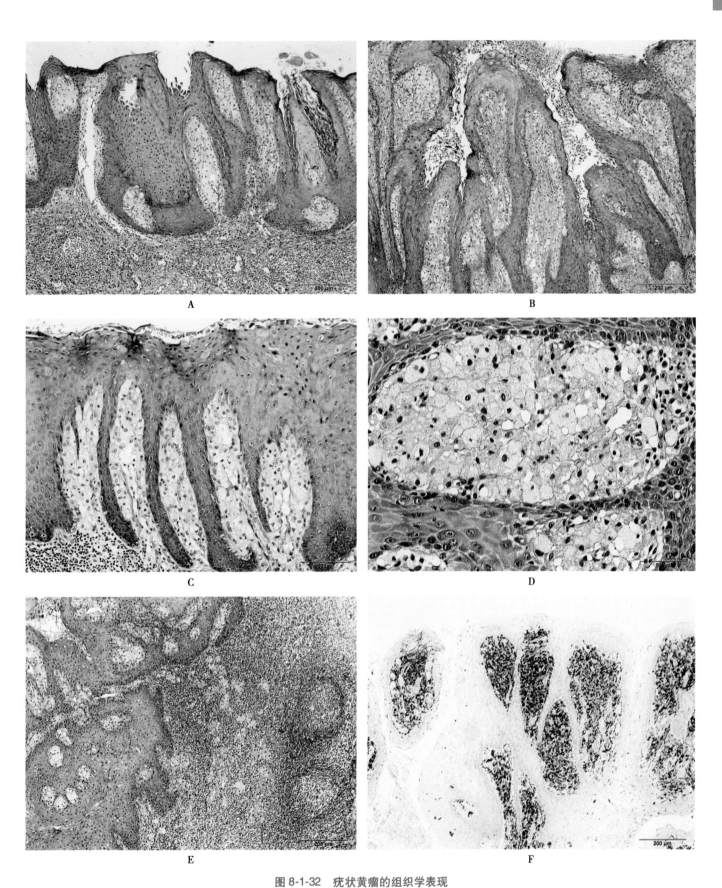

图 8-1-32　疣状黄瘤的组织学表现

A. 病变疣状增生；B. 病变呈乳头状增生；C. 病变向深部增生为主，表面平坦；D. 结缔组织乳头内大量的泡沫细胞聚集；E. 淋巴滤泡形成；F. 病变细胞 CD68 阳性

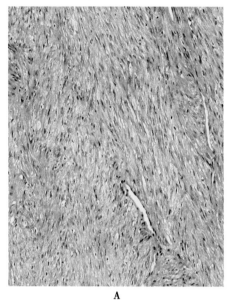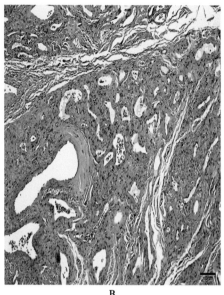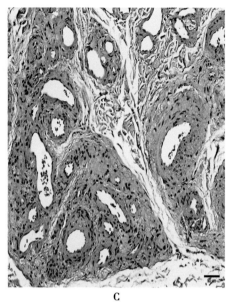

图 8-1-33　平滑肌瘤的组织学表现
A. 细胞呈编织状排列,核呈杆状,胞质红染;B. 病变由多个弯曲的厚壁血管构成;C. 血管壁平滑肌增生明显

【临床特征】

神经鞘瘤可发生于任何年龄段,以 30~50 岁最为常见。好发于头颈部和四肢的屈侧面,界限清楚。在口腔,舌是口腔神经鞘膜瘤最好发的部位,肿块也可发生在口腔的任何部位。多数病例表现为孤立性肿块,生长缓慢,一般无症状,少数可伴有局部疼痛。CT 显示周界清晰的低密度肿块。将肿瘤完整切除,注意保留神经。切除不完整,肿瘤可复发。与神经纤维瘤相比,神经鞘瘤发生恶变的情形极为罕见。

【病理变化】

1. **大体特征**　呈球形或卵圆形,包膜完整,表面光滑,切面灰白或灰黄色,半透明,有光泽(图 8-1-34)。

2. **镜下特征**　经典的镜下见完整包膜,肿瘤细胞由梭形细胞构成。与其他部位发生的神经鞘瘤相同,特征性的可有 Antoni A 区和/或 Antoni B 区构成囊性区。有时可见梭形细胞呈栅栏状或器官样排列形成 Verocay 小体。免疫组化 S-100 弥漫阳性(图 8-1-35)。

除经典表现外,神经鞘瘤还有许多组织学亚型,丛状神经鞘瘤(plexiform schwannoma)是其中的组织学亚型之一,大体及镜下均表现多结节状生长方式(图 8-1-36)。腺样和假腺样神经鞘瘤(glandular and pseudoglandular Schwannoma)较少见,前者可含腺上皮内衬的真性腺管,后者仅在神经鞘瘤中出现类似腺体的囊腔或裂隙,但其内衬细胞不是上皮细胞,免疫组化仅表达神经标记,不表达角蛋白(图 8-1-37)。

【鉴别诊断】

包括神经纤维瘤、恶性周围神经鞘瘤等(见后述)。

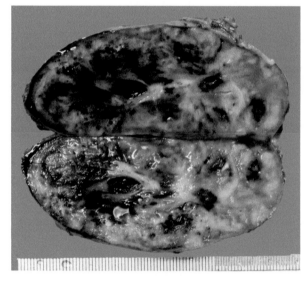

图 8-1-34　神经鞘瘤大体标本
表面光滑、有包膜,切面灰白或灰黄色,伴囊变或出血灶

掌握神经鞘瘤的临床病理特征和免疫组化 S-100 恒定弥漫阳性,该病的诊断不难。

十一、神经纤维瘤

【定义】

神经纤维瘤(neurofibroma)是一组良性的周围神经鞘膜肿瘤,由施万细胞、神经束膜样细胞、纤维母细胞以及形态介于神经束膜样细胞和其他细胞之间的移行混合组成,其内可见残留的有髓和无髓神经纤维,细胞间有多少不等的胶原纤维,背景常呈黏液样或胶原黏液样。根据临床和组织学特点,可分为多种亚型。

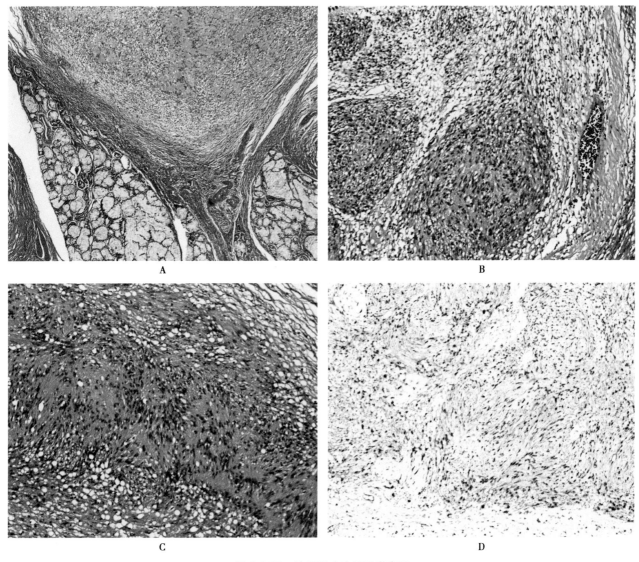

图 8-1-35　神经鞘瘤的组织学表现

A. 肿瘤有完整包膜，与周围组织有分界；B. 可见致密区（Antoni A 区）和疏松区（Antoni B 区）；C. 梭形细胞呈栅栏状或器官样排列形成 Verocay 小体；D. S-100 弥漫阳性

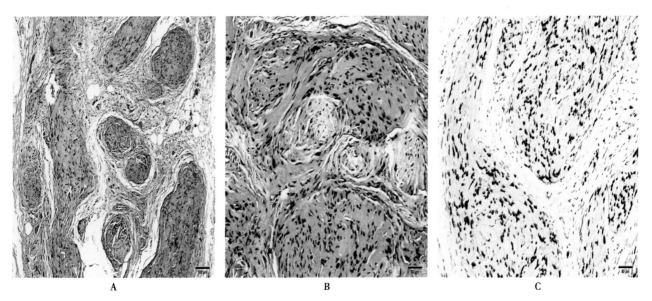

图 8-1-36　丛状神经鞘瘤的组织学表现

A. 肿瘤呈结节；B. 肿瘤结节细胞栅栏状；C. 肿瘤细胞表达 SOX10

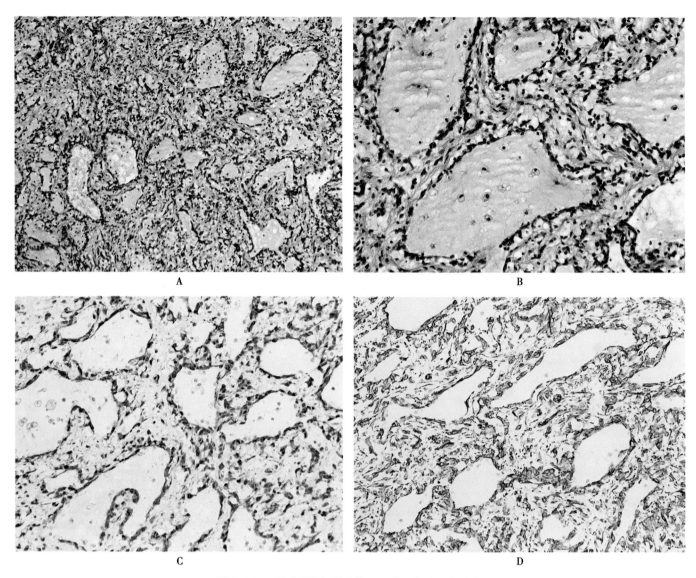

图 8-1-37　假腺样神经鞘瘤的组织学和免疫组化特点
A. 神经鞘瘤中见有类似腺腔样囊腔；B. 高倍镜示内衬细胞不规则；C. 免疫组化染色呈 S-100 阳性；D. nestin 阳性

【临床特征】

1. **流行病学**　可见到各个年龄段的患者。孤立性神经纤维瘤最常于年轻人。

2. **部位**　皮肤是神经纤维瘤的最好发部位，但口腔病变不少见，舌和颊黏膜是口腔最常见部位。

3. **症状**　神经纤维瘤可单发或作为神经纤维瘤病的组成部分。临床呈缓慢过程。发病部位表浅，质软、界限不清楚、无痛肿块。

4. **影像学特点**　肿瘤偶尔发生在骨内，影像学上表现为界限清楚或界限不清楚或多房性透光影。

5. **治疗**　孤立性神经纤维瘤的治疗主要是局部手术切除。复发少见。

6. **预后**　任何诊断为神经纤维瘤的患者，均需临床检查排除神经纤维瘤病（neurofibromatosis）。孤立性神经纤维瘤可发生恶性变，但其恶变风险很小，远小于神经纤维瘤病患者的恶变风险。

【病理变化】

1. **大体特征**　肿瘤通常有界限，切面呈灰白、灰黄、湿润，半透明，有光泽。

2. **镜下特征**　可见轴索、施万细胞、神经束衣细胞和纤维母细胞，多数细胞表现出波浪状排列，细胞核呈两端尖而非杆状，细胞边界不清，胞质淡嗜伊红（图 8-1-38）。免疫组化表达 NSE、NF 和各种神经肽等，施万细胞表达 S-100，神经束衣细胞表达 EMA。少数病例肿瘤内可含树枝状色素细胞，称为色素性神经纤维瘤（pigmented neurofibroma）。虽少见，但多于头颈部皮肤组织发生。色素性细胞呈树突状，散在分布于肿瘤内（图 8-1-39）。

【鉴别诊断】

纤维瘤病　纤维瘤病的肿瘤由分化良好的梭形细胞构成，其间可见到数量不等的胶原纤维。神经纤维瘤免

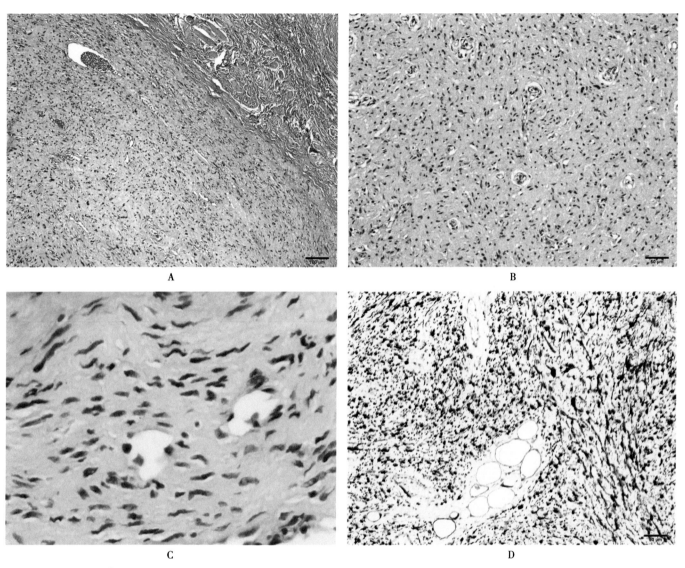

图 8-1-38 神经纤维瘤的组织学表现

A. 肿瘤与正常组织有界限;B. 纤细的胶原纤维和黏液样物质;C. 细胞表现出波浪状;D. 肿瘤细胞表达 S-100

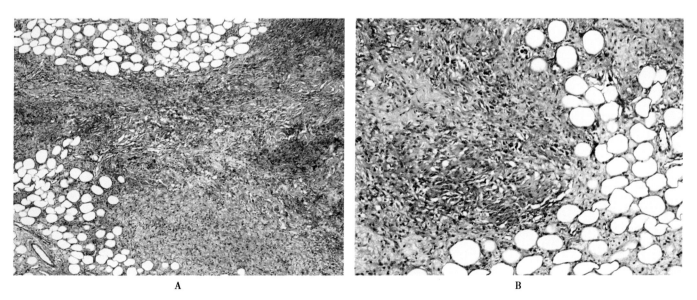

图 8-1-39 色素性神经纤维瘤的组织学表现

A. 肿瘤常位于皮下组织;B. 高倍镜示色素性细胞呈树突状散在分布

疫组化肿瘤细胞弥漫强阳性表达 NSE、NF 和 S-100。纤维瘤病的免疫组化肿瘤细胞表达 vimentin，部分细胞表达 SMA 和 S-100。

十二、先天性龈瘤

【定义】

先天性龈瘤（congenital epulis）是一种少见的软组织肿瘤，几乎都发生于新生儿的牙槽嵴。

【临床特征】

1. 流行病学　见于新生儿口腔中，发生率极低，好发于女性。近 90% 的病例发生在女性。

2. 部位　肿块发生在上颌牙槽嵴是下颌牙槽嵴的 2~3 倍，最常见的部位是发育中的侧切牙和尖牙之间的区域。

3. 症状　典型的临床表现是最新生儿牙槽嵴上粉色至红色、表面光滑息肉样的肿块。大多数病例肿块大约 2cm，偶尔超声检查可发现子宫中胎儿患有该肿瘤。10% 的病例可表现为多发。少见的发部位有婴儿舌部或牙槽嵴。

4. 治疗　通常采用手术治疗。至今无复发病例的报道，即使是手术切除不完整的病例。

5. 预后　出生后，肿瘤表现为生长停止和肿块缩小。有未经治疗的情况下，病变最终完全消退的病例报道。

【病理变化】

1. 大体特征　肉眼检查见肿块表面光滑，粉色至红色，最大径大多为 2cm，部分病例可达 7.5cm。

2. 镜下特征　特征性的表现是肿块内可见大的圆形细胞，该细胞具有丰富的颗粒状嗜酸性胞质和圆形或卵圆形、轻度嗜碱性的胞核。在有的病例中，这些细胞可变长或被纤维结缔组织分隔。而被覆的鳞状上皮钉突萎缩（图 8-1-40）。有的病变中可见散在的牙源性上皮。免疫

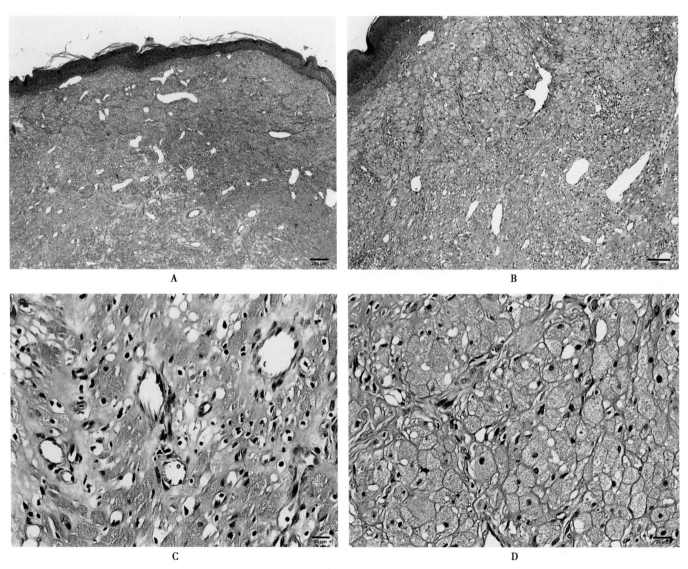

A

B

C

D

图 8-1-40　先天性龈瘤的组织学表现

A. 上皮下瘤细胞弥漫分布，鳞状上皮钉突萎缩；B. 肿瘤与上皮分界清明显；C. 细胞可变长或被纤维结缔组织分隔；D. 肿瘤细胞大，胞质嗜酸性，有丰富的颗粒状

组化显示肿瘤细胞 vimentin、NSE 阳性，CK、CEA、desmin、S-100 蛋白阴性。

【鉴别诊断】

颗粒细胞瘤表面被覆的鳞状上皮出现假上皮瘤样增生，而上皮钉突不萎缩，且 S-100 染色阳性。

十三、颗粒细胞瘤

【定义】

颗粒细胞瘤（granular cell tumor）曾称为颗粒细胞肌母细胞瘤（granular cell myoblastoma）。现有的研究认为，该肿瘤可能源于 Schwann 细胞或神经内分泌细胞。

【临床特征】

1. **流行病学**　任何年龄均可发生，高峰年龄在 40～60 岁。男女比例为 1∶2。

2. **部位**　最常发生在口腔和皮肤。单个部位最见的部是舌，大约占报道总数的 1/3～2/3；舌背是舌最好发部位，颊黏膜是口腔内第二常见部位。也可以累及一个以上的口内部位，或累及口腔和口外部位。

3. **症状**　典型的临床表现为无症状、无蒂的结节，通常小于 2cm。通常是孤立发生，也可以多发。肿块表面上皮颜色正常或略苍白，合并真菌感染时，病损表现为弥散的白色斑块。

4. **治疗**　最好采用保守的局部手术切除。

5. **预后**　复发少见。极少见的恶性颗粒细胞瘤病例曾有报道。

【病理变化】

1. **大体特征**　肉眼检查，肿瘤体积通常较小，呈圆形或分叶状，直径通常小于 2cm，无包膜，界限不清。表面颜色正常或略显苍白，切面均质，灰白或发黄，质硬。

2. **镜下特征**　瘤细胞较大，多边形，胞质丰富，内含

大量小而规则的嗜酸性颗粒，核小深染。细胞周界常不清，呈合体细胞样外观（图 8-1-41）。病变无包膜，有时会延伸至邻近组织，特别是骨骼肌，有时可见骨骼肌纤维与颗粒细胞紧密相关。颗粒细胞向上深入到上皮，一般会在结缔组织乳头内形成小肿瘤岛。超过 30% 的病例其被覆上皮表现为假上皮瘤样增生，以至于被误诊为鳞状细胞癌。

免疫组化染色 S-100 蛋白阳性，NSE 等也为阳性。溶酶体相关抗原 CD68 表现为胞质内小颗粒阳性。

【鉴别诊断】

先天性龈瘤在年龄、部位与颗粒细胞瘤有明显的不同，组织学上，该肿瘤表面被覆的鳞状上皮出现假上皮瘤样增生，而先天性龈瘤被覆的鳞状上皮不出现假上皮瘤样增生，上皮钉突不萎缩。

十四、骨和软骨迷芽瘤

【定义】

迷芽瘤（choristomas）是显微镜下正常组织在异常部的瘤样增生。口腔中若见到原本在正常口腔组织中所没有的组织类型，即可被称为迷芽瘤。这些组织通常包括胃黏膜、神经胶质组织和皮脂腺组织，且伴随瘤样增生。最常见到的口腔迷芽瘤是由骨和软骨或上述两种组织组成的肿块，有时这些病变也被称为软组织骨瘤（soft tissue osteoma）或软组织软骨瘤（soft tissue chondroma），但是迷芽瘤是这些疾病最好的名称，因为病变并不是真性肿瘤。

【临床特征】

1. **流行病学**　骨和软骨瘤迷芽瘤尤其好发于舌，占所有病例的 85%。70% 以上的瘤迷芽瘤发生在女性。

2. **部位**　舌最见的部位是舌后部近舌盲孔处，发生在舌其他部位或口腔其他部位的病例也有报道。

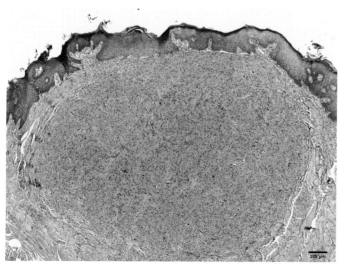

A

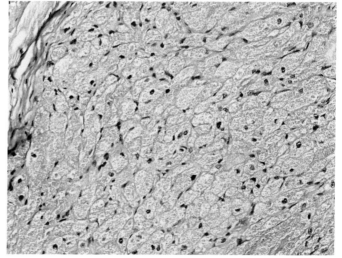

B

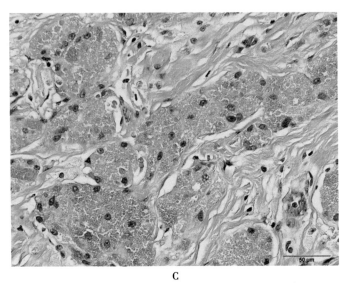
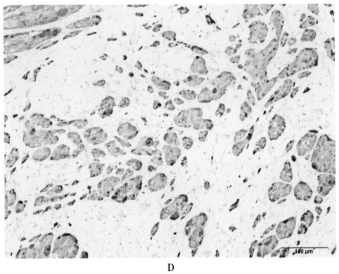

C　　　　　　　　　　　　　　　　　　　　　　D

图 8-1-41　颗粒细胞瘤的组织学表现

A.病变于黏膜下,有界限;B.肿瘤细胞较大,多边形,胞质丰富,内含大量小而规则的嗜酸性颗粒;C.病变延伸至邻近组织;D.肿瘤细胞表达 S-100

3. **症状**　病变通常表现为质硬、表面光滑的、有蒂或无蒂的结节,直径 0.5~2cm。大多数患者临床上没有自觉症状,有些患者有阻塞感或吞咽困难。

4. **治疗及预后**　骨和软骨瘤迷芽瘤最好采取外科手术治疗。尚无复发的报道。

【病理变化】

1. **大体特征**　周界清楚,质地坚硬,直径小于 3cm 的肿块。

2. **镜下特征**　迷芽瘤的镜下表现为周界清楚的肿块,由致密骨板或成熟软骨组成,有时肿块可由骨和软骨混合组成,外围有致密纤维结缔组积织(图 8-1-42)。骨组织通常可见分化良好的哈弗系统,偶尔在中央区可见脂肪或造血组织。根据骨小梁的粗细和排列的密疏及纤维结缔组织性骨髓的多少,可分为致密性骨瘤和海绵状骨瘤。

【鉴别诊断】

外胚间叶软骨黏液样瘤发生在舌前部,病变中有时可见横纹肌纤维和神经束,CK 和 GFAP 反应阳性,不同于软骨瘤。

注意与骨化性肌炎的区别,后者骨组织主要分布在结节的周边,缺乏骨髓腔的形成。

十五、颈动脉体副神经节瘤

【定义】

颈动脉体副神经节瘤(carotid body paraganglioma,CBP)是一种起自于颈动脉体副神经节主细胞的副神经节瘤,简称颈动脉体瘤,是最常见的肾上腺外副神经节瘤。

【临床特征】

1. **流行病学**　可发生于任何年龄,发病高峰为 40~50 岁,发生于儿童者较少见,在高海拔地区有较高的发病率。男女发病率相似,但在高海拔地区以女性明显多见。

2. **部位**　多表现为下颌角附近的无痛性肿块。

3. **症状**　生长缓慢,极少数患者有疼痛感或有触痛。可在水平方向上被推动,但不能上下移动,可扪及搏动感,听诊时可闻及杂音,压迫肿块时可引起心跳加快。累及第Ⅶ、Ⅹ、Ⅻ颅神经时可引起相应的神经麻痹症状,累及迷走神经可引起声带麻痹或吞咽困难。

4. **影像学特点**　B 超和多普勒检查显示肿块呈实性,富含血管,边界清,低回声,推移颈内外动脉,动脉波形呈低阻、快血流血管影。增强 CT 扫描显示特征部位的高密度肿块影,血管造影可显示肿瘤的血管分布情况(图 8-1-43)。

5. **治疗及预后**　手术切除是最佳治疗措施。多数病例临床上呈良性经过,通过完整切除肿瘤可获得治愈。

【病理变化】

1. **大体特征**　肿块直径范围为 1.0~8.5cm,平均为 3.8cm,多被覆纤维性假包膜,切面实性,灰红、灰褐或灰白色,有时可见出血或囊性变。根据肿瘤与血管的关系,可分为三组:Ⅰ组,占 26%,肿瘤与血管外膜并无明显粘连,体积较小,中位体积为 7cm³;Ⅱ组,占 46.5%,肿瘤与血管外膜有粘连,并部分包绕一个或两个颈动脉,中位体积为 11cm³;Ⅲ组,占 27.6%,肿瘤将颈动脉分叉处完全包裹,中位体积为 22cm³。

2. **镜下特征**　低倍镜下,肿瘤周围有一层纤维性假包膜,部分区域包膜不连续,形成肿瘤浸润包膜的假象。

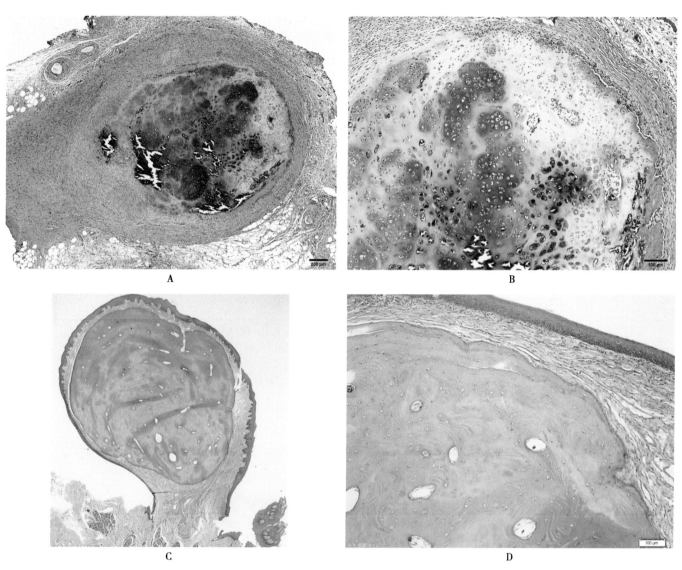

图 8-1-42　迷芽瘤的组织学表现
A.软骨瘤病变位于脂肪和结缔组织内；B.高倍镜示软骨瘤的形态特点；C.骨瘤突起黏膜，有蒂，表面履黏膜；D.高倍镜示病变由密质骨构成

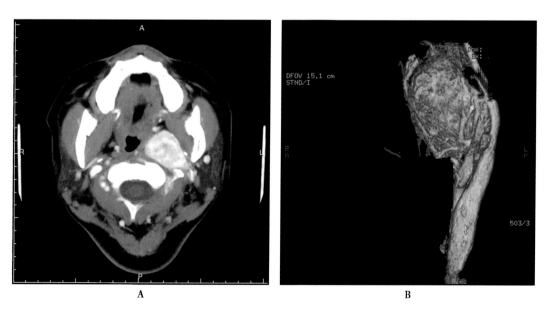

图 8-1-43　颈动脉体副神经节瘤的影像学特点
A.CT 显示右侧颈动脉分支处高密度肿块影；B.肿瘤的血管分布

肿瘤实质由排列成器官样或细胞球结构的卵圆形或多边形主细胞（Ⅰ型细胞）和位于主细胞周围的梭形支持细胞（Ⅱ型细胞）组成。高倍镜下，主细胞胞质嗜伊红色，略呈颗粒状，细胞边界多不清，胞质内有时可见到玻璃小体样物质，部分病例中也可呈空泡状，形成假腺腔样小腔隙或呈透明状，核染色质较均匀，有时可见核内假包涵体，核可出现程度不一的多形性，但难见核分裂象（图8-1-44）。部分病例出现间质明显胶原化，此时器官样结构不明显，瘤细胞呈宽窄不等的条束状排列，易被误诊。

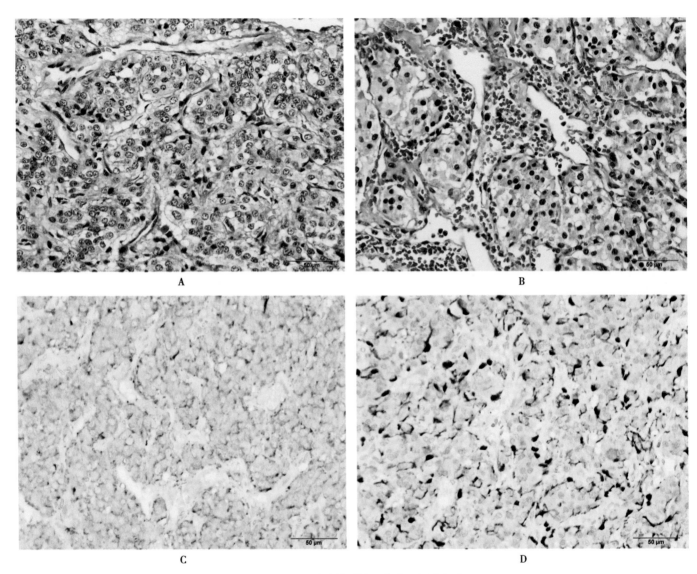

图 8-1-44　颈动脉体副神经节瘤组织学表现

A.肿瘤实质排列成器官样或细胞球结构；B.细胞空泡状，形成假腺腔样小腔隙，间质内红细胞多似血窦；C.主细胞表达 SYN；D.支持细胞表达 S-100

　　免疫组化主细胞表达 CgA、SYN、NSE 和 CD56，不表达 AE1/AE3 和 EMA，支持细胞表达 S-100。

【鉴别诊断】

　　1. **腺泡状软组织肉瘤**　多发生于四肢，特别是大腿。部分腺泡状软组织肉瘤也可发生于颈部，但多位于肌肉组织内，瘤细胞巢大小不一，中央常松散，胞质内可见 PAS 阳性棒状结晶物质，免疫组化显示 TFE3 和 MyoD1 阳性，CgA、SYN 和 NSE 阴性。

　　2. **神经内分泌肿瘤**　多发生于实质脏器，除神经内分泌标记外，瘤细胞尚可表达上皮性标记。

十六、软组织多形性玻璃样变血管扩张性肿瘤

【定义】

　　软组织多形性玻璃样变血管扩张性肿瘤（pleomorphic hyalinizing angiectatic tumor of soft parts，PHAT）是一种发生于软组织内、肿瘤细胞分化方向未定的非转移性肿瘤。因较为少见，常易被误诊为神经鞘瘤或恶性纤维组织细胞瘤。

【临床特征】

患者多为成人,发病年龄 10~83 岁,平均 59 岁,无明显性别差异。好发于下肢、臀部、胸壁、上肢等,头颈部偶有发生。肿瘤多位于皮下组织内,表现为局部缓慢性生长的包块,临床印象常为血肿、卡波西肉瘤或各种良性肿瘤。

【病理变化】

PHAT 镜下可见成簇分布、扩张性薄壁血管(图 8-1-45A),血管大小不一,血管壁由板层状嗜伊红玻璃样胶原纤维围绕(图 8-1-45B),肿瘤实质由胖梭形或圆形的瘤细胞组成,呈片状或条束状分布于扩张的血管之间(图 8-1-45C)。肿瘤细胞具有明显的多形性,类似多形性恶性纤维组织细胞瘤中的瘤细胞,但核分裂罕见,核异型性明显,高倍镜可见核内包涵体(图 8-1-45D),有时还可见含铁血黄素沉着。间质中可见多少不等的炎症细胞浸润。

免疫组化肿瘤细胞表达 vimentin,多数还表达 CD34,有时可表达 EMA,但 S-100 为阴性,也不表达 actin、desmin、CK、F8 和 CD31。

【鉴别诊断】

PHAT 很容易被误诊为神经鞘瘤和恶性纤维组织细胞瘤,神经鞘瘤瘤细胞表达 S-100 蛋白,而恶性纤维组织细胞瘤中瘤细胞具有明显异型性,核分裂多见,并可见肿瘤坏死。

十七、神经胶质异位

【定义】

神经胶质异位(neuroglialheterotopia)是指由中枢神经脑组织异位所致的发育异常,又称为胶质迷芽瘤(glial

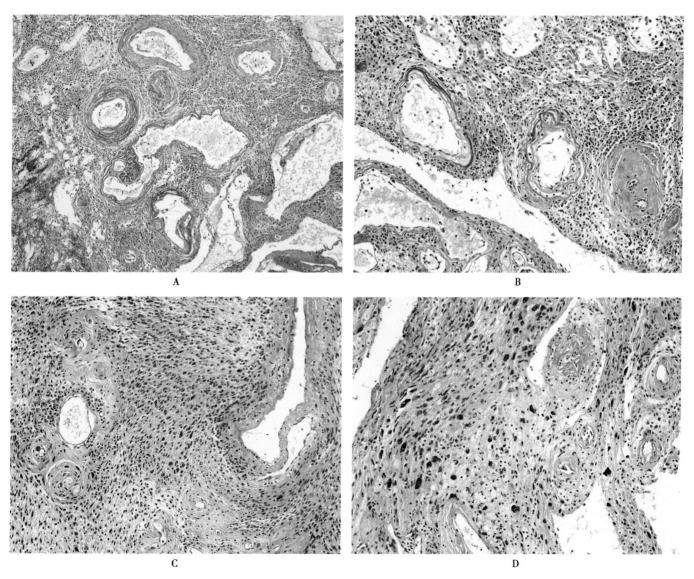

图 8-1-45　软组织多形性玻璃样变血管扩张性肿瘤的组织学表现

A. 肿瘤中可见大量扩张性血管;B. 血管壁有板层状玻璃样变性的胶原纤维围绕;C. 肿瘤细胞呈胖梭形,分布于血管之间;D. 肿瘤细胞具有明显的多形性,核深染、大小不一,核分裂罕见,核内可见包涵体

choristoma),常发生于头颈部区域。虽然少见,但应注意鉴别,以免误诊。

【临床特征】

在口腔,最长受累的部位为舌部,也可发生于颏下间隙及下颌下间隙等。神经胶质异位通常在出生时或出生后数年内发现,绝大多数神经胶质异位生长缓慢。临床症状主要取决于病变的解剖部位和大小,腭咽区的神经胶质异位症引发严重并发症的报道却并不少见,舌部病变较少有并发症。口咽部的神经胶质异位常常伴发腭裂。神经胶质异位的治疗主要是保守性手术切除,预后良好,偶见复发者是由于切除不完全所致。对伴发腭裂的病例,切除病变和同期腭成形术修复腭裂是很好的治疗选择。

【病理变化】

组织学上,病变由成熟的神经胶质组织与纤维或肌组织混合组成(图 8-1-46A)。神经胶质组织主要由星形胶质细胞组成,圆形或卵圆形,一个或几个嗜碱性核,胞质嗜酸性(图 8-1-46B)。部分区域可呈囊性,可能由于脉络丛分泌脑脊液所致,有乳头状突起,内衬室管膜细胞(图 8-1-46C)。神经胶质组织呈 S-100 蛋白(图 8-1-46D)和 GFAP 强阳性,NSF 和 NF 弱阳性。

【鉴别诊断】

对于舌病变,特别是接近舌盲孔的病变,鉴别诊断应包括舌甲状腺、脉管畸形和畸胎瘤。发生在颞下窝或咽旁间隙时,应与脑膨出和脑膜膨出相鉴别,这些病变都可能出现颅骨缺损。

关于神经胶质异位的组织发生,目前有两种假说:一种认为神经胶质组织从发育中的脑组织中突出形成疝,

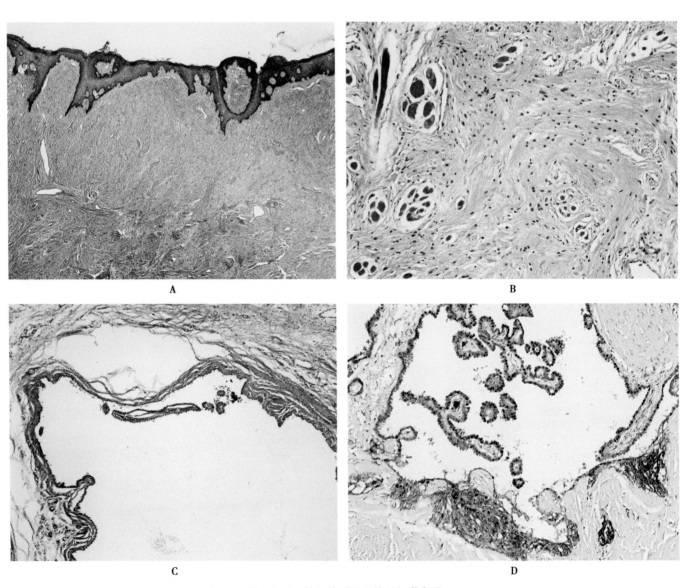

图 8-1-46 神经胶质异位的组织学表现

A. 低倍镜示舌黏膜下有成熟的神经胶质组织;B. 高倍镜示神经胶质组织主要由星形胶质细胞组成;C. 区域可呈囊性,内衬室管膜细胞;D. 神经胶质组织及室管膜细胞呈 S-100 蛋白阳性

后与脑组织分离;另一理论推测在胚胎发育早期神经外胚层细胞异位,后来分化成为神经胶质组织。舌部的病变可能由后一种机制发展而来。

(胡赟　陈新明)

第二节　交界性和潜在低度恶性肿瘤

一、侵袭性纤维瘤病

【定义】

侵袭性纤维瘤病(aggressive fibromatosis),也称韧带样型纤维瘤病(desmoid type fibromatosis)或韧带样瘤(desmoid tumor),是一种发生于筋膜、肌腱膜或深部软组织,由纤维母细胞和肌纤维母细胞过度增生而形成的纤维性肿瘤。常向邻近的肌肉组织或脂肪组织内浸润性生长,有时还可侵犯邻近的重要结构或实质脏器,切除不净极易复发。

【临床特征】

1. **流行病学**　腹壁纤维瘤病,占 30%~40%,好发于生育期妇女,多发生于分娩后数年内,年龄多在 20~40 岁;腹壁外纤维瘤病,占 50%,可发生 10 岁以下儿童,但以青春期至 40 岁年龄段最为多见,老年人罕见,女性多见;腹腔内和肠系膜纤维瘤病占 10%~20%,年龄范围14~75 岁,男性略多见。

2. **部位**　可发生于全身各处,以躯干和四肢常见。根据肿瘤发生的具体部位,可分为腹壁、腹壁外、腹腔内和肠系膜纤维瘤病三大类。腹外主要发生肩部、胸部、背部、四肢和头颈部。头颈部纤维瘤病约占 23%,也是儿童纤维瘤病的好发部位,多发生于颈部软组织,可累及甲状腺,其次为眼眶、口腔、鼻旁窦、面部和头皮等处。

3. **症状**　大多表现为生长缓慢的无痛性肿块,侵袭性生长,肿块增大时根据所在部位不同有相应症状出现。颌骨病变早期大多数无症状,仅少数有疼痛、张口受限,伴或不伴有错颌,牙松动和移位。

4. **影像学特点**　CT 和 MRI 显示为不规则形肿块,常呈浸润性生长。颌骨病变 X 线上大多数病例呈现多房改变,少数表现出边界不清。

5. **治疗**　采用外科手术根治性切除。对原发性肿瘤强调首次手术的彻底性,须确保切缘阴性,一般认为切缘至少距肿瘤 2cm。放疗对纤维瘤病的治疗效果已得到肯定,主要用于无法手术切除、难以完整性切除、切缘阳性或肿瘤邻近切缘以及多次复发失去再次手术机会的患者。纤维瘤病的药物治疗主要包括非甾体抗炎药、抗雌激素类药和细胞毒性化疗药物。

6. **预后**　临床上切除不净极易复发,其中腹壁纤维瘤病的复发率为 20%~30%,腹壁外纤维瘤病的复发率为40%~60%。

【病理变化】

1. **大体特征**　腹壁外纤维瘤病的肿块常位于肌肉内或与腱膜相连,灰白色,质地坚韧,边缘不规则,5~10cm,切面灰白色,质韧。

2. **镜下特征**　病变由增生的梭形纤维母细胞和肌纤维母细胞以及多少不等的胶原纤维组成,肿瘤周界不清,常浸润至邻近的软组织。纤维母细胞和肌纤维母细胞在部分区域亦可呈星状、小多边形或圆形,胞质透亮。纤维母细胞核染色质稀疏或呈空泡状,可见 1~2 个小核仁,核分裂象罕见或无,细胞多呈平行排列条束状、波浪状排列,部分区域呈交织状或席纹状。病灶周围常见梭形纤维母细胞束向肌肉内穿插、浸润,引起后者萎缩并形成多核肌巨细胞(图 8-2-1)。少数病例间质内可出现黏液样变性,与纤维性区域相交替,类似低度恶性纤维黏液样肉瘤。胶原纤维成分明显时,可呈瘢痕疙瘩样。小块活检组织在镜下容易误诊为纤维组织增生。

免疫组化示瘤细胞不同程度表达 α-SMA、MSA 和 desmin,多为灶性阳性,不表达 CD34 和 S-100。β-catenin 基因突变检测有助于纤维瘤病的诊断。

【鉴别诊断】

瘤样纤维组织增生与纤维瘤不同之处在于局部呈浸润性生长,没有包膜。除见纤维母细胞外,尚见大量的肌纤维母细胞,有时纤维母细胞增生较活跃,细胞丰富,核肥大甚至具有轻度异型性和少数正常的核分裂象,切除不完全时可以多次复发但不转移。

1. **结节性筋膜炎**　主要由梭形和星状的肌纤维母细胞组成,细胞排列紊乱无方向性,背景疏松,黏液水肿样,可见微囊腔,间质内常见多少不等的慢性炎症细胞浸润和红细胞外渗,有时可见少量核较小、数量较少的多核巨细胞。免疫组化标记肌纤维母细胞常弥漫性表达 α-SMA。FISH 检测显示 USP 基因相关易位。

2. **神经纤维瘤**　多发生于真皮内或皮下,瘤细胞纤细、蝌蚪样或逗点样,排列稀疏,间质可呈黏液样,瘤细胞表达 S-100 和 SOX10。

3. **低度恶性纤维黏液样肉瘤**　瘤细胞多呈卵圆形或短梭形,常呈旋涡状排列,或杂类而无特殊的排列方式,部分病例中可见弧线状血管。免疫组化标记瘤细胞表达MUC4。FISH 检测显示 FUS 基因相关易位。

二、隆凸性皮肤纤维肉瘤

【定义】

隆凸性皮肤纤维肉瘤(dermatofibrosarcoma protuber-

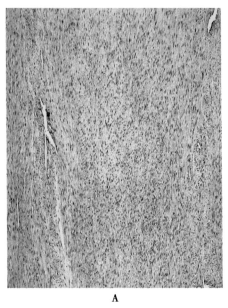 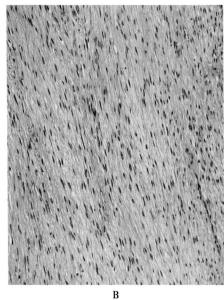 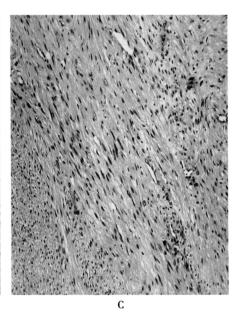

A   B   C

图 8-2-1 侵袭性纤维瘤的组织学表现

A. 肿瘤漫弥分布,周界不清;B. 梭形纤维母和肌纤维母细胞增生及多少不等的胶原纤维组成;C. 肿瘤细胞呈平行、条束或波浪状排列,部分区域呈交织状或席纹状

ans,DFSP)是一种发生于皮肤的结节状肿瘤,由形态一致的短梭形细胞组成,常浸润至皮下脂肪组织,如切除不净容易局部复发,极少数情况下可发生远处转移。

【临床特征】

1. **流行病学** 多发生于 20~50 岁,少数发生于儿童甚至婴幼儿,偶见于老年人。男性略多见。

2. **部位** 主要发生于皮肤,其中近半数病例发生于躯干,包括腹壁、胸壁和背部,其次见于四肢近端以及头颈部(特别是头皮)。

3. **症状** 初期表现为皮肤斑块或小的实性结节,黄豆大小,单个或多个,自皮肤向表面隆起,缓慢生长,病程可达数年、十几年或二十年。后生长加速,相互融合形成隆起的不规则性结节。

4. **影像学特点** CT 显示为境界相对清楚的结节状肿块,累及皮肤和皮下脂肪组织,偶可累及深部软组织。

5. **治疗** 首选外科手术,采用局部广泛切除术,并确保切缘阴性。

6. **预后** 局部复发率较高,切缘情况是决定是否会复发的最为重要的因素。

【病理变化】

1. **大体特征** 肿瘤位于真皮或皮下,原发性肿瘤多为单结节状肿块,复发性病变可为多灶性。质地坚实,灰白色,直径 0.5~17cm,平均 5cm,部分病例因发生黏液样变性而呈胶冻样或透明状(图 8-2-2)。

2. **镜下特征** 经典型 DFSP 主要位于真皮层内,由弥漫浸润性生长的短梭形细胞组成。肿瘤的浅表部与被

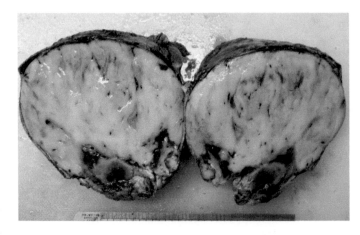

图 8-2-2 隆凸性皮肤纤维肉瘤的大体标本
肿瘤位于真皮或皮下的单结节状肿块

覆表皮之间多有一狭窄的无细胞带(Grenz 带),也可紧邻表皮,深部常浸润至皮下脂肪组织,瘤细胞多沿脂肪小叶间隔浸润,形成特征性的蜂窝状、蕾丝样(花边样)或板层状浸润图像(图 8-2-3)。肿瘤组织内可见残留的脂肪细胞,类似脂肪母细胞。位于头颈部或胸壁等部位者因皮下脂肪组织较少,肿瘤可浸润至肌肉组织内。在浅表部位和周边区域,瘤细胞纤细,多呈不规则的条束状排列,形态上类似真皮纤维瘤或神经纤维瘤。肿瘤边缘多无纤维组织细胞瘤中穿插的宽大胶原纤维。在肿瘤的中心区域,瘤细胞常呈特征性的席纹状排列(图 8-2-4)。瘤细胞核异型性不明显,核分裂象在各病例之间多少不等(0~10/10HPF)。

免疫组化瘤细胞弥漫强阳性表达 CD34、低亲和性神

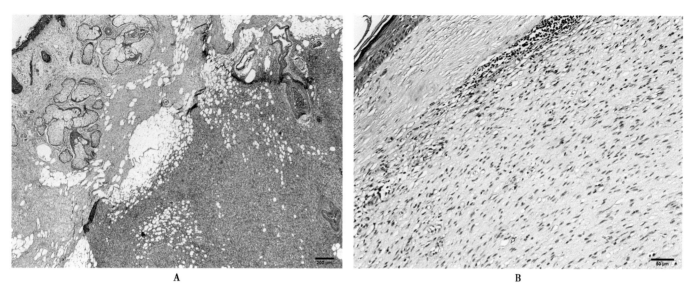

图 8-2-3 隆凸性皮肤纤维肉瘤的组织学表现
A. 肿瘤位于真皮层内；B. 肿瘤与被覆表皮之间有一无细胞带

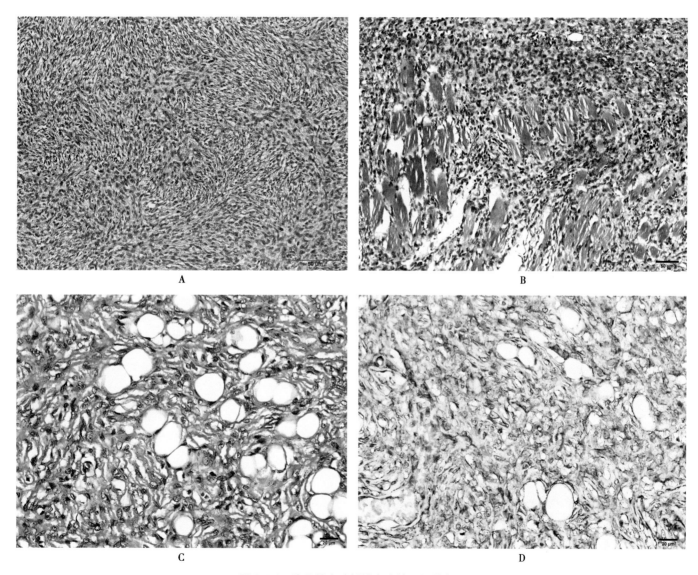

图 8-2-4 隆凸性皮肤纤维肉瘤的组织学表现
A. 瘤细胞常呈特征性的席纹状排列；B. 肿瘤浸润至肌肉组织内；C. 肿瘤组织内可见残留的脂肪细胞；D. 瘤细胞弥漫强阳性表达 CD34

经生长因子受体和 tenascin,FXIIIa 阴性。部分 DFSP 还可表达 EMA。不表达和 S-100、desmin、AE1/AE3 和 actins。能检测到 *COL1A1-PDGFB* 融合基因。

【鉴别诊断】

1. 良性纤维组织细胞瘤　当瘤细胞呈明显的席纹状排列时易误诊,但能见到泡沫样组织细胞、含铁血黄素性吞噬细胞或图顿多核巨细胞等。免疫组化示席纹状区域瘤细胞 CD34 阴性。部分表达 CD34 病例,尤其是富于细胞性的,CD34 染色多定位于病变的周边或浅表部。

2. 弥漫性神经纤维瘤　瘤细胞短小、纤细,无核分裂象,细胞丰富程度不如 DFSP,一般看不到典型的席纹状结构。免疫组化 S-100 和 SOX10 阳性。

三、孤立性纤维性肿瘤

【定义】

孤立性纤维性肿瘤(solitary fibrous tumor)是一种好发于胸膜的纤维母细胞性肿瘤,瘤细胞具 CD34⁺树突状间质细胞分化。除胸膜外,孤立性纤维性肿瘤可发生于躯体多个部位。

【临床特征】

1. 流行病学　发病年龄在 19~85 岁,发病高峰在 40~60 岁,女性略多见。

2. 部位　好发于胸膜,部分病例可发生于胸膜外,以头颈部(包括眼眶和口腔)、上呼吸道、纵隔、盆腔、腹膜后和周围软组织相对常见,其他部位如中枢神经系统、腮腺、甲状腺等处也可发生,几乎囊括躯体的所有解剖部位。

3. 症状　发生于胸膜外者,多表现为局部缓慢性生长的无痛性肿块,位于一些特殊部位者可伴有相应的症状。

4. 影像学特点　发生于胸膜外者,常表现为周界清楚的圆形或卵圆形肿块。

5. 治疗　局部完整切除。

6. 预后　本病多数呈良性经过,极少数可复发,常为肿瘤切除不全所致。非典型性及恶性孤立性纤维性肿瘤具有明显的侵袭性行为,局部复发率或远处转移率高,多转移至肺、骨和肝,可在肿瘤生长多年后发生转移。

【病理变化】

1. 大体特征　肿块周界清楚,类圆形或卵圆形,直径 1~30cm,平均 6~8cm。切面灰白色,质韧富有弹性,可伴有黏液样变性(图 8-2-5)。

2. 镜下特征　经典型孤立性纤维性肿瘤界限清楚,不向周围浸润性生长,由交替性分布的细胞丰富区和细胞稀疏区组成。细胞丰富区内,瘤细胞呈短梭形或卵圆

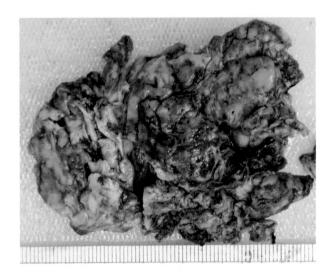

图 8-2-5　孤立性纤维性肿瘤
肿瘤呈分叶或多结节状,表细光滑,有界限

形,胞质少或不清,核染色质均匀,细胞稀疏区内,瘤细胞呈纤细的梭形。细胞均无明显异型性,核分裂象也不多见。瘤细胞多呈无结构性或无模式性生长,也常见杂乱状、席纹状、条束状、血管外皮瘤样排列方式,部分病例还可见到密集成簇的上皮样卵圆形或小圆形细胞。另一形态学特征表现为瘤细胞间含有粗细不等、形状不一的胶原纤维,明显时可呈瘢痕疙瘩样。瘤内血管丰富,血管壁胶原变性较为常见(图 8-2-6)。

细胞密度增加,有明显异型性,病理核分裂计数>4/10HPF,灶性区域出现坏死/出血。肿瘤边缘出现浸润,排除其他梭性细胞肉瘤,则诊断恶性孤立性纤维性肿瘤。

免疫组化显示梭形细胞表达 CD34、Bcl-2、CD99 和 STAT6,灶性或弱阳性表达 actins 和/或 desmin。

【鉴别诊断】

需要与本病鉴别的肿瘤比较多,主要根据肿瘤所在的部位而定,包括梭形细胞脂肪瘤、真皮纤维瘤、隆凸性皮肤纤维肉瘤、低度恶性纤维肉瘤、神经鞘瘤、神经纤维瘤、梭形细胞滑膜肉瘤等。联合采用 STAT6 和 ALDH1 有助于孤立性纤维性肿瘤与相似性肿瘤的鉴别诊断。

四、炎性肌纤维母细胞性肿瘤

【定义】

炎性肌纤维母细胞肿瘤(inflammatory myofibroblastic tumor)是一种好发于儿童和青少年的肌纤维母细胞肿瘤,间质内常伴有慢性炎症(淋巴细胞、浆细胞和/或嗜酸性粒细胞)浸润,遗传学显示约 50% 的病例有 *ALK* 基因(2q23)重排。

【临床特征】

炎性肌纤维母细胞肿瘤好发于儿童和青少年,平均

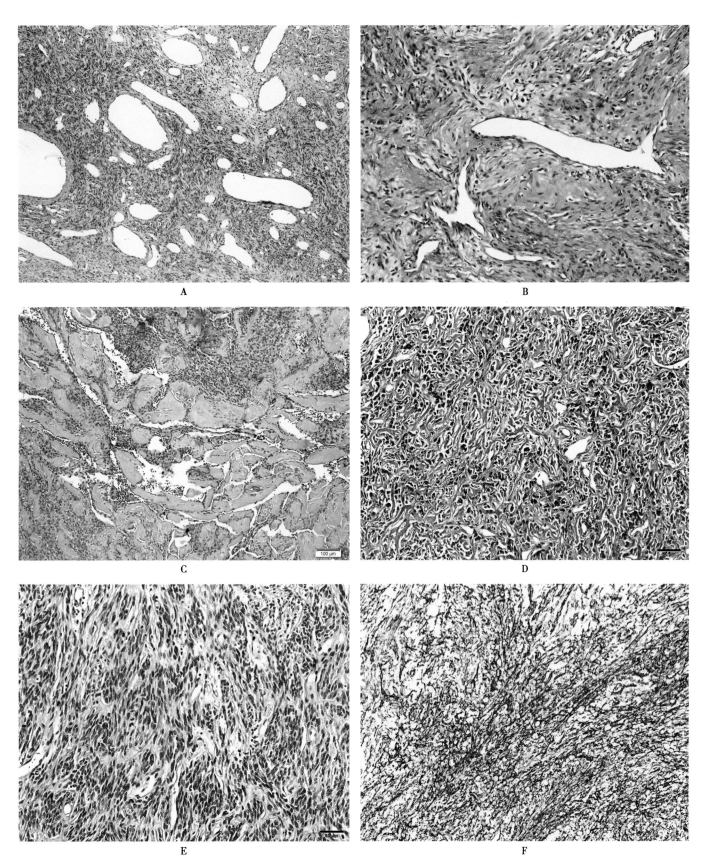

图 8-2-6　孤立性纤维性肿瘤的组织学表现

A. 病变由交替性分布的细胞丰富区和稀疏区组成,其内血管较多;B. 血管不规则分支状,呈角形;C. 瘤内血管丰富,血管壁胶原变性;D. 瘤细胞间含有粗细不等、形状不一的胶原纤维;E. 瘤细胞呈纤细梭形,无明显异型性;F. 肿瘤细胞表达 CD34

年龄 10 岁,中位年龄 9 岁,极少数病例发生于 40 岁以上。女性略多见。肿瘤主要位于胃肠道、肠系膜/大网膜、腹膜和盆腔,其次为肺、纵隔、上呼吸道、头颈部如颌骨和下颌后区等。临床上发病隐匿,症状多与肿瘤所处部位相关。治疗采用局部广泛切除,也可尝试 ALK 抑制剂克唑替尼。本病是一种潜在恶性或低度恶性的肿瘤,具有局部复发倾向。少数病例经多次复发后可转化为肉瘤。

【病理变化】

1. **大体特征**　肉眼观察,病变结节状或分叶状(图 8-2-7),质地坚韧,大小不一,切面灰白色或灰黄色,可伴有灶性出血或坏死,少数可有钙化。

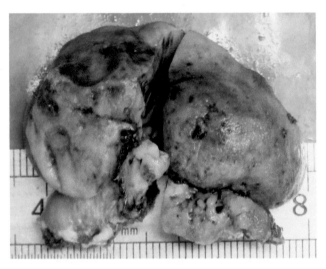

图 8-2-7　炎性肌纤维母细胞性肿瘤的大体标本
病变隆起呈蕈状,有界限,实性

2. **镜下特征**　病变由增生的梭形纤维母细胞和肌纤维母细胞组成,束状或旋涡状排列,间质内伴有大量的炎性细胞浸润,多为成熟的浆细胞、淋巴细胞和嗜酸性粒细胞(图 8-2-8),少数为中性粒细胞,有时可见生发中心。病变内除梭形细胞外,尚可见类圆形的组织细胞样细胞,部分病例中还可见一些不规则形、多边形或奇异形细胞,核内可见嗜伊红性或嗜碱性包涵体,类似于节细胞或 R-S 细胞。

IMT 有三种基本组织学图像:①肿瘤内的间质呈黏液水肿样,类似结节性筋膜炎或肉芽肿组织;②梭形纤维母细胞和肌纤维母细胞密集成束,可见组织细胞样细胞和炎症细胞浸润,类似纤维组织细胞瘤或平滑肌瘤;③瘤细胞稀疏,细胞之间伴有不同程度的胶原化,明显时可呈瘢痕疙瘩样,偶见钙化、沙砾体或骨化,类似纤维瘤病。这些形态仅仅对识别 IMT 有帮助,而无临床意义。

所有病例均弥漫强阳性表达 vimentin,多数病例表达 α-SMA、MSA 或 desmin,约 50% 病例表达 ALK,范围为 36% ~ 60%。遗传学显示约 50% 的病例有 *ALK* 基因(2p23)重排。

【鉴别诊断】

1. **伴有大量炎症细胞的多形性未分化肉瘤**　多发生于老年人,好发于腹膜后。由畸形的多形性细胞组成,有时瘤细胞可被大量的黄色瘤细胞和炎症细胞掩盖。

2. **平滑肌肉瘤**　瘤细胞丰富,异型性明显,核常呈雪茄样,核分裂象多见,并可见病理性核分裂。瘤细胞常呈长的束状排列,间质内一般不含大量的浆细胞和淋巴细胞浸润灶。

3. **结节性筋膜炎**　主要发生于浅筋膜,间质内可有少量炎症细胞,但浆细胞很少见,病变内的肌纤维母细胞主要表达 α-SMA,不表达 desmin 和 ALK,分子检测显示 *USP6* 基因易位,无 *ALK* 基因重排。

五、低度恶性肌纤维母细胞肉瘤

【定义】

低度恶性肌纤维母细胞肉瘤(low-grad myofibroblastic sarcoma,LGMFS)是一种梭形细胞肉瘤,瘤细胞显示肌纤维母细胞性分化。

【临床特征】

1. **流行病学**　多发生于 30 ~ 70 岁,中位年龄为 40 ~ 50 岁,男性多见,部分病例可发生于儿童。

2. **部位**　好发于头颈部,如舌、腭、牙龈、鼻旁窦、喉旁间隙、下颌骨和颅底,其次见于四肢、胸壁、背部等,少数病例也可发生于皮肤、腮腺等处。

3. **症状**　多表现为局部无痛性的肿胀或逐渐增大的肿块。

4. **影像学特点**　肿瘤常呈浸润性或破坏性生长。

5. **治疗及预后**　局部广泛切除,可在术前或术后辅以放疗。局部复发率为 20%,可发生多次复发,少数病例可发生肺转移。患者年龄大、瘤细胞核分裂大于 6/10HPF 及肿瘤内见凝固性坏死者提示预后不佳。

【病理变化】

1. **大体特征**　质地坚实,周界不清,直径 1.4 ~ 17cm,中位直径 4cm。切面灰白色,纤维样。

2. **镜下特征**　病变由成束、淡嗜伊红的梭形细胞组成,常弥漫浸润至周围的软组织特别是横纹肌和脂肪。肿瘤细胞可浸润穿插在单个肌束之间,形成类似增生性肌炎中的棋盘样结构,也可浸润至脂肪组织,类似侵袭性纤维瘤病,位于头颈部者,还可浸润或包绕残留的腺体。与增生性肌炎或纤维瘤病相比,LGMFS 的瘤细胞较丰富,且至少在局部区域核有中度的异型性,瘤细胞间可见多少不等的胶原,部分病例瘤细胞显示明显异型性,并呈交织的条束状或鱼骨样排列,类似中度恶性的纤维肉瘤或平滑肌肉瘤,肿瘤内可见凝固性坏死灶(图 8-2-9)。

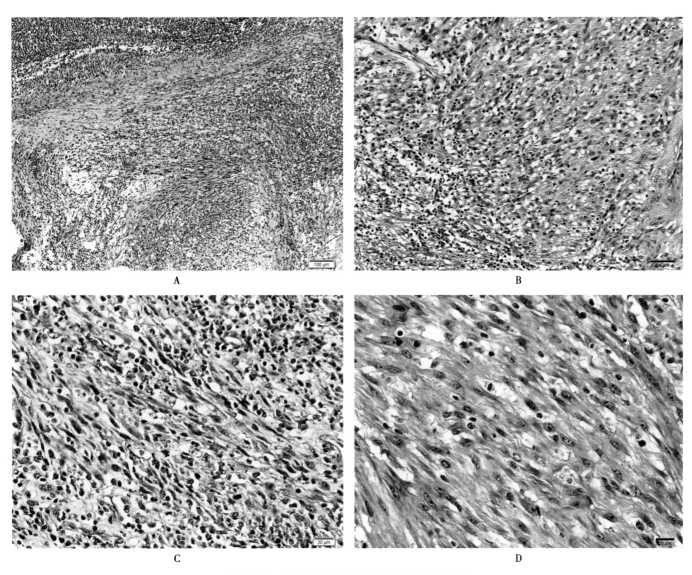

图 8-2-8 炎性肌纤维母细胞肿瘤的组织学表现
A.病变弥漫无界限,伴细胞密集和疏松区;B、C.细胞梭形,束状或旋涡状排列,间质伴炎性细胞浸润;D.细胞核大、胞质红

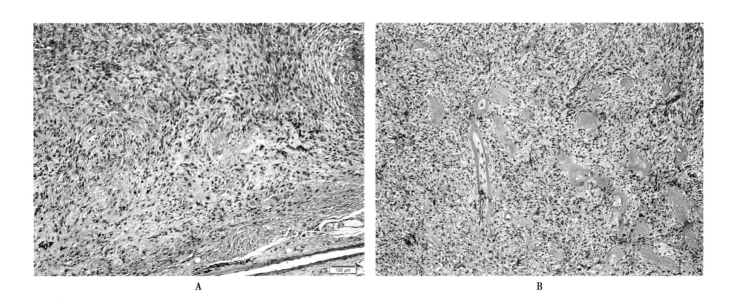

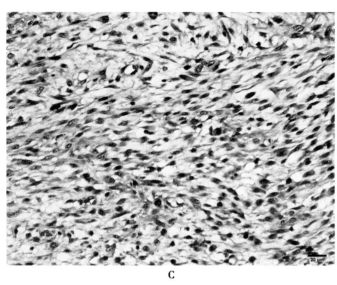
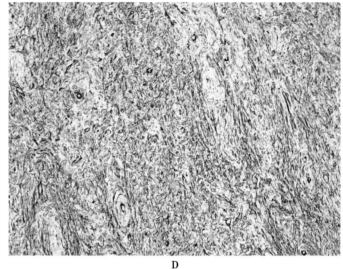

图 8-2-9 低度恶性肌纤维母细胞肉瘤的组织学表现

A. 梭形细胞密集排列成束;B. 肿瘤细胞浸润周围组织;C. 淡嗜伊红的梭形细胞构成,瘤细胞异形,并呈交织的条束状或鱼骨样排列;D. 肿瘤细胞表达 SMA

免疫组化梭形细胞表达 vimentin、actins 和/或 desmin,并可表达 calponin,部分病例还可表达 fibronectin、CD34 和 β-catenin。所有病例均不表达 h-CALD、S-100 蛋白和上皮标记。

【鉴别诊断】

1. **侵袭型纤维瘤病** 瘤细胞常呈长条束状或波浪状排列,一般不呈交织的条束状或鱼骨样排列,可见核分裂象,但核多无异型性。瘤细胞表达 β-catenin,部分细胞灶性表达 actins,desmin 常阴性。

2. **纤维肉瘤** 瘤细胞多呈实性的结节状或片状分布,可见交织的条束状或鱼骨样排列,但很少形成棋盘样结构,瘤细胞的胞质多不呈嗜伊红色,核有明显异型性。免疫组化标记除 vimentin 外,多不表达 actins 和 desmin,或仅为灶性、弱阳性表达。

3. **平滑肌肉瘤** 肿瘤一般不向横纹肌内穿插浸润性的生长,瘤细胞胞质丰富,深嗜伊红色,核呈雪茄样。除 actins 和 desmin 外,还表达 h-CALD。

（胡赟 陈新明）

第三节 恶性肿瘤

一、成年型纤维肉瘤

【定义】

成年型纤维肉瘤(adult fibrosarcoma, AFS)是一种由梭形纤维母细胞样细胞组成的恶性肿瘤,瘤细胞交织排列呈条索状,典型病例中可见鱼骨样或人字形排列结构,瘤细胞间有多少不等的胶原纤维。AFS 较少见,在成人软组织肉瘤中所占比例不到 1%,是一种排除性的诊断,即诊断 AFS 之前,必须除外一些其他类型的梭形细胞恶性肿瘤。

【临床特征】

1. **流行病学** 好发于 30~60 岁的成年人,平均年龄为 50 发,男性多见。

2. **部位** 好发于四肢,特别是下肢,尤其是大腿,其次为躯干和头颈部。多数肿瘤位于深部软组织,可能源于肌内和肌间的纤维组织、筋膜、肌腱和腱鞘,少数位于浅表皮下,大多数由隆凸性皮肤纤维肉瘤发展而来。

3. **症状** 多数病例表现为局部缓慢生长的孤立性肿块,早期体积小,约 1/3 的病例可伴有疼痛,此后生长迅速。

4. **治疗** 局部广泛切除,术前或术后可辅以放疗。

5. **预后** 取决于肿瘤的分化程度,分化良好的纤维肉瘤其局部复发率为 12%,中至高度恶性的纤维肉瘤局部复发率为 48%~57%,最常见转移部位为肺,其次为骨。

【病理变化】

1. **大体特征** 肿块圆形、卵圆形或结节状,直径多在 3~8cm,可达 20cm 及以上。切面灰白色,质地坚实,或呈灰红色鱼肉状,体积较大者可见出血和坏死灶。

2. **镜下特征** 镜下见肿块由形态一致的梭形纤维母细胞样细胞构成,核染色质粗,核分裂象易见,胞质稀少,淡嗜伊红色,细胞周界不清。瘤细胞常呈交织条束状排列,典型病例中可见鱼骨样或呈人字形排列结构(图 8-3-1),瘤细胞间可见多少不等的胶原纤维。根据瘤细胞数的多少、分化程度、胶原纤维的量及核分裂象的多少,大致可分为分化好、中度分化和分化差的纤维肉瘤。同一

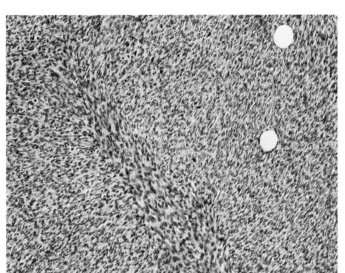
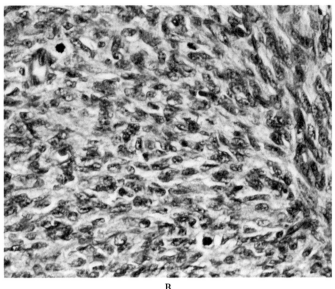

图 8-3-1 成年型纤维肉瘤的组织学表现
A. 肿瘤浸润至脂肪组织中,梭形细胞呈鱼骨样排列;B. 见较多的病理性核分裂象

肿瘤不同区域,细胞的分化程度有时也不一致,多按肿瘤分化最差的区域为准。分化好的纤维肉瘤,瘤细胞密度低,核轻至中度异型性,分化差的纤维肉瘤,通常瘤细胞密集、肥胖,核染色深,异型性明显,呈片状或弥漫性生长,条束状排列不明显。

免疫组化瘤细胞表达 vimentin,灶性表达 α-SAM 和 MSA,提示少数瘤细胞具有肌纤维母细胞性分化。部分起自于隆凸性皮肤纤维肉瘤的浅表性纤维肉瘤可表达 CD34。

【鉴别诊断】

1. 梭形细胞滑膜肉瘤 瘤细胞表达 AE1/AE3、CAM5.2、EMA、Bcl-2、CD99 和 calponin,细胞遗传学显示 t (X;18),分子检测 *SYT-SSX1/2* 或 *SS18* 基因易位。

2. 肌纤维母细胞性肉瘤 瘤细胞表达 α-SAM 和/或 desmin,但不表达 h-CALD 和 myogenin。

3. 侵袭型纤维瘤病 肿瘤周界不清,常向邻近的肌肉或脂肪组织浸润性生长,瘤细胞密度低,无异型性,核仁小或不明显,核分裂象少见,瘤细胞表达 β-catenin。

二、脂肪肉瘤

【定义】

脂肪肉瘤(liposarcoma)是一种由分化程度及异型程

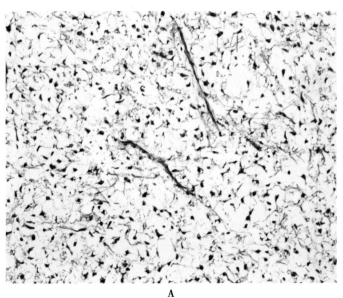
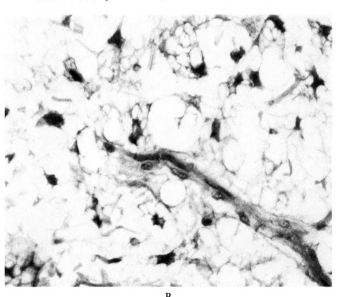

图 8-3-2 黏液样脂肪肉瘤的组织学表现
A. 黏液基质背景中,肿瘤组织中富含新生的薄壁毛细血管;B. 黏液液基质背景中,可见到不同阶段的脂肪母细胞

度不同的脂肪细胞组成的恶性肿瘤,是成人最常见的软组织肉瘤。依其组织学上的不同表现可将其分为去分化脂肪肉瘤、黏液样脂肪肉瘤、多形性脂肪肉瘤、非特指性脂肪肉瘤。

【临床特征】

常见于成年人,尤其是老年人。常见部位是下肢、肩部、腹膜后、肾周、肠系膜以及肩部。在不同部位的发生率主要取决于该肿瘤的亚型。

【病理变化】

1. 大体特征　通常体积较大,境界较为清楚,但无包膜。不同亚型的大体表现不同,可呈淡黄色或灰白色,质地较软,切面呈灰白色或灰黄色,鱼肉状。

2. 镜下特征

(1) 黏液样脂肪肉瘤(myxoid liposarcoma):肿瘤中富含黏液背景,其中可见梭形细胞以及胞质中形成脂肪空泡的脂肪母细胞样细胞,肿瘤组织中形成的纤细新生毛细血管有助与黏液瘤相鉴别(图 8-3-2)。

(2) 多形性脂肪肉瘤(pleomorphic liposarcoma):肿瘤富于细胞,细胞分化差,其中含有瘤巨细胞,找到诊断性的多形性脂肪母细胞是诊断多形性脂肪肉瘤的关键(图 8-3-3)。

(3) 去分化脂肪肉瘤(dedifferentiated liposarcoma):肿瘤常见于复发性病变或转移的患者中,镜下肿瘤组织可见分化好的脂肪肉瘤成分,如非典型脂肪瘤性肿瘤和黏液样脂肪肉瘤,在分化好的脂肪肉瘤周围出现去分化肉瘤区域,形态类似纤维肉瘤,有时可见到异源性成分,如骨、软骨、骨骼肌等(图 8-3-4)。

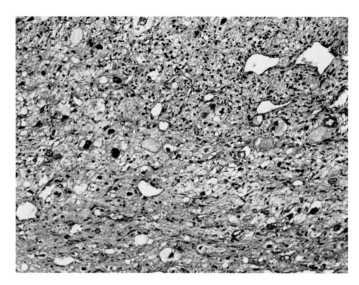

图 8-3-3　多形性脂肪肉瘤的组织学表现

免疫组化 CK 阴性,表达 vimentin,S-100 恒定阳性有助于鉴别诊断。

【鉴别诊断】

主要是脂肪瘤与高分化脂肪肉瘤/非典型脂肪瘤性肿瘤。脂肪瘤肿瘤有完整包膜,可成分叶状结构,肿瘤细胞由成熟的脂肪细胞构成,形成的脂肪空泡大小一致。高分化脂肪肉瘤/非典型脂肪瘤性肿瘤组织中出现大小不一脂肪空泡,有些细胞核深染,胞质中含有大小不一的脂肪空泡,细胞核边缘呈锯齿状或核压迹,具有脂肪母细胞的特点。必要时应用 FISH 检测染色体 12q13-15 区间的 *mdm2* 基因,多数非典型脂肪瘤性肿瘤出现 *mdm2* 基因扩增。

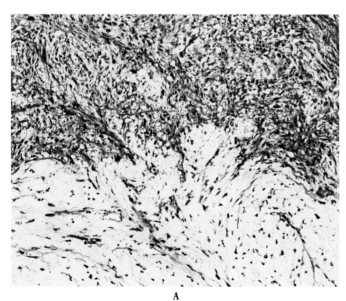

A

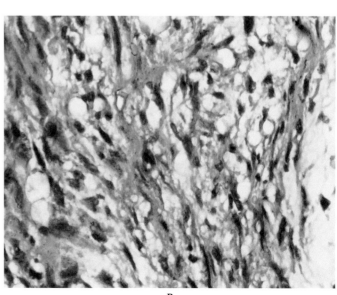

B

图 8-3-4　去分化脂肪肉瘤的组织学表现

A. 在分化好的黏液性脂肪肉瘤上方出现去分化肉瘤区域;B. 去分化肉瘤区域中可见脂肪母细胞

三、平滑肌肉瘤

【定义】

平滑肌肉瘤(leiomyosarcoma)是一种呈平滑肌细胞分化的恶性肿瘤,占所有软组织肉瘤的 5%~10%。最常见于子宫壁和胃肠道,发生于口腔者少见。

【临床特征】

好发于中老年人,儿童和青少年也可发生,但较少见。但口腔颌面部平滑肌肉瘤的发病年龄广泛,没有明显的好发年龄段,且可发生在口腔颌面部的任何部位,但半数以上发生在颌骨。临床表现无特异性,通常表现为伴或不伴疼痛的肿块,黏膜表面常继发溃疡。

【病理变化】

1. **大体特征** 发生在口腔的平滑肌肉瘤与其他部位的相似,肿瘤呈结节状生长,切面灰白实性,可见到坏死、出血和囊性变。

2. **镜下特征** 肿瘤细胞呈梭形,平行或交织排列成条束状,核居中,两端平钝或呈雪茄样,局部区域可见散在核深染形状不规则的瘤巨细胞。病理性核分裂象常见,核分裂计数大于 5 个/10HPF。肿瘤内常见凝固性坏死(图 8-3-5)。

免疫组化弥漫强阳性表达 α-SMA、h-CALD、MSA 和 calponin,70%~80%病例表达 desmin(图 8-3-6)。

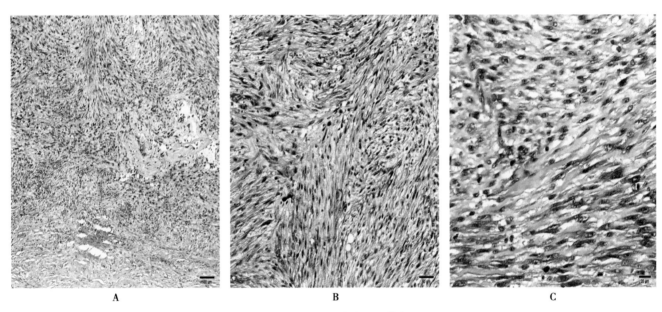

图 8-3-5 平滑肌肉瘤组织学表现
A. 肿瘤呈弥漫生长、无包膜;B. 瘤细胞梭形,平行或交织排列成束状;C. 瘤细胞两端平钝或雪茄样

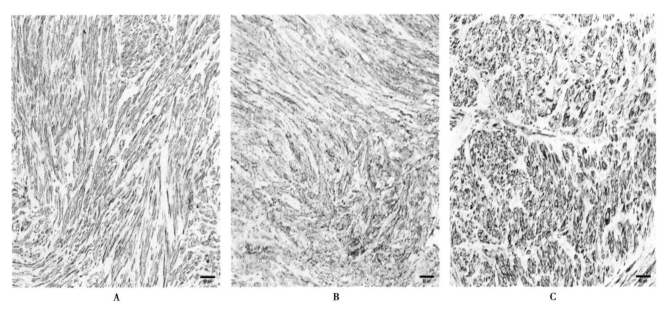

图 8-3-6 平滑肌肉瘤的免疫组化染色
肿瘤细胞均表达(A)α-SMA、(B)desmin 和(C)h-CALD

【鉴别诊断】

主要应与纤维肉瘤、低度恶性肌纤维母细胞肉瘤、恶性周围神经鞘膜瘤、富于细胞性神经鞘瘤和炎性肌纤维母细胞瘤等鉴别，多形性或去分化平滑肌肉瘤应注意与多形性未分化肉瘤鉴别。特殊染色和免疫组化标记可帮助鉴别。

四、横纹肌肉瘤

【定义】

横纹肌肉瘤（rhabdomyosarcoma，RMS）其特征是肿瘤细胞呈骨骼肌分化，是一种最常见的儿童软组织肉瘤。头颈部为好发部位，约占所有横纹肌肉瘤的 35%~40%。组织学上主要分为：胚胎性（embryonal）、腺泡状（alveolar）和多形性（pleomorphic）三种类型。其中胚胎性横纹肌肉瘤好发于头颈部。

【临床特征】

1. **流行病学**　好发于儿童和年轻人，45 岁以上的成年人少见，大约 60% 的病例为男性。胚胎性横纹肌肉瘤多好发于 10 岁之前，约占 60% 的病例；腺泡状横纹肌肉瘤好发于 10~25 岁的患者，占所有横纹肌肉瘤的 20%~30%；多形性横纹肌肉瘤约占 5%，且好发于 40 岁以后。

2. **部位和症状**　好发部位主要有三个，依次为头颈部、躯干和四肢。发生于头颈部者，最常见于脑膜旁，其次为眼眶。此外，其他部位如鼻腔、鼻咽、耳、外耳道、面部、颈部软组织和口腔（包括舌、唇和软腭），位于这些部位的肿瘤多生长迅速，常呈浸润性或破坏性生长。

3. **影像学特点**　CT 和 MRI 有助于确定肿瘤的范围和骨破坏的程度。

4. **治疗**　横纹肌肉瘤属于高度恶性的软组织肉瘤，应该采取多学科综合治疗。在对肿瘤进行活检或切除并获得明确的病理诊断后，应结合影像学检查（包括 CT 和 MRI 等）做好肿瘤分期。由于横纹肌肉瘤可转移至骨髓，故在分期时应作双侧的骨髓针吸或穿刺活检。IRS 临床分组和 TNM 分期均有预后价值。

5. **预后**　横纹肌肉瘤的预后较差，常发生局部复发和远处转移，转移发生率可达 50%，常见部位为骨和肺。根治手术结合放疗和化疗，可大大改善疗效和预后。

【病理变化】

1. **大体特征**　肿瘤呈结节状或息肉状生长，浸润性生长而界限不清，切面灰白或灰红色，质地坚实或软。

2. **镜下特征**　胚胎性横纹肌肉瘤的细胞类似于不同分化阶段的骨骼肌细胞。低分化者由小的、圆形或卵圆形细胞组成，胞核深染，胞质较少，类似淋巴细胞（图 8-3-7A）。有时还可见细胞丰富区和黏液样区交替存在。分

化良好的病变可见圆形或卵圆形横纹肌母细胞，这种细胞具有明显的嗜酸性胞质和核周纤维状物质，偶见横纹。肿瘤组织靠近上皮或黏膜层出现致密的未分化的细胞带，称之为 Nicholson 新生成或形成层。

腺泡状横纹肌肉瘤的瘤细胞小、圆形或卵圆形、核深染，肿瘤细胞聚集呈巢并由纤维分隔，细胞巢周围的细胞呈单层附着于纤维分隔上，而中央细胞附着丧失，漂浮于有空隙的腺泡样结构内（图 8-3-7B）。核分裂多见，还可见多核巨细胞。

多形性横纹肌肉瘤的瘤细胞排列松散、无定向、形态各异、大小不一，瘤细胞多形性明显，部分细胞胞质红染，常见多核瘤巨细胞（图 8-3-7C、D）。

发生于口咽处的胚胎性横纹肌肉瘤可呈外生性、息肉状生长，外形类似一串葡萄，这种类型被称为葡萄状（botryoid）横纹肌肉瘤，肿瘤常在黏膜上皮下方生长（图 8-3-7E、F）。

免疫组化 desmin、MSA、myoD1、myogenin 阳性（图 8-3-8），有助鉴别诊断。其中 myoD1 和 myogenin 为核染色，如为胞质着色，不能视为阳性。

【鉴别诊断】

1. **横纹肌瘤样间叶性错构瘤**　多发生于儿童头颈部，通常发生于皮肤或皮下，由分化成熟的横纹肌、神经、脂肪和皮肤附件组成。

2. **嗅神经母细胞瘤**　发生于鼻腔内的胚胎性横纹肌肉瘤，有时分化比较原始，常受到机械性损伤，难以找见横纹肌母细胞时，容易误诊为嗅神经母细胞瘤。免疫组化标记有助于两者的鉴别诊断。

3. **其他**　包括肌上皮癌、恶性黑色素瘤、恶性淋巴瘤、粒细胞肉瘤和小细胞癌或未分化癌等。

五、恶性周围神经鞘膜瘤

【定义】

恶性周围神经鞘膜瘤（malignant peripheral nerve sheath tumor，MPNST）是一种起源于周围神经或显示神经鞘膜不同成分分化的梭形细胞肉瘤。是一种较少见的梭形细胞肉瘤，约占软组织肉瘤的 3%~10%，近半数病例源于 I 型神经纤维瘤病，不到 10% 为放疗诱发，其余为病因未明的散发性病例。

【临床特征】

1. **流行病学**　经典型恶性周围神经鞘膜瘤多发生于 30~60 岁成年人，男性略多见。

2. **部位**　多数肿瘤的发生与周围神经干关系密切，因此，肿瘤最常见于臀部、大腿、上臂和脊柱旁。也有发生于口腔的报道，以下颌骨、唇和颊黏膜常见。在头颈部

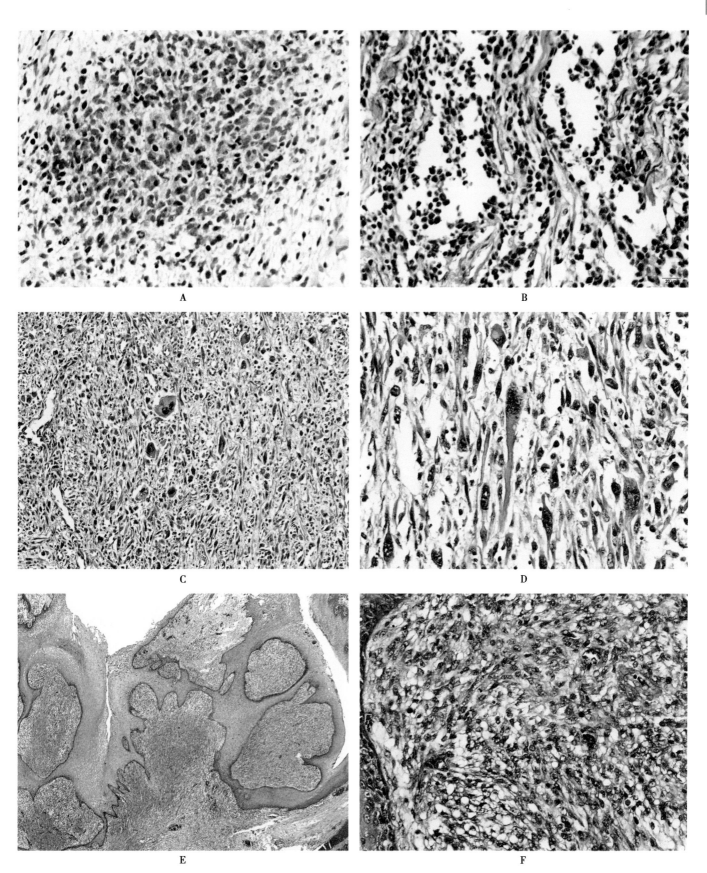

图 8-3-7 横纹肌肉瘤的组织学表现

A. 胚胎性横纹肌肉瘤的瘤细胞小、圆形或卵圆形,胞核深染,胞质较少,类似于淋巴细胞;B. 腺泡状横纹肌肉瘤的瘤细胞小、圆形,漂浮于有空隙的腺泡样结构内;C、D. 多形性横纹肌肉瘤的瘤细胞梭形,胞质嗜酸性,细胞多形性明显,可见多核异形细胞;E. 在黏膜上皮下方呈外生性生长的所谓"葡萄状横纹肌肉瘤";F. E 图的高倍镜表现,常为胚胎性横纹肌肉瘤特点

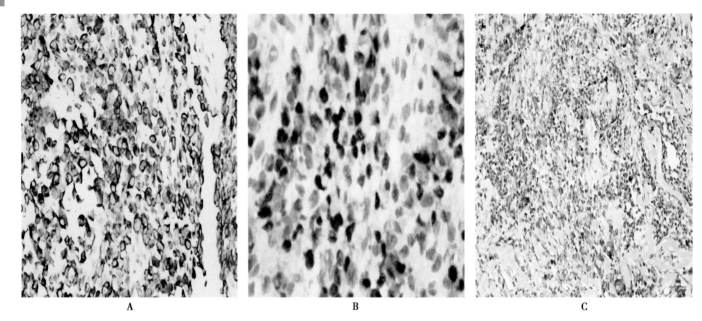

图 8-3-8　横纹肌肉瘤的免疫组化染色
肿瘤细胞均表达（A）desmin、（B）myogein、（C）myoglobin

的病例中可因肿瘤的侵犯引起局部麻木、开口受限、甚或出现言语障碍。发生在下牙槽神经的 MPNST 曲面体层影像可表现为下牙槽神经管增粗。

3. **症状**　临床上多表现为逐渐增大的肿块，可伴有疼痛，特别是伴有 NF1 的患者。

4. **影像学特点**　影像学上与其他类型软组织肉瘤相似，无特殊性，表现为密度不均匀的肿块，外形不规则，可呈浸润性生长，能提示 MPNST 诊断的影像学特点是肿瘤与大神经干或神经丛关系密切。

5. **治疗及预后**　应按高度恶性的肉瘤处理，手术为主，辅以放疗或化疗。局部复发率为 42%～54%，远处转移率为 28%～43%。5 年及 10 年生存率分别为 34%～52% 和 23%～34%。

【病理变化】

1. **大体特征**　典型病例为梭形、类圆形或不规则的球形肿块，体积通常较大，多有厚薄不一的纤维性假被膜包绕。切面灰白或灰红色，常伴有出血和坏死。

2. **镜下特征**　大多数 MPNST 由排列紧密、条束状增生的梭形细胞组成，常呈弥漫状生长或形成交替性分布的细胞丰富区和稀疏细胞区（图 8-3-9A、B）。有些肿瘤组织可在血管周围出现上皮样区域，如果肿瘤细胞多，胞质丰富，嗜伊红染，上皮样排列，则冠以上皮样型 MPNST（图 8-3-9A）。瘤组织可见比较明显的血管外皮瘤样区域，可见地图状坏死，坏死周围细胞呈栅栏状排列。肿瘤细胞的核异型性尤为明显，可见到病理性核分裂象超过 4 个/10HPF（图 8-3-9B）。肿瘤组织中可见化生的软骨、骨、平滑肌或横纹肌成分，如果含有骨骼肌成分的 MPNST 可称

为恶性蝾螈瘤。

约 50%～70% 的 MPNST 程度不同表达 S-100 蛋白（图 8-3-9C），也可为局灶性。还可不同程度表达 SOX10。常可表达 P53，Ki-67 指数为 5%～65%。

【鉴别诊断】

1. **纤维肉瘤（包括纤维黏液肉瘤）**　与 MPNST 相比，瘤细胞核相对对称，瘤细胞只表达 vimentin，偶可表达 actins，S-100 和 SOX10 多为阴性。

2. **梭形细胞滑膜肉瘤**　表达 AE1/AE3、EMA、Bcl-2 和 CD99。30% 滑膜肉瘤也表达 S-100，不能仅依靠 S-100 而诊断为 MPNST。

3. **恶性孤立性纤维性肿瘤**　表达 CD34、Bcl-2、CD99 和 STAT6，S-100 和 SOX10 阴性。

六、滑膜肉瘤

【定义】

滑膜肉瘤（synovial sarcoma）是一种具有间叶和上皮双相性分化的恶性肿瘤，其组织发生与滑膜并无关系，也可发生于人体内无滑膜的部位，瘤细胞可能起源于未知的多潜能干细胞，后者可向间叶和上皮分化。较为少见，约占软组织肉瘤的 5%～10%。

【临床特征】

1. **流行病学**　好发于 15～35 岁青少年，较少发生于 60 岁以上的老年人，以男性略多见，男女比约为 1.2:1。

2. **部位**　80%～95% 病例发生于肢体，其中约 50%～60% 发生于下肢，约 15%～25% 病例位于上肢。此外，约 5%～12% 病例发生于头颈部，多位于椎体旁，表现为咽部

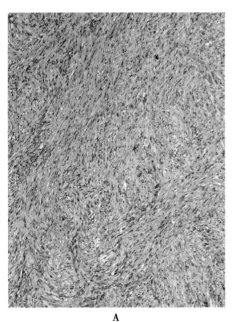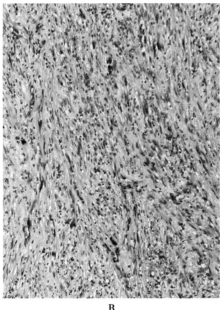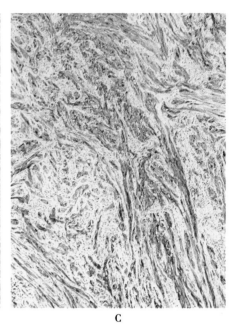

| A | B | C |

图 8-3-9 恶性周围神经鞘膜瘤的组织学表现

A. MPNST 由条束状增生的梭形细胞组成,其中可见有上皮样细胞区;B. 肿瘤细胞核异型性明显,可见瘤巨细胞和病理性核分裂象;C. 肿瘤呈弥漫性 S-100 阳性表达

和喉部的孤立性肿块,面颊部、耳后、颌下窝、上颌窦、扁桃体、涎腺等部位也有报道。

3. **症状** 起病隐匿,多表现为深部软组织内缓慢生长的肿块,术前病程多为 2~4 年,可伴或不伴疼痛或触痛。局部症状随部位而不同,如发生于舌或扁桃体者可出现咀嚼障碍或吞咽困难。

4. **影像学特点** 影像学表现不具特征性。

5. **治疗** 采取局部根治性切除,根据肿瘤大小和所在解剖位置,分别施行整块肌肉切除或肌群切除,尽可能采用保肢手术。

6. **预后** 如仅作局部切除,且未在术后加做放疗,局部复发率可分别高达 70% 和 83%。如切除彻底并在术后辅以放疗,复发率多在 40% 以下。转移率为 40%~50%,最常见转移部位为肺,其次为淋巴结和骨髓。儿童患者较成人患者预后好。位于肢体的滑膜肉瘤预后较位于躯干和头颈部者要好。

【病理变化】

1. **大体特征** 肿瘤周界多较清晰,可被覆纤维性假包膜,有的病例则呈浸润性生长。多呈实性结节状,少数可呈囊状。切面灰白色或灰红色,鱼肉样,分化较差者可见坏死(图 8-3-10)。伴有钙化或骨化时取材有沙砾感。

2. **镜下特征** 分为双相性(biphasic type)、梭形细胞型(spindle cell type)、单相上皮型(monophasic epithelial type)和差分化型(poorly differentiated type)四种亚型,以

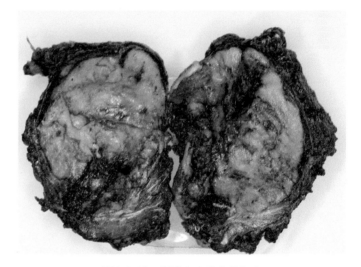

图 8-3-10 滑膜肉瘤的大体标本
肿瘤界限较清晰,剖面实性,可见坏死

梭形细胞型最常见,其次为双相型,其余两种十分少见,需经分子遗传学检测证实。

梭形细胞型滑膜肉瘤:曾称单相纤维型滑膜肉瘤(monophasic fibrous type),是滑膜肉瘤中最常见的一种类型,亦是极易被误诊的一种类型,约占滑膜肉瘤的 50%~60%。它由单一、比较肥硕的梭形细胞构成,细胞呈编织状或鲱鱼骨样排列,可见血管外皮瘤样区,缺乏上皮样分化,肿瘤组织中无典型的腺样结构或鳞状上皮样区域(图 8-3-11A、B)。

双相型滑膜肉瘤:约占 20%~30%,由比例不等的上皮样细胞和梭形细胞组成,上皮样细胞和梭形细胞之间

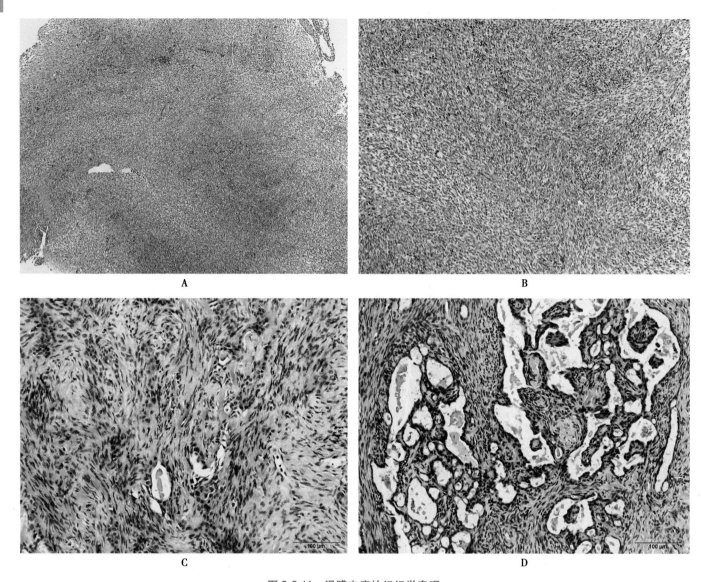

图 8-3-11 滑膜肉瘤的组织学表现

A. 低倍镜示细胞丰富的梭形细胞肿瘤;B. 肿瘤细胞梭形,由交织条束状或旋涡状排列的梭形纤维母细胞样细胞组成,上皮样细胞成分不明显;C. 有些肿瘤由比例不等的上皮样细胞和梭形细胞组成;D. 肿瘤内形成典型的腺样或腺腔结构

可有移形(图 8-3-11C)。部分区域可见到上皮样区域,典型的病例呈腺样排列(图 8-3-11D),有时呈鳞状上皮样排列,或出现骨、软骨化生。

滑膜肉瘤中上皮样区域和梭形细胞表达广谱 AE1/AE3、CAM5.2、EMA、CK7、CK19 和 vimentin(图 8-3-12)。约 30% 病例中梭形细胞还可表达 S-100。

90% 以上病例具有 t(X;18)(p11.2;q11.2),使位于 X 号染色体上的 *SSX* 基因(*SSX1*、*SSX2* 或 *SSX4*)与位于 18 号染色体上的 *SS18* 基因(或称 *SYT*)发生融合,产生 SS18(SYT)-SSX 融合性基因。

【鉴别诊断】

双相型滑膜肉瘤,其组织学特征性改变,加之免疫组化标记,一般均能与其他软组织肉瘤鉴别。梭形细胞型滑膜肉瘤需要与纤维肉瘤、肉瘤样癌、多形性脂肪肉瘤、

平滑肌肉瘤、恶性外周神经鞘膜瘤、恶性纤维组织细胞瘤等鉴别,较为困难。梭形细胞型滑膜肉瘤细胞缺乏上皮样分化,主要由比较肥硕的梭形细胞构成,细胞呈编织状或鲱鱼骨样排列。滑膜肉瘤中梭形细胞可表达广谱 CK、CK7、CK14、CK19、EMA、vimentin,有时表达 S-100。详见前述内容。

七、腺泡状软组织肉瘤

【定义】

腺泡状软组织肉瘤(alveolar soft part sarcoma,ASPS),是一种分化方向尚不明确的恶性肿瘤,比较少见,仅占所有软组织肉瘤的 0.4%~1%。

【临床特征】

1. 流行病学 好发于青少年,发病高峰年龄为 15~

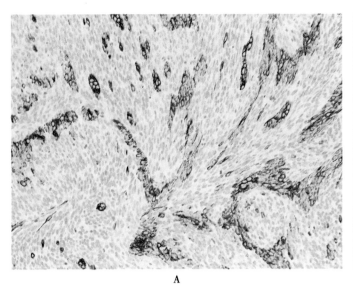
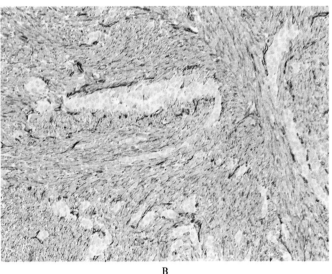

图 8-3-12　双相型滑膜肉瘤的免疫组化染色
A. 部分细胞呈 CK 阳性；B. 梭形细胞呈 vimentin 阳性

35 岁，约占 65%，5 岁以下或 50 岁以上均较少见。30 岁以下者以女性多见，男女比例为 1∶2，30 岁以上者男性略多见。

2. **部位**　发生于成人者，肿瘤多位于四肢和躯干。发生于婴幼儿和儿童者则多位于头颈部，特别是眼眶和舌部。

3. **症状**　多位于深部肌肉组织内，缓慢无痛性生长，术前病程可达 10 年。容易发生早期转移，近半数患者就诊时已有肺等处转移灶。

4. **影像学特点**　血管造影和 CT 常显示肿瘤由丰富的血供。MRI T_1WI 显示为中-高信号强度，T_2WI 为很高的信号强度（图 8-3-13A）。

5. **治疗及预后**　局部根治性切除，放疗和化疗效果均不肯定。发生于局部的孤立性病灶行广泛性切除后很少复发，但肿瘤易发生早期转移，并先于原发性肿瘤而成为首发症状。

【病理变化】

1. **大体特征**　肿块呈圆形、椭圆形或结节状，位于头颈部的肿瘤多较小，直径多为 1~3cm。切面灰褐色、灰红色、暗红色或灰白色，质实而软（图 8-3-13B）。

2. **镜下特征**　肿瘤由排列成器官样或腺泡状的瘤细胞巢组成，细胞巢之间为宽窄不等的纤维间隔，腺泡之间为衬覆单层扁平内皮的裂隙状或血窦样毛细血管网。瘤细胞大小和形状较一致，圆形或多边形，胞质丰富，内含

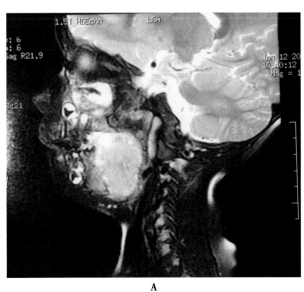
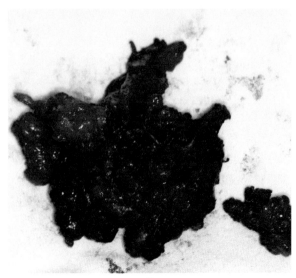

图 8-3-13　腺泡状软组织肉瘤
A. MRI 显示舌根肿块；B. 大体观肿瘤呈多结节状，无明显包膜

嗜伊红色颗粒,细胞边界清楚,核大,染色质细致或呈空泡状,核仁明显,核分裂象不多见,坏死也不常见。发生于婴幼儿和儿童的病例,瘤细胞多呈小多边形,腺泡状结构较少或较小,低倍镜下瘤细胞常呈实性的片状排列(图8-3-14)。大多数病例表达 TFE3(定位于核),并常表达 MyoD1。

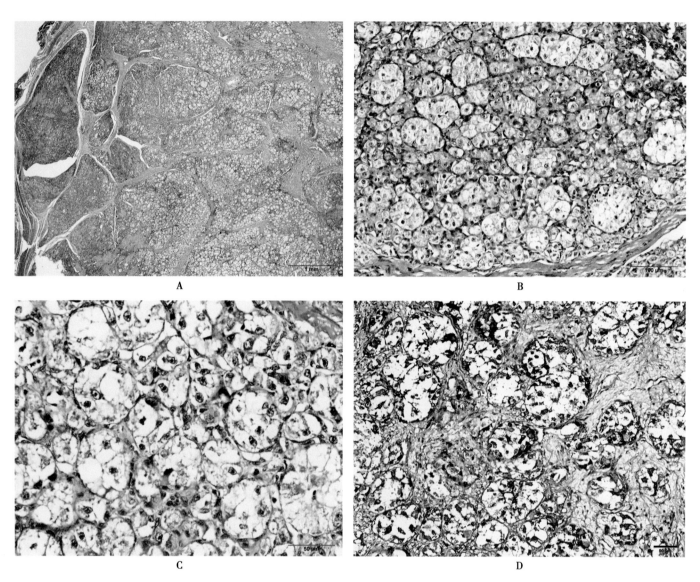

图 8-3-14　腺泡状软组织肉瘤的组织学表现
A. 瘤细胞常呈实性片状排列;B.形成器官样或腺泡状的瘤细胞巢;C. 瘤细胞大小和形状较一致,圆形或多边形,胞质丰富,内含嗜伊红色颗粒;D. 瘤细胞 PAS 阳性

【鉴别诊断】

借助免疫组化染色可与病理组织学相类似的肿瘤,如腺泡状横纹肌肉瘤、颗粒细胞瘤和副神经节瘤等相鉴别。如发生于头颈部的 ASPS 有时可与副神经节瘤相混淆,可行 CgA、SYN、NSE 和 CD56 等神经内分泌性标记,副神经节瘤的主细胞呈阳性表达,支持细胞表达 S-100,而 TFE3 和 MyoD1 等标记为阴性,也检测不到 *TFE3* 和 *ASPL* 基因相关易位。

八、口腔转移性肿瘤

口腔转移性肿瘤(metastatic tumors in the oral tissues)为原发于身体他处的肿瘤转移至口腔软组织,但不常见。值得注意的是,口腔转移性肿瘤约 23% 首先在口腔发现转移瘤,而未发现原发瘤。

附着龈是口腔软组织转移性肿瘤最常见的部位,其次是舌,其他处很少见。性别不同,口腔转移性肿瘤的原发部位不同,男性分别是肺、肾、肝、前列腺;女性则分别为乳腺、生殖器、肾、结肠/直肠。转移率与性别及转移部位有关,如:男性肺肿瘤转移在口腔转移性肿瘤中最多见,约占 31.3%;肾肿瘤转移占 14%。女性乳腺肿瘤转移占 24.3%。肾上腺及生殖器来源肿瘤占 14.8%。

根据国内 12 所口腔医学院病理科的档案资料统计,

在256 437例肿瘤患者中,转移性癌/瘤594例,占2.316%。594例中,有184例具体名称不详。在有具明确肿瘤名称者中,鼻咽癌第一位、甲状腺癌第二位、肺癌第三位、乳腺癌和肾癌并列第四位、皮肤恶黑第五位、肝癌第六位,其后依次是食道和胃癌并列第七位、喉癌和前列腺癌第八位,卵巢癌第九位、胰腺癌和睑板腺癌各1例。

口腔转移性肿瘤的临床表现与转移部位有关(图8-3-15~图8-3-18)。牙转移灶早期表现类似于牙龈增生性或反应性病变,如化脓性肉芽肿、外周性巨细胞肉芽肿和纤维性龈瘤等。由于口腔转移性肿瘤较少见,而且有些

临床上容易与良性疾病相混淆,给临床医生诊断带来很大困难。

组织病理学上,某些原发于口腔的恶性肿瘤(如唾液腺导管癌、唾液透明细胞癌、原发性口腔鳞状细胞癌)与一些转移癌(转移性乳腺癌、肾癌、来源于其他器官的鳞状细胞癌,如肺癌)很难鉴别。因此,对病理诊断也是很大的挑战。临床上,若发现病变的临床表现是少见的或患者有明确的全身性肿瘤者,必须进行口腔病灶活检。免疫组化染色与组织病理学特点、病史及影像学检查相结合,有助于明确口腔转移性肿瘤的诊断。

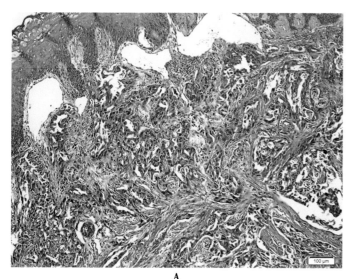
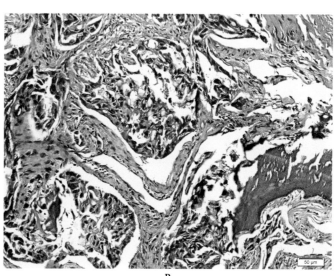

A

B

图8-3-15 肺癌牙龈转移
A. 黏膜下肿瘤细胞呈状巢,其内有腺腔形成;B. 癌巢内见破坏的骨组织

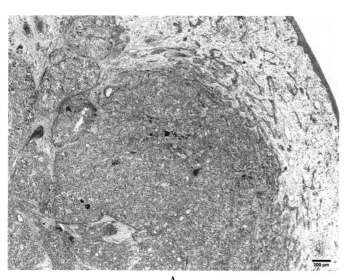
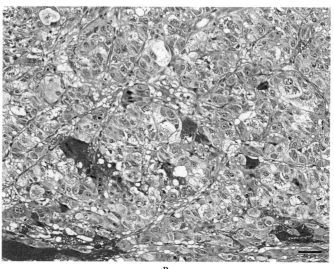

A

B

图8-3-16 肝癌左下颌牙龈转移
A. 口腔黏膜下见肿瘤细胞巢;B. 肿瘤间质少,肿瘤细胞大,胞质丰富

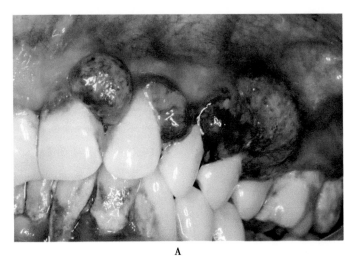

A

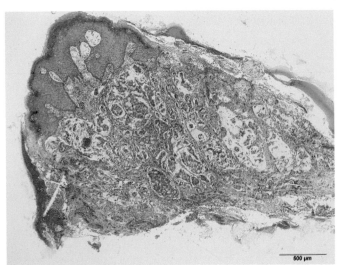

B

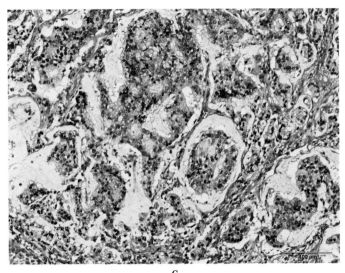

C

图 8-3-17　直肠癌左上颌牙龈转移
A. 显示左上颌牙龈肿块；B. 龈黏膜下癌巢；C. 高倍镜显示为肠腺癌特点

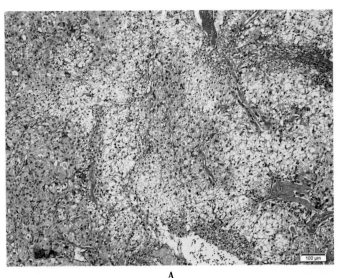

A

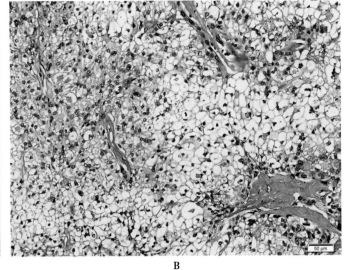

B

图 8-3-18　肾透明细胞癌口底转移
A. 癌细胞呈片，细胞质透明；B. 高倍镜下细胞质透明更明显

（胡赟　陈新明）

参 考 文 献

1. 高岩,李铁军.口腔组织学与病理学.北京:北京大学医学出版社,2013.

2. Rosai J. Bone. Ackerman's Surgical Pathology. 9th ed. Philadelphia:Mosby,2004.

3. 李铁军.口腔病理诊断.北京:人民卫生出版社,2011.

4. Neville BW,Damm DD,Allen CM,et al.口腔颌面病理学.3版.李江,译.北京:人民卫生出版社,2013.

5. 王坚,朱雄增.软组织肿瘤病理学.2版.北京:人民卫生出版社,2017.

6. Abraham Hirshberg,Anna Shnaiderman-Shapiro,Ilana Kaplan,et al. Metastatic tumours to the oral cavity Pathogenesis and analysis of 673 cases. Oral Oncology,2008,44:743-775.

7. Fletcher CDM,Bridge JA,Hogendoorn PCW,et al. World Health Organization Classification of Soft Tissue and Bone Tumours. Lyon:IARCP Press,2013.

8. Fisher C. Immunohistochemistry in diagnosis of soft tissue tumours. Histopathology,2011,58:1001-1012.

9. Bridge JA,Sandberg AA. Cytogenetic and molecular genetic techniques as adjunctive approaches in the diagnosis of bone and soft tissue tumors. Skeletal Radiol,2000,29:249-258.

10. Demir Y,Demir S,Aktepe F. Cutaneous lobular capillary hemangioma induced by pregnancy. J Cutan Pathol,2004,31:77-80.

11. Mentzel T,RÜtten A,Hantschke M,et al. S-100 protein expressing spindle cells in spindle cell lipoma:a diagnostic pitfall. Virchows Arch,2016,469(4):435-438.

12. Chen BJ,Mariño - Enríquez A,Fletcher CD,et al. Loss of retino-blastoma protein expression in spindle cell/pleomorphic lipomas and cytogenetically related tumors:an immunohistochemical study with diagnostic implications. Am J Surg Pathol,2012,36:1119-1128.

13. Gibson TC,Bishop JA,Thompson LD. Parotid gland nodular fasciitis:a clinicopathologic series of 12 cases with a review of 18 cases from the literature. Head Neck Pathol,2015,9(3):334-344.

14. Philipsen HP,Reichart PA,Takata T,et al. Verruciform anthoma—biological profile of 282 oral lesions based on a literature survey with nine new cases from Japan. Oral Oncol,2003,39(4):325-336.

15. 方琼,杨邵东,蒋方艳,等.口腔黏膜疣状黄瘤35例临床病理分析.临床口腔杂志,2015,31(7):426-428.

16. Flucke U,Tops BB,van Diest PJ,et al. Desmoid - type fibromatosis of the head and neck region in the pediatric population:a clinico-pathological and genetic study of 7 cases. Histopathology,2014,64(6):769-776.

17. Thway K,Ng W,Noujaim J,et al. The current status of solitary fibrous tumor:diagnostic features,variants,and genetics. Int J Surg Pathol,2016,24(4):281-292.

18. Flope AL. Fibrosarcoma:a review and update. Histopathology,2014,64:12-25.

19. Chan JA,McMenamin ME,Fletcher CD. Synovial sarcoma in older patients:clinicopathological analysis of 32 cases with emphasis on unusual histological features. Histopathology,2003,43:72-83.

20. Endo M,de Graaff MA,Ingram DR,et al. NY-ESO-1(CTAG1B)expression in mesenchymal tumors. Mod Pathol,2015,28:587-595.

第九章

口腔颌面部常见淋巴造血系统疾病

第一节　非肿瘤性疾病

淋巴结是机体重要的免疫器官,常呈簇状或成串分布于身体各部位,一般情况下在体表无法触及。淋巴结的主要生物学功能是受抗原刺激后作为次级淋巴细胞器官担负淋巴细胞增生分化、淋巴液过滤和抗原功能。包括病原微生物感染、化学药物、外源性毒素、异物、机体自身的代谢产物或某些药物的作用等多种因素均可引起淋巴结内的细胞成分发生变化,主要是淋巴细胞、组织细胞和树突状细胞增生,进而导致淋巴结肿大。此时,淋巴结内各种细胞成分增生是机体抗损伤免疫反应的具体表现。根据病变累及淋巴结区域的不同,可表现滤泡增生为主、副皮质区增生为主、窦组织细胞增生为主和弥漫性增生等。根据病因、组织学改变及临床表现,可分为三大类:①非特异性淋巴结炎;②淋巴结的各种特殊感染,如细菌、真菌、病毒、螺旋体等病原微生物感染,以及一些寄生虫感染等;③原因不明的淋巴组织增生性疾病,如巨大淋巴结增殖症(Castleman 病),伴巨大淋巴结病的窦组织细胞增生症(Rosai-Dorfman 病)和嗜酸性淋巴肉芽肿(Kimura 病)等。本章主要介绍口腔颌面部和颈部淋巴结较常见的淋巴组织良性和反应性疾病(表 9-1-1)。

表 9-1-1　口腔颌面部常见淋巴组织非肿瘤性疾病

一、非特异性淋巴结炎	六、嗜酸性淋巴肉芽肿
二、淋巴结结核	七、巨大淋巴结增生症
三、猫抓病	八、伴巨大淋巴结病的窦组织细胞增生症
四、真菌性淋巴结炎	九、组织细胞坏死性淋巴结炎
五、传染性单核细胞增多症	

一、非特异性淋巴结炎

淋巴结炎,又称淋巴结反应性增生,是由于各种刺激导致淋巴结部分或所有细胞成分增生,进而出现淋巴结肿大,是淋巴结最常见的良性增生性疾病。因多种因素可致淋巴结反应性增生,其病理改变又缺乏特异性,故又称非特异性淋巴结炎(non-specific lymphadenitis)。不同病因可产生相同的组织学表现,但可有特征性改变;增生严重时,与淋巴瘤鉴别困难。当累及多个淋巴结分区时,应分别评价,有时可提供重要的诊断线索,还有助于与不同类型病变相鉴别。根据起病缓急和临床病理表现不同,可分为急性和慢性非特异性淋巴结炎。面颈部非特异性淋巴结炎以继发于牙源性及口腔感染最多见,也可来源于颜面部皮肤的损伤、疖、痈等;儿童亦可由上呼吸道感染及扁桃体炎引起。

(一)急性非特异性淋巴结炎

【临床特征】

1. 流行病学　急性非特异性淋巴结炎常见于颈部;腋窝、腹股沟及肠系膜淋巴结也可发生。系统性病毒感染和菌血症常可导致急性全身淋巴结肿大。

2. 症状　主要症状表现为淋巴结肿大和疼痛不适。脓肿形成时,可出现波动感,表面皮肤发红;有时可穿破皮肤形成窦道。

【病理变化】

1. 大体特征　淋巴结增大,直径通常大于 1cm,但会因部位不同而有所差异;切面因充血而表现为灰红色,实性质软。

2. 镜下特征　淋巴滤泡增生,生发中心扩大,核分裂多见。散布于滤泡生发中心的组织细胞胞质内含有细胞核碎片。由化脓性病原微生物导致的感染,滤泡生发中心可见坏死,有时波及整个淋巴结;感染程度较轻时,在滤泡周围或淋巴窦内可见中性粒细胞浸润及窦内皮细胞增生。

(二)慢性非特异性淋巴结炎

【临床特征】

1. **流行病学** 慢性非特异性淋巴结炎常见于腹股沟和腋窝淋巴结,颌面颈部淋巴结也多有发生。

2. **症状** 淋巴结缓慢增大,常无明显症状。

3. **治疗** 一般不需特殊治疗。行淋巴结活检的主要目的是为了排除淋巴组织肿瘤和转移性肿瘤以及特殊感染等疾病。

【病理变化】

1. **大体特征** 淋巴结增大,切片多呈灰粉色。

2. **镜下特征** 因病因不同,主要可表现为淋巴滤泡增生、副皮质区增生、窦组织细胞增生等,还可出现淋巴结其他细胞成分增生,如单核细胞样 B 细胞增生和浆细胞样树突状细胞增生等。

(1) **淋巴滤泡增生**:多由体液免疫反应的刺激而致。表现为受累的淋巴结滤泡数量增多,超过正常皮质区,可达副皮质区、皮髓质交界甚至达髓质区,呈多排排列,大小和形态各异(图 9-1-1)。滤泡生发中心明显扩大,见不等量的中心母细胞和中心细胞,中心母细胞之间存在含 tingible 小体的巨噬细胞(胞质透亮,含吞噬的核碎片),形成所谓的"星空"现象。核深染的小淋巴细胞增多,围绕生发中心呈向心性排列,形成外套层。一些滤泡常显示出生发中心的极性,增殖性暗区位于生发中心内朝向淋巴结髓质一侧,含有较多中心母细胞及生发中心顶部的明区,朝向靠近淋巴结被膜一侧。

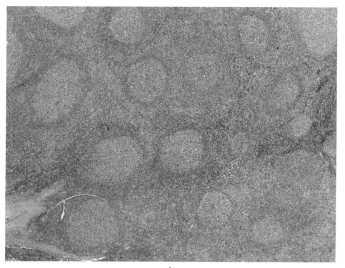

A

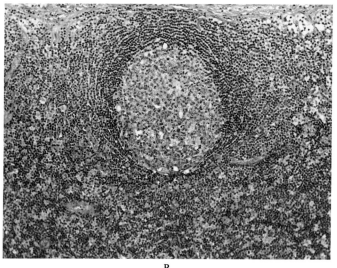

B

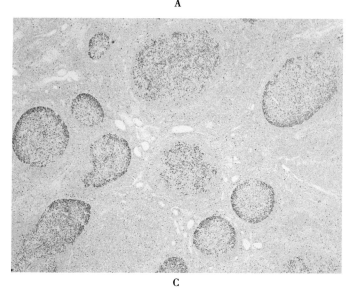

C

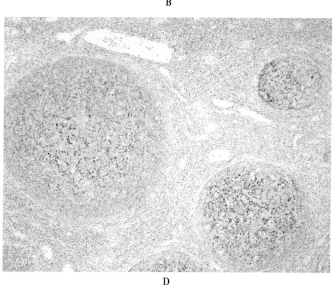

D

图 9-1-1 淋巴结反应性增生

A. 淋巴滤泡增生,滤泡大小不一,数量增多,生发中心明显扩大,套区完好;B. 生发中心的极性,滤泡上方靠近淋巴结被膜,套区扩张;滤泡下方靠近髓质;C. 免疫组化染色,Ki-67$^+$显示生发中心扩大;D. 免疫组化染色,CD21$^+$,显示 FDC 网

反应性滤泡增生常见于儿童病毒性淋巴结炎、梅毒性淋巴结炎、HIV 淋巴结炎、类风湿病等。形态学上与滤泡性淋巴瘤主要鉴别点为反应性滤泡数量、分布拥挤程度较肿瘤性滤泡低，大小及形状更加不规则；核分裂多见，可见外套区和含 tingible 小体的巨噬细胞。

淋巴滤泡异常反应还包括生发中心进行性转化和退行性转化。前者为一个或多个生发中心被外套细胞浸润，融合形成较大结节，常与反应性滤泡增生或结节性淋巴细胞为主型霍奇金淋巴瘤相关。后者生发中心变小，缺乏淋巴细胞，由滤泡树突状细胞、血管内皮及

PAS 阳性的玻璃样细胞基质组成，见于透明血管型 Castleman 病。

（2）副皮质区增生：多由导致细胞免疫的刺激引起，常见于病毒性淋巴结炎、苯妥英钠等药物引起的免疫反应及抗病毒疫苗接种后等。表现为滤泡间区，即 T 细胞区增生，大量免疫母细胞散在分布于小淋巴细胞间，呈斑驳状或虫蚀状改变（图 9-1-2）。免疫母细胞体积较大，核圆形，染色质细腻，有数个核仁，胞质淡染，有时似霍奇金细胞。另可见淋巴窦和血管内皮细胞增生。

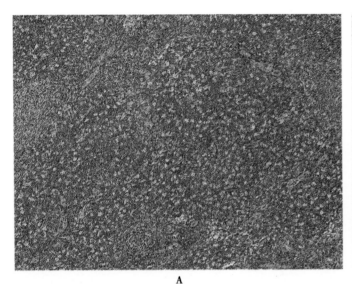

图 9-1-2　淋巴结反应性增生
A.副皮质区增生，小淋巴细胞背景上分布大量免疫母细胞；B.窦组织细胞增生，数量增加，体积变大，窦扩张；组织细胞胞质丰富，核形态温和

（3）窦组织细胞增生：表现为淋巴窦明显扩张，窦组织细胞数量增加、体积增大。多见于恶性肿瘤引流的淋巴结。滤泡增生、副皮质区增生和窦组织细胞增生有时可混合存在。

二、淋巴结结核

【定义】

淋巴结结核（tuberculosis of lymph node）是由结核分枝杆菌感染引起的淋巴结炎症，是最常见的淋巴结特殊感染。

【临床特征】

1. **流行病学**　可发生于任何年龄组的人群，颈部淋巴结多见，约占全部淋巴结结核的 90%，多发生于青年女性。可单独存在，也可与肺结核同时存在，或作为全身播散性结核的一部分出现。

2. **症状**　淋巴结结核常表现为一组淋巴结肿大，病

变较重者，淋巴结可彼此融合呈肿块，也可穿破皮肤形成经久不愈的窦道，有液化的干酪样坏死物流出。

【病理变化】

1. **大体特征**　淋巴结肿大，质地中等，可引起淋巴结周围粘连。切面可见黄白色干酪样坏死灶。

2. **镜下特征**　组织学表现以形成结核肉芽肿为特征。肉芽肿中央为干酪样坏死，周围见上皮样细胞、Langhans 多核巨细胞及淋巴细胞（图 9-1-3）。后期可有纤维包裹和钙化。抗酸染色可见大量的抗酸杆菌。石蜡组织中常找不到病原菌，可建议细菌培养或 PCR 检查证实。

【鉴别诊断】

1. **其他肉芽肿性淋巴结炎**　如结节病。后者无干酪样坏死，并可有 Schaumann 小体和星状小体，并可做抗酸染色或 PCR 鉴别。

2. **组织细胞坏死性淋巴结炎（Kikuchi 病）**　与淋巴结结核的早期坏死灶易混淆，抗酸染色可有帮助。

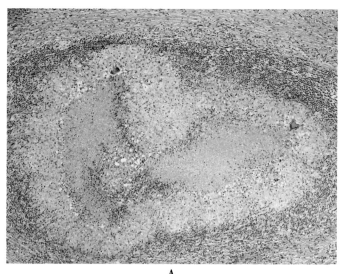

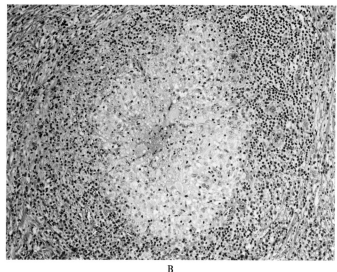

图 9-1-3　淋巴结结核的组织学表现
A. 结核肉芽肿伴中央干酪样坏死；B. 结核肉芽肿，中央见点状坏死，周围见上皮样细胞、Langhans 多核巨细胞及淋巴细胞

3. 霍奇金淋巴瘤　R-S 细胞和组织学背景可作为鉴别依据；另外，霍奇金淋巴瘤可伴发结核。

三、猫抓病

【定义】

猫抓病（cat-scratch disease）是通过与宠物（主要是猫、狗、鼠等）接触或被抓、咬破皮肤而感染汉塞巴尔通体的一种疾病，病原体是一种多形性的革兰氏阴性短杆菌。病变相关引流区淋巴结肿大时，称猫抓病性淋巴结炎（cat-scratch lymphadenitis）。

【临床特征】

1. 流行病学　在我国，随着饲养宠物增加，本病的发病率有增高的趋势，有国外报道，发病率约 9.3/100 000。

该病潜伏期一般 1~3 周，但少数可达数月乃至十年。

2. 症状　病损引流区淋巴结肿大，可伴有疼痛。常见于腋下、颈部及肘部，也可发生于腹股沟及腘窝。

【病理变化】

1. 大体特征　淋巴结被膜完整，切面灰红，实性质中偏软，常可见灰黄色点状坏死灶。

2. 镜下特征　典型表现为单核样 B 细胞增生和化脓性肉芽肿改变，即周围上皮样组织细胞栅栏状排列，中央坏死伴中性粒细胞浸润，偶见多核巨细胞（图 9-1-4）。但此表现不具有特异性。

3. 病原学检查　Warthin-Starry 银染色，可见黑色的棒状杆菌呈簇状或散在分布于坏死灶和血管壁。也可通过细菌培养、血清学、免疫组化及 PCR 等方法证实病

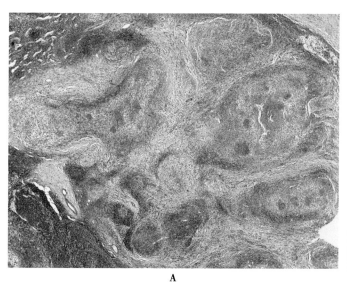

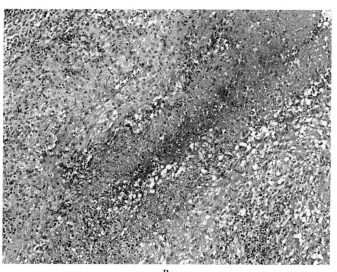

图 9-1-4　猫抓病
A. 多灶性化脓性肉芽肿形成；B. 上皮样肉芽肿，中央坏死伴中性粒细胞浸润，周围上皮样细胞包绕

原菌。

四、真菌性淋巴结炎

【定义】

由真菌感染引起的淋巴结炎症,称真菌性淋巴结炎(fungal lymphadenitis)。

【临床特征】

1. **流行病学**　真菌感染好发于儿童和老年人、长期大量服用抗生素者及免疫缺陷者。

2. **症状**　真菌感染常作为机体全身感染的一部分而存在,各种真菌感染均可累及淋巴结,其中较常见的是曲菌、新型隐球菌、组织胞浆菌及白色念珠菌等。

【病理变化】

1. **大体特征**　根据炎症类型不同,淋巴结可出现充血、坏死等表现。

2. **镜下特征**　不同种类的真菌感染表现不同,主要为化脓性炎及肉芽肿性炎。如曲菌感染的基本改变为化脓性炎和脓肿形成;新型隐球菌感染常表现为肉芽肿性炎;而组织胞浆菌病淋巴结炎还可导致广泛地淋巴结坏死和显著窦组织细胞增生。

3. **病原学检查**　特殊染色可帮助真菌的识别。六胺银和 PAS 染色可显示多种真菌;黏液卡红染色可显示新型隐球菌荚膜。

五、传染性单核细胞增多症

【定义】

传染性单核细胞增多症(infectious mononucleosis, IM)主要是由 EB 病毒感染所致的急性自限性传染病。

【临床特征】

1. **流行病学**　该病多见于儿童和青少年。EB 病毒广泛存在,经口密切接触是主要传播途径,少数也可由飞沫传播。

2. **症状**　典型临床三联征为发热、咽峡炎和淋巴结肿大,可合并肝脾肿大,外周淋巴细胞及异型淋巴细胞增高。病程一般 2~4 周,多数预后良好。血液、唾液、口咽上皮细胞、尿液或组织中的 EB 病毒 DNA 可呈阳性。

【病理变化】

1. **大体特征**　多表现为淋巴结轻度或中度增大,质地较软。本病根据临床表现即可确诊,而行淋巴结活检的主要目的是排除淋巴瘤。

2. **镜下特征**　受累淋巴结结构部分破坏,副皮质区、淋巴滤泡和淋巴窦呈不同程度增生。早期病变表现为滤泡增生伴单核样 B 细胞和上皮样组织细胞聚集,类似弓

形虫淋巴结炎。随后副皮质区增生扩张。体积较大的免疫母细胞出现在小或中等大小淋巴细胞和浆细胞背景中,形成斑驳构象。有时免疫母细胞呈双核,类似 R-S 细胞。淋巴窦可扩张,其中见单核样 B 细胞、小淋巴细胞、免疫母细胞等。

3. **免疫表型及 EB 病毒检测**　免疫母细胞常表达 CD30,但不表达 CD15。EBER 原位杂交示副皮质区大多数免疫母细胞核阳性。

【鉴别诊断】

大细胞性非霍奇金淋巴瘤(弥漫大 B 细胞淋巴瘤、间变大细胞淋巴瘤等)、霍奇金淋巴瘤(经典型和结节性淋巴细胞为主型)、弓形虫病性淋巴结炎以及其他病毒感染所致的 IM 样淋巴结病变。

六、嗜酸性淋巴肉芽肿

嗜酸性淋巴肉芽肿(eosinophilic lymphogranuloma),又称木村病(Kimura disease),是一种原因不明的慢性炎症性疾病,由金显宅等在 1937 年首先报道,而后 Kimura 等在 1948 年也描述了此病。主要表现为淋巴结肿大、淋巴细胞增生及明显的嗜酸性粒细胞浸润(详见第一章第六节)。

七、巨大淋巴结增生症

【定义】

巨大淋巴结增生症(giant lymph node hyperplasia),也称 Castleman 病,是一种原因不明的反应性淋巴结增生性疾病,以深部或浅表淋巴结显著肿大为特点。1956 年由 Benjamin Castleman 以无症状纵隔淋巴结的良性肿物首次描述,之后报道了浆细胞型和多中心亚型。部分病例可伴全身症状和/或多系统损伤。近年来研究发现,多中心型(系统性)发病与人疱疹病毒 8(HHV-8)相关。

【临床特征】

1. **流行病学**　可分为局限性和系统性两种。前者发病年龄较轻,好发于纵隔和颈部淋巴结;而后者多见于老年人,表现为全身或多中心淋巴结病变,组织学表现为浆细胞型。

2. **症状**　临床表现为一组多个或多组淋巴结无痛性、缓慢进行性肿大。系统性患者常有多器官受累,常出现发热、盗汗、体重减轻、贫血、高 γ 球蛋白血症等。

【病理变化】

1. **大体特征**　病变淋巴结圆形或卵圆形,包膜完整。淋巴结直径可达 2~15cm,甚至更大。切面均匀灰白色,质地中等。系统性者为多个病灶。

2. **镜下特征**　主要组织学类型分为两型:透明血管型和浆细胞型。前者多见。

（1）透明血管型:常累及单个或单组淋巴结,多发于中青年,也见于儿童。病因不明,可能与滤泡树突状细胞异常增生有关。镜下见淋巴结内均匀一致分布、大小相近的小滤泡;生发中心变小,有透明变性的小动脉穿入,形成特征性的"洋葱"样或"棒棒糖"样同心圆结构(图 9-1-5);外套层明显增厚,小淋巴细胞呈同心圆排列;间区毛细血管增加,可有玻璃样变和纤维化,伴淋巴细胞、浆细胞、嗜酸性粒细胞等浸润;淋巴窦大部分消失或全部消失。

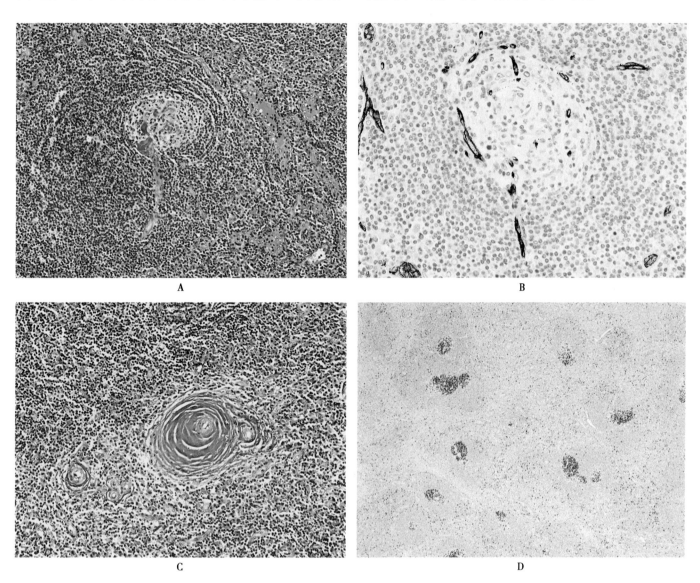

图 9-1-5　透明血管型 Castleman 病

A. 滤泡生发中心变小,有透明变性的毛细血管"穿入",表现为"棒棒糖"样结构;B. 免疫组化染色,血管内皮 CD34$^+$;C. 血管壁玻璃样变;D. 免疫组化染色,Ki-67 显示部分生发中心变小或消失

（2）浆细胞型:多见于多中心型病例,也可局部发病。组织学上淋巴结结构可保存,滤泡内可见无定形的嗜酸性物质沉积;间区大量的成熟浆细胞增生明显,可见卢梭氏小体(图 9-1-6);滤泡间区不同程度血管增生、生发中心增生明显。可有不同程度的血管玻璃样变;淋巴窦常保留,也可消失。

3. 免疫表型与遗传学　免疫组化和基因重排检测发现,生发中心内的滤泡树突状细胞表达 CD35 和 CD21。淋巴细胞为多克隆性增生。滤泡内有较多的抑制性 T 细胞。系统性者可有 B 或 T 细胞克隆性基因重排。

【鉴别诊断】

透明血管型应与滤泡性淋巴瘤和套细胞淋巴瘤鉴别;浆细胞型应与类风湿性淋巴结炎区别。淋巴窦消失是鉴别重点。

八、伴巨大淋巴结病的窦组织细胞增生症

【定义】

伴巨大淋巴结病的窦组织细胞增生症(sinue histiocytosis with massive lymphadenopathy),又称 Rosai-Dorfman 病,是一种原因不明的少见的良性组织细胞增生性疾病。

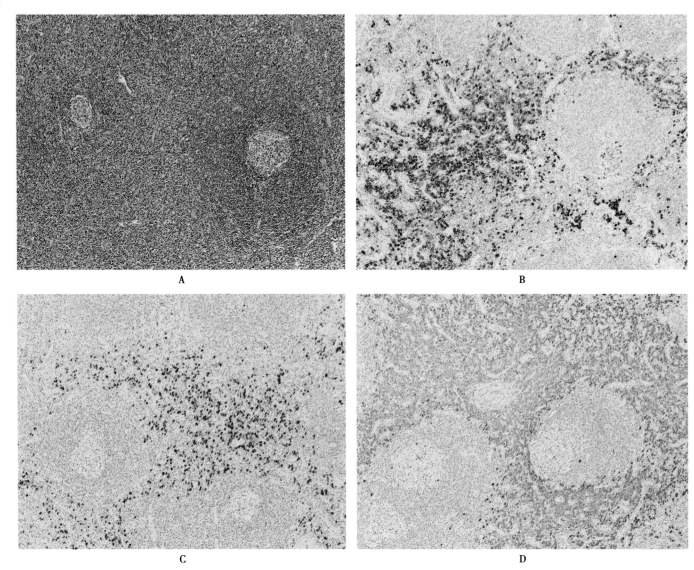

图 9-1-6 浆细胞型 Castleman 病
A. 浆细胞增生；B. 滤泡间区浆细胞增生，免疫组化染色 CD38$^+$；C. 免疫组化染色 κ$^+$；D. 免疫组化染色 λ$^+$

形态学特点为组织细胞增生伴细胞内吞噬淋巴细胞，即淋巴细胞伸入（emperipolesis）。

【临床特征】

1. 流行病学 本病发病年龄分布较广，从新生儿到老年人均可发生。

2. 症状 通常以局部淋巴结无痛性肿大为主要或唯一表现，常为双侧颈部淋巴结肿大。少数病例可累及结外组织和器官。可自行消退，少数可复发。个别病例呈侵袭性病程。

3. 治疗及预后 多数病例有自愈性；部分病例，特别是伴有广泛结外受累者，病程可持续数年或数十年。缺乏有效治疗方法，部分病例化疗有效。

【病理变化】

1. 大体特征 常表现为淋巴结粘连融合，被膜纤维化。

2. 镜下特征

（1）淋巴窦明显扩展，淋巴结结构紊乱，窦内充满淋巴液，可见淋巴细胞、浆细胞及组织细胞等混合细胞成分。

（2）特征性组织学表现为体积较大且形态不规则的组织细胞胞质内含有较多的小淋巴细胞，即淋巴细胞伸入或穿入；这些组织细胞呈 S-100 蛋白强阳性，还表达多种单核/巨噬细胞相关抗原。不表达 CD1α 和 Langrin。

（3）核分裂少见，一般无坏死。

（4）随着疾病进展，淋巴结结构部分或完全被增生的组织细胞取代，最终发生纤维化。

九、组织细胞坏死性淋巴结炎

【定义】

组织细胞坏死性淋巴结炎（histiocytic necrotic lymphadenitis），又称坏死性淋巴结炎、病毒性淋巴结炎及亚急性淋巴结炎。最早分别由日本的 Kikuchi 和 Fujimoto 提出,故又名 Kikuchi 病或 Kikuchi-Fujimoto 病,是一种非肿瘤性淋巴结增大性疾病,属淋巴结反应性增生病变。本病病因不明,病毒感染与本病的联系尚待进一步证实。

【临床特征】

1. **流行病学** 本病多见于东亚。主要累及青壮年,女性略多于男性。

2. **症状** 本病呈亚急性临床经过,主要症状为持续高热,淋巴结肿大,多位于颈部,伴白细胞不升高或轻度下降,抗生素治疗无效,发病前常有病毒感染,多数情况下为一种温和的自限性疾病。

【病理变化】

1. **大体特征** 淋巴结肿大,包膜完整,切面灰红色均匀,可见暗红色点状坏死灶。

2. **镜下特征**

(1) 淋巴结正常结构消失,副皮质扩大,见单个或多个坏死区。早期在被膜下,晚期可互相融合,甚至累及整个淋巴结(图 9-1-7)。

(2) 坏死为凝固性坏死,不形成脓肿;坏死区边缘可见大量转化淋巴细胞,核不规则,胞质少而空亮,核分裂多见。转化细胞和组织细胞混杂,部分转化细胞发生凋亡,可见核固缩和核碎片。

(3) 坏死区无粒细胞浸润以及浆细胞少见是本病重要的形态学特点。

(4) 淋巴滤泡减少;窦部分消失;被膜和结外脂肪可见以小淋巴细胞为主的炎性浸润。

【鉴别诊断】

临床上本病极易误诊为伤寒、传染性单核细胞增多症等传染病;女性患者易与系统性红斑狼疮相混淆。病理表现应与非霍奇金淋巴瘤及淋巴结结核等鉴别。

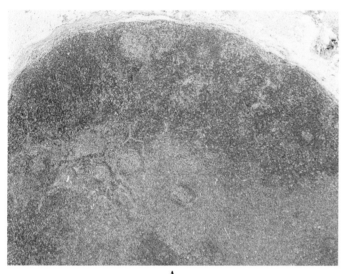

A

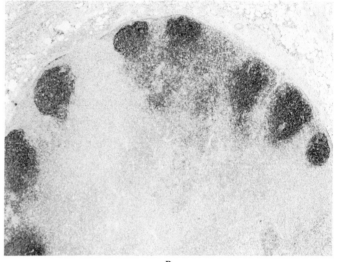

B

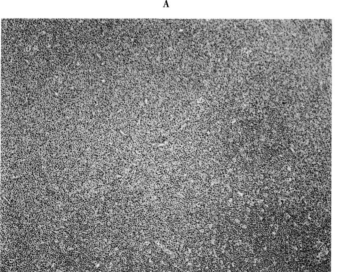

C

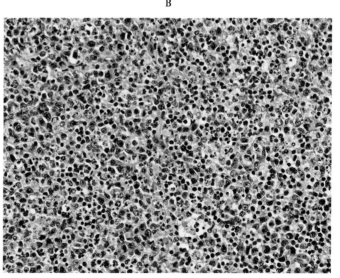

D

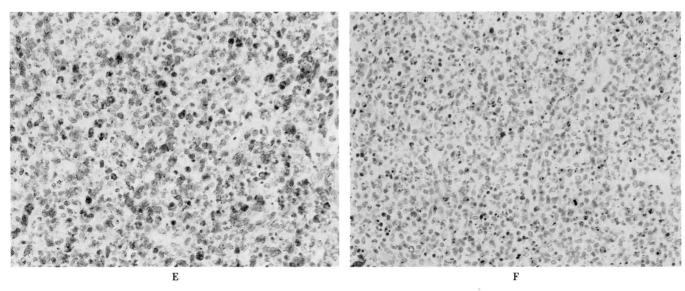

图 9-1-7 组织细胞坏死性淋巴结炎

A. 病变早期副皮质区扩大,可见坏死,皮质区结构尚存;B. 免疫组化染色,Ki-67 显示皮质区滤泡增生,副皮质区结构正常消失;
C. 淋巴结正常结构破坏;D. 成片的转化淋巴细胞,核不规则,可见核固缩和核碎片;E. 免疫组化染色 CD3;F. 免疫组化染色 CD20

（张建运）

第二节 淋巴造血系统肿瘤

淋巴造血系统包括髓性组织(myeloid tissue)和淋巴组织(lymphoid tissue)两部分。髓性组织主要由骨髓和血液中的各种血细胞成分如红细胞和白细胞构成,淋巴组织则包括胸腺、脾脏、淋巴结以及人体广泛分布的淋巴组织。正常的淋巴组织包括中枢和外周淋巴组织,其中,中枢淋巴组织是未成熟的、幼稚的淋巴组织。骨髓是 B 细胞的中枢,B 细胞在骨髓分化、成熟;T 细胞在胸腺分化、成熟。成熟的淋巴细胞迁移至外周淋巴组织,包括淋巴结、脾脏、扁桃体以及皮肤黏膜散在的淋巴组织。

淋巴瘤的发生和其他实体肿瘤不同,其肿瘤细胞并不完全起源于干细胞,而是形成于淋巴细胞分化的各个不同阶段。骨髓中幼稚的前驱淋巴细胞发生的淋巴瘤,称作前驱淋巴母细胞淋巴瘤,主要包括 B 淋巴母细胞淋巴瘤和 T 淋巴母细胞淋巴瘤。外周成熟的淋巴组织发生的淋巴瘤被认为是成熟的淋巴瘤,主要包括成熟 B 细胞淋巴瘤、成熟 T 细胞、NK 细胞淋巴瘤、霍奇金淋巴瘤、组织细胞和树突细胞肿瘤。此外,髓系肉瘤亦可累及口腔颌面部。

淋巴瘤人体各部位均可发生,部位不同发病存在差异,口腔颌面部发生淋巴瘤的状况资料较少。根据国内 12 所口腔医学院病理科 256 437 例肿瘤档案资料的统计,造血系统肿瘤 5 657 例,占 1.85%。若除去具有口腔颌面部特点的牙源性、唾液腺、口腔上皮和颌骨的肿瘤及身体其他转移至口腔颌面部的癌/瘤外,软组织和淋巴造血系统等肿瘤 65 247 例,其中淋巴造血系统肿瘤约 8.67%。由此可见淋巴造血系统肿瘤在口腔颌面部并非少见,值得密切关注。鉴于淋巴造血系统肿瘤种类繁多,分类复杂,我们参考 WHO(2005) 和 WHO(2017) 头颈肿瘤分类各章中所列的淋巴造血系统肿瘤,结合国内口腔医院病理科的临床病检情况,本章节就淋巴造血系统发生在口腔颌面部统较常见或有一定特点的肿瘤做简要介绍(表 9-2-1)。

值得注意的是,淋巴瘤的诊断应结合患者的临床病史、症状、体格检查、实验室检查、影像学检查和病理学检查结果等综合信息。其中,病理诊断是淋巴瘤诊断的主要手段,包括形态学、免疫组化、遗传学和分子生物学等技术。患者的临床信息亦是需要引起重视的要素,例如淋巴瘤的发生常常与年龄相关,有些淋巴瘤多发生于老年人,有些主要发生于成年人,亦有些肿瘤常见于儿童。其中,浆细胞淋巴瘤常见于老年患者,弥漫大 B 细胞淋巴瘤、滤泡性淋巴瘤以及边缘区/黏膜相关淋巴瘤等几乎不会发生于儿童。而儿童常见的淋巴瘤主要有:淋巴母细胞淋巴瘤,即前 B 细胞发生的淋巴瘤、霍奇金淋巴瘤、间变性大细胞淋巴瘤和 Burkitt 淋巴瘤等。因此,患者年龄、临床病史,有无特殊感染和免疫相关疾病等,都是诊断过程中需要考虑的因素。

表 9-2-1 口腔颌面部常见淋巴造血系统肿瘤

一、成熟 B 细胞淋巴瘤
（一）结外黏膜相关淋巴组织边缘区淋巴瘤
（二）滤泡性淋巴瘤
（三）套细胞淋巴瘤
（四）Burkitt 淋巴瘤
（五）弥漫性大 B 细胞淋巴瘤
（六）浆细胞瘤
（七）淋巴浆细胞淋巴瘤
二、成熟 T 细胞淋巴瘤
（一）外周 T 细胞淋巴瘤-非特指型
（二）结外 NK/T 细胞淋巴瘤-鼻型
（三）间变性大细胞淋巴瘤-ALK 阳性
（四）间变性大细胞淋巴瘤-ALK 阴性
三、淋巴母细胞性淋巴瘤
（一）B 淋巴母细胞性淋巴瘤
（二）T 淋巴母细胞性淋巴瘤
四、霍奇金淋巴瘤
（一）经典型霍奇金淋巴瘤
（二）结节性淋巴细胞为主型霍奇金淋巴瘤
五、髓系肉瘤
六、朗格汉斯细胞组织细胞增生症

一、成熟 B 细胞淋巴瘤

（一）结外黏膜相关淋巴组织边缘区淋巴瘤

【定义】

结外黏膜相关淋巴组织边缘区淋巴瘤（extranodal marginal zone lymphoma of mucosa-associated lymphoid tissue，MALT lymphoma）由多种形态不同的小 B 细胞构成，包括边缘区（中心细胞样）细胞、单核细胞样细胞和小淋巴细胞，还可见散在的免疫母细胞和中心母细胞样细胞。部分病例伴有浆细胞样分化。这些肿瘤细胞位于边缘区，也可扩展到滤泡间区和滤泡内（滤泡植入）。肿瘤细胞常常侵入上皮内，形成淋巴上皮病变。

【临床特征】

1. **流行病学** MALT 淋巴瘤约占所有 B 细胞淋巴瘤 7%~8%。头颈部是 MALT 淋巴瘤较为常见的发生部位，其发病率仅次于胃肠道及皮肤 MALT 淋巴瘤，常累及唾液腺组织，目前被认为是唾液腺组织中最常见的淋巴瘤。发生在唾液腺的 MALT 淋巴瘤常与舍格伦综合征和淋巴上皮涎腺炎相关，多表现为腮腺区多发肿物，但是颌下腺、舌下腺和小唾液腺也可受累。一般累及 55~65 岁成年人，均位发病年龄为 58 岁。女性稍多见，男女比例约为 1~2:3。

2. **症状** 大多数患者处于Ⅰ、Ⅱ期，表现为无痛性生长肿块，也有一些患者伴疼痛、面神经麻痹和肿大的淋巴结，淋巴结受累的病例少见（<10%），一般发病隐匿不会出现明显发热等典型 B 症状。口腔颌面部发生的 MALT 淋巴瘤最常见的症状是腮腺区无痛性缓慢生长的肿块，可以单侧发生，也可以双侧多发。多数病例发生在舍格伦综合征患者淋巴上皮性唾液腺炎的基础上。舍格伦综合征患者出现唾液腺区的肿块是淋巴瘤变的高风险因素，尤其是结节型舍格伦综合征出现肿块加速生长时可能是向 MALT 淋巴瘤转化的早期征兆。部分患者伴有 HCV 或 HBV 感染。另外，浆细胞分化是 MALT 淋巴瘤的特征之一，约 1/3 病例可检测到血清副蛋白。

影像学上，唾液腺发生 MALT 淋巴瘤表现较为多样，可以为孤立的实体肿块、孤立的囊实性肿块，也可以表现为弥漫性囊实混合性病变、多发性实性结节或肿块（图 9-2-1）。

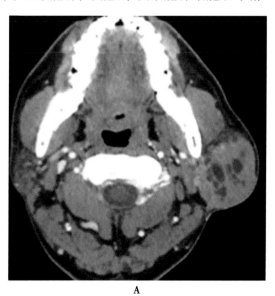
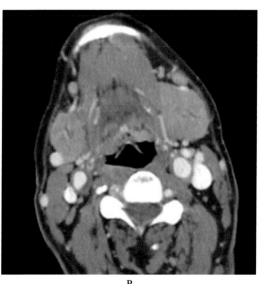

A B

图 9-2-1 唾液腺 MALT 淋巴瘤影像学表现
A. CT 示左侧腮腺弥漫行肿大伴多发囊腔；B. CT 示左侧颌下腺肿大，密度不均匀

3. 治疗及预后　MALT 淋巴瘤临床过程较为惰性，大部分患者表现为早期局限性病损（Ann Arbor Ⅰ、Ⅱ期），主要治疗方法是外科手术切除、放射治疗。对于晚期（Ann Arbor Ⅲ、Ⅳ期）及播散型病例往往侵犯多个淋巴结及骨髓，如无功能损伤，可密切观察。如出现明显症状及功能损伤，则采取化学药物治疗。播散性化疗常常用于术前准备和术后预防肿瘤复发，放疗则多用于术后有瘤灶残留的患者。

发生于口腔颌面部的 MALT 淋巴瘤属于低度恶性非霍奇金淋巴瘤，常伴有慢性免疫刺激及感染因素，肿瘤细胞可见染色体变异等遗传异常，对外科治疗及放化疗均较敏感，总体预后较好，但易复发及远处播散转移，需长期临床密切随访。

【病理变化】

1. 组织学特征　肉眼观，唾液腺发生的 MALT 淋巴瘤可以表现为腺体内单发或者多发肿块，切面灰黄灰白、质地较细腻，鱼肉样，有时可见微囊。显微镜下，边缘区 B 细胞胞核小至中等大小，略不规则，核仁不明显，核染色质较稀疏，类似中心细胞，细胞质丰富，淡染。淡染的细胞质蓄积更多时则类似于单核细胞样 B 细胞，在唾液腺 MALT 淋巴瘤中尤其常见。细胞质较少时也可类似小淋巴细胞。浆细胞分化较常见，甚至在一些 MALT 淋巴瘤中可以浆细胞样细胞为主，形态学类似髓外浆细胞瘤。另外，肿瘤中常见少量散在的中心母细胞样或免疫母细胞样的大细胞。位于边缘区的肿瘤细胞侵及反应性淋巴滤泡套区周围，进而延伸扩大相互汇合，肿瘤最终取代部分淋巴滤泡，常常残留一些 Bcl-2 阴性的生发中心残余。淋巴瘤细胞有时特异性植入反应性生发中心，可形成与滤泡性淋巴瘤相似的形态学表现。在唾液腺组织中经常可以看到淋巴上皮病变（≥3 个边缘区细胞聚集伴上皮结构变形破坏），上皮细胞常发生嗜酸性变。转化的中心母细胞样或免疫母细胞样细胞可以少量散在，但是当这些转化的大细胞增殖形成实性团片，即使伴有淋巴上皮病变，也应该诊断为弥漫大 B 细胞淋巴瘤，而不是"高级别 MALT 淋巴瘤"（图 9-2-2）。

2. 免疫组化　MALT 淋巴瘤肿瘤细胞免疫表型：CD20⁺、CD79a⁺、CD5⁻、CD10⁻、CD23⁻、Bcl-6⁻。CD21、CD23、CD35 染色显示与滤泡植入相对应的扩大滤泡树突细胞网。免疫球蛋白轻链限制性检测有助于和反应性增生相鉴别。MALT 淋巴瘤多表达 IgM 重链，部分病例表达 IgA 或 IgG。最近有研究报道，IRTA1 可能是 MALT 淋巴瘤的特异性标志物（图 9-2-3、图 9-2-4）。

3. 分子遗传学特征　免疫球蛋白重链和轻链克隆性重排，表现为可变区（variable regions）体细胞高频点突变。可能发生的染色体易位包括 t（11;18）（q21;q21）、t（1;14）（p22;q32）、t（14;18）（q32;q21）、t（3;14）（p14.1;q32）。其中，唾液腺发生的 MALT 淋巴瘤多见 t（14;18）（q32;q21）染色体易位。

【鉴别诊断】

各类小 B 细胞淋巴瘤的病理及免疫组化鉴别诊断详见表 9-2-2 和表 9-2-3。

（二）滤泡性淋巴瘤

【定义】

滤泡性淋巴瘤（follicular lymphoma）肿瘤细胞由生发中心 B 细胞，即中心细胞和中心母细胞组成，通常至少具有部分滤泡结构，少见情况下活检组织中的肿瘤由中心细胞和中心母细胞构成完全弥漫性生长模式。在疾病自然进展过程中，常可发生肿瘤细胞级别的演进，如果肿瘤由弥漫性生长的中心母细胞构成，则应诊断为弥漫性大 B 细胞淋巴瘤。

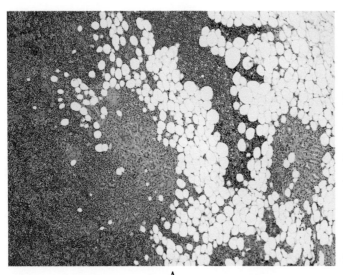

A

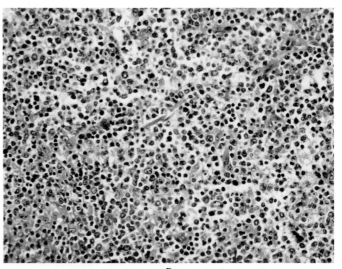

B

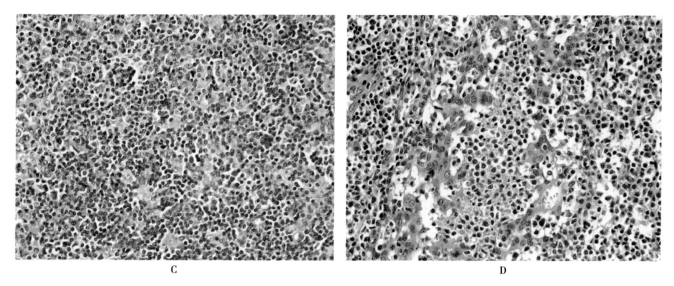

C

D

图 9-2-2　MALT 淋巴瘤的组织学表现

A. 发生于腮腺的 MALT 淋巴瘤,肿瘤细胞浸润腺体组织及周围脂肪组织;B. 肿瘤细胞形态多样,单核细胞样、小淋巴细胞以及散在的中心母细胞样或免疫母细胞样大细胞;C. 肿瘤细胞可以浆细胞样细胞为主;D. 肿瘤内部见淋巴上皮病变,肿瘤细胞聚集伴上皮结构变形破坏

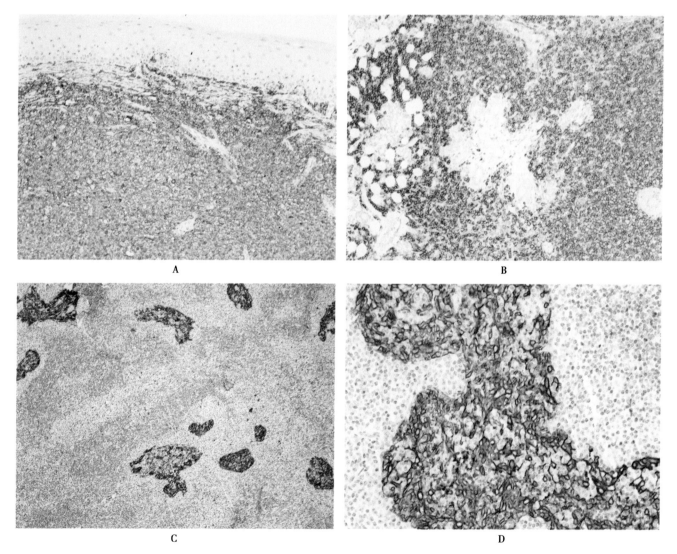

A

B

C

D

图 9-2-3　MALT 淋巴瘤的免疫组化

A. 黏膜下肿瘤细胞呈现 CD20 弥漫阳性;B. 涎腺残余导管周围肿瘤细胞 CD20 弥漫阳性;C. 低倍镜下 CK 染色显示肿瘤内残存腺体组织;D. 高倍镜下 CK 染色显示肿瘤内淋巴上皮病变

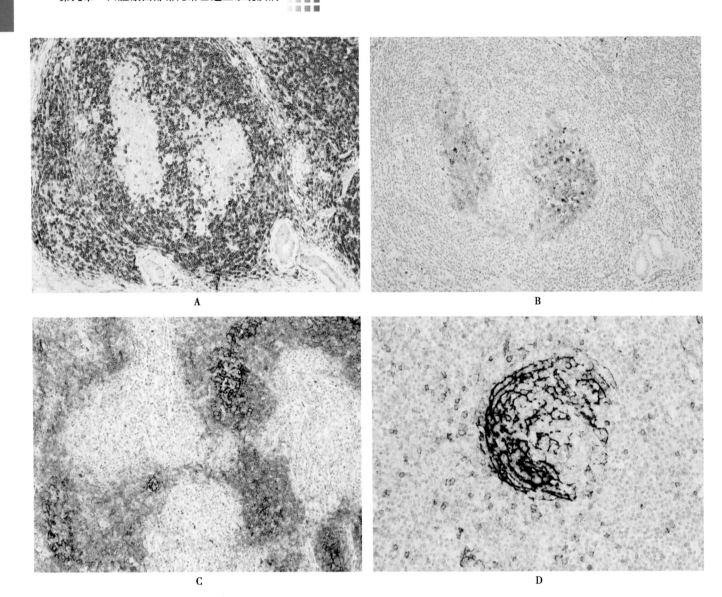

图 9-2-4　MALT 淋巴瘤的免疫组化

A. 肿瘤细胞 Bcl-2 阳性,而生发中心残余阴性;B. 生发中心残余 CD10 阳性,而肿瘤细胞阴性;C. CD21 染色显示肿瘤细胞植入生发中心;D. CD23 染色显示肿瘤细胞植入生发中心

表 9-2-2　小 B 细胞淋巴瘤鉴别诊断

肿瘤	组织结构	小细胞	转化大细胞
FL	滤泡/弥漫性结构	中心细胞	中心母细胞
MCL	套区、模糊结节、弥漫	套细胞	无
MALT	边缘区或滤泡旁	边缘区 B/单核细胞样细胞	中心母/免疫母样
		小淋巴细胞、浆细胞	
LPL	弥漫无假滤泡	小淋巴细胞、淋巴浆细胞	中心母/免疫母样

FL:滤泡性淋巴瘤;MCL:套细胞淋巴瘤;LPL:淋巴浆细胞淋巴瘤

表 9-2-3　小 B 细胞淋巴瘤的免疫表型

肿瘤	CD5	CD10	CD23	CD43	Bcl-6	cyclin D1	FDC
FL	−	+/−	−	−	+	−	+
MCL	+	−	−	+	−	+	+
LPL	−	−	−	−	−	−	−
MALT	−	−	−/+	−	−	−	−

【临床特征】

1. 流行病学　滤泡性淋巴瘤在西方国家是常见的非霍奇金淋巴瘤,在我国发病率较低约10%。多数发生在淋巴结,但结外任何部位都可以发生,只是非常罕见,并且结外发生的滤泡性淋巴瘤常趋向于高级别(Grade 3)。头颈部也是滤泡性淋巴瘤相对较为常见的发生部位。一般累及60岁以上成年人,均位发病年龄为60岁。最新版WHO(2016)提出男女比例约为1∶1.7,我国报道的病例显示男性稍多见。

2. 症状　大多数患者就诊时已有广泛淋巴结肿大,处于Ⅲ、Ⅳ期,但通常无明显症状,一般不会出现明显发热、体重减轻等典型B症状。疾病未经治疗可出现消长史,慢性复发的临床过程。

3. 治疗　对于Ⅰ、Ⅱ期患者,局部放疗为首选治疗方案,Ⅲ、Ⅳ期患者首选免疫治疗,联合放化疗。滤泡性淋巴瘤缓解后具有较高复发率,因此缓解后维持治疗一直是临床上讨论的课题。

4. 预后　滤泡性淋巴瘤的预后与患者就诊时疾病进展情况密切相关。其中,与预后相关的危险因子包括:年龄>60,血红蛋白浓度>12g/dL,Ann Arbor Ⅲ期及Ⅳ期,受累淋巴结区>4,LDH>正常上限。具备上述危险因子中0~1,2,3~5的病例分别被认为是低危、中危和高危。疾病倾向于反复复发,部分病例(约25%)可进展为弥漫大B细胞淋巴瘤。

【病理变化】

1. 组织学特征　大部分滤泡性淋巴瘤以滤泡结构为主,肿瘤性滤泡经常边界不清、缺乏套区,中心母细胞和中心细胞随机分布,滤泡结构缺乏极性,也缺乏组织细胞吞噬的"星空"现象。有时滤泡形态不规则或呈匍行性,滤泡树突细胞标记CD21、CD23染色有助于突出滤泡结

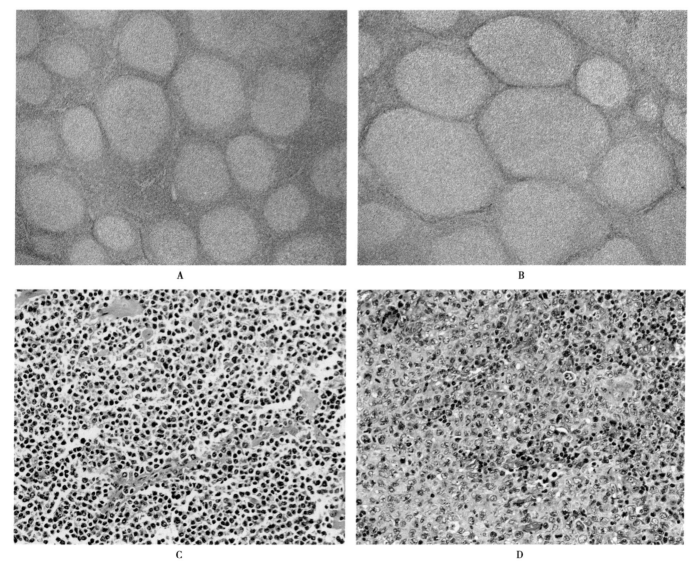

图 9-2-5　滤泡性淋巴瘤的组织学表现

A、B. 低倍镜下肿瘤细胞排列呈背靠背紧邻的滤泡结构;C. 高倍镜显示1级滤泡性淋巴瘤;D. 高倍镜显示3B级滤泡性淋巴瘤

构。肿瘤细胞由中心细胞和中心母细胞两种细胞构成。中心细胞小至中等大小,细胞核不规则,细长扭曲有角有裂,核仁不明显,胞质稀疏、淡染。中心母细胞核大小约为小淋巴细胞3~4倍,圆形或卵圆形,染色质空泡状,可见1~3个核仁,靠近核膜,胞质少(图9-2-5A、B)。

大多数滤泡性淋巴瘤肿瘤细胞以中心细胞为主,中心母细胞占少数。肿瘤中浆细胞分化少见。不同病例中心母细胞数目不等,并且中心母细胞的数目是滤泡性淋巴瘤肿瘤分级的重要参考依据。计数每个40倍视野(HPF)中心母细胞的数量进行分级。1级:0~5个/HPF(图9-2-5C);2级:6~15个/HPF;3级:>15个/HPF。其中3级可进一步分为3A、3B。3A:中心母细胞>15个/HPF,但仍可见中心细胞;3B:完全由中心母细胞构成实性团片(图9-2-5D)。如果1~2级滤泡性淋巴瘤中出现3B区域,应该明确标记其所占比例。如果肿瘤完全由弥漫成团片的中心母细胞构成,则应等同于弥漫大B细胞淋巴瘤。

2. 免疫组化　滤泡性淋巴瘤肿瘤细胞表达B细胞抗原(CD20、CD19、CD79a⁺、PAX5)和表面Ig。多数病例表达CD10、Bcl-2,通常至少一定比例肿瘤细胞表达Bcl-6,而正常生发中心所有细胞均表达Bcl-6。Ki-67在反应性滤泡中阳性细胞数多并且极性分布,而滤泡性淋巴瘤中散在阳性(一般<15%),无极性。肿瘤细胞一般不表达CD5、CD43(图9-2-6)。

3. 分子遗传学特征　Ig重链和轻链均发生克隆性重排。大部分病例存在14号和18号染色体易位t(14;18,q32;q21),位于18号染色体的Bcl-2基因易位到14号染色体IgH基因启动子下游。

(三)套细胞淋巴瘤

【定义】

套细胞淋巴瘤(mantle cell lymphoma,MCL)是一种成

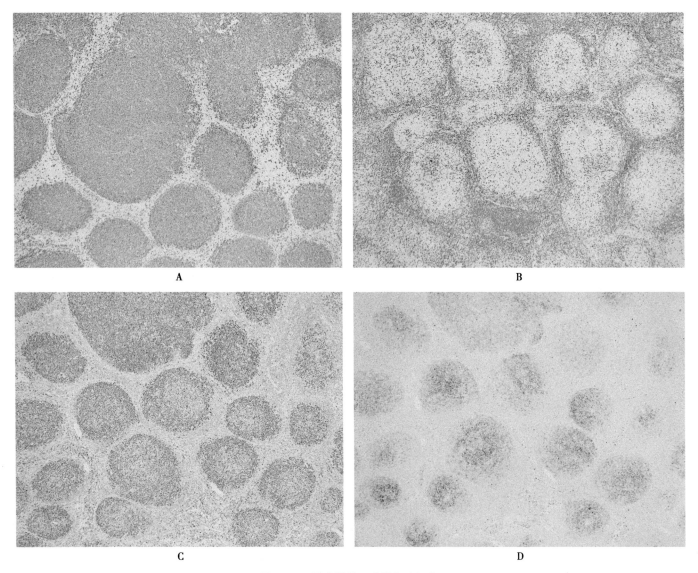

A

B

C

D

图9-2-6　滤泡性淋巴瘤的免疫组化
A. 肿瘤细胞CD20阳性;B. 滤泡间区CD3阳性,而肿瘤细胞阴性;C. 肿瘤细胞Bcl-2阳性;D. CD10阳性

熟 B 细胞肿瘤,由单一形态的小到中等淋巴细胞组成,细胞核不规则,形态类似中心细胞,但是其核轮廓比中心细胞稍不规则,在 95% 病例中有 CCND1 染色体易位。缺乏肿瘤性转化细胞(中心母细胞)、副免疫母细胞和增殖中心。经典的套细胞淋巴瘤具有明显侵袭性且预后差。

【临床特征】

1. 流行病学 MCL 约占所有非霍奇金淋巴瘤(NHL)的 3%~10%。MCL 多为中年至老年发病,中位年龄 60 岁,男性居多,男女比例(1.6~6.8∶1)。MCL 最常见淋巴结受累,脾、骨髓也是常见部位,这些患者可伴或不伴有外周血累及。除此之外,常见的结外累及部位是胃肠道、韦氏环、肺和胸膜。中枢神经系统的受累常发生在复发病例。

2. 症状 大多数患者处于Ⅲ期或Ⅳ期并伴全身淋巴结肿大、脾肿大和骨髓受累。结外受累常表现为广泛淋巴结肿大,外周血受累也很常见,且几乎所有患者可用流式细胞术检测到。一些患者表现为明显的淋巴细胞增多症,类似于急性白血病中的早幼粒细胞白血病或慢性淋巴细胞白血病。还有一些患者表现为白血病性非结节性疾病,有时可伴有脾肿大。这些病例构成了该疾病的不同变异类型。

3. 治疗 MCL 是侵袭性淋巴瘤,疾病进展迅速,对常规化疗易耐药。患者的标准治疗是多药治疗,通常以含阿奇霉素方案为基础,但 CHOP 及以 CHOP 为基础的方案仅能获得较低的长期生存率,且患者年龄偏大,不易耐受标准化疗,因此 MCL 患者的治疗策略已经改变。最近,美罗华免疫靶向治疗、造血干细胞移植、蛋白体酶抑制剂硼替佐米治疗、氟达拉滨为基础的化疗等研究均很活跃,有望为 MCL 的治疗提供新的途径和标准。

4. 预后 MCL 的平均生存率是 3~5 年,即使使用当今最先进的技术疗法,多数患者也是不能治愈的。最近,总生存率在表现为无症状、无痛性的 MCL 等亚型中有所提高。增殖活性是 MCL 最重要的预后参数,不管其评估方法如何。MIPI(Mantle Cell Lymphoma International Prognostic Index)得分常用来评估患者预后,包括 Ki-67 表达、患者年龄、ECOG(Eastern Cooperative Oncology Group)表现得分、乳酸脱氢酶水平和白细胞计数。核分裂多见提示预后不好。外周血受累也是预后差的指标。其他有关预后差的指标还有母细胞样或多形性母细胞变异型、复杂核型、TP53 突变或表达异常、CDKN2A 缺失等。SOX11 表达缺失、小细胞变异型、结节性生长等预后较好。

【病理变化】

1. 组织学特征 经典的 MCL 表现为形态单一的淋巴样细胞增生,表现为结节性生长、弥漫性生长或套区生长 3 种生长方式。套区生长的 MCL 应与原位套细胞瘤鉴别。经典的 MCL 肿瘤细胞由小至中等大小的淋巴细胞构成,核不规则,多数很像中心细胞。染色质较稀疏,核仁不明显。缺乏类似中心细胞、免疫细胞的肿瘤转化细胞和增殖中心。MCL 可见多种变异型:①母细胞或多形性母细胞变异型,因其与预后相关,故有重要的临床意义;②小细胞变异型常出现在白血病性非结节性 MCL,与经典型 MCL 临床行为没有区别,但是认识这种变异型很重要,可以避免误诊为慢性淋巴细胞白血病;③边缘区样变异型因其易与边缘区淋巴瘤混淆,现也是研究热点。MCL 的外周血或骨髓穿刺中肿瘤细胞形态类似于组织标本的形态谱系,有时可见穿刺液中的核仁更明显。透明变性的小血管常见。很多病例中存在散在单一的上皮样组织细胞,在母细胞或多形性母细胞变异型中偶尔可形成"星空"现象。可见非肿瘤性浆细胞,但可被标记的浆细胞分化很少见。尽管在部分复发病例中可见套区生长方式的缺乏、细胞核增大、细胞多形性、染色质稀疏、核分裂象和 Ki-67 增殖指数增加,但 MCL 不会发生向典型的弥漫大 B 细胞淋巴瘤的组织学转化,这也是母细胞或多形性母细胞变异型的诊断标准。一些母细胞变异型患者可在复发时表现为 MCL 经典的形态学特征(图 9-2-7)。

2. 免疫组化 MCL 淋巴瘤肿瘤细胞免疫表型:相对强表达的表面 IgM/IgD、免疫球蛋白轻链限制性检测 λ 较 κ 阳性率高。所有病例均 Bcl-2+。常有 CD5+、FMC7+、CD43+。有时 IRF4/MUM-1+。CD10−、Bcl-6−。CD23 阴性或弱阳性。包括 CD5− 在内的大部分病例,cyclin D1 在 95% 以上的 MCL 中表达。包括 cyclin D1 在内的大部分病例,最敏感的 SOX-11 单克隆抗体在 90% 以上的 MCL 中表达。但需注意 SOX11 抗体存在很大差异。CD5−、CD10+、Bcl-6+ 等异常表型可能与母细胞变异型相关。母细胞或多形性母细胞变异型可见 LEF1 表达,白血病性非结节变异型可见 CD200 表达。免疫组化染色常可见滤泡树突状细胞的疏松网状结构(图 9-2-8)。

3. 分子遗传学特征 95% 以上的病例会发生 IgH 和 CCND1 之间的 t(11;14)(q13;q32)染色体易位,使 IgH 基因重排时 VDJ 连接错误,引起 cyclin D1 基因过表达,促进 cyclin D1 蛋白的合成和过度表达。除此之外,SOX11 的异常表达也是 MCL 的重要发病机制。

(四)Burkitt 淋巴瘤

【定义】

Burkitt 淋巴瘤(Burkitt lymphoma)是一种高度侵袭性但可治愈的淋巴瘤,经常发生于结外,或者表现为急性白血病。肿瘤细胞为单形性中等大小的 B 细胞,细胞胞质

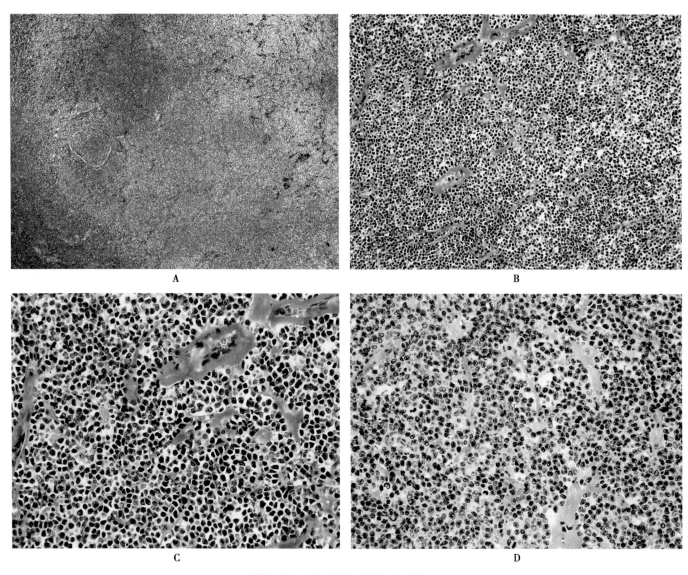

A

B

C

D

图 9-2-7　套细胞淋巴瘤的组织学表现

A. 低倍镜示肿瘤细胞弥漫增生；B. 肿瘤内可见透明变性的小血管；C、D. 高倍镜示肿瘤细胞多数呈中心细胞样，染色质较细腻，可见核分裂，区域可见小血管壁透明变性

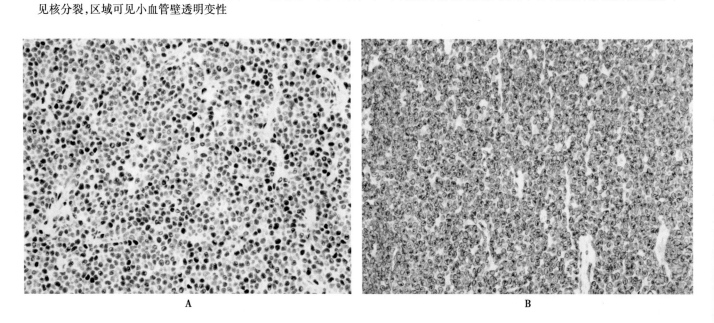

A

B

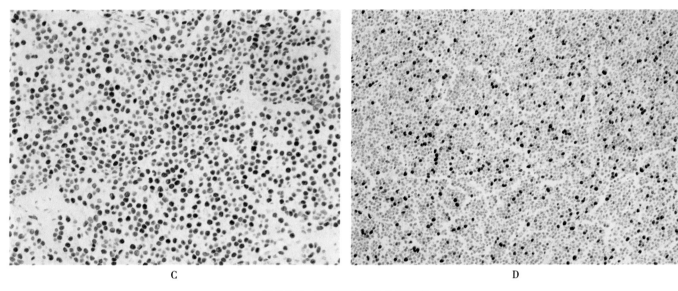

C   D

图 9-2-8 套区淋巴瘤的免疫组化
A. 肿瘤细胞 Cyclin D1 弥漫阳性；B. 肿瘤细胞 Bcl-2 阳性；C. 肿瘤细胞 SOX11 核阳性表达；D. Ki-67 标记肿瘤细胞增殖比率

嗜碱性,核分裂象多见,常可检见 *MYC* 基因易位。EBV 感染的频率与其流行病学分类有关。单一的指标,比如形态学、遗传分析或者免疫表征均不能作为 Burkitt 淋巴瘤诊断的金标准,必须多个指标联合诊断。

【临床特征】

1. 流行病学 根据地域分布、临床表现、形态学、分子遗传学和生物学特征的不同,将其分为 3 种流行病学类型。

(1) 地方性:非洲赤道附近和巴布亚新几内亚,分布范围与疟疾流行带一致。在这些地区,Burkitt 淋巴瘤是最常见的儿童恶性肿瘤,好发于 4~7 岁,男女比例约为 2:1。

(2) 散发性:可见于世界各地,主要发生于儿童和年轻成人。发生率很低,在西欧和美国仅占所有淋巴瘤的 1%~2%。然而在这些国家,Burkitt 淋巴瘤约占所有儿童淋巴瘤的 30%~50%。成年患者的平均年龄为 30 岁,在老年人中也有高发期。男女比例为 2~3:1。在某些地区 (比如南美和北非),Burkitt 淋巴瘤发病率介于发达国家的散发性和地方性 Burkitt 淋巴瘤之间。

(3) 免疫缺陷型:相比于其他的免疫缺陷病,更常见于 HIV 感染患者。在 HIV 感染患者,Burkitt 淋巴瘤出现在疾病进展的早期,CD4+ T 细胞水平仍旧较高。

2. 症状 结外区经常受累,根据类型不同,有一些差异。地方性 Burkitt 淋巴瘤,好发于颌骨及其他面骨,约占所有病例的 50%~70%。淋巴瘤面部受累时可充满鼻窦或造成牙齿松动。回肠末端、盲肠、肾、长骨、前列腺、乳房、唾液腺和乳腺也经常被累及。散发性 Burkitt 淋巴瘤很少累及颌面部区域,大多数病例表现为腹部肿块。回

肠区最易受累,卵巢、肾脏和乳腺也可受累。乳房表现为对称性肿大,与青春期、孕期或者哺乳期发病有关。腹膜后肿物可能导致脊髓受压半身不遂。免疫缺陷型 Burkitt 淋巴瘤,常见结内和骨髓受累。

在典型的儿童患者中,患者病程常常只有几周。特征性的临床表现往往由于流行病学分类和部位不同而不同。Murphy 和 Hustu 提出将青少年 Burkitt 淋巴瘤患者根据受累系统分阶段。早期(Ⅰ期或Ⅱ期)和晚期(Ⅲ期或Ⅳ期)分别占所有患者的 30% 和 70%。在治疗开始阶段,由于肿瘤细胞快速死亡,可能会产生急性肿瘤溶解综合征。Burkitt 白血病也能见于巨大病损患者中,少数男性患者仅表现为血液和骨髓系统的白血病。Burkitt 白血病往往在诊断时或者疾病早期累及中枢神经系统。其容易引起急性肿瘤溶解综合征。

3. 治疗及预后 Burkitt 淋巴瘤是一种高度侵袭性但可治愈的肿瘤,化疗是 Burkitt 淋巴瘤的首选治疗方法。高强度化疗能使总体长期生存率达到 70%~90%,儿童的预后比成年人好。一般认为与预后差相关的因素包括:疾病晚期、骨髓和中枢神经系统浸润、肿瘤直径>10cm 和血清高 LDH 水平。复发往往见于诊断后的第一年。

【病理变化】

1. 组织学特征 肿瘤细胞由单一形态、中等大小的细胞构成,弥漫一致性增生浸润。经福尔马林固定后肿瘤细胞常表现为"铺路石样"。细胞核圆形,染色质粗大,包含多个嗜碱性核仁,核仁中等大小,靠近细胞核中央。细胞质强嗜碱性,在 Giemsa 染色印片或者细针吸取活检细胞学检查时,常常可见小的脂质空泡。肿瘤增殖活性很高,核分裂象和细胞凋亡常见。由于大量吞噬核碎片

的巨噬细胞存在,常常形成"星天"现象。一些病例可见肉芽肿反应,可能会混淆诊断。这些病例是 Burkitt 淋巴瘤早期局限性特征性表现,预后好(图9-2-9)。

一些病例临床表现、免疫表型和分子特征方面具有

Burkitt 淋巴瘤的典型特征,但是核异型性更多见,核仁更明显,数量更少。对于另外一些病例,尤其是有免疫缺陷的成人,肿瘤细胞显示浆细胞分化,胞质嗜碱性,单个核仁,核仁偏位。

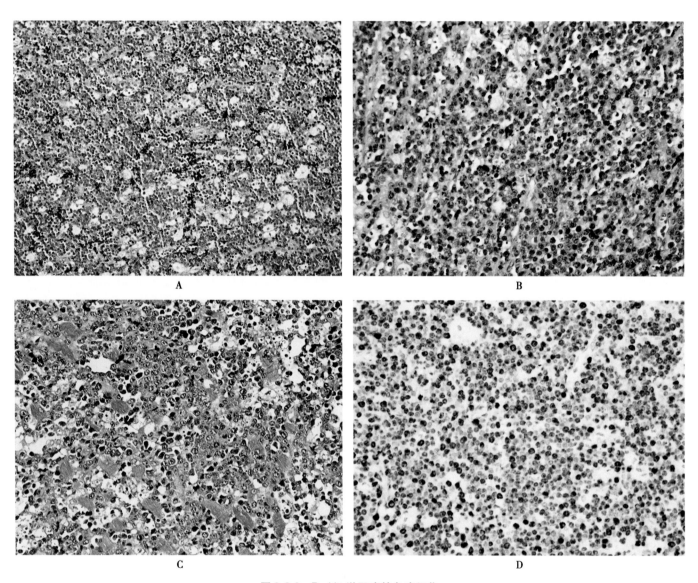

图 9-2-9 Burkitt 淋巴瘤的免疫组化
A. 低倍镜显示"星空"现象;B. 肿瘤增殖活性很高,核分裂象和细胞凋亡常见;C. 高倍镜下肿瘤细胞中等大小,呈现"铺路石"样,染色质细腻;D. Ki-67 标记肿瘤细胞高增殖活性

2. 免疫组化 肿瘤细胞表达膜表面球蛋白 IgM、单一 Ig 轻链蛋白,特征性表达 B 细胞抗原(CD19、CD20、CD22、CD79a 和 PAX5)和滤泡中心细胞标志物(CD10 和 Bcl-6)。CD38、CD77 和 CD43 也常为阳性。几乎 100% 细胞 Ki-67 阳性。运用单克隆抗 adipophilin 抗体,能够检测到细胞内特征性的脂质空泡。大多数儿童 Burkitt 淋巴瘤患者 TCL1 强阳性,肿瘤细胞通常 CD5、CD23、CD138、Bcl-2 和 TdT 阴性。

3. 分子遗传学特征 肿瘤细胞显示克隆性 IG 基因重排。标志性分子事件是位于 8q24 的原癌基因 *MYC* 易

位到 14 号染色体 14q32 的 IGH 区,即 t(8;14)(q24;q32),或者较少见的 t(2;8)(p12;q24)和 t(8;22)(q24;q11)。但是 *MYC* 基因的易位并不是 Burkitt 淋巴瘤所特有的,也可发生于其他类型的淋巴瘤。

【鉴别诊断】

1. 淋巴母细胞性淋巴瘤 肿瘤细胞表达母细胞标志物 TdT。

2. 小 B 细胞淋巴瘤 在固定差的组织,Burkitt 淋巴瘤细胞缩小,可被误认为淋巴浆细胞性淋巴瘤或其他小细胞淋巴瘤。患者年轻是正确诊断的重要线索。

3. **弥漫大 B 细胞淋巴瘤**　根据细胞中等大小和显示"星天"结构可能难以鉴别非典型性 Burkitt 淋巴瘤与弥漫大 B 细胞淋巴瘤。以下特征倾向于诊断 Burkitt 淋巴瘤:患者年龄小,核分裂象和凋亡小体很常见,细胞核与胞质被挤压呈"铺路石"样,免疫表型 $CD20^+$、$CD10^+$、$Bcl-6^+$、$Bcl-2^-$,Ki-67 指数>90%,以及 FISH 分析显示 MYC 易位,缺乏 Bcl-2 和 Bcl-6 易位。

(五) 弥漫性大 B 细胞淋巴瘤

【定义】

弥漫性大 B 细胞淋巴瘤(diffuse large B-cell lymphoma,DLBCL)是由大或者中等大小的 B 淋巴细胞构成的肿瘤,肿瘤细胞的细胞核等于或者大于正常的巨噬细胞,或者大于正常淋巴细胞 2 倍,呈弥漫性生长。DLBCL 包括两个亚类,生发中心 B 细胞样(GCB)和活化的 B 细胞样(ABC)。

【临床特征】

1. **流行病学**　DLBCL 约占发达国家成人非霍奇金淋巴瘤的 25%~35%,在发展中国家比例要高些。老年人多见。平均发病年龄为 60~70 岁,也可见于儿童和年轻人。男性较女性稍多见。

2. **症状**　患者表现为淋巴结或者结外病变,大约 40% 的患者至少在发病初期局限于结外区域。最常见的结外区域为胃肠道,但是事实上 DLBCL 可以原发于任何结外组织器官,如骨、睾丸、脾、Waldeyer 环、唾液腺、甲状腺、肝、肾和肾上腺。患者经常表现为多个或者单个淋巴结或者结外部位快速增大的肿物。大约有一半的 DLBCL 患者处于 Ⅰ、Ⅱ 期,但是在 DLBCL 初期进行 PET/CT 检查可能会导致分级变化,使局限期病例的比例下降。很多患者无症状,但是也有一部分患者有 B 症状。根据累及的结外区域不同,可出现局部特异性症状。

口腔颌面部 DLBCL 发病部位以舌根最为常见,其次为腮腺、牙龈、腭部等,可见非生发中心 B 细胞来源的肿瘤,也可见生发中心来源,部分病例 EBV-EBER 阳性。与淋巴结或胃肠道等其他部位发生的 DLBCL 相比,临床症状缺乏特异性,诊断时一般分期较早。

3. **治疗**　进展期 DLBCL 患者标准治疗方案为 R-CHOP(美罗华联合 CHOP 方案)。也有其他的治疗方案存在,但是能否改善整体的生存率目前并不清楚。最近有新型制剂加入 R-CHOP 中,以尝试提高活化的 ABC DLBCL 患者的生存率。

4. **预后**　采用 R-CHOP 方案,DLBCL 患者五年无进展率和生存率分别为 60% 和 65%。疾病分级和患者年龄是影响生存的重要因素。国际预后指数(IPI)包含五种临床变量,仍旧是有价值的预测预后的手段。出现以下临床因素包括肿块大小(≥10cm)、男性、维生素 D 缺乏、BMI 低、血清游离轻链和单克隆 IgM 抗体升高、淋巴细胞/单核细胞少以及有骨髓累及,预后较差。

【病理变化】

1. **组织学特征**　淋巴结内中等或者大淋巴细胞弥漫性增生,导致部分或全部区域结构丧失。部分淋巴结累及可见于滤泡间区,但是淋巴窦累及不常见。淋巴结外结构也常被累及。可见宽的或者窄的硬化条带。DLBCL 的形态学不同,包括常见的形态学类型和罕见的形态学类型。因此,辅助性检查对于诊断 DLBCL 至关重要。

常见的形态学类型包括三种,分别是中心母细胞型、免疫母细胞型和间变型。所有的形态学类型均混合大量的 T 细胞和组织细胞(图 9-2-10)。

(1) 中心母细胞型:最常见的类型。由中等大小到大淋巴细胞组成,细胞圆形或者椭圆形,泡状核,染色质较细,2~3 个膜结合核仁。胞质较少,双嗜色性或者嗜碱性。部分病例肿瘤是单形性,几乎全部(>90%)由免疫母细胞构成。但是大部分病例是多形性,由免疫母细胞和中心母细胞构成。肿瘤细胞可能含有分叶核,分叶核在某些罕见的形态学类型比较常见,尤其是局限于骨和其他结外区域。

(2) 免疫母细胞型:在这种类型中,>90% 的肿瘤细胞是免疫母细胞,有单个中位核仁,胞质丰富,嗜碱性。有时伴有浆细胞分化。

(3) 间变型:这种类型的特点是由大或者非常大的细胞构成,细胞核异型性,类似于 Hodgkin/Reed-Sternberg 细胞和间变大细胞淋巴瘤的肿瘤细胞。这些细胞黏着性生长或者沿淋巴窦生长,像未分化癌。

罕见的 DLBCL 类型含有黏液间质或者原纤维基质,假玫瑰花环非常罕见。肿瘤细胞偶尔呈梭形,或者有印戒细胞特征。超微结构能看到细胞质颗粒、微绒毛突起和细胞间连接。

2. **免疫组化**　DLBCL 肿瘤细胞特征型地表达全 B 细胞标志物,比如 CD19、CD20、CD22、CD79a 和 PAX5,但是可能缺乏一种或者几种。50%~75% 病例表面或者胞质球蛋白阳性(最常见的是 IgM,还有 IgG 和 IgA)。5%~10% 的病例 CD5 阳性。MYC 和 Bcl-2 表达有很大不同,部分是因为定义为阳性的阈值不同。在大部分的研究中,≥50% 肿瘤细胞阳性被定义为 Bcl-2 阳性,≥40% 肿瘤细胞核阳性被定义为 MYC 阳性。这两种蛋白的联合表达较常见于活化的 B 细胞样 DLBCL。报道中 CD10、Bcl-6、IRF4/MUM1、FOXP1、GCET1 和 LMO2 的表达率也不同。Ki-67 增殖指数高,大部分病例超过 40%,部分病例>90%。20%~60% 病例可见 p53 表达,比变异更加常见,

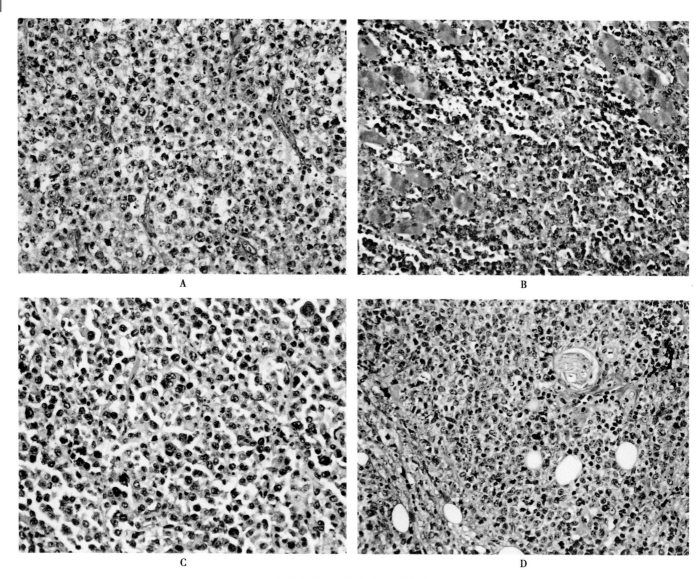

图 9-2-10　DLBCL 组织学表现

A. 中等至大淋巴细胞弥漫浸润,细胞圆形或者椭圆形,泡状核,染色质较细;B. 肿瘤细胞侵犯肌肉组织;C. 活化 B 细胞来源肿瘤;
D. 生发中心 B 细胞来源肿瘤

表明某些病例野生型 TP53 上调。

MUM-1、CD10 和 Bcl-6 联合应用于免疫组化,可将 DLBCL 分为生发中心 B 细胞来源(GCB)(图 9-2-11)和活化的 B 细胞来源 DLBCL(图 9-2-12)。前者表现为 MUM-1 阴性、CD10 阳性或阴性、Bcl-6 阳性;后者表现 MUM-1 阳性、CD10 阴性、Bcl-6 阴性。

3. 分子遗传学特征　DLBCL 可见免疫球蛋白轻链和重链基因重排。目前文献报道的细胞遗传学改变包括结构异常(平衡或不平衡易位)、数量改变、单个 DNA 点突变。一些研究已经监测到了 DLBCL 的突变谱。DLBCL 分子遗传学改变根据原发类型的细胞不同而不同。对于不同的结外部位,候选基因的研究表现出既有一致性,也有特征性。DLBLC 中最常见的染色体易位是涉及 Bcl-6 的 3q27 区域染色体重排,发生率高达 30%。其他可能发生的染色体易位还包括涉及 Bcl-2 的 t(14;18)(q32;q21.3)。MYC 重排见于 8% ~ 14% 的病例,在 DLBCL 两种类型中均衡分布。最近的病例对照研究表明,遗传基因座能够使个体更易发展为 DLBCL,其中欧洲一些研究证实东亚人有普遍的风险。这些基因座的候选基因正是表明免疫识别和免疫功能在 DLBCL 的发病过程中起重要作用。

【鉴别诊断】

1. Burkitt 淋巴瘤　高度恶性的 DLBCL 与 Burkitt 淋巴瘤之间较难鉴别,因为部分 DLBCL 也表达 t(8;14)(q24;q32)。合并其他细胞遗传学异常,如 Bcl-6 基因重组或 t(14;18)(q32;q24)更支持 DLBCL 的诊断。而 Burkitt 淋巴瘤患者年龄更小,核分裂象和凋亡小体更常见(Ki-67 标记指数接近 100%)。

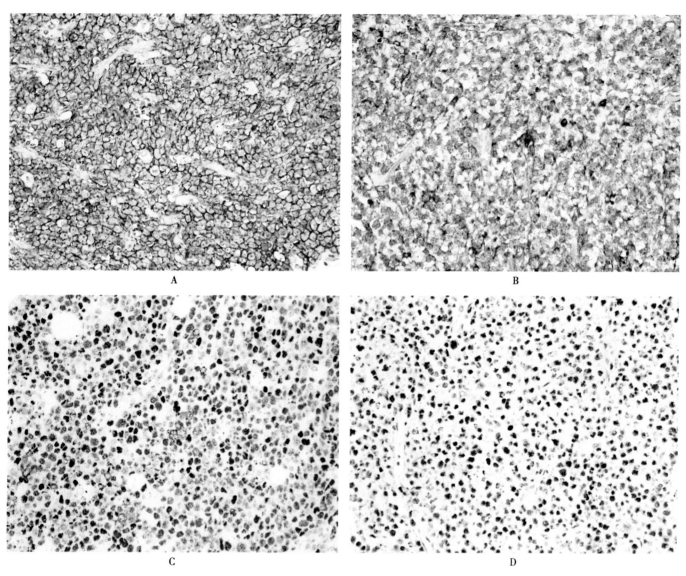

图 9-2-11　生发中心来源的 DLBCL 免疫组化
A. CD20；B. CD10；C. Bcl-6；D. FOXCP1

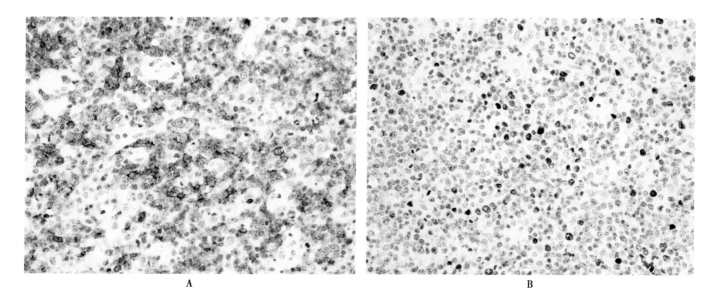

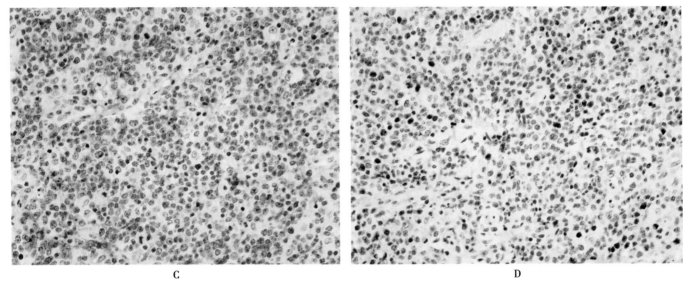

图 9-2-12　活化的 B 细胞来源的 DLBCL 免疫组化
A. CD20；B. MUM-1；C. CD10；D. Bcl-6

2. 纵隔大 B 细胞淋巴瘤　纵隔大 B 细胞淋巴瘤多见于年轻女性。最近研究显示免疫组化有利于二者的鉴别，53% 的原发纵隔大 B 细胞淋巴瘤共表达 c-Rel 和 TRAF1，而 DLBCL 仅有 2% 共表达。

（六）浆细胞瘤

【定义】

孤立性浆细胞瘤（solitary plasmacytoma）是由单克隆浆细胞构成的局限性肿瘤，缺乏浆细胞骨髓瘤（plasma cell myeloma，PCM）的临床特征，无明显的证据证明其为其他的浆细胞性肿瘤。浆细胞瘤有两种类型：骨孤立性浆细胞瘤（发生于颌骨者可参见第七章第五节）和骨外浆细胞瘤。

骨孤立性浆细胞瘤（solitary plasmacytoma of bone，SPB），也称作骨内浆细胞瘤，是由单克隆浆细胞构成的局限性肿瘤，缺乏 PCM 的临床特征。放射性检查（包括 CT 和 MRI）显示没有其他部位的骨病变。SPB 有两种不同的类型，预后不同：孤立性病损，无克隆性骨髓浆细胞增生；孤立性病损少量（<10%），克隆性骨髓浆细胞只能通过流式细胞仪检测到。

骨外浆细胞瘤（extraosseous plasmacytoma）是来自于骨组织以外组织的局限性浆细胞瘤。必须排除有明显浆细胞分化的淋巴瘤，尤其是结节外边缘区淋巴瘤。

【临床特征】

1. 流行病学　SPB 约占浆细胞肿瘤的 1%~2%。男性多见（占 SPB 患者 65%），患者平均年龄 55 岁。骨外浆细胞瘤约占浆细胞肿瘤的 1%。2/3 患者为男性，患者平均年龄约 55 岁。

2. 症状　SPB 最常见于骨髓造血功能活跃的骨，易受累骨顺序为：椎骨、髋骨、颅骨、骨盆、股骨、肱骨、锁骨和肩胛骨。胸椎比腰椎或者颈椎更加常见；肘部或者膝盖以下的长骨受累罕见。患者最常表现为单个骨骼疼痛或病理性骨折。椎骨病损通常与症状性脊髓压迫有关。软组织扩散可形成明显肿块。24%~77% 患者血清或者尿中检测出 M 蛋白；大约一半的患者血清游离轻链比例异常。大多数患者多克隆免疫球蛋白在正常水平。无贫血，血钙正常，无浆细胞瘤相关的肾衰竭。

骨外浆细胞瘤最常见于上呼吸道黏膜，也见于很多其他部位，包括胃肠道、淋巴结、膀胱、乳腺、甲状腺、睾丸、腮腺、皮肤和中枢神经系统。大约 15% 上呼吸道浆细胞瘤病例可扩散至颈部淋巴结。有一种惰性亚型，IgA 表达，主要为结节浆细胞瘤，发生于年轻人，常伴有明显的免疫系统功能缺陷。骨外浆细胞瘤为局限性肿块。发生于上呼吸道的肿物，常出现流涕、鼻出血以及鼻阻塞症状。影像学和形态学检查并没有骨髓受累的证据。大约 20% 患者有小 M 蛋白，IgA 最常见。骨外浆细胞瘤没有浆细胞肉瘤的临床特征。

3. 治疗及预后　孤立性浆细胞瘤治疗过程一般为局部放疗，但是大约 2/3 的病例最终演变为广泛性 PCM 或者另外的孤立性浆细胞瘤或多发性浆细胞瘤。10% 无骨髓累及的 SPB 患者以及 60% 少量骨髓受累的 SPB 患者在 3 年内出现疾病进展。大约 1/3 患者可维持病情缓解长达 10 年以上；平均存活时间为 10 年左右。老年人、肿瘤直径大于 5cm 或者局部放疗后 M 蛋白持续存在超过一年的患者，疾病进展率较高。其他已报道的进展为骨髓瘤的危险因素：血清中游离轻链比例异常、未累及免疫球蛋白水平低和骨量减少。骨外浆细胞瘤经典治疗为局部切除,配合局部放疗。25% 的患者局部复发,有时转移至远处骨外区域。疾病进展为 PCM 不常见,发生在大约 15% 的患者。少骨髓受累的患者容易发展为 PCM。10 年无病生存率大约 70%。

【病理变化】

1. **组织学特征**　孤立性浆细胞瘤组织学特征同

PCM,除了罕见的分化差的病例(如浆母细胞型或者间变型病例),一般在组织切片中容易辨认。浆细胞局灶性或弥漫性浸润,肿瘤细胞呈成熟型至中间型细胞学特征,有时肿瘤性浆细胞分化很差,核浆比高,可见核仁。罕见的骨外浆细胞瘤伴随有局部、偶发性淀粉样物(图 9-2-13)。

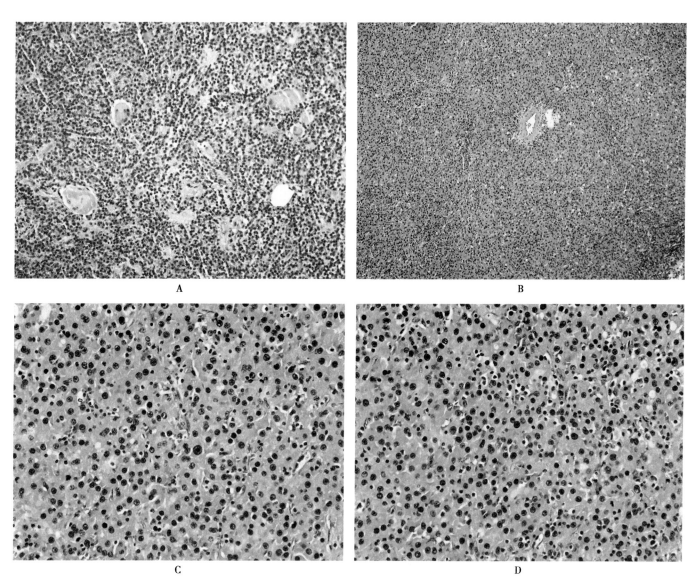

图 9-2-13　浆细胞瘤的组织学表现
A、B. 低倍镜显示肿瘤性浆细胞弥漫浸润;C、D. 高倍镜下肿瘤细胞呈现中间型分化

2. **免疫组化**　通过浆细胞相关抗原的免疫组化染色(如 CD138、CD38、CD79a、κ、λ)能清楚显示浆细胞,κ 和 λ 轻链免疫组化对识别恶性浆细胞增生的特征和区分浆细胞增多的反应性疾病很有价值。肿瘤性浆细胞呈单克隆表达模式,而正常或者反应性增生的浆细胞,κ 和 λ 染色为多克隆模式,以少量或中等量 κ 为主。骨外浆细胞瘤经常缺乏 cyclin D1 表达,CD56 表达较少见,并且阳性较弱。病损内淋巴细胞或者浆细胞样细胞不表达 CD20(图 9-2-14)。

3. **分子遗传学特征**　部分 SPB 病例可见涉及染色体 14q32 的重链基因位点染色体易位,也有报道染色体 13q14 单体或部分缺失。

【鉴别诊断】

在骨外区域,若想鉴别有明显浆细胞分化的淋巴瘤和浆细胞瘤比较困难。结节外边缘区淋巴瘤(MZL)、淋巴浆细胞淋巴瘤以及浆母细胞瘤可能会被误诊为浆细胞瘤。与伴明显浆细胞分化的 MZL 较难区别,尤其是在皮

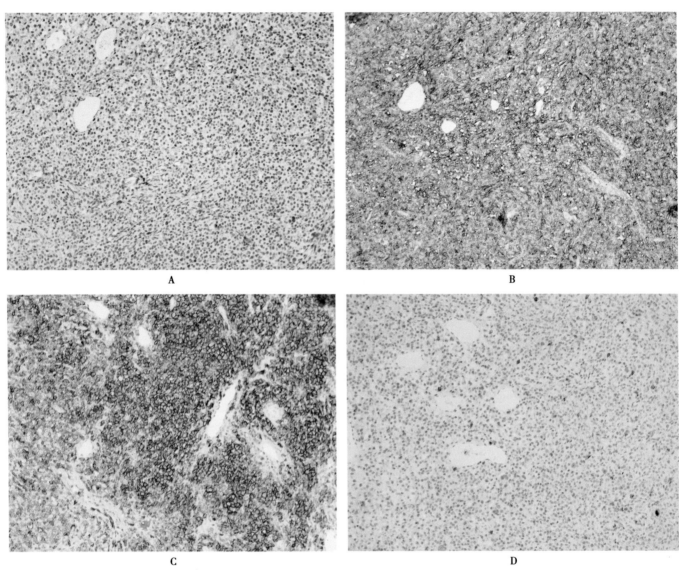

A　　　　　　　　　　　　　　　　　　　　B

C　　　　　　　　　　　　　　　　　　　　D

图 9-2-14　孤立性浆细胞瘤的免疫组化
A、B. 肿瘤性浆细胞 κ 和 λ 轻链呈单克隆表达模式;C. 肿瘤性浆细胞阳性表达 CD138;D. 肿瘤性浆细胞不表达 CD20

肤和胃肠道。流式细胞仪检测可分辨出伴淋巴瘤特征的 MZL 细胞遗传学或分子改变。骨外 PCM 更常见细胞异型性和核分裂,但区分浆细胞瘤和 PCM 结外浸润不能仅通过形态学(表 9-2-4)。

表 9-2-4　骨内浆细胞瘤、原发骨外浆细胞瘤和浆细胞肉瘤骨外浸润鉴别要点

	浆细胞肉瘤的骨外浸润	浆母细胞性淋巴瘤	原发骨外浆细胞瘤
临床特征及诱发因素	多发生在进展性 PCM,有时为治疗后骨外复发	HIV 感染 医源性免疫抑制 老年免疫活性患者	没有已知的诱发因素,患者年龄分布广泛,罕见病例发生在移植术后
部位	任何部位	主要发生在结外区域,口腔,胃肠道,皮肤和淋巴结;50% 为免疫活性患者	80%在头颈部 大多数为结外
溶骨性病损	常见,散播性	罕见	罕见局部浸润(头颅)
M 蛋白	>95%	罕见	20%,低水平
骨髓累及	有	罕见	无明显累及(定义上) 15%在肿瘤进展过程中

	浆细胞肉瘤的骨外浸润	浆母细胞性淋巴瘤	原发骨外浆细胞瘤
疾病阶段	经常在进展期 PCM	>90% 为 I 或者Ⅳ期	大多数为 I E~ⅡE 期
形态学	PB/PC	免疫母细胞/PB, 偶尔 PC 成分	常为成熟的 PC
免疫表型	PC 标记物和细胞质免疫球蛋白轻 链阳性 70%~80%患者 CD56⁺(PC 白血病 CD56-)	PC 标记物阳性 50%免疫球蛋白轻链阳性 B 细胞标记物阴性 10%~30%CD56⁺	PC 标志物和细胞质免疫球蛋白轻链 阳性 CD56 更少见,弱阳 Cyclin D1 阴性
分子变异	PCM 细胞遗传学,有 50%~70% IG 易位 MYC 重排	无 PCM 类型易位 50%MYC 重排	T(11;14)易位 无 MYC 重排
EBV 感染	无	50%~75% 主要根据患者情况	罕见,50%~70%在骨髓外 浆细胞样移植术后淋巴增生疾病
预后	差	差	好,15%进展为 PCM

（七）淋巴浆细胞淋巴瘤

【定义】

淋巴浆细胞淋巴瘤（lymphoplasmacytic lymphoma，LPL）是由小 B 细胞、浆样淋巴细胞和浆细胞组成的肿瘤,主要累及骨髓,偶尔可见淋巴结和脾累及,并不完全满足其他小 B 细胞淋巴瘤的所有特征,也会存在浆细胞样分化。LPL 和其他小 B 细胞淋巴瘤（尤其是边缘区 B 细胞淋巴瘤）的区别并不是那么清晰,因此一些病例需要被诊断为存在浆细胞样分化的小 B 细胞淋巴瘤,并且提供鉴别诊断。大量的 LPL 患者发现有华氏巨球蛋白血症（Waldenstrom macroglobulinaemia，WM）,但是这两者并不一致。后者被认为是累及骨髓并且伴任何水平的相关单克隆 IgM 的 LPL 患者。

【临床特征】

1. 流行病学　LPL 发生在成年人,平均年龄 70~80 岁,男性较女性稍多见。

2. 症状　LPL 主要发生于骨髓,部分病例可见累及淋巴结和结外区域。偶尔也可见累及外周血。罕见类型累及中枢神经系统,与 WM 有关,被称为 Bing-Neel 综合征。患者常表现为虚弱无力,往往与贫血有关。大部分患者血清含有异常的 IgM 蛋白,因此也满足 LPL/WM 的诊断。然而,还有一些患者有不同的异常蛋白或者没有异常蛋白。一小部分患者同时含有 IgM 和 IgG 或者其他的异常蛋白。大约 30%的病例会出现高黏血症。异常蛋白也会导致自身免疫现象或者冷球蛋白血症（见于大约 20%的 LPL/WM 患者）。冷凝集素也可能存在,但是与原发的冷凝集素疾病不同。因为 IgM 副蛋白与髓鞘抗原反应、冷球蛋白血症或者副蛋白沉积,少部分患者会有神经病变。IgM 在皮肤或者胃肠道沉积,在胃肠道沉积会引起腹泻。异常的 IgM 蛋白也导致凝血障碍。一小部分患者早期表现为 IgM 相关的异常,比如冷球蛋白血症或者 IgM 单克隆丙球蛋白血症,随后发展成明确的 LPL。

3. 预后　临床过程无痛,平均生存时间为 5~10 年,近几年存活率提高。高龄、外周血球蛋白较少（尤其是贫血）、体力状况不佳以及 β₂ 微球蛋白水平高都与预后差有关。一个关于 WM 的国家级预后评分系统也包括高血清副蛋白水平（>7.0g/dL）,但是不包括体力状态。转化细胞/免疫母细胞增加、6q 缺失、MYD88 L265P 变异缺乏的 LPL 病例预后较差,但是这些病例诊断并不是很明确,并且缺乏数据。CXCR4 变异的 LPL 患者尽管生存率没有差异,但是症状更明显,其他的临床和实验室指标更加突出,而且对 ibrutinib 和其他治疗药物的抵抗更明显。少部分 LPL 病例可能会转化为弥漫性大 B 细胞淋巴瘤,存活率低。

【病理变化】

1. 组织学特征

（1）骨髓和外周血:骨髓受累常为结节状、弥漫性或者间质浸润,有时甚至为小梁旁聚集灶。浸润灶主要是由小淋巴细胞构成,混合有不同数量的浆细胞、浆样淋巴细胞,常伴有肥大细胞增加。浆细胞可能形成不同的聚集簇,和淋巴样成分分开。治疗后的残余病变经证实全部为浆细胞。外周血的细胞谱系和骨髓相同,但是白细胞计数明显低于慢性淋巴细胞白血病。

（2）淋巴结和其他组织:和 WM 相关的大多数典型病例,淋巴结表现为保留完整的淋巴结结构,边缘窦膨大,PAS 染色阳性,有时可见小部分残余的生发中心。小淋巴细胞、浆细胞和浆样淋巴细胞相对单一增殖，还有较少的转化细胞。Dutcher 小体、增多的肥大细胞以及含铁血红素也是其典型特征。其他的病例表现为淋巴结结构破坏，模糊不清的滤泡样生长模式，残余生发中心明显，上皮样组织细胞聚集成簇，有时浆细胞比例更高，有时浆细胞比例较低。当明显的大转化细胞存在时，可能会导致疾病加重。无慢性淋巴细胞白血病或者小淋巴细胞瘤等所见的增殖中心。缺乏"单核样"或者边缘区细胞学特征，见不到 MZL 其他相关的表现（例如滤泡植入）。LPL 脾脏浸润的生长模式尚未确定，但是往往存在弥散的淋巴细胞浆细胞浸润以及结节样红髓浸润，有时为白髓结节。

2. 免疫组化 LPL 中大部分的细胞表达表面免疫球蛋白，限制性轻链浆细胞细胞质表达免疫球蛋白（经常是 IgM，有时为 IgG，IgA 罕见）。IgD 阴性；B 细胞相关抗原 CD19、CD20、CD22 和 CD79a 阳性；大部分 CD5、CD10、CD103 和 CD23 阴性；频繁表达 CD25 和 CD38。然而，也有小部分病例 CD5 或者 CD10 阳性（但是 Bcl-6 阴性）。一些研究表明 CD23 并不总是阳性。精确的免疫表型可能随着时间而改变。浆细胞 CD138 阳性，和浆细胞肉瘤不同，LPL 中浆细胞也表达 CD19，CD45 也常为阳性。LPL 中，尽管 CD138 阳性的浆细胞经常性表达 IRF4/MUM1，但是相对于正常的浆细胞或者 MZL 的浆细胞，其更常见 IRF4/MUM1 阴性，PAX5 表达阳性。

3. 分子遗传学特征 IG 基因重排。LPL 中并没有发现特征性的染色体异常，但是超过 90% 的病例有 MYD88 L265P 突变，大约 30% 的病例有 CXCR4 突变（最常见 CXCR4 S338X 或者移码突变）。17% 的病例也证实有 ARID1A 突变，其他的突变，像 TP53、CD79B、KMT2D 和 MYBBP1A 少见。在一些诊断不明确的 LPL 鉴别诊断中，证实 MYD88 L265P 突变的存在可能对诊断有帮助。据报道，超过一半的骨髓累及的病例中 6q 缺失，但是并不是特异性的，具有器官相关性。一个研究发现，WM 有独立于 6 号染色体断臂缺失的同源基因表达谱系，相比于肉瘤，和慢性淋巴细胞白血病以及正常的 B 细胞更相似。这项研究也表明 IL6 上调和 MAPK 细胞通路下调的重要性。

【鉴别诊断】

1. 慢性淋巴细胞性淋巴瘤 瘤细胞以小淋巴细胞为主，可见"免疫母细胞"，多数有假滤泡增生中心形成，瘤细胞表达表面免疫球蛋白，呈 CD5$^+$，CD23$^+$。

2. 套细胞淋巴瘤 90% 病例免疫表型呈 CD5$^+$，CD23$^-$，t(11;14)(q13;q32) 和 cyclin D1 过表达。

3. 滤泡性淋巴瘤 免疫表型呈 CD10$^+$，Bcl-6$^+$，t(14;18)(q32;q21) 或 Bcl-2 基因重排有助于诊断。

4. 浆细胞性骨髓瘤 由大量具有显著核仁的不典型浆细胞组成。免疫表型呈 CD138$^+$，CD19$^-$，CD20$^-$。通常出现 13q 缺失和 14q32（包括免疫球蛋白重链的基因位点）易位。

二、成熟 T 细胞淋巴瘤

（一）外周 T 细胞淋巴瘤-非特指型

【定义】

外周 T 细胞淋巴瘤-非特指（peripheral T-cell lymphoma，PTCL-NOS）是一种侵袭性非常强的淋巴瘤，几乎都发生于成年人。这类肿瘤缺乏特异性特征，包含所有成熟 T 细胞肿瘤。因此，诊断前需排除其他特异性类型的 T 细胞淋巴瘤。

【临床特征】

1. 流行病学 PTCL-NOS 在西方国家约占所有 T 细胞淋巴瘤 30%。几乎都发生于成年人，儿童非常罕见。患者男女比例约 2:1。头颈部少见 PTCL-NOS。

2. 症状 大多数患者表现为淋巴结受累，淋巴结肿大，但也可发生于任何结外部位，并常见淋巴结和结外联合受累。大多数患者表现为进展性疾病，伴骨髓、肝、脾和结外部位浸润，常浸润皮肤。约有半数病例出现系统性症状，身体状况差及乳酸脱氢酶水平升高。

3. 治疗及预后 PTCL-NOS 淋巴瘤大多侵袭性强、治疗反应差，经常复发。早期治疗化疗结合放疗，晚期治疗以化疗为主。

【病理变化】

1. 组织学特征 肿瘤细胞弥漫浸润导致淋巴结正常结构消失，肿瘤细胞多形性明显。多数病例由中等大小细胞和大细胞构成，细胞核不规则，可有明显核仁，伴大量核分裂。也可伴有透明细胞和 Reed-Sternberg（R-S）样细胞。少数病例主要由非典型性小淋巴细胞弥漫浸润，细胞核不规则。通常可见高内皮小血管增生和炎症背景，包括小淋巴细胞、嗜酸性粒细胞、浆细胞和大 B 细胞，以及成簇的上皮样组织细胞。结外受累也是由相似的细胞弥漫浸润。在皮肤，肿瘤细胞浸润真皮及皮下组织，经常形成中心坏死的结节（图 9-2-15）。

淋巴上皮样变异型，最初由 Lernnert 作为霍奇金病的一种变异型描述报道，命名为 Lernnert 淋巴瘤，肿瘤细胞弥漫浸润或滤泡间增殖。肿瘤细胞主要由小细胞构成，细胞核轻度不规则，伴有大量甚至成簇的上皮样组织细胞，可混合炎症细胞和 R-S 样大 B 细胞。高内皮小血管增生不明显，肿瘤细胞 CD8 阳性，常表达细胞毒分子。

2. 免疫组化 PTCL-NOS 表达全 T 细胞相关抗原（CD3、CD2、CD5、CD7），常可丢失一种或几种标记，主要

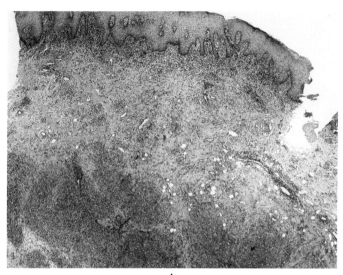
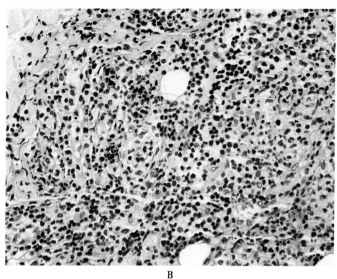

图 9-2-15　PTCL-NOS 淋巴瘤的组织学表现

A. 低倍镜；B. 高倍镜

是 CD5、CD7 下调。肿瘤细胞通常会表达 TCR β F1。多数病例 CD4$^+$/CD8$^-$，但有时也可见 CD4、CD8 同时阳性或同时阴性表达(图 9-2-16)。

3. 分子遗传学特征　多数病例证实有克隆性 *TCR* 基因重排，免疫球蛋白重链基因克隆性或寡克隆性重排也可见。

【鉴别诊断】

1. 霍奇金淋巴瘤　两者均可以有炎症细胞背景和 R-S 样细胞。但是 PTCL-NOS 肿瘤性 T 细胞多形性明显，细胞核异型性明显，可检测到 *TCR* 基因克隆性重排，也可有免疫球蛋白重链基因克隆性或寡克隆性重排，而霍奇金淋巴瘤没有。

2. 反应性 EBV$^+$ 淋巴组织增生　两者均可以有 EBV$^+$ 细胞。但是 PTCL-NOS 肿瘤性 T 细胞多形性明显，细胞核异型性明显，可检测到 *TCR* 基因克隆性重排，也可有免疫球蛋白重链基因克隆性或寡克隆性重排。

（二）结外 NK/T 细胞淋巴瘤-鼻型

【定义】

结外 NK/T 细胞淋巴瘤（extranodal NK/T-cell lymphoma，nasal type）是由 NK 细胞或 T 细胞构成的结外淋巴瘤，其特征是血管损伤和破坏、明显的坏死和细胞毒表型，与 EBV 相关。定义为 NK/T 细胞淋巴瘤是因为尽管大多数病例肿瘤细胞是 NK 细胞，但有些病例由细胞毒性 T 细胞构成。鼻腔是最常见累及部位和原发部位，因此常用"鼻型"加以限定。

【临床特征】

1. 流行病学　亚洲人、墨西哥人和南美发病率较高。此病几乎只发生于成年人，中位年龄 44~54 岁。男性较多见。

2. 症状　上呼吸消化道（鼻腔、鼻咽、鼻旁窦和腭部）最常见，鼻腔常是原发部位。肿块常导致堵塞症状和鼻出血。肿瘤常播散至邻近鼻旁窦、口腔和口咽，典型表现为侵蚀骨组织。大多数患者就诊时为早期病变，伴骨髓侵犯者少见。鼻外 NK/T 细胞淋巴瘤常见累及部位包括皮肤、胃肠道、睾丸、肺和软组织，这些部位也是鼻 NK/T 细胞淋巴瘤易于播散的部位。

3. 治疗　放疗是有效治疗手段，可以单独放疗或联合化疗。Ⅲ、Ⅳ期患者选择化疗，但疗效较差。

4. 预后　鼻 NK/T 细胞淋巴瘤患者预后差异较大，一些患者对治疗敏感，反应较好，但一些患者治疗反应很差，五年生存率约 40%。鼻外 NK/T 细胞淋巴瘤常为晚期疾病，化疗是主要治疗手段，但疗效差。

【病理变化】

1. 组织学特征　受累组织常有溃疡和坏死。淋巴瘤细胞弥漫浸润，常见肿瘤细胞围绕血管生长，浸润并破坏血管，即便肿瘤细胞不浸润血管，也常见血管纤维素性坏死。肿瘤细胞谱很广泛，可以是小细胞、中等大小细胞，也可以是大细胞甚至间变大细胞，肿瘤可由中等大小细胞构成或大小细胞混合。细胞核伸长、折叠，不规则，染色质颗粒状，大细胞可有泡状核，核仁小或不明显。细胞质淡染或者透明。核分裂象易见。结外 NK/T 细胞淋巴瘤尤其小细胞为主伴有明显炎症背景，可能很相似于炎症。有时表面上皮可伴假上皮瘤样增生(图 9-2-17)。

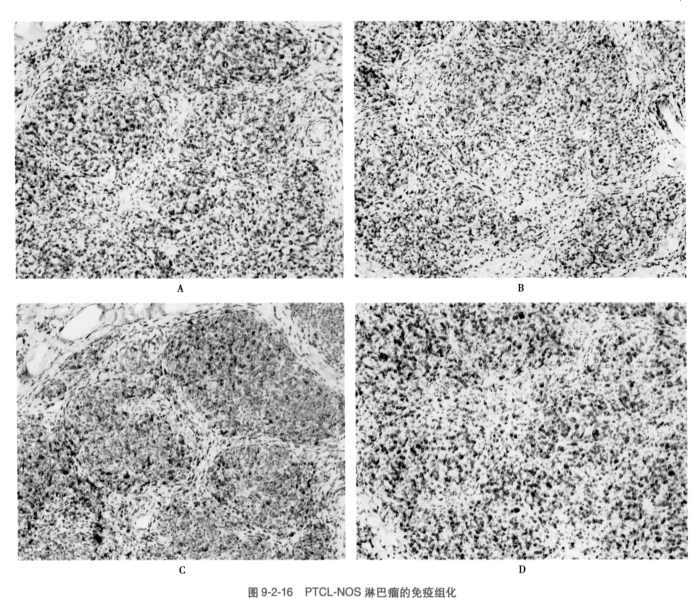

图 9-2-16　PTCL-NOS 淋巴瘤的免疫组化

A.肿瘤细胞 CD3 阳性；B.肿瘤细胞 CD5 部分阳性；C.CD4 染色显示肿瘤细胞植入生发中心；D.CD8 染色显示肿瘤细胞植入生发中心

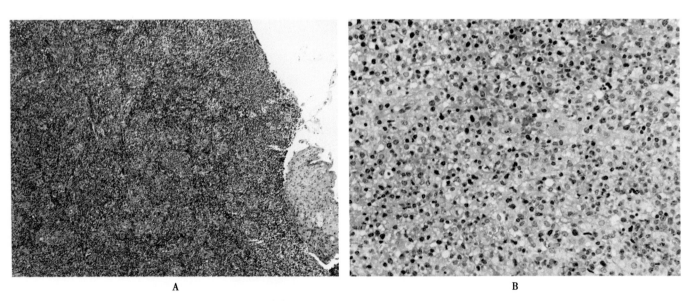

图 9-2-17　NK/T 细胞淋巴瘤的组织学

A.黏膜溃疡伴坏死,淋巴瘤细胞弥漫浸润(×100)；B.黏膜溃疡伴坏死,淋巴瘤细胞弥漫浸润(×400)

2. 免疫组化　大多数肿瘤 surface CD3-、cCD3-epsilon⁺、CD2⁺、CD5⁻、CD56⁺。CD43 和 CD45RO 通常阳性。细胞毒分子（Granzyme B、TIA1 和 perforin）阳性表达。HLA-DR、CD25、FAS 和 FASL 通常阳性表达。大约 30% 病例 CD30 阳性表达。

CD3-epsilon⁺、CD56⁻，同时细胞毒分子和 EBV 均阳性，可诊断为 NK/T 细胞淋巴瘤；否则，CD3-epsilon⁺、CD56⁻，同时细胞毒分子和 EBV 阴性，则诊断为外周 T 细胞淋巴瘤（非特指型）（图 9-2-18）。

3. 分子遗传学特征　多数病例中 TCR 基因和免疫球蛋白基因是种系构型。少部分病例表现为 TCR 基因重排。几乎所有病例均与 EBV 有关，因此 EBV⁺ 是较为必要的诊断标准。

【鉴别诊断】

1. 通过免疫组化与弥漫大 B 细胞淋巴瘤和非淋巴造血恶性肿瘤相鉴别。

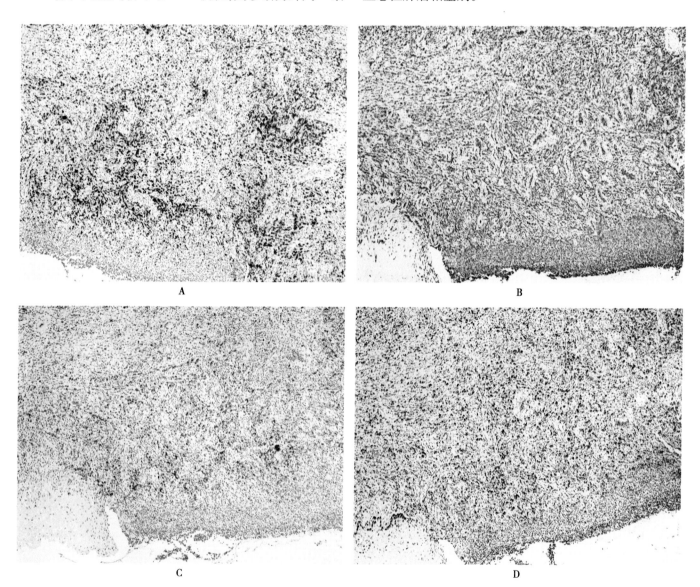

图 9-2-18　NK/T 细胞淋巴瘤的免疫组化
A. 肿瘤细胞 CD3 阳性；B. 肿瘤细胞 CD43 部分阳性；C. CD56 阳性；D. Ki-67 标记肿瘤细胞增殖比率

2. 主要由小细胞或混合细胞构成的病变，与反应性病变或炎症鉴别较困难。出现以下部分或全部特征支持淋巴瘤的诊断：①肿瘤细胞密集浸润导致黏膜腺体分离或破坏；②出现明显的溃疡和坏死；③血管侵犯；④明显核分裂象；⑤细胞核明显不规则。

3. Wegener 肉芽肿也是 NK/T 细胞淋巴瘤鉴别诊断之一，它与 NK/T 细胞淋巴瘤有相似的形态学特点，如混合的炎症细胞背景、溃疡、坏死和血管炎。同样，上述区分 NK/T 细胞淋巴瘤与反应性病变的特征也适用于本病的鉴别。

（三）间变性大细胞淋巴瘤-ALK 阳性

【定义】

间变性大细胞淋巴瘤-ALK 阳性（anaplastic large cell

lymphoma, ALK-positive)是一种 T 细胞淋巴瘤,肿瘤细胞通常为多形性大细胞,胞质丰富,常见马蹄形细胞核,伴染色体易位导致 ALK 基因和 ALK 蛋白阳性表达。

【临床特征】

1. 流行病学　ALK$^+$ ALCL 约占成人非霍金淋巴瘤 3%,儿童发生的淋巴瘤的 10%~20%。ALK$^+$ ALCL 患者大多为 30 岁以下,男性略多见,男女比例约 1.5:1。

2. 症状　淋巴结和结外均可受累,最常见的结外部位包括皮肤、骨、软组织、肺和肝。大多数患者(70%)表现为晚期病损(Ⅲ、Ⅳ期),常伴结外浸润和骨髓受累。大部分患者有 B 症状,尤其是高热。少数病例呈隐匿性进展,局限于皮肤。需要结合临床病史和分期将这类病损与侵袭性强、预后差的系统性 ALK$^+$ ALCL 继发表皮受累病损鉴别。

3. 治疗及预后　适合其他侵袭性淋巴瘤的治疗方案 CHOP,也适用于间变大细胞淋巴瘤患者。ALK$^+$ ALCL 预后比 ALK$^-$ ALCL 好,也有人认为 ALK$^+$ ALCL 预后较好的原因是因为它主要发生于年轻人,而与 ALK 是否阳性表达无关。

【病理变化】

1. 组织学特征　ALK$^+$ ALCL 表现为较宽的形态学谱系。然而,所有病例都会含有数量不等的偏位马蹄形或肾形细胞核的大细胞,核周常有嗜酸性区域。这些细胞被称为标志性细胞,因为它们出现在所有形态学变异型中。典型的标志性细胞是大细胞,但是也可以见到具有相似细胞特征的较小细胞,这些细胞也可促进确诊。由于切片切面的原因,一些细胞会呈现核内包涵体,然而这并不是真正的核包涵体,而是核膜内陷的表现。这些细胞被称作面包圈细胞(doughnut cells)。

形态学上,ALK$^+$ ALCL 可以是小细胞肿瘤,也可以是主要由大细胞构成的肿瘤。所谓的普通型约占 60%,肿瘤细胞含有丰富的细胞质,可以透明、嗜碱或嗜酸。多个细胞核可形成花环样结构,类似 R-S 样细胞。核染色质细腻块状或散在分布,含有多个小的嗜碱性核仁。由大细胞构成的肿瘤,核仁会更明显。当淋巴结结构仅部分被破坏时,肿瘤特征性窦内生长,类似转移瘤(图 9-2-19)。

淋巴组织细胞型 ALCL(10%)特征是肿瘤细胞混于大量组织细胞中,组织细胞可以掩盖肿瘤细胞,导致误诊为反应性病变。肿瘤细胞通常比普通型小,但是经常呈簇状分布于血管周围,可被 CD30、ALK 标记。小细胞型(5%~10%)表现出以小至中等细胞为主,细胞核不规则。一些病例中,大部分细胞胞质淡染,细胞核位于中央,这些细胞被称作煎蛋细胞。印戒样细胞偶尔也可见到。标志性细胞总是出现并且围绕血管生长。这一类型经常会被误诊为外周 T 细胞淋巴瘤(非特指型)。霍奇金样型(3%)肿瘤特点与结节硬化型霍奇金淋巴瘤相似。

复合型病例约占 15%,在单个淋巴结活检中可以见到一种以上的类型特征。复发病例与原发者形态学特征不同。

2. 免疫组化　肿瘤细胞 CD30 阳性,表现为肿瘤细胞膜和高尔基复合体强阳性。大细胞 CD30 免疫强阳性,较小的肿瘤细胞仅弱阳性,甚至 CD30 阴性。在淋巴组织细胞型和小细胞型中,CD30 表达最强的细胞也是那些经常围绕血管生长的大细胞。在大多数含有 t(2;5)(NPM1-ALK)基因易位的 ALK$^+$ ALCL 病例中,ALK 蛋白在大细胞的胞质和胞核中阳性表达。在小细胞变异型中,ALK 阳性通常限制在肿瘤细胞的细胞核阳性。在 ALK 与除 NPM1 以外的其他基因融合时,ALK 蛋白表现

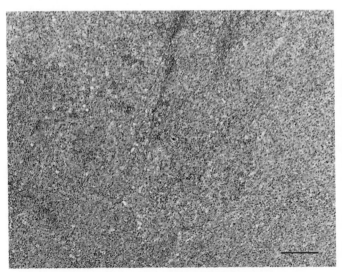

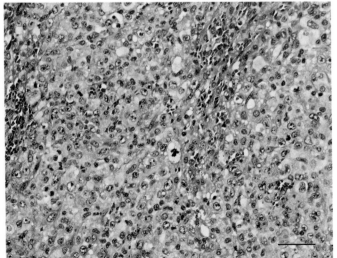

A　　　　　　　　　　　　　　　　　　　　　B

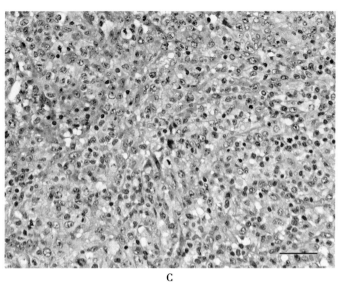
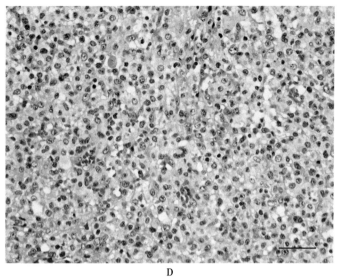

图 9-2-19　ALK⁺ ALCL 组织学表现

A. 肿瘤细胞窦内增生；B. 肿瘤性细胞周边混杂组织细胞和淋巴细胞；C. 可见肾形核肿瘤细胞；D. 可见多个细胞核形成花环样结构，类似 R-S 样细胞

为细胞质阳性，罕见胞膜阳性。另外，大多数 ALK⁺ ALCL 病例表达一种或多种 T 细胞抗原。然而，由于丢失几种全 T 细胞抗原，一些病例可能表现出所谓的裸细胞表型，但是在基因水平上表现出 T 细胞谱系。因为含有 T 细胞表型和不含有 T 细胞表型的病例之间没有其他区别，T 细胞/裸细胞 ALK⁺ ALCL 被认为是一种独立的肿瘤实体。超过 75% 的病例中 CD3 阴性表达。大约 70% 病例 CD2、CD5、CD4 阳性表达。并且，大多数病例细胞毒抗原（TIA1、granzyme B、perforin）阳性。CD8 通常阴性，但是罕见 CD8⁺ 病例出现，尤其是那些各种形态变异型。CD43 在 2/3 的病例中表达，但是缺少特异性。肿瘤细胞不同程度呈现 CD45 和 CD45RO 阳性，并且 CD25 强阳性表达。极少数病例里可见到少数肿瘤细胞表达 CD15。肿瘤细胞 Bcl-2、EBV 阴性（图 9-2-20）。

3. 分子遗传学特征　约 90% ALK⁺ ALCL 存在克隆性 *TCR* 基因重排，无论是否表达 T 细胞抗原。大多数病例与 t(2;5)(p23;q35) 染色体易位有关。

【鉴别诊断】

1. 伴免疫母/浆母分化的弥漫大 B 细胞淋巴瘤　两者均可以 ALK 阳性，但是弥漫大 B 细胞淋巴瘤仅见 ALK 蛋白在胞质内颗粒状阳性表达，并且不表达 CD30。

2. 幼年性 ALK⁺ 组织细胞增生症　两者形态学表现不同，并且该病变细胞不表达 CD30，而表达 CD68。

（四）间变性大细胞淋巴瘤-ALK 阴性

【定义】

间变性大细胞淋巴瘤-ALK 阴性（anaplastic large cell lymphoma, ALK-negative）是一种 CD30 阳性表达的 T 细胞淋巴瘤，在形态学上与 ALK⁺ ALCL 不能区分，只是缺少 ALK 蛋白表达。

【临床特征】

1. 流行病学　ALK⁻ ALCL 发病高峰是成年人（40~65 岁），男、女比例约 1.5:1。

2. 症状　淋巴结和结外（如骨、软组织和皮肤）均可受累，累及皮肤的病损需要和原发于皮肤的 ALCL 相鉴别，累及胃肠道的病损需要与 CD30⁺ 相关的和其他肠 T 细胞淋巴瘤相鉴别。反之，如果单个淋巴结可疑 ALK⁻ ALCL，需要结合临床病史皮肤是否有病损，需排除原发于皮肤的 ALCL 后方可诊断。大多数患者表现为晚期病损（Ⅲ、Ⅳ 期），常伴外周及腹部淋巴结肿大及 B 症状。

3. 治疗及预后　一般来说 ALK⁻ ALCL 预后比 ALK⁺ ALCL 差，与 ALK⁻ ALCL 很难相互鉴别的外周 T 细胞淋巴瘤（非特指型）预后也差，两者五年生存率分别为 49%、32%。

【病理变化】

1. 组织学特征　大多数病例中，淋巴结结构或其他组织结构被破坏，由实性肿瘤细胞团片取代。当淋巴结结构没有完全破坏时，肿瘤细胞经典的生长模式是沿窦区或者 T 区生长，通常表现出所谓的黏附模式，与癌类似。针吸穿刺活检组织不足以评估这些特征性改变。这些特征都类似于普通型 ALK⁺ ALCL 的组织学特征，而不是 ALK⁺ ALCL 的各种变异型。肿瘤细胞主要由经典的多形性大细胞构成，有时核仁明显。可出现多核细胞和花环样细胞，核分裂不常见。另外，还可见到偏位

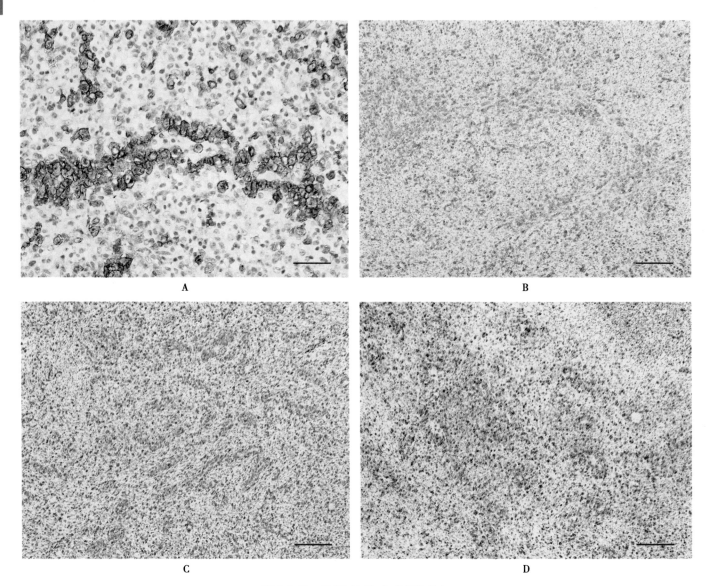

图 9-2-20 ALK⁺ ALCL 免疫组化染色
A. 肿瘤细胞 CD30 阳性；B. 肿瘤细胞 ALK 阳性表达；C. perforin 阳性表达；D. granzyme B 阳性表达

马蹄形核或肾形核的标志性细胞。大多数 ALK⁻ ALCL 病例中肿瘤细胞比 ALK⁺ ALCL 的肿瘤细胞更大，多形性更明显。值得注意的是，伴有 *DUSP22-IRF4* 重排的 ALK⁻ ALCL 趋向于缺乏大的多形性细胞而是含有所谓的面包圈细胞。

2. 免疫组化 所有肿瘤细胞 CD30 强阳性，通常表现为肿瘤细胞膜和高尔基复合体强阳性，尽管也常见弥漫的胞质阳性。所有肿瘤细胞弥漫强阳性是 ALK⁻ ALCL 区别于其他外周 T 细胞肿瘤的重要特征。而 ALK 蛋白阴性表达。超过半数病例表达一种或几种 T 细胞标记，CD2、CD3 比 CD5 更常见，CD43 几乎总是表达。CD4 在一些病例中阳性表达，而 CD8⁺病例很罕见。许多病例表达细胞毒分子 TIA1、granzyme B、perforin。约 43% 病例表达 EMA。约 43% 病例表达核磷酸化 STAT3。在鉴别诊断时，霍奇金淋巴瘤大部分病例 PAX5 弱阳性表达，而

ALCL 罕见表达 PAX5。ALK⁻ ALCL 呈现 EBV 阴性表达（图 9-2-21）。

3. 分子遗传学特征 无论是否表达 T 细胞抗原，大多数 ALK⁻ ALCL 存在克隆性 *TCR* 基因重排。

【鉴别诊断】

1. 外周 T 细胞淋巴瘤（非特指型） 两者很难清晰鉴别。一些外周 T 细胞肿瘤（非特指型）病例也可以呈现 CD30 和 CD15 阳性表达。只有形态学和免疫表型都非常接近 ALK⁺ ALCL，同时 ALK 蛋白阴性表达的病例，才可诊断为 ALK⁻ ALCL。Clusterin 在 ALK⁻ ALCL、ALK⁺ ALCL 中普遍表达，但罕见在外周 T 细胞肿瘤（非特指型）中表达；而 ALCL 中缺乏 T 细胞受体蛋白表达。

2. 霍奇金淋巴瘤 霍奇金淋巴瘤大部分病例 PAX5 弱阳性表达，而 ALCL 罕见表达 PAX5。ALCL 总是呈现 EBV 阴性，霍奇金淋巴瘤 EBER、LMP1 常阳性表达。

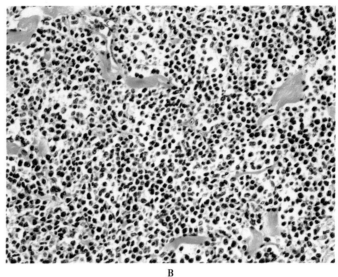
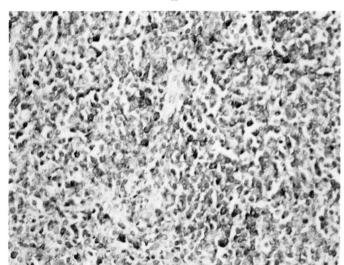
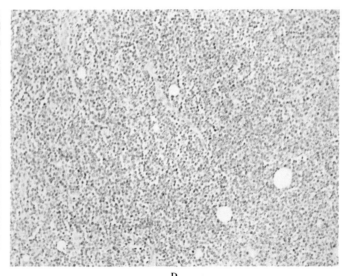

A

B

C

D

图 9-2-21　ALK⁻ALCL 组织学表现和免疫组化染色
A. 肿瘤细胞弥漫浸润；B. 肿瘤细胞由多形性较大细胞组成；C. 肿瘤细胞 CD30 弥漫阳性表达；D. ALK 阴性

三、淋巴母细胞性淋巴瘤

（一）B 淋巴母细胞性淋巴瘤

【定义】

B 淋巴母细胞淋巴瘤（B-lymphoblastic lymphoma）是由早期 B 细胞分化特征的前体淋巴细胞构成的肿瘤，肿瘤细胞小至中等大小，胞质不丰富，染色质中等，核仁不明显。肿瘤常累及骨髓和血液，称作 B 淋巴母细胞白血病。偶尔会表现为原发的淋巴结或结外病损，一般说来，B 淋巴母细胞淋巴瘤是指局限性肿块几乎不累及骨髓和血液。

【临床特征】

1. 流行病学　B 淋巴母细胞白血病是儿童常见恶性肿瘤，大多数发生在 6 岁以下儿童。随年龄增加而减少，50 岁以后又轻度增加。B 淋巴母细胞淋巴瘤相对少见，

也是年轻人易患，患者大多小于 18 岁。

2. 症状　B 淋巴母细胞淋巴瘤常见部位为皮肤、软组织、骨和淋巴结。与 B 淋巴母细胞白血病不同，通常无明显症状，头颈部是常见部位，尤其是儿童患者。

3. 治疗及预后　预后较好，儿童患者预后好于成人。

【病理变化】

1. 组织学特征　B 淋巴母细胞白血病比 B 淋巴母细胞淋巴瘤更常见，只有当髓外发生 B 淋巴母细胞肿瘤而外周血或骨髓中母细胞少于 25% ，可诊断为 B 淋巴母细胞淋巴瘤。常见于皮肤、骨和淋巴结，淋巴结可弥漫受累或副皮质区受累。肿瘤细胞圆形或卵圆形，细胞大小较一致，胞质少，核略不规则，无明显核仁，染色质均匀细腻，分裂象易见（图 9-2-22）。

2. 免疫组化　肿瘤细胞表达 B 细胞标记 CD19、CD79a、PAX5，其中 PAX5 特异性更好，因为 CD79a 有时

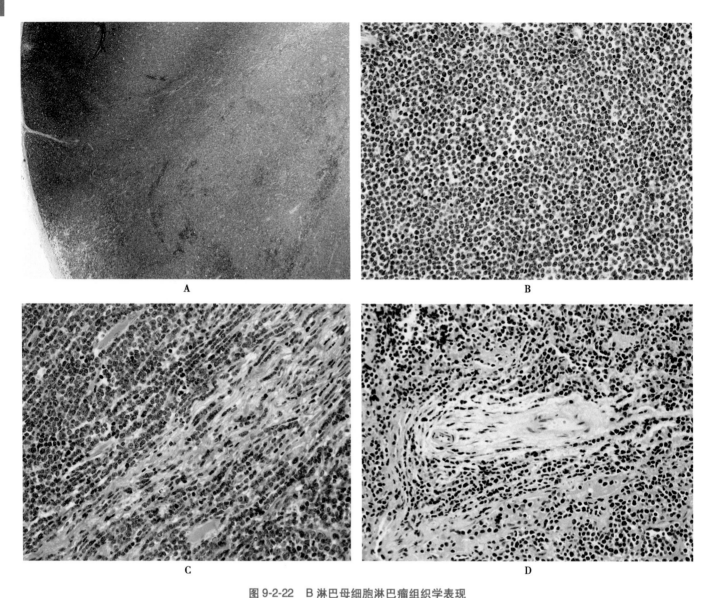

A

B

C

D

图 9-2-22　B 淋巴母细胞淋巴瘤组织学表现

A. 中等大小肿瘤细胞弥漫浸润；B. 肿瘤细胞圆或卵圆形，细胞大小较一致，胞质少，核略不规则，无明显核仁；C. 肿瘤细胞呈单行串珠样浸润；D. 肿瘤细胞围绕血管生长

也可表达于 T 淋巴母细胞淋巴瘤。肿瘤细胞同时表达母细胞标记 TdT、CD99、CD34、CD10。部分病例表达 CD20、CD45。有时肿瘤细胞同时表达髓系标记物 MPO，注意这种双表型/双系肿瘤并不罕见（图 9-2-23）。

3. 分子遗传学特征　几乎所有病例都伴有免疫球蛋白重链克隆性基因重排。

【鉴别诊断】

1. 成熟 B 细胞淋巴瘤　主要靠免疫表型分析鉴别。

2. 小圆蓝细胞肿瘤　如尤因肉瘤、胚胎性横纹肌肉瘤、髓母细胞瘤和神经母细胞瘤。这些肿瘤细胞黏附生长，虽然也表达部分母细胞标记，但不表达淋巴样标志。

（二）T 淋巴母细胞性淋巴瘤

【定义】

T 淋巴母细胞淋巴瘤（T-lymphoblastic lymphoma）是由早期 T 细胞分化特征的前体淋巴细胞构成的肿瘤，肿瘤细胞小至中等大小，胞质不丰富，染色质中等，核仁不明显。肿瘤常累及骨髓和血液，称作 T 淋巴母细胞白血病。偶尔会表现为原发的淋巴结或结外病损，一般说来，T 淋巴母细胞淋巴瘤是指局限性肿块，几乎不累及骨髓和血液。

【临床特征】

1. 流行病学　T 淋巴母细胞淋巴瘤比 B 淋巴母细胞淋巴瘤更常见，约占所有淋巴母细胞淋巴瘤 85%～90%，常发生于儿童和青少年。

2. 症状　T 淋巴母细胞淋巴瘤常表现为纵隔受累，也可累及淋巴结及结外部位，如皮肤、扁桃体、肝、脾和睾丸。患者常表现为纵隔前部巨大肿块，生长快速，可导致呼吸困难。

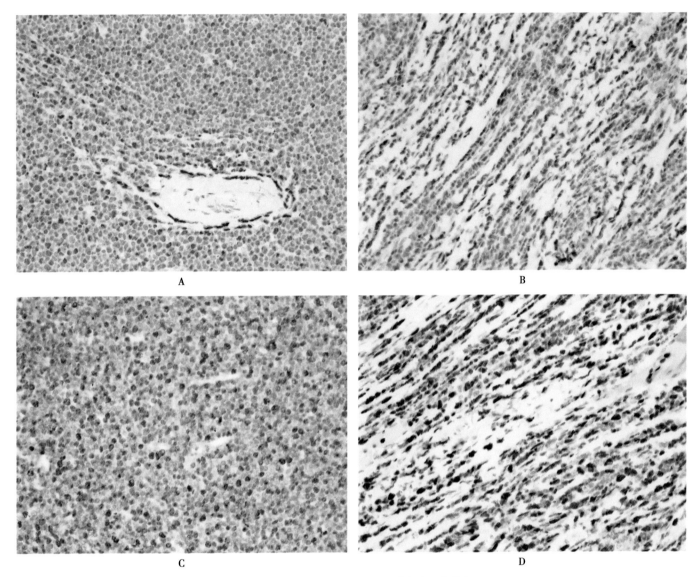

图 9-2-23 B 淋巴母细胞淋巴瘤的免疫组化染色
A. 肿瘤细胞 TdT 弥漫阳性；B. 肿瘤细胞 TdT 弥漫阳性；C、D. Ki-67 标记肿瘤细胞增殖活性

3. **治疗及预后** 主要采用放疗和化疗，也可自体造血干细胞移植巩固治疗。疾病分期、对化疗敏感性、乳酸脱氢酶水平影响预后。

【病理变化】

1. **组织学特征** T 淋巴母细胞淋巴瘤与 B 淋巴母细胞淋巴瘤在组织学上形态相似，很难鉴别。肿瘤细胞圆形或卵圆形，细胞大小较一致，胞质少，核略不规则，无明显核仁，染色质均匀细腻，分裂象易见（图 9-2-24）。

2. **免疫组化** 肿瘤细胞表达 T 细胞标记 CD2、CD3、CD7、CD5、CD4 和 CD8。肿瘤细胞同时表达母细胞标记 TdT、CD99、CD34、CD1a。也可表达 CD10。约 10% 病例表达 CD79a。有时肿瘤细胞可表达 CD117（图 9-2-25）。

3. **分子遗传学特征** 几乎所有病例都伴有 TCR 克隆性重排。约 20% 病例同时具有免疫球蛋白重链基因重排。

【鉴别诊断】

1. **成熟 B 细胞淋巴瘤** 主要靠免疫表型分析鉴别。

2. **小圆蓝细胞肿瘤** 如尤因肉瘤、胚胎性横纹肌肉瘤、髓母细胞瘤和神经母细胞瘤。这些肿瘤细胞黏附生长，虽然也表达部分母细胞标记，但不表达淋巴样标记。

3. **髓系肉瘤** 髓系肉瘤肿瘤细胞胞质更丰富，可见嗜酸性髓细胞，肿瘤细胞表达髓系标记。

四、霍奇金淋巴瘤

霍奇金淋巴瘤（Hodgkin lymphomas）是通常侵犯淋巴结的淋巴瘤，肿瘤由非典型增生的单核和多核大细胞构成，周边混有不等量的炎症细胞。可伴有丰富的带状或弥漫纤维化间质。肿瘤细胞周围常被 T 细胞环绕形成玫瑰花样结构。根据肿瘤细胞的形态学和免疫表型，霍奇金淋巴瘤主要分为两种类型：经典型霍奇金淋巴瘤和结

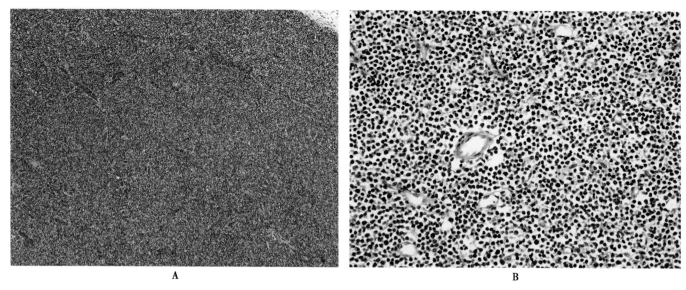

A

B

图 9-2-24　T 淋巴母细胞淋巴瘤组织学表现
A. 中等大小肿瘤细胞弥漫浸润;B. 肿瘤细胞圆形或卵圆形,细胞大小较一致,胞质少,核略不规则,无明显核仁

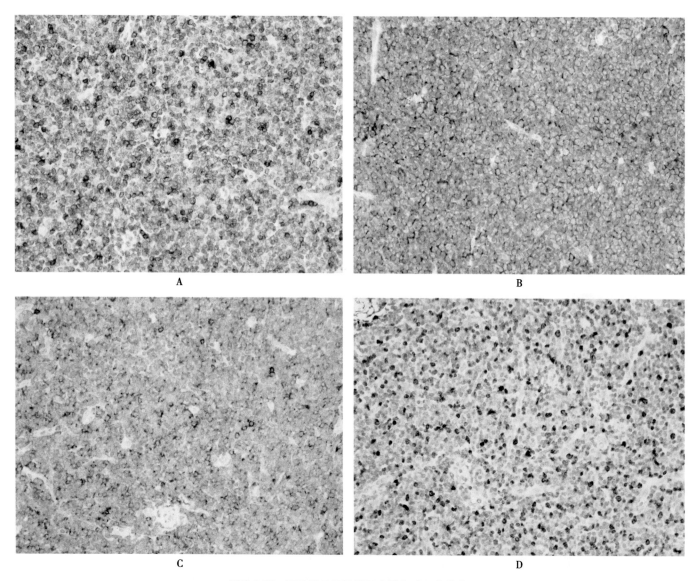

A

B

C

D

图 9-2-25　T 淋巴母细胞淋巴瘤的免疫组化染色
A. 肿瘤细胞 CD3 阳性;B. 肿瘤细胞 CD99 弥漫阳性;C. CD10 弥漫阳性;D. Ki-67 标记肿瘤细胞增殖活性

节性淋巴细胞为主型霍奇金淋巴瘤。

（一）经典型霍奇金淋巴瘤

【定义】

经典型霍奇金淋巴瘤（classic Hodgkin lymphoma，CHL）肿瘤细胞体积大，具有异形性单核或多核，数目少，仅占全部受累组织细胞的一小部分，约1%，伴有大量丰富的炎症细胞背景。大多数病例诊断性 Reed-Sternberg（R-S）细胞及其变异型都表达 CD30 和 CD15。

【临床特征】

1. 流行病学 CHL 是最常见的 HL 亚型，约占所有 HL 的90%。有两个发病高峰，一个是15~35岁，另一个是35岁以上的老年人。男性较多见。EBV 感染在发病过程中有重要作用。

2. 症状 CHL 最常累及颈部淋巴结（约占75%），其次是头颈部也常受累及。不超过10%病例会同时累及多个解剖部位。约1/4病例单独发生，大多数病例表现为无痛性生长的肿块，一般不累及骨髓。

3. 治疗及预后 主要采取化疗，放疗可以作为化疗的辅助治疗。预后与患者年龄、性别、肿瘤部位、组织学亚型等相关，年龄>45岁、男性患者以及伴有全身症状者预后较差。

【病理变化】

1. 组织学特征 淋巴结结构破坏，被不等量的 R-S 细胞混合大量炎症细胞所取代（图 9-2-26A、B）。经典的 R-S 细胞体积大，胞质丰富嗜碱性染色，一个大的分叶核或者多核，核膜清楚，核染色质淡，可见单个嗜酸性病毒包涵体样大核仁。单核变异型肿瘤细胞体积大，胞质嗜酸性，大而嗜酸的核仁，常有核周空晕（图 9-2-26C、D）。很多病例中，经典的 R-S 细胞仅占肿瘤一小部分，而单核细胞和其他变异型细胞占主要部分。常见退变的 R-S 细

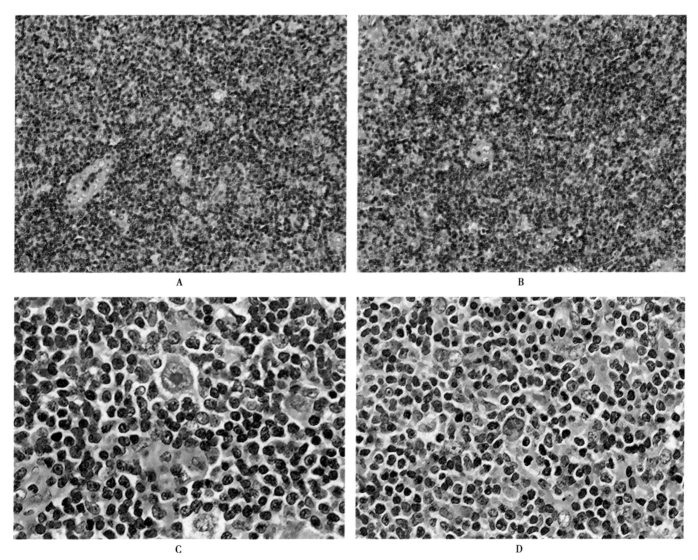

A

B

C

D

图 9-2-26 霍奇金淋巴瘤的组织学表现

A、B.淋巴结结构破坏，被不等量的 R-S 细胞混合大量炎症细胞所取代；C、D.经典 R-S 细胞，体积大，胞质丰富嗜碱性染色，核膜清楚，核染色质淡，周边可见淋巴细胞、组织细胞和嗜酸性粒细胞背景

胞,胞质浓缩深染,染色质聚集,即所谓的干尸细胞。

2. 免疫组化　最常用的诊断 CHL 标记物是 CD30 和 CD15(图 9-2-27)。几乎所有 R-S 细胞 CD30 阳性表达,约 80%CD15 阳性表达,呈现细胞膜阳性以及核周高尔基复合体点状阳性。肿瘤细胞还会表达一些 B 细胞标记,如大部分病例 PAX5 弱阳性,部分病例可以不同程度表达 CD20,部分病例表达 CD79a。R-S 细胞还表达转录因子 IRF4/MUM1。肿瘤细胞表达粒系或粒-单核细胞标记,如 CD13、CD14、CD33、CD163、MPO。部分病例 EBV 阳性,而 CD138 一般不表达。通常不表达 EMA,或者仅微弱表达。肿瘤细胞不表达 BOB1、OCT2。

3. 分子遗传学特征　大部分病例都具有免疫球蛋白基因克隆性重排。

（二）结节性淋巴细胞为主型霍奇金淋巴瘤

【定义】

结节性淋巴细胞为主型霍奇金淋巴瘤(nodular lymphocyte predominant Hodgkin lymphoma,NLPHL)是一种 B 细胞肿瘤,特征是小淋巴细胞结节性或弥漫增生,伴有单个散在的肿瘤细胞,称作"lymphocyte predominant(LP)or popcorn cells",即 L&H 细胞。L&H 细胞被 CD279⁺ T 淋巴细胞环绕。大量背景细胞是 B 淋巴细胞和组织细胞。

【临床特征】

1. 流行病学　NLPHL 约占 HLs 10%,发病高峰期为 30~50 岁,但是儿童患者也比较常见。男性多见。

2. 症状　NLPHL 最常累及颈部、腋窝或腹股沟淋巴结,很少累及纵隔。疾病进展可累及脾脏核骨髓。大多数病例表现为外周淋巴结肿大(Ⅰ期或Ⅱ期),约 20%患者处于进展期。

3. 治疗及预后　手术治疗结合化疗。进展比较缓慢,治疗反应一般比较好。Ⅰ、Ⅱ期患者预后较好,10 年

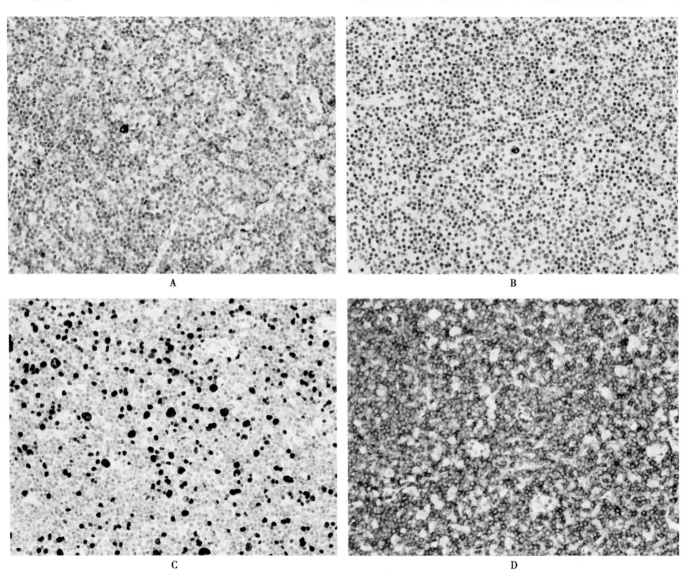

A

B

C

D

图 9-2-27　霍奇金淋巴瘤的免疫组化染色
A.肿瘤细胞 CD30 阳性;B.肿瘤细胞 CD15 阳性;C.Ki-67 标记大细胞阳性;D.CD3 染色显示 R-S 细胞周边反应性 T 细胞增生

生存率大于 80%。早期患者可切除局部肿物后观察。

【病理变化】

1. **组织学特征**　淋巴结结构破坏,被结节性增生或弥漫病变所取代。病变由小淋巴细胞、组织细胞、上皮样组织细胞核混杂于其中的肿瘤细胞即 L&H 细胞。肿瘤细胞体积大,通常胞质稀疏,有一个大核仁。肿瘤细胞被称作"爆米花细胞",因为细胞核折叠或多个分叶状。通常多个核仁,嗜碱性染色,比经典的 R-S 细胞小。但是这些细胞可以含有一个或多个突出的细胞核,与经典的 R-S 细胞有时难以鉴别。组织细胞和多克隆浆细胞常在结节边缘包绕着肿瘤细胞。进行性生化中心转化是否作为肿瘤的前驱病变仍有争议。大部分反应性增生或生发中心进行性转化病变并不会发展成为霍奇金淋巴。硬化在原发性活检组织中不常见,在复发病变中比较多见(图 9-2-28)。

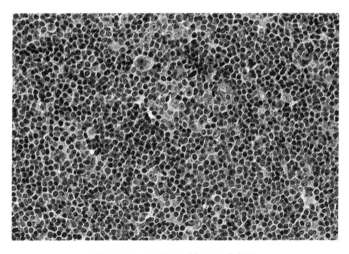

图 9-2-28　NLPHL 的组织学表现
可见 L&H 肿瘤细胞,即"爆米花细胞",细胞体积大,但比经典的 R-S 细胞小,通细胞核折叠或多个分叶状,多个核仁,嗜碱性染色

2. **免疫组化**　L&H 细胞表达 CD20、CD79a、PAX5、CD75、OCT2、BOB1 和 CD45 CD75、OCT2 和 CD75 在 L&H 细胞中强阳性表达,而在套区小 B 细胞中仅弱阳性表达。约一半病例表达 EMA。肿瘤细胞表达 Bcl-6,不表达 CD10。肿瘤细胞一般不表达 CD30、CD15、EBV。

3. **分子遗传学特征**　大部分病例都具有免疫球蛋白基因克隆性重排。

【鉴别诊断】

1. **CHL 与 NLPHL**　后者表现为大量背靠背的结节,结节内是 B 细胞为主的小淋巴细胞,结节之间为 T 淋巴细胞,肿瘤细胞为"爆米花样细胞"。

2. **小圆蓝细胞肿瘤**　如尤因肉瘤、胚胎性横纹肌肉瘤、髓母细胞瘤和神经母细胞瘤。这些肿瘤细胞黏附生长,虽然也表达部分母细胞标记,但不表达髓系标记。

五、髓系肉瘤

髓系肿瘤种类繁多,大多需要血液检查和骨髓活检,均不在口腔病理日常诊断范畴。其中髓系肉瘤可累及口腔颌面部,故在此章节结合临床病理实例加以叙述。

【定义】

髓系肉瘤(myeloid sarcoma)是髓系原始细胞在髓外增殖形成肿块,可以单独发生,也可以同时发生骨髓的髓系肿瘤。

【临床特征】

1. **流行病学**　髓系肉瘤也被称作粒细胞肉瘤、绿色瘤。中老年男性较多见,中位年龄 56 岁。比较罕见。

2. **症状**　全身都可发生,皮肤、淋巴结、胃肠道、骨、软组织和睾丸较常被累及。头颈部也常受累及。不超过 10% 病例会同时累及多个解剖部位。约 1/4 病例单独发生,不伴急性髓系白血病或其他髓系肿瘤。大多数病例可以先于急性髓系白血病或者同时发生。有时急性髓系白血病复发会首先表现为髓系肉瘤。髓系肉瘤也可能同时发生或具有治疗过非霍奇金淋巴瘤病史有关(如滤泡性淋巴瘤、外周 T 细胞淋巴瘤)。也可能与非造血系统肿瘤病史相关,如乳腺癌、前列腺癌、肠腺癌等,推测可能与化疗史有关。

3. **治疗及预后**　髓系肉瘤的治疗需结合手术、放疗和化疗。自体骨髓移植可延长生存时间。预后似乎与患者年龄、性别、肿瘤部位、组织学特征和免疫表型都没有明显相关性。

【病理变化】

1. **组织学特征**　肿瘤细胞主要由成熟程度不同的原始粒细胞构成,可混杂有成熟粒细胞、红系前体细胞或巨核细胞。肿瘤细胞圆形或折叠核,染色质纤细,可呈点彩状染色质。有时可见到嗜酸性中幼粒细胞,这有助于诊断。肿瘤细胞可以侵犯反应性滤泡周围的副皮质区,也可弥漫浸润,常常累及淋巴结包膜周围脂肪组织。发生在结外的髓系肉瘤类似于转移癌,肿瘤细胞形成黏附性细胞集团,或者呈单排细胞周围包绕纤维间质(图 9-2-29)。

2. **免疫组化**　肿瘤细胞表达粒系或粒-单核细胞标记,如 CD13、CD14、CD33、CD163、MPO。还常表达 CD43、溶菌酶和 CD68。还可表达 CD34,而 CD117 表达更常见。肿瘤细胞一般不表达成熟 B 细胞或 T 细胞标记(图 9-2-30、图 9-2-31)。

3. **分子遗传学特征**　儿童患者常见遗传学异常有 t(8;21)(q22;q22)。NPM1 突变、KMT2A-MLLT3 基因融合也可在部分病例中检测到。

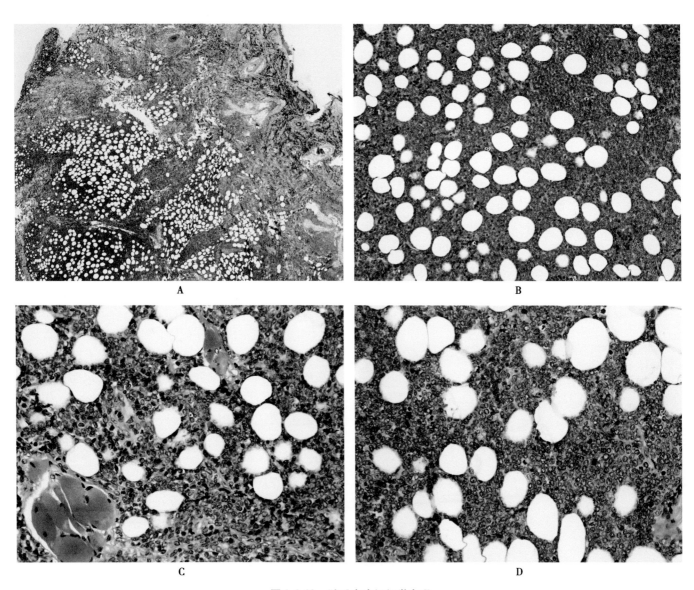

图 9-2-29 髓系肉瘤组织学表现
A. 低倍镜下肿瘤细胞弥漫浸润；B. 肿瘤细胞浸润脂肪组织；C、D. 肿瘤细胞圆形或折叠核，染色质纤细

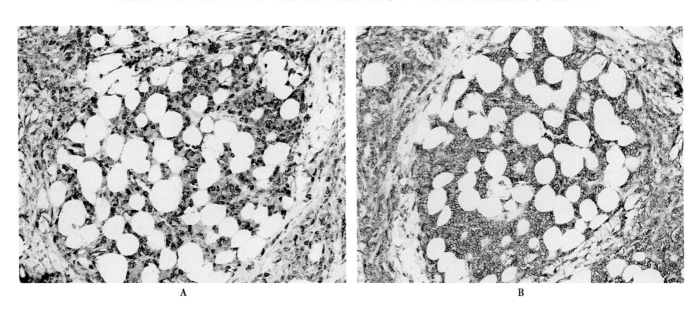

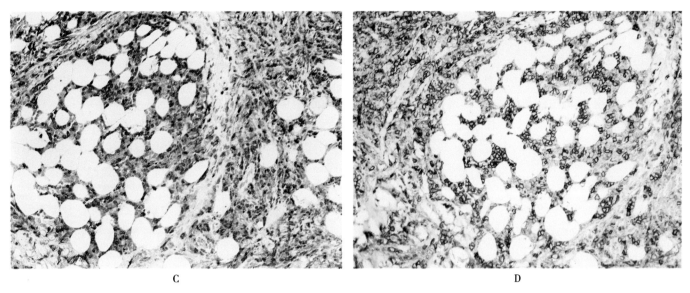

图 9-2-30　髓系肉瘤的免疫组化染色
A. 肿瘤细胞 MPO 弥漫阳性；B. 肿瘤细胞 CD43 阳性；C. 肿瘤细胞阳性表达溶菌酶；D. 肿瘤细胞阳性表达 CD99

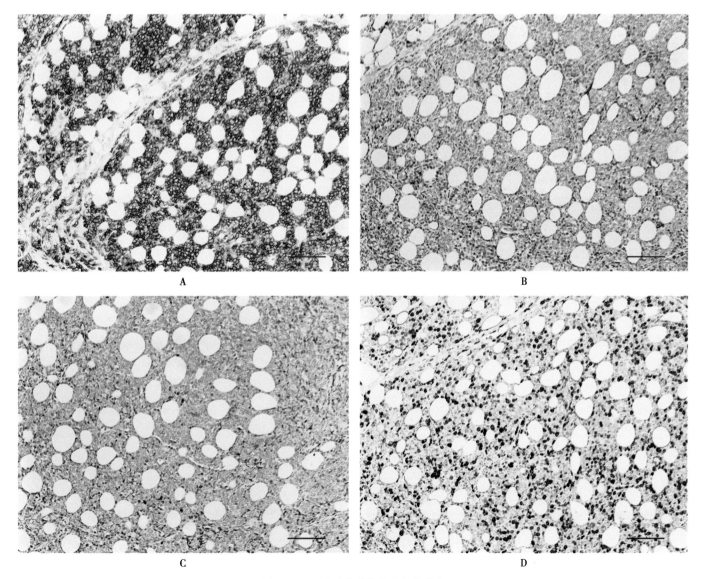

图 9-2-31　髓系肉瘤的免疫组化染色
A. 肿瘤细胞 LCA 弥漫阳性；B. 肿瘤细胞 CD20 阴性；C. 肿瘤细胞 CD3 阴性 D. Ki-67 标记肿瘤细胞增殖活性

【鉴别诊断】

1. **恶性淋巴瘤** 与 T 细胞/B 细胞淋巴瘤之间的鉴别诊断主要靠免疫表型。

2. **小圆蓝细胞肿瘤** 如尤因肉瘤、胚胎性横纹肌肉瘤、髓母细胞瘤和神经母细胞瘤。这些肿瘤细胞黏附生长,虽然也表达部分母细胞标记,但不表达髓系标记。

六、朗格汉斯细胞组织细胞增生症

【定义】

朗格汉斯细胞组织细胞增生症(Langerhans cell histiocytosis,LCH)是一种罕见,以朗格汉斯细胞克隆性增生为主的疾病,这些细胞表达 CD1a,Langerin 和 S-100 蛋白,并且微观结构可见 Birbeck 颗粒。

【临床特征】

1. **流行病学** 少见,发病率约为每年 5/1 000 000,儿童常见。男性多见,男女发病比例3.7:1。肺内朗格汉斯组织细胞增生症常与抽烟有关。

2. **症状** 朗格汉斯细胞组织细胞增生症临床表现差异较大,可局限于一个部位,可发生于一个系统中的多个部位,也可为播散性或者多系统发病。

孤立型朗格汉斯细胞组织细胞增生最常见于骨组织和邻近软组织(颅骨、股骨、椎骨、骨盆和肋骨),其次为淋巴结、皮肤和肺。好发于青少年或成人。病变多为累及皮质骨的溶骨性病损,也可为肿块或者淋巴结肿大。

单系统多灶性朗格汉斯细胞组织细胞增生症常发生于儿童,表现为多处或者连续的骨破坏,常伴随邻近软组织肿物。颅骨和下颌骨最常被累及。颅骨病损常伴有尿崩症。

口腔病变多为此两种类型,常侵犯颌骨及牙龈,下颌最多见,尤其是下颌骨后部(图 9-2-32),患者可表现为牙龈肿胀、溃疡,也可为颌骨肿大、疼痛以及牙齿松动。

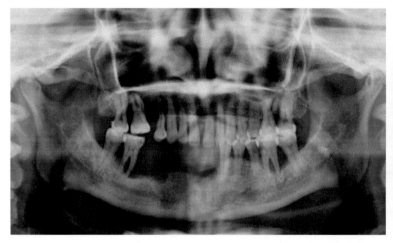
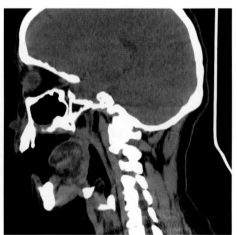

图 9-2-32 LCH 影像学表现
病变界限不清穿凿性破坏颌骨,尤其下颌后部

多系统朗格汉斯组织细胞增生症,易发生于婴幼儿,可表现为广泛的内脏器官受累,以皮肤、骨、肝、脾及骨髓最常受累,肾和性腺发病罕见。临床上表现为发烧、贫血、皮疹和骨病损以及肝脾肿大。

3. **预后** 临床进程和疾病分级有关,单灶型朗格汉斯细胞组织细胞增生症存活率大于等于99%,而发生于婴幼儿的多系统病损,若治疗不能即刻起效,致死率达到66%。骨髓、肝脏或者肺累及是危险因素。婴幼儿也可见初始的局限性疾病进展为多系统受累。相比于患者年龄,疾病范围是更重要的预测因素。目前为止,尚未发现BRAF V600E 突变影响预后。

【病理变化】

1. **组织学特征** 关键特征在于 Langerhans 细胞。

Langerhans 细胞为椭圆形,细胞体积大,10~15μm,细胞核有呈圆形、椭圆形或者不规则分叶状,与皮肤的朗格汉斯细胞或真皮的血管周细胞不同,不具备树突状突起,具有特征性的核沟和凹陷,染色质均匀,核仁不明显,核膜薄,核异型性少见,但是有丝分裂活动多样,无病理性核分裂。胞质较丰富,轻度嗜酸性。病变内可见数目不等的嗜酸性粒细胞、组织细胞(多核巨细胞和破骨细胞样细胞)、中性粒细胞和小淋巴细胞。浆细胞常见。在病变早期,Langerhans 细胞最丰富,伴随有嗜酸性粒细胞和中性粒细胞。病变晚期,Langerhans 细胞减少,泡沫细胞(大量吞噬脂质的组织细胞)增加,纤维变性(图 9-2-33)。

Langerhans 细胞聚集并伴有嗜酸性粒细胞浸润也可见于其他病损,如淋巴瘤和肉瘤。然而这些细胞是局部

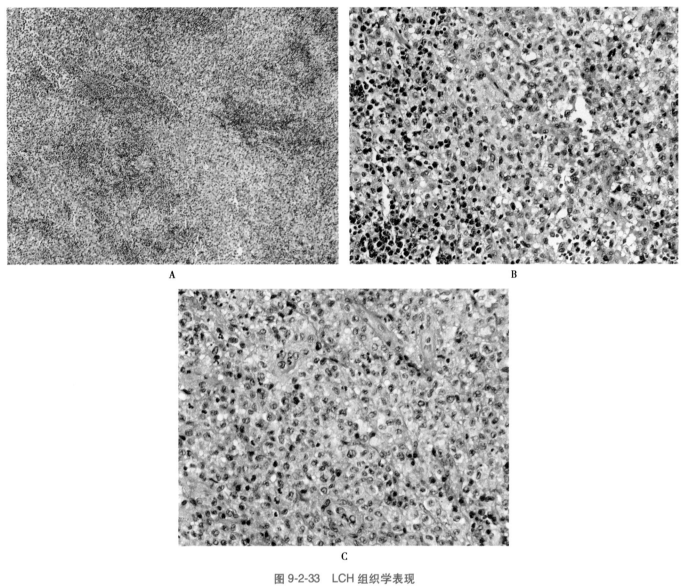

图 9-2-33 LCH 组织学表现

A、B. 成片增生的朗格汉斯细胞周边可见大量嗜酸粒细胞和组织细胞；C. 高倍镜下朗格汉斯细胞具有特征性的核沟和凹陷，染色质均匀，核仁不明显

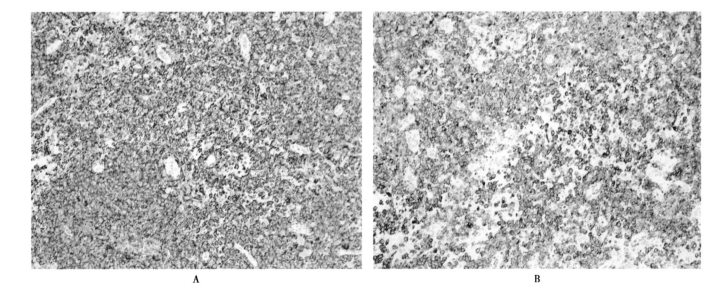

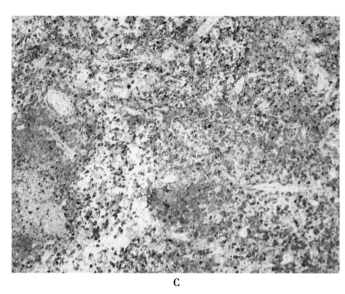
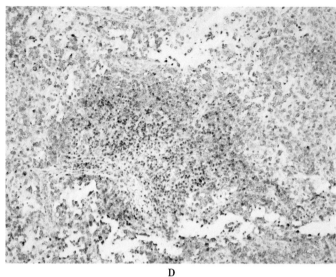

C　　　　　　　　　　　　　　　　　　　　　　　D

图 9-2-34　LCH 的免疫组化染色

A. 朗格汉斯细胞 CD1a 弥漫阳性；B. 朗格汉斯细胞 Langerin 弥漫阳性；C. 朗格汉斯细胞 S-100 弥漫阳性；D. 朗格汉斯细胞 VE1 阳性

反应性疾病，还是转分化现象，至今尚不确定。

2. 免疫组化　朗格汉斯细胞组织细胞增生症一致表达 CD1a、Langerin（也称 CD207）和 S-100 蛋白。Langerin 和 CD1a 染色可用于检测朗格汉斯组织细胞增生症骨髓类。另外，vimentin、CD68 和 HLA-DR 也为阳性。缺乏 B 细胞和 T 细胞标志物（CD4 外），CD30 和滤泡型树突状细胞标志物。Ki-67 增值指数差异较大。最近文献报道，在含有 BRAF V600E 分子改变的 LCH 病例中，与相对应的单克隆抗体 VE1 阳性表达（图 9-2-34）。

3. 分子遗传学特征　经 X 染色体连锁的多态性 DNA 探针，证实除了部分成年人肺 LCH，朗格汉斯细胞组织细胞增生症属克隆性增生。大约 30% 的病例存在克隆性 IGH、IGK 或者 TR 重排，其中一些病例同时存在 T 细胞和 B 细胞基因重排。大约 50% 病例存在 BRAF V600E 突变。BRAF V600E 突变也发现于 28% 的肺内 LCH，表明至少部分肺 LCH 存在克隆性增生。另外，大约 25% 病例存在 MAP2K1 突变，MAP2K1 突变大多数发生于 BRAF 野生型。其他的 BRAF 野生型病例可能含有 ARAF 突变。

（周传香）

参 考 文 献

1. Swerdlow SH, Campo E, Harris NL, et al. WHO Classification of Tumours of Hematopoietic and Lymphoid Tissues. Lyon：IARC, 2016.

2. Fallah M, Liu X, Ji J, et al. Autoimmune diseases associated with non-Hodgkin lymphoma：a nationwide cohort study. Ann Oncol, 2014, 25：2025-2030.

3. Jares P, Colomer D, Campo E. Genetic and molecular pathogenesis of mantle cell lymphoma：perspectives for new targeted therapeutics. Nat Rev Cancer, 2007, 7：750-762.

4. Falini B, Agostinelli C, Bigema B, et al. IRTA1 is selectively expressed in nodal and extranodal marginal zone lymphoma. Histopathology, 2012, 61：930-941.

5. Falini B, Agostinelli C, Bigema B, et al. A new prognostic index（MIPI）for patients with advanced stage mantle cell lymphoma. Blood, 2012, 111：558-565.

6. Agnelli L, Mereu E, Pellegrino E, et al. Identification of a 3-gene model as a powerful diagnostic tool for the recognition of ALK-negative anaplastic large-cell lymphoma. Blood, 2012, 120：1274-1281.

7. Ganapathi KA, Pittaluga S, Odejide OO, et al. Early lymphoid lesions：conceptual. Diagnostic and clinical challenges. Haematologica, 2014, 99：1421-1432.

8. Boi M, Zucca E, Inghirami G, et al. Advances in understanding the pathogenesis of systemic anaplastic large cell lymphomas. Br J Haematol, 2015, 168：771-783.

9. El-Naggar AK, Chan JKC, Grandis JR, et al. WHO classification of head and neck tumors. 4th ed. International Agency for Research on Cancer, 2017, 276-280.

10. 宿骞, 彭歆, 周传香, 等. 原发性腮腺淋巴瘤的临床病理特点及预后分析. 北京大学学报（医学版）, 2019, 51（1）：35-42.

11. Ioachim HL, Medeiros LJ. Ioachim's lymph node pathology. 4th. Philadelphia：Lippincott Williams & Wilkins, 2009.

12. Rosai J. Rosai and Ackerman surgical pathology. 10th ed. Edinburgh：Elsevier, 2011.

13. Elaine Jaffe, Nancy Lee Harris, James Vardiman, et al. Hematopathplogy. Edinburgh：Elsevier, 2011.

14. 刘彤华. 诊断病理学. 3 版. 北京：人民卫生出版社, 2013.

15. 陈杰、周桥. 病理学. 3 版. 北京：人民卫生出版社, 2015.

附　录

附录一　WHO 口腔和舌体肿瘤组织学分类（2017）

中文名（英文名）	国际疾病分类号
上皮性肿瘤和病变（epithelial tumours and lesions）	
鳞状细胞癌（squamous cell carcinoma）	8070/3
口腔上皮异常增生（oral epithelial dysplasia）	
轻度（low grade）	8077/0
重度（high grade）	8077/2
增生性疣状白斑（proliferative verrucous leukoplakia）	
乳头状瘤（papillomas）	
鳞状细胞乳头状瘤（squamous cell papilloma）	8052/0
尖锐湿疣（condyloma acuminatum）	
寻常疣（verruca vulgaris）	
多灶性上皮异常增生（multifocal epithelial hyperplasia）	
组织起源未定的肿瘤（tumours of uncertain histogenesis）	
先天性颗粒细胞牙龈瘤（congenital granular cell epulis）	
外胚间叶软骨黏液样肿瘤（ectomesenchymal chondromyxoid tumour）	8982/0
软组织和神经肿瘤（soft tissue and neural tumours）	
颗粒细胞瘤（granular cell tumour）	9580/0
横纹肌瘤（rhabdomyoma）	8900/0
淋巴血管瘤（lymphangioma）	9170/0
血管瘤（haemangioma）	9120/0
施万细胞瘤（schwannoma）	9560/0
神经纤维瘤（neurofibroma）	9540/0
卡波西肉瘤（Kaposi sarcoma）	9140/3
肌纤维母细胞肉瘤（myofibroblastic sarcoma）	8825/3
口腔黏膜黑色素瘤（oral mucosal melanoma）	8720/3
涎腺型肿瘤（salivary type tumours）	
黏液表皮样癌（mucoepidermoid carcinoma）	8430/3
多形性腺瘤（pleomorphic adenoma）	8940/0

续表

中文名(英文名)	国际疾病分类号
淋巴造血系统肿瘤(haematolymphoid tumours)	
CD30 阳性 T 细胞淋巴组织增生性疾病(CD30-positive T-cell lymphoproliferative disorder)	9718/3
浆母细胞性淋巴瘤(plasmablastic lymphoma)	9735/3
朗格汉斯细胞组织细胞增生症(Langerhans cell histiocytosis)	9751/3
髓外髓细胞肉瘤(extramedullary myeloid sarcoma)	9930/3

肿瘤名称后的编码为肿瘤学国际疾病分类编码[International Classification of Diseases for Oncology(ICD-O)]。生物行为编码/0 为良性肿瘤,/1 为非特异性,行为可疑或交界性,/2 为原位癌和Ⅲ级上皮内肿物,/3 为恶性肿瘤;考虑到对一些疾病认识的变化,对先前的 WHO 肿瘤组织学分类进行了一些修订

（张然　整理）

附录二　WHO 口咽部（舌根，扁桃体，腺样体）肿瘤的组织学分类（2017）

中文名(英文名)	国际疾病分类号
鳞状细胞癌(squamous cell carcinoma)	
鳞状细胞癌,HPV 阳性(squamous cell carcinoma,HPV-positive)	8085/3 *
鳞状细胞癌,HPV 阴性(squamous cell carcinoma,HPV-negative)	8086/3 *
涎腺肿瘤(salivary gland tumours)	
多形性腺瘤(pleomorphic adenoma)	8940/0
腺样囊性癌(adenoid cystic carcinoma)	8200/3
多形性腺癌(polymorphous adenocarcinoma)	8525/3
淋巴造血系统肿瘤(haematolymphoid tumours)	
结节性淋巴细胞为主型霍奇金淋巴瘤(Hodgkin lymphoma,nodular lymphocyte predominant)	9659/3
经典霍奇金淋巴瘤(classical Hodgkin lymphoma)	
结节硬化型经典霍奇金淋巴瘤(nodular sclerosis classical Hodgkin lymphoma)	9663/3
混合细胞型经典霍奇金淋巴瘤(mixed cellularity classical Hodgkin lymphoma)	9652/3
淋巴细胞为主型经典霍奇金淋巴瘤(lymphocyte-rich classical Hodgkin lymphoma)	9651/3
淋巴细胞削减型经典霍奇金淋巴瘤(lymphocyte-depleted classical Hodgkin lymphoma)	9653/3
Burkitt 淋巴瘤(Burkitt lymphoma)	9687/3
滤泡性淋巴瘤(follicular lymphoma)	9690/3
套细胞淋巴瘤(mantle cell lymphoma)	9673/3
T 淋巴母细胞白血病/淋巴瘤(T-lymphoblastic leukaemia/lymphoma)	9837/3
滤泡树突状细胞肉瘤(follicular dendritic cell sarcoma)	9758/3

肿瘤名称后的编码为肿瘤学国际疾病分类编码[International Classification of Diseases for Oncology(ICD-O)]。生物行为编码/0 为良性肿瘤,/1 为非特异性,行为可疑或交界性,/2 为原位癌和Ⅲ级上皮内肿物,/3 为恶性肿瘤;考虑到对一些疾病认识的变化,对先前的 WHO 肿瘤组织学分类进行了一些修订。* 代表得到国际癌症研究机构/世界卫生组织(IARC/WHO)新认证的 ICO-O 编码

（张然　整理）

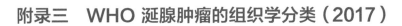

附录三　WHO 涎腺肿瘤的组织学分类（2017）

中文名（英文名）	国际疾病分类号
恶性肿瘤（malignant tumours）	
黏液表皮样癌（mucoepidermoid carcinoma）	8430/3
腺样囊性癌（adenoid cystic carcinoma）	8200/3
腺泡细胞癌（acinic cell carcinoma）	8550/3
多形性腺癌（polymorphous adenocarcinoma）	8525/3
透明细胞癌（clear cell carcinoma）	8310/3
基底细胞腺癌（basal cell adenocarcinoma）	8147/3
导管内癌（intraductal carcinoma）	8500/2
腺癌，非特指（adenocarcinoma,NOS）	8140/3
涎腺导管癌（salivary duct carcinoma）	8500/3
肌上皮癌（myoepithelial carcinoma）	8982/3
上皮-肌上皮癌（epithelial-myoepithelial carcinoma）	8562/3
癌在多形性腺瘤中（carcinoma ex pleomorphic adenoma）	8941/3
分泌性癌（secretory carcinoma）	8502/3 *
皮脂腺癌（sebaceous adenocarcinoma）	8410/3
癌肉瘤（carcinosarcoma）	8980/3
低分化癌（poorly differentiated carcinoma）	
未分化癌（undifferentiated carcinoma）	8020/3
大细胞神经内分泌癌（large cell neuroendocrine carcinoma）	8013/3
小细胞神经内分泌癌（small cell neuroendocrine carcinoma）	8041/3
淋巴上皮癌（lymphoepithelial carcinoma）	8082/3
鳞状细胞癌（squamous cell carcinoma）	8070/3
嗜酸细胞癌（oncocystic carcinoma）	8290/3
恶性潜能未定（uncertain malignant potential）	
成涎细胞瘤（sialoblastoma）	8974/1
良性肿瘤（benign tumours）	
多形性腺瘤（pleomorphic adenoma）	8940/0
肌上皮瘤（myoepithelioma）	8982/0
基底细胞腺瘤（basal cell adenoma）	8147/0
Warthin 瘤（Warthin tumour）	8561/0
嗜酸细胞瘤（oncocytoma）	8290/0
淋巴腺瘤（lymphadenoma）	8563/0 *
囊腺瘤（cystadenoma）	8440/0

续表

中文名(英文名)	国际疾病分类号
乳头状涎腺瘤(sialadenoma papilliferum)	8406/0
导管乳头瘤(ductal papillomas)	8503/0
皮脂腺瘤(sebaceous adenoma)	8410/0
管状腺瘤和其他导管腺瘤(canalicular adenoma and other ductal adenomas)	8149/0
非肿瘤性上皮病变(non-neoplastic epithelial lesions)	
硬化性多囊性腺病(sclerosing polycystic adenosis)	
结节性嗜酸细胞增生(nodular oncocytic hyperplasia)	
淋巴上皮性涎腺炎(lymphoepithelial sialadenitis)	
闰管增生(intercalated duct hyperplasia)	
良性软组织病变(benign soft tissue lesions)	
血管瘤(haemangioma)	9120/0
脂肪瘤/涎腺脂肪瘤(lipoma/sialolipoma)	8850/0
结节性筋膜炎(nodular fasciitis)	8828/0
淋巴造血系统肿瘤(haematolymphoid tumours)	
黏膜相关淋巴组织结外边缘区淋巴瘤(MALT 淋巴瘤) (extranodal marginal zone lymphoma of mucosa-associated lymphoid tissue(MALT lymphoma))	9699/3

　　肿瘤名称后的编码为肿瘤学国际疾病分类编码(International Classification of Diseases for Oncology(ICD-O))。生物行为编码/0 为良性肿瘤,/1 为非特异性,行为可疑或交界性,/2 为原位癌和Ⅲ级上皮内肿物,/3 为恶性肿瘤;考虑到对一些疾病认识的变化,对先前的 WHO 肿瘤组织学分类进行了一些修订。*代表得到国际癌症研究机构/世界卫生组织(IARC/WHO)新认证的 ICO-O 编码

（张然　整理）

附录四　WHO 牙源性肿瘤的组织学分类（2017）

中文名(英文名)	国际疾病分类号
牙源性癌(odontogenic carcinomas)	
成釉细胞癌(ameloblastic carcinoma)	9270/3
原发性骨肉癌,非特指(primary intraosseous carcinoma,NOS)	9270/3
牙源性硬化性癌(sclerosing odontogenic carcinoma)	9270/3
牙源性透明细胞癌(clear cell odontogenic carcinoma)	9341/3*
牙源性影细胞癌(ghost cell odontogenic carcinoma)	9302/3*
牙源性癌肉瘤(odontogenic carcinosarcoma)	8980/3
牙源性肉瘤(odontogenic sarcomas)	9330/3
良性上皮性牙源性肿瘤(benign epithelial odontogenic tumours)	
成釉细胞瘤(ameloblastoma)	9310/0
单囊型成釉细胞瘤(ameloblastoma,unicystic type)	9310/0
骨外/外周型成釉细胞瘤(ameloblastoma,extraosseous/peripheral type)	9310/0

中文名(英文名)	国际疾病分类号
转移性成釉细胞瘤(metastasizing ameloblastoma)	9310/3
牙源性鳞状细胞瘤(squamous odontogenic tumour)	9312/0
牙源性钙化上皮瘤(calcifying epithelial odontogenic tumour)	9340/0
牙源性腺样瘤(adenomatoid odontogenic tumour)	9300/0
良性混合性牙源性肿瘤(benign mixed epithelial and mesenchymal odontogenic tumours)	
成釉细胞纤维瘤(ameloblastic fibroma)	9330/0
牙源性始基瘤(primordial odontogenic tumour)	
牙瘤(odontoma)	9280/0
牙瘤,组合型(odontoma,compound type)	9281/0
牙瘤,混合型(odontoma,complex type)	9282/0
牙本质生成性影细胞瘤(dentinogenic ghost cell tumour)	9302/0
间叶性牙源性肿瘤(benign mesenchymal odontogenic tumours)	
牙源性纤维瘤(odontogenic fibroma)	9321/0
牙源性黏液瘤/黏液纤维瘤(odontogenic myxoma/myxofibroma)	9320/0
成牙骨质细胞瘤(cementoblastoma)	9273/0
牙骨质-骨化纤维瘤(cemento-ossifying fibroma)	9274/0
牙源性炎症性囊肿(odontogenic cysts of inflammatory origin)	
根尖囊肿(radicular cyst)	
炎症性根侧囊肿(inflammatory collateral cysts)	
牙源性和非牙源性发育性囊肿(odontogenic and non-odontogenic developmental cysts)	
含牙囊肿(dentigerous cyst)	
牙源性角化囊肿(odontogenic keratocyst)	
发育性根侧囊肿和葡萄样牙源性囊肿(lateral periodontal cyst and botryoid odontogenic cyst)	
龈囊肿(gingival cyst)	
腺牙源性囊肿(glandular odontogenic cyst)	
牙源性钙化囊肿(calcifying odontogenic cyst)	9301/0
正角化牙源性囊肿(orthokeratinized odontogenic cyst)	
鼻腭管囊肿(nasopalatine duct cyst)	
恶性颌面部骨和软骨肿瘤(malignant maxillofacial bone and cartilage tumours)	
软骨肉瘤(chondrosarcoma)	9220/3
软骨肉瘤,1级(chondrosarcoma,grade 1)	9222/1
软骨肉瘤,2/3级(chondrosarcoma,grade 2/3)	9220/3
间叶性软骨肉瘤(mesenchymal chondrosarcoma)	9240/3
非特指型骨肉瘤(osteosarcoma,NOS)	9180/3
低级别中心性骨肉瘤(low-grade central osteosarcoma)	9187/3

续表

中文名(英文名)	国际疾病分类号
软骨母细胞瘤性骨肉瘤(chondroblastic osteosarcoma)	9181/3
骨旁性骨肉瘤(parosteal osteosarcoma)	9192/3
骨膜性骨肉瘤(periosteal osteosarcoma)	9193/3
良性颌面部骨和软骨肿瘤(benign maxillofacial bone and cartilage tumours)	
软骨瘤(chondroma)	9220/0
骨瘤(osteoma)	9180/0
婴儿黑色素神经外胚瘤(melanotic neuroextodermal tumour of infancy)	9363/0
成软骨细胞瘤(chondroblastoma)	9230/1
软骨黏液样纤维瘤(chondromyxoid fibroma)	9241/0
骨样骨瘤(osteoid osteoma)	9191/0
成骨细胞瘤(osteoblastoma)	9200/0
促结缔组织增生性纤维瘤(desmoplastic fibroma)	8823/1
纤维骨性和骨软骨瘤样病变(fibro-osseous and osteochondromatous lesions)	
骨化纤维瘤(ossifying fibroma)	9262/0
家族性巨大牙骨质瘤(familial gigantiform cementoma)	
纤维结构不良(fibrous dysplasia)	
牙骨质-骨结构不良(cemento-osseous dysplasia)	
骨软骨瘤(osteochondroma)	9210/0
巨细胞性病变和骨囊肿(giant cell lesions and bone cysts)	
中心性巨细胞肉芽肿(central giant cell granuloma)	
外周性巨细胞肉芽肿(peripheral giant cell granuloma)	
巨颌症(cherubism)	
动脉瘤样骨囊肿(aneurysmal bone cyst)	9260/0
单纯性骨囊肿(simple bone cyst)	
淋巴造血系统肿瘤(haematolymphoid tumours)	
骨孤立性浆细胞瘤(solitary plasmacytoma of bone)	9731/3

　　肿瘤名称后的编码为肿瘤学国际疾病分类编码(International Classification of Diseases for Oncology(ICD-O))。生物行为编码/0 为良性肿瘤,/1 为非特异性,行为可疑或交界性,/2 为原位癌和Ⅲ级上皮内肿物,/3 为恶性肿瘤;考虑到对一些疾病认识的变化,对先前的 WHO 肿瘤组织学分类进行了一些修订。* 代表得到国际癌症研究机构/世界卫生组织(IARC/WHO)新认证的 ICO-O 编码

（张然　整理）

附录五　WHO 骨组织肿瘤的分类[a,b]（2013）

中文名(英文名)	国际疾病分类号
软骨肿瘤(chondrogenic tumours)	
良性	
骨软骨瘤(osteochondroma)	9210/0
软骨瘤(chondroma)	9220/0
内生性软骨瘤(enchondroma)	9220/0
骨膜软骨瘤(periosteal chondroma)	9221/0

中文名(英文名)	国际疾病分类号
骨软骨黏液瘤(osteochondromyxoma)	9211/0*
甲下外生性骨疣(subungual exostosis)	9213/0*
奇异性骨旁骨软骨瘤样增生(bizarre parosteal osteochondromatous proliferation)	9212/0*
滑膜软骨瘤病(synovial chondromatosis)	9220/0
中间性(局部侵袭性)	
软骨黏液样纤维瘤(chondromyxoid fibroma)	9241/0
非典型软骨肿瘤/软骨肉瘤Ⅰ级(atypical cartilaginous tumour/chondrosarcoma grade Ⅰ)	9222/1*
中间性(偶见转移型)	
软骨母细胞瘤(chondroblastoma)	9230/1*
恶性	
软骨肉瘤(chondrosarcoma)	
级别Ⅱ(grade Ⅱ),级别Ⅲ(grade Ⅲ)	9220/3
去分化软骨肉瘤(dedifferentiated chondrosarcoma)	9243/3
间叶软骨肉瘤(mesenchymal chondrosarcoma)	9240/3
透明细胞软骨肉瘤(clear cell chondrosarcoma)	9242/3
成骨性肿瘤(osteogenic tumours)	
良性	
骨瘤(osteoma)	9180/0
骨样骨瘤(osteoid osteoma)	9191/0
中间性(局部侵袭性)	
骨母细胞瘤(osteoblastoma)	9200/0
恶性	
低级别中央型骨肉瘤(low-grade central osteosarcoma)	9187/3
普通型骨肉瘤(conventional osteosarcoma)	9180/3
软骨母细胞型骨肉瘤(chondroblastic osteosarcoma)	9181/3
成纤维细胞型骨肉瘤(fibroblastic osteosarcoma)	9182/3
骨母细胞型骨肉瘤(osteoblastic osteosarcoma)	9180/3
血管扩张型骨肉瘤(telangiectatic osteosarcoma)	9183/3
小细胞性骨肉瘤(small cell osteosarcoma)	9185/3
继发型骨肉瘤(secondary osteosarcoma)	9184/3
骨旁骨肉瘤(parosteal osteosarcoma)	9192/3
骨膜骨肉瘤(periosteal osteosarcoma)	9193/3
高级别骨表面骨肉瘤(high-grade surface osteosarcoma)	9194/3
成纤维性肿瘤(fibrogenic tumours)	
中间性(局部侵袭性)	
骨促结缔组织增生性纤维瘤(desmoplastic fibroma of bone)	8823/1*

中文名（英文名）	国际疾病分类号
恶性	
骨纤维肉瘤（fibrosarcoma of bone）	8810/3
纤维组织细胞性肿瘤（fibrohistocytic tumours）	
良性纤维组织细胞瘤/非骨化性纤维瘤（benign fibrous histiocytoma/non-ossifying fibroma）	8830/0
造血系统肿瘤（haematopoietic neoplasms）	
恶性	
浆细胞性骨髓瘤（plasma cell myeloma）	9732/3
骨的孤立性浆细胞瘤（solitary plasmacytoma of bone）	9731/3
骨原发性非霍奇金淋巴瘤（primary non-Hodgkin lymphoma of bone）	9591/3
富于巨细胞的破骨细胞肿瘤（osteoclastic giant cell rich tumours）	
良性	
小骨的巨细胞病变（giant cell lesion of the small bones）	
中间性（局部侵袭性，偶见转移型）	
骨巨细胞瘤（giant cell tumour of bone）	9250/1
恶性	
恶性骨巨细胞瘤（malignancy in giant cell tumour of bone）	9250/3
脊索组织肿瘤（notochordal tumours）	
良性	
良性脊索细胞瘤（benign notochordal tumour）	9370/0*
恶性	
脊索瘤（chordoma）	9370/3
血管肿瘤（vascular tumours）	
良性	
血管瘤（haemangioma）	9120/0
中间性（局部侵袭性，偶见转移型）	
上皮样血管瘤（epithelioid haemangioma）	9125/0
恶性	
上皮样血管内皮细胞瘤（epithelioid haemangioendothelioma）	9133/3
血管肉瘤（angiosarcoma）	9120/3
肌源性肿瘤（myogenic tumours）	
良性	
（骨的）平滑肌瘤（leiomyoma of bone）	8890/0
恶性	
（骨的）平滑肌肉瘤（leiomyosarcoma of bone）	8890/3
脂肪源性肿瘤（lipogenic tumours）	
良性	
（骨的）脂肪瘤（lipoma of bone）	8850/0

中文名(英文名)	国际疾病分类号
恶性	
（骨的）脂肪肉瘤(liposarcoma of bone)	8850/3
未明确肿瘤性质的肿瘤(tumours of undefined neoplastic nature)	
良性	
单纯性骨囊肿(simple bone cyst)	
纤维结构不良（骨纤维异常增殖症）(fibrous dysplasia)	8818/0*
骨纤维结构不良(osteofibrous dysplasia)	
软骨间叶性错构瘤(chondromesenchymal hamartoma)	
Rosai-Dorfman 病(Rosai-Dorfman disease)	
中间性（局部侵袭性）	
动脉瘤性骨囊肿(aneurysmal bone cyst)	9260/0*
朗格汉斯组织细胞增多症(Langerhans cell histiocytosis)	
单骨型(monostotic)	9752/1*
多骨型(polystotic)	9753/1*
Erdheim-Chester 病(Erdheim-Chester disease)	9750/1*
混杂性肿瘤(miscellaneous tumours)	
尤因肉瘤(Ewing sarcoma)	9364/3
釉质瘤(adamantinoma)	9261/3
（骨的）未分化高级别多形性肉瘤(undifferentiated high-grade pleomorphic sarcoma of bone)	8830/3

ᵃ 肿瘤名称后的编码为肿瘤学国际疾病分类编码(International Classification of Diseases for Oncology(ICD-O))。生物行为编码/0 为良性肿瘤,/1 为非特异性,行为可疑或交界性,/2 为原位癌和Ⅲ级上皮内肿物,/3 为恶性肿瘤;ᵇ 考虑到对一些疾病认识的变化,对先前的 WHO 肿瘤组织学分类进行了一些修订。* 代表 2012 年得到国际癌症研究机构/世界卫生组织(IARC/WHO)新认证的 ICO-O 编码

（张然　整理）

附录六　WHO 软组织肿瘤的分类ᵃ,ᵇ（2013）

中文名(英文名)	国际疾病分类号
脂肪细胞肿瘤(adipocytic tumours)	
良性	
脂肪瘤(lipoma)	8850/0
脂肪瘤病(lipomatosis)	8850/0
神经脂肪瘤病(lipomatosis of nerve)	8850/0
脂肪母细胞瘤/脂肪母细胞瘤病(lipoblastoma/lipoblastomatosis)	8881/0
血管脂肪瘤(angiolipoma)	8861/0
肌脂肪瘤(myolipoma)	8890/0
软骨样脂肪瘤(chondroid lipoma)	8862/0
肾外血管平滑肌脂肪瘤(extra-renal angiomyolipoma)	8860/0
肾上腺外髓脂肪瘤(extra-adrenal myelolipoma)	8870/0

中文名(英文名)	国际疾病分类号
梭形细胞/多形性脂肪瘤(spindle cell/pleomorphic lipoma)	8857/0
冬眠瘤(hibernoma)	8880/0
中间性(局部侵袭型)	
非典型性脂肪瘤性肿瘤(atypical lipomatous tumour)	8850/1
/高分化脂肪肉瘤(/well differentiated liposarcoma)	8850/3
恶性	
去分化脂肪肉瘤(dedifferentiated liposarcoma)	8858/3
黏液样脂肪肉瘤(myxoid liposarcoma)	8852/3
多形性脂肪肉瘤(pleomorphic liposarcoma)	8854/3
脂肪肉瘤,非特指性(liposarcoma,not otherwise specified)	8850/3
纤维母细胞/肌纤维母细胞肿瘤(fibroblastic/myofibroblastic tumours)	
良性	
结节性筋膜炎(nodular fasciitis)	8828/0*
增生性筋膜炎(proliferative fasciitis)	8828/0*
增生性肌炎(proliferative myositis)	8828/0*
骨化性肌炎(myositis ossificans)	
指趾纤维骨性假瘤(fibro-osseous pseudotumour of digits)	
缺血性筋膜炎(ischaemic fasciitis)	
弹力纤维瘤(elastofibroma)	8820/0
婴儿纤维性错构瘤(fibrous hamartoma of infancy)	
颈纤维瘤病(fibromatosis colli)	
幼年性玻璃样变纤维瘤病(juvenile hyaline fibromatosis)	
包涵体性纤维瘤病(inclusion body fibromatosis)	
腱鞘纤维瘤(fibroma of tendon sheath)	8813/0
促结缔组织增生性纤维母细胞瘤(desmoplastic fibroblastoma)	8810/0
乳腺型肌纤维母细胞瘤(mammary-type myofibroblastoma)	8825/0
钙化性腱膜纤维瘤(calcifying aponeurotic fibroma)	8816/0*
血管肌纤维母细胞瘤(angiomyofibroblastoma)	8826/0
富于细胞性血管纤维瘤(cellular angiofibroma)	9160/0
项型纤维瘤(nuchal-type fibroma)	8810/0
Gardner 纤维瘤(Gardner fibroma)	8810/0
钙化性纤维性肿瘤(calcifying fibrous tumour)	8817/0*
中间性(局部侵袭型)	
掌/跖纤维瘤病(palmar/plantar fibromatosis)	8813/1*
韧带样瘤型纤维瘤病(desmoid-type fibromatosis)	8821/1
脂肪纤维瘤病(lipofibromatosis)	8851/1*
巨细胞纤维母细胞瘤(giant cell fibroblastoma)	8834/1

中文名(英文名)	国际疾病分类号
中间性(偶有转移型)	
隆凸性皮肤纤维肉瘤(dermatofibrosarcoma protuberans)	8832/1*
纤维肉瘤型隆凸性皮肤纤维肉瘤(fibrosarcomatous dermatofibrosarcoma protuberans)	8832/3*
色素性隆凸性皮肤纤维肉瘤(pigmented dermatofibrosarcoma protuberans)	8833/1*
孤立性纤维性肿瘤(solitary fibrous tumour)	8815/1*
恶性孤立性纤维性肿瘤(solitary fibrous tumour,malignant)	8815/3
炎症肌纤维母细胞瘤(inflammatory myofibroblastic tumour)	8825/1
低度恶性肌纤维母细胞性肉瘤(low-grade myofibroblastic sarcoma)	8825/3*
黏液炎性纤维母细胞性肉瘤(myxoinflammatory fibroblastic sarcoma)	
/非典型性黏液炎性纤维母细胞性肿瘤(/atypical myxoinflammatory fibroblastic tumour)	8811/1*
婴儿型纤维肉瘤(infantile fibrosarcoma)	8814/3
恶性	
成人型纤维肉瘤(adult fibrosarcoma)	8810/3
黏液纤维肉瘤(myxofibrosarcoma)	8811/3
低度恶性纤维黏液样肉瘤(low grade fibromyxoid sarcoma)	8840/3*
硬化性上皮样纤维肉瘤(sclerosing epithelioid fibrosarcoma)	8840/3*
所谓的纤维组织细胞肿瘤(so-called fibrohistocytic tumours)	
良性	
腱鞘巨细胞瘤(tenosynovial giant cell tumour)	
局限型(localized type)	9252/0
弥漫型(diffuse type)	9252/1*
恶性(malignant)	9252/3
深部纤维组织细胞瘤(deep benign fibrous histiocytoma)	8831/0
中间性(偶有转移型)	
丛状纤维组织细胞瘤(plexiform fibrohistiocytic tumour)	8835/1
软组织巨细胞瘤(giant cell tumour of soft tissues)	9251/1
平滑肌肿瘤(smooth muscle tumours)	
良性	
深部平滑肌瘤(deep leiomyoma)	8890/0
恶性	
平滑肌肉瘤(除外皮肤)[leiomyosarcoma(excluding skin)]	8890/3
血管周皮细胞(血管周)肿瘤(pericytic/perivascular tumours)	
血管球瘤(和亚型)(glomus tumour and variants)	8711/0
血管球瘤病(glomangiomatosis)	8711/1*
恶性血管球瘤(malignant glomus tumour)	8711/3
肌周细胞瘤(myopericytima)	8824/0
肌纤维瘤(myofibroma)	8824/0

中文名（英文名）	国际疾病分类号
肌纤维瘤病（myofibromatosis）	8824/1
血管平滑肌瘤（angioleiomyoma）	8894/0
骨骼肌肿瘤（skeletal muscle tumours）	
良性	
横纹肌瘤（rhabdomyoma）	8900/0
成人型（adult type）	8904/0
胎儿型（fetal type）	8903/0
生殖道型（genital type）	8905/0
恶性	
胚胎性横纹肌肉瘤（包括葡萄簇样和间变性）［embryonal rhabdomyosarcoma（including botryoid，anaplastic）］	8910/3
腺泡状横纹肌肉瘤（包括实体型和间变型）［alveolar rhabdomyosarcoma（including solid，anaplastic）］	8920/3
多形性横纹肌肉瘤（pleomorphic rhabdomyosarcoma）	8901/3
梭形细胞/硬化性横纹肌肉瘤（spindle cell/sclerosing rhabdomyosarcoma）	8912/3
脉管肿瘤（vascular tumours of soft tissue）	
良性	
血管瘤（haemangioma）	9120/0
滑膜（synovial）	
静脉型（venous）	9122/0
动静脉型/畸形（arteriovenous haemangioma/malformation）	9123/0
肌内型（intramuscular）	9132/0
上皮样血管瘤（epithelioid haemangioma）	9125/0
血管瘤病（angiomatosis）	
淋巴管瘤（lymphangioma）	9170/0
中间性（局部侵袭型）	
卡波西型血管内皮瘤（kaposiform haemangioendothelioma）	9130/1
中间性（偶见转移型）	
网状血管内皮瘤（retiform haemangioendothelioma）	9136/1*
乳头状淋巴管内血管内皮瘤（papillary intralymphatic angioendothelioma）	9135/1
复合型血管内皮瘤（composite haemangioendothelioma）	9136/1
假肌源性（上皮样肉瘤样）血管内皮瘤［pseudomyogenic（epithelioid sarcoma-like）haemangioendothelioma］	9136/1
卡波西肉瘤（Kaposi sarcoma）	9140/3
恶性	
上皮样血管内皮瘤（epithelioid haemangioendothelioma）	9133/3
软组织血管肉瘤（angiosarcoma of soft tissue）	9120/3
软骨-骨肿瘤（chondro-osseous tumours）	
软组织软骨瘤（soft tissue chondroma）	9220/0
间叶性软骨肉瘤（extraskeletal mesenchymal chondrosarcoma）	9240/3

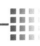
续表

中文名(英文名)	国际疾病分类号
骨外骨肉瘤(extraskeletal osteosarcoma)	9180/3
胃肠道间质瘤(gastrointestinal stromal tumours)	
良性胃肠道间质瘤(benign gastrointestinal stromal tumour)	8936/0
恶性潜能未定的胃肠道间质瘤(gastrointestinal stromal tumour, uncertain malignant potential)	8936/1
恶性胃肠道间质瘤(gastrointestinal stromal tumour, malignant)	8936/3
神经鞘膜肿瘤(nerve sheath tumours)	
良性	
神经鞘瘤(包括亚型)[schwannoma(including variants)]	9560/0
色素性神经鞘瘤(melanotic schwannoma)	9560/1*
神经纤维瘤(包括亚型)[neurofibroma(incl. variants)]	9540/0
丛状神经纤维瘤(plexiform neurofibroma)	9550/0
神经束膜瘤(perineurioma)	9571/0
恶性神经束膜瘤(malignant perineurioma)	9571/3
颗粒细胞瘤(granular cell tumour)	9580/0
真皮神经鞘黏液瘤(dermal nerve sheath myxoma)	9562/0
孤立性局限性神经瘤(solitary circumscribed neuroma)	9570/0
异位脑膜瘤(ectopic meningioma)	9530/0
鼻部胶质异位(nasal glial heterotopia)	
良性蝾螈瘤(benign Triton tumour)	
混杂性神经鞘膜肿瘤(hybrid nerve sheath tumours)	9563/0*
恶性	
恶性周围神经鞘膜瘤(malignant peripheral nerve sheath tumour)	9540/3
上皮样恶性周围神经鞘膜瘤(epithelioid malignant peripheral nerve sheath tumour)	9542/3*
恶性蝾螈瘤(malignant Triton tumour)	9561/3
恶性颗粒细胞瘤(malignant granular cell tumour)	9580/3
外胚层间叶瘤(ectomesenchymoma)	8921/3
分化尚不确定的肿瘤(tumours of uncertain differentiation)	
良性	
指趾纤维黏液瘤(acral fibromyxoma)	8811/0
肌内黏液瘤(包括富于细胞性亚型)[intramuscular myxoma(including cellular variant)]	8840/0
关节旁黏液瘤(juxta-articular myxoma)	8840/0
深部("侵袭性")血管黏液瘤[deep("aggressive")angiectatic tumour]	8841/0*
软组织多形性玻璃样变血管扩张性肿瘤(pleomorphic hyalinizing angiectatic tumour)	8802/1*
异位错构瘤样胸腺瘤(ectopic hamartomatous thymoma)	8587/0
中间性(局部侵袭型)	
含铁血黄素沉着性纤维脂肪瘤样肿瘤(haemosiderotic fibrolipomatous tumour)	8811/1*
中间性(偶有转移型)	

续表

中文名(英文名)	国际疾病分类号
非典型性纤维黄色瘤(atypical fibroxanthoma)	8830/1
血管瘤样纤维组织细胞瘤(angiomatoid fibrous histiocytoma)	8836/1
骨化性纤维黏液样肿瘤(ossifying fibromyxoid tumour)	8842/0
恶性骨化性纤维黏液样肿瘤(ossifying fibromyxoid tumour,malignant)	8842/3*
混合瘤,非特指性(mixed tumour NOS)	8940/0
恶性混合瘤(mixed tumour NOS,malignant)	8940/3
肌上皮瘤(myoepithelioma)	8982/0
肌上皮癌(myoepithelial carcinoma)	8982/3
良性磷酸盐尿性间叶性肿瘤(phosphaturic mesenchymal tumour,benign)	8990/0
恶性磷酸盐尿性间叶性肿瘤(phosphaturic mesenchymal tumour,malignant)	8990/3
恶性	
滑膜肉瘤,非特指性(synovial sarcoma NOS)	9040/3
梭形细胞滑膜肉瘤(synovial sarcoma,spindle cell)	9041/3
双相型滑膜肉瘤(synovial sarcoma,biphasic)	9043/3
上皮样肉瘤(epithelioid sarcoma)	8804/3
腺泡状软组织肉瘤(alveolar soft-part sarcoma)	9581/3
软组织透明细胞肉瘤(clear cell sarcoma of soft tissue)	9044/3
骨外黏液样软骨肉瘤(extraskeletal myxoid chondrosarcoma)	9231/3
骨外尤因肉瘤(extraskeletal Ewing tumour)	9364/3
促结缔组织增生性小圆细胞肿瘤(desmoplastic small round cell tumour)	8806/3
恶性肾外横纹肌样瘤(extra-renal rhabdoid tumour)	8963/3
具有血管周上皮样细胞分化的肿瘤[neoplasms with perivascular epithelioid cell differentiation(PEComa)]	
良性 PEComa,非特指性(PEComa NOS,benign)	8714/0*
恶性 PEComa,非特指性(PEComa NOS,malignant)	8714/3*
(动脉)内膜肉瘤(intimal sarcoma)	9137/3*
未分化/未能分类肉瘤(undifferentiated/unclassified sarcomas)	
梭形细胞未分化肉瘤(undifferentiated spindle cell sarcoma)	8801/3
多形性未分化肉瘤(undifferentiated pleomorphic sarcoma)	8802/3
小圆细胞未分化肉瘤(undifferentiated round cell sarcoma)	8803/3
上皮样未分化肉瘤(undifferentiated epithelioid sarcoma)	8804/3
未分化肉瘤,非特指性(undifferentiated sarcoma NOS)	8805/3

[a] 肿瘤名称后的编码为肿瘤学国际疾病分类编码(International Classification of Diseases for Oncology(ICD-O)){916A}。生物行为编码/0 为良性肿瘤,/1 为非特异性,行为可疑或交界性,/2 为原位癌和Ⅲ级上皮内肿物,/3 为恶性肿瘤;[b] 考虑到对一些疾病认识的变化,对先前的 WHO 肿瘤组织学分类{870A}进行了一些修订。* 代表 2012 年得到国际癌症研究机构/世界卫生组织(IARC/WHO)新认证的 ICO-O 编码

（张然　整理）

附录七 口腔颌面部常见肿瘤和瘤样病变的免疫组化辅助诊断

一、口腔鳞状细胞癌及其亚型

（一）普通鳞状细胞癌

阳性：PanCK，AE1/AE3，34βE12，CK5，5/6，13，14，17，18，19，p63，EMA

阴性：CK7，CK20，LCA，S-100，actin，HMB45，Melan-A，desmin

（二）基底样鳞状细胞癌

阳性：CK5/6，34βE12，CK14，p63，p53，vimentin（点状），S-100，p53，p63

阴性：CK7，CgA

（三）梭形细胞鳞状细胞癌

阳性：PanCK，34βE12，CK1，CK18，EMA，p63，p40，vimentin，MSA（部分），desmin

阴性：GFAP，CD34，myogenin，Myo D1，Chromogranin，HMB-45

（四）腺鳞癌

阳性：34βE12，EMA，CK7

阴性：CK20

（五）棘层松解性鳞状细胞癌

阳性：CK，EMA，p63，vimentin

（六）淋巴上皮癌

阳性：PanCK，EMA，CK5/6，p63，p40，CK7（灶性），EBER

阴性：CK20，S-100，SMA，calponin

（七）人类乳头瘤病毒相关口咽鳞状细胞癌

阳性：p16

（八）口腔黏膜黑色素细胞肿瘤

阳性：S-100，HMB45，Melan-A，SOX10，vimentin

阴性：CK，EMA，SMA，MSA，GFAP，desmin，SYN，CgA

二、唾液腺肿瘤

唾液腺良性肿瘤：

（一）多形性腺瘤

阳性：CK5/6，CK7，CK14，S-100，GFAP，p63，calponin，SMA，vimentin，GFAP，CD44

阴性：CgA，SYN，NSE

（二）肌上皮瘤

阳性：PanCK，CK5/6，CK7，CK14，S-100，p63，calponin，SMA，vimentin，GFAP，SOX10

阴性：EMA

（三）基底细胞腺瘤

阳性：PanCK，CK7，CD117，EMA，S-100，p63，SMA，MSA，calponin，vimentin，β-catenin

（四）Warthin 瘤

阳性：AE1/AE3，AMA，CK5/6，7，8，19，p63，EMA

阴性：淀粉酶，SMA，S-100

（五）嗜酸细胞瘤

阳性：CK5/6，8/18，10/13，19

阴性：SMA，S-100

（六）皮脂腺淋巴腺瘤

阳性：CK，EMA，T、B 细胞抗原

阴性：EBER

（七）非皮脂腺淋巴瘤

阳性：EMA，CK8/18，19，p63，T、B 细胞抗原

阴性：EBER

（八）囊腺瘤

阳性：PanCK，CK5/6，CK7，dog-1，EMA，p63，calponin，S-100

（九）乳头状唾液腺瘤

阳性：SMA，S-100，GFAP，CK13，CK14

（十）导管乳头状瘤

阳性：AE1/AE3，CK7，14，19，EMA

（十一）皮脂腺腺瘤

阳性：CK，EMA

阴性：vimentin，S-100，SMA

（十二）管状腺瘤

阳性：CK13，14，CD117，CK19（弱+），S-100，GFAP

阴性：SMA，calponin，p63，CEA，p53，p73

唾液腺恶性肿瘤：

（一）黏液表皮样癌

阳性：CK5/6，7，8，13，14，18，19，vimentin，p63，p40，MUC1，MUC4，MUC5AC，c-erbB-2/HER2（低分化）

阴性：GFAP，actin，S-100

（二）腺样囊性癌

阳性：PanCK，CK7，8/18，19，EMA，p63，p40，vimentin，S-100，MSA，SMA，calponin，CD117

（三）腺泡细胞癌

阳性：CK7，DOG1，SOX10

阴性：mammaglobin，S-100，STAT5a，SMA，calponin，p63

（四）多形性腺癌

阳性：CK7，8/18，19，S-100，vimentin，mammaglobin，p63，CK14，SMA，EMA，CEA

阴性：CK20，p40，GFAP

（五）透明细胞癌

阳性：AE1/AE3，CK7，5，6，14，8/18，19，p63（弥漫）

阴性：CK10/13，20，vimentin，S-100，SMA，calponin

（六）基底细胞腺癌

阳性：AE1/AE3，CK7，EMA，CK5/6，p63，p40，S-100，vimentin，SMA，calponin，β-catenin

（七）导管内癌

阳性：CK7，vimentin，S-100，mammaglobin，SOX10，AR（灶性），GCDFP-15，DOG1

阴性：HER2，p53，CK20

（八）唾液腺导管癌

阳性：CK7，CEA，EMA，GLDFP-15，AR，Her2/C-erbB-2

阴性：CK20，p63，SMA，S-100，ER，PR

（九）腺癌，非特异性

阳性：PanCK，CK7，EMA

阴性：CK20，CK5/6，p63，SMA，calponin，DOG1，S-100

（十）上皮-肌上皮癌

阳性：CK7，CK8/18，CK19，PanCK，CAM5.2，EMA，vimentin，HHF-35，SMA，calponin，p63，p40

（十一）肌上皮癌

阳性：CK，S-100，p63，p40，SMA，GFAP，CD10，calponin，SMMHC

（十二）癌在多形性腺瘤中

阳性：AR，HER2

（十三）分泌性癌

阳性：CK7，CK8/18，CK19，EMA，vimentin，GCDFP15，S-100，mammaglobin，STAT5a，SOX10

阴性：DOG1，p63，S-100，SMA，calponin

（十四）嗜酸细胞癌

阳性：CK，EMA，AMA，p63（散在）

阴性：S-100，SMA，calponin

（十五）皮脂腺腺癌

阳性：CK，AE1/AE3，CK5，7，EMA，CA15-3，adipophilin，AR（部分）

阴性：S-100，CEA，GCDFP-15，BerEP4，SMA，calponin

（十六）淋巴上皮癌

阳性：PanCK，CK5/6，p63，CK7（灶性），EBER

阴性：CK20，S-100，SMA，calponin

（十七）低分化癌

阳性：NSE，CD56，SYN，CgA，PanCK，TTF-1（偶见）

阴性：CK7

（十八）癌肉瘤

阳性：PanCK，CK5/6，7，14，EMA，S-100（少数），vimentin（少数），

（十九）成涎细胞瘤

阳性：EMA，CKs，S-100，p63，calponin，SMA

三、牙源性肿瘤

（一）牙源性硬化性癌

阳性：CK5/6，19，p63，CK7（灶性），E-cadherin

（二）牙源性透明细胞癌

阳性：CK14，19，AE1/AE3

阴性：vimentin，S-100，SMA，HMB45

四、颌骨骨及软骨源性肿瘤及瘤样病变

（一）婴儿黑色素神经外胚瘤

阳性：CK，HMB45，vimentin，NSE，Lev-7，突触素，c-myc

阴性：desmin，CEA，NF，S-100

（二）软骨肉瘤

阳性：S-100，SOX9，podoplanin

阴性：CK，EMA

（三）骨肉瘤

阳性：MDM2，CDK4

（四）间叶性软骨肉瘤

阳性：SOX9

（五）弥漫性腱鞘巨细胞瘤

阳性：vimentin，CD68，desmin（部分），MSA（部分）

（六）浆细胞骨髓瘤

阳性：PCA，CD38，CD138，CD79a（部分），CD56/58，EMA

（七）尤因肉瘤

阳性：vimentin，CAM5.2，CD99，NSE，PGP9.5，Leu7，NFS

五、口腔颌面部软组织肿瘤和瘤样病变

（一）结节性筋膜炎

阳性：α-SMA，calponin，CD10，MSA，CD68，vimentin

阴性：desmin，AE1/AE3，CD34，S-100，ALK，β-catenin

（二）肌纤维瘤

阳性：vimentin，α-SMA，MSA

阴性：desmin，S-100，EMA，CK

（三）脂肪瘤

阳性：vimentin，CD34，S-100（偶见）

（四）婴儿血管瘤

阳性：GLUT1

（五）疣状黄瘤

阳性：vimentin，CD68，AE1/AE3，FⅧ

阴性：S-100

（六）平滑肌瘤

阳性：SMA，desmin，caldesmon

阴性：S-100，SOX10，HMB45，β-catenin，desmin，myo-genin，CD34

（七）神经鞘瘤

阳性：SOX10，nestin，S-100（弥漫）

阴性：CKs

（八）神经纤维瘤

阳性：NSE，NF，S-100，EMA

（九）先天性龈瘤

阳性：S-100

（十）颗粒细胞瘤

阳性：S-100，NSE，CD68

（十一）颈动脉体副神经节瘤

阳性：CgA，SYN，NSE，CD56，S-100

阴性：AE1/AE3，EMA

（十二）软组织多形性玻璃样变血管扩张性肿瘤

阳性：vimentin，CD34，EMA

阴性：S-100，actin，desmin，CK，F8，CD31

（十三）神经胶质异位

阳性：S-100，GFAP，NSF（弱），NF（弱）

（十四）侵袭性纤维瘤病

阳性：α-SMA，MSA，desmin

阴性：CD34，S-100

（十五）隆突性皮肤纤维肉瘤

阳性：CD34，tenascin，EMA

阴性：FⅩⅢa，S-100，desmin，AE1/AE3，actins

（十六）孤立性纤维瘤

阳性：CD34，Bcl-2，CD99，STAT6，actins，desmin

（十七）炎性肌纤维母细胞肿瘤

阳性：vimentin，α-SMA，MSA，desmin，ALK（50%）

（十八）低度恶性肌纤维母细胞肉瘤

阳性：vimentin，actins，desmin，calponin，fibronectin，CD34，β-catenin

阴性：h-CALD，S-100，CKs

（十九）纤维肉瘤（成年型）

阳性：vimentin，α-SMA，MSA，CD34

（二十）脂肪肉瘤

阳性：CK，vimentin，S-100

（二十一）平滑肌肉瘤

阳性：α-SMA，h-CALD，MSA，calponin，desmin（70%～80%）

（二十二）横纹肌肉瘤

阳性：desmin，MSA，myoD1，myogenin

（二十三）恶性周围神经鞘膜瘤

阳性：S-100，SOX10，p53

（二十四）滑膜肉瘤

阳性：AE1/AE3，CAM5.2，EMA，CK7，CK19，vimentin，S-100（约30%）

（二十五）腺泡状软组织肉瘤

阳性：TFE3，myoD1

（二十六）传染性单核细胞增多症

阳性：CD30

阴性：CD15

（二十七）巨大淋巴结增生症

阳性：CD35，CD21

（二十八）伴巨大淋巴结病的窦组织细胞增生症

阳性：S-100

阴性：CD1α，langerin

六、淋巴造血系统肿瘤

（一）黏膜相关淋巴组织结外边缘区淋巴瘤

阳性：CD20，CD79a，CD21，CD23，CD35，IgM，IgA（部分），IgG（部分）

阴性：CD5，CD10，CD23，Bcl-6

（二）滤泡性淋巴瘤

阳性：CD20，CD19，CD79a，PAX5，CD10，Bcl-2

阴性：CD5，CD43

（三）套细胞淋巴瘤

阳性：IgM/IgD，Bcl-2，CD5，FMC，CD43，MUM-1（偶见），SOX11

阴性：CD10，Bcl-6

（四）Burkitt 淋巴瘤

阳性：IgM，CD19，CD20，CD22，CD79a，PAX5，CD10，Bcl-6，CD38，CD77，CD43

阴性：CD5，CD23，CD138，Bcl-2，TdT

（五）弥漫性大 B 细胞淋巴瘤

阳性：CD19，CD20，CD22，CD79a，PAX5，IgM、IgG、IgA（50%～75%），CD5（5%～10%），Bcl-2，MYC，p53（20%～60%）

（六）浆细胞瘤

阳性：CD138，CD38，CD79a

阴性：CD20

（七）淋巴浆细胞淋巴瘤

阳性：IgM，IgG（偶见），CD19，CD20，CD22，CD79a

阴性：CD5，CD10，CD103，CD23

（八）外周 T 细胞淋巴瘤，非特指型

阳性：CD3，CD2，CD5，CD7，TCRβF1，CD4

阴性：CD8

（九）结外 NK/T 细胞淋巴瘤，鼻型

阳性：CD2，CD56，CD43，CD45RO，granzyme B，TIA1，perforin，HLA-DR，CD25，FAS，FASL，CD30（30%）

阴性：CD5

（十）间变性大 T 细胞淋巴瘤

阳性：CD30，ALK，granzyme B，TIA1，perforin，CD43，CD45，CD45RO，CD25

阴性：CD8，Bcl-2，EBV

（十一）B 淋巴母细胞性淋巴瘤

阳性：CD19，CD79a，PAX5，TdT，CD99，CD34，CD10，CD20（部分），CD45（部分），MPO（偶见）

（十二）T 淋巴母细胞性淋巴瘤

阳性：CD2，CD3，CD7，CD5，CD4，CD8，TdT，CD99，CD34，CD1a，CD10，CD79a（10%），CD117

（十三）经典型霍奇金淋巴瘤

阳性：CD30，CD15，CD13，CD14，CD33，CD163，MPO

阴性：CD138，EMA，BOB1，OCT2

（十四）结节性淋巴细胞为主型霍奇金淋巴瘤

阳性：CD20，CD79a，PAX5，CD75，OCT2，BOB1，CD45，EMA，Bcl-6

阴性：CD10，CD30，CD15，EBV

（十五）髓系肉瘤

阳性：CD13，CD14，CD33，CD163，MPO，CD43，CD68，CD34，CD117

（十六）朗格汉斯组织细胞增生症

阳性：CD1α，langerin，S-100，vimentin，CD68，HLA-DR

（张然　整理）

索 引

Burkitt 淋巴瘤　Burkitt lymphoma　367

B 淋巴母细胞淋巴瘤　B-lymphoblastic lymphoma　385

IgG4 相关的硬化病　IgG4-related sclerosing disease，ISD　99

Küttner 瘤　Küttner tumor，KT　99

Mikulicz 病　Mikulicz disease　101

Pindborg 瘤　Pindborg tumor　236

T 淋巴母细胞淋巴瘤　T-lymphoblastic lymphoma　386

Warthin 瘤　Warthin Tumor　124

A

癌肉瘤　carcinosarcoma　194

癌在多形性腺瘤中　carcinoma ex pleomorphic adenoma　183

艾迪生病　Addison disease　40，42，44

B

白塞病　Bechet's disease　12

白色海绵状斑痣　white sponge nevus　36

白色水肿　leukoedema　36

瘢痕性类天疱疮　cicatrical pemphigoid　19

伴巨大淋巴结病的窦组织细胞增生症　sinue histiocytosis with massive lymphadenopathy　357

鼻唇(鼻牙槽)囊肿　[nasolabial(nasoalveolar)cyst]　217

鼻腭管(切牙管)囊肿　[nasopalatine duct(incisive canal)cyst]　216

病毒性腮腺炎　virus parotitis，mumps　97

C

成骨细胞瘤　osteoblastoma　258

成年型纤维肉瘤　adult fibrosarcoma，AFS　338

成涎细胞瘤　sialoblastoma　195

成牙骨质细胞瘤　cementoblastoma　248

成釉细胞癌　ameloblastic carcinoma　249

成釉细胞瘤　ameloblastoma　227

成釉细胞纤维瘤　ameloblastic fibroma　240

成釉细胞纤维肉瘤　ameloblastic fibrosarcoma　255

传染性单核细胞增多症　infectious mononucleosis，IM　356

创伤性溃疡　traumatic ulceration　14

唇炎　cheilitis　58

促结缔组织增生性纤维瘤　desmoplastic fibroma　261

D

大疱　bulla　16

大疱性类天疱疮　bullous pemphigoid，BP　21

带状疱疹　herpes zoster　4

单纯性骨囊肿　simple bone cyst　221

导管内癌　intraductal carcinoma　175

导管乳头状瘤　ductal papillomas　139

低度恶性肌纤维母细胞肉瘤　low-grade myofibroblastic sarcoma，LGMFS　336

地图舌　geographic tongue　61

动静脉畸形　arteriovenous malformations　316

动静脉血管瘤　arteriovenous hemangioma　316

动脉瘤性骨囊肿　aneurysmal bone cyst　218

多发性骨髓瘤　multiple myeloma　288

多囊病　polycystic disease　96

多形性红斑　erythema multiforme　23

多形性腺癌　polymorphous adenocarcinoma　170

多形性腺瘤　pleomorphic adenoma　109

多形性脂肪肉瘤　pleomorphic liposarcoma　340

多灶性上皮增生　multifocal epithelial hyperplasia　69

E

恶性黑色素瘤　malignant melanoma　44

恶性周围神经鞘膜瘤　malignant peripheral nerve sheath tumor，MPNST　342

二期梅毒　secondary syphilis　54

F

发育性根侧囊肿　lateral periodontal cyst　207

放射性口炎　radiate mucositis　15

非特异性淋巴结炎　non-specific lymphadenitis　352

分泌性癌　secretory carcinoma　167

分叶状毛细血管瘤　lobular capillary hemangioma　313

复发性阿弗他溃疡　recurrent aphthous ulcer，RAU　11

复发性疱疹性口炎　recurrent herpetic stomatitis　2

副肿瘤性天疱疮　paraneoplastic pemphigus,PNP　21

G

根尖囊肿　radicular cyst　213

沟纹舌　fissured tongue　62

孤立性浆细胞瘤　solitary plasmacytoma　288,374

孤立性纤维性肿瘤　solitary fibrous tumor　334

骨孤立性浆细胞瘤　solitary plasmacytoma of bone,SPB　374

骨化纤维瘤　ossifying fibroma　273

骨瘤　osteoma　257

骨肉瘤　osteosarcoma　267

骨软骨瘤　osteochondroma　263

骨髓瘤　myeloma　288

骨外浆细胞瘤　extraosseous plasmacytoma　374

骨样骨瘤　osteoid osteoma　258

管状腺瘤　canalicular adenoma　140

管状型单形性腺瘤　monomorphic adenoma,canalicular type　140

管状型基底细胞腺瘤　basal cell adenoma,canalicular type　141

光化性唇炎　actinic cheilitis　60

H

蛤蟆肿　ranula　224

含牙囊肿　dentigerous cyst　205

颌骨巨细胞病变　giant cell lesions of the jaws　282

赫克病　Heck's disease　69

黑色素瘤　melanoma　91

黑色素细胞痣　melanocytic naevus　90

黑色素痣　melanocytic nevus　44

横纹肌肉瘤　rhabdomyosarcoma,RMS　342

红斑　erythroplakia　29

华氏巨球蛋白血症　Waldenstrom macroglobulinaemia,WM　377

滑膜肉瘤　synovial sarcoma　344

滑膜软骨瘤病　synovial chondromatosis　263

坏死性肉芽肿性血管炎　granulomatosis with polyangiitis　51

坏死性唾液腺化生　necrotising sialometaplasia　103

坏死性龈口炎　necrotizing gingivitis　8

黄色瘤　xanthoma　318

混合瘤　benign mixed tumor　109

混合性牙瘤　complex odontoma　241

获得性免疫缺陷综合征　acquired immune deficiency syndrome, AIDS　56

霍奇金淋巴瘤　Hodgkin lymphomas　387

J

肌上皮癌　myoepithelial carcinoma　157

肌上皮瘤　myoepithelioma　117

肌纤维瘤　myofibroma　307

基底细胞腺癌　basal cell adenocarcinoma　160

基底细胞腺瘤　basal cell adenoma　120

基底样鳞状细胞癌　basaloid squamous cell carcinoma　76

畸形性骨炎　osteitis deformans　285

急性化脓性腮腺炎　acute suppurative parotitis　97

棘层松解性鳞状细胞癌　acantholytic squamous cell carcinoma　84

家族性巨型牙骨质瘤　familial gigantiform cementoma　276

甲状旁腺功能亢进性棕色瘤　brown tumor of hyperparathyroidism　284

甲状舌管囊肿　thyroglossal tract cyst　223

假上皮瘤样增生　pseudoepitheliomatous hyperplasia　73

假性囊肿　pseudocyst　198

尖锐湿疣　condyloma acuminatum　56,69

间变性大细胞淋巴瘤-ALK 阳性　anaplastic large cell lymphoma, ALK-positive　381

间变性大细胞淋巴瘤-ALK 阴性　anaplastic large cell lymphoma, ALK-negative　383

间叶性软骨肉瘤　mesenchymal chondrosarcoma　272

浆细胞骨髓瘤　plasma cell myeloma,PCM　288,374

浆细胞瘤　plasmacytoma　288

浆细胞肉芽肿　plasma cell granuloma,PCG　49

浆细胞性唇炎　cheilitis plasmacellularis　60

胶质迷芽瘤　glial choristoma　329

结节病　sarcoidosis　45

结节性筋膜炎　nodular fasciitis　304

结节性淋巴细胞为主型霍奇金淋巴瘤　nodular lymphocyte predominant Hodgkin lymphoma,NLPHL　390

结外 NK/T 细胞淋巴瘤　extranodal NK/T-cell lymphoma,nasal type　379

结外黏膜相关淋巴组织边缘区淋巴瘤　extranodal marginal zone lymphoma of mucosa-associated lymphoid tissue, MALT lymphoma　361

经典型霍奇金淋巴瘤　classic Hodgkin lymphoma,CHL　389

颈动脉体副神经节瘤　carotid body paraganglioma,CBP　326

静脉畸形　venous malformation　314

静止性骨囊肿　static bone cyst　221

局限性口面部肉芽肿病　localized orofacial granulomatosis　45

局灶性上皮增生　focal epithelial hyperplasia　69

局灶性嗜酸细胞腺瘤样增生　focal oncocytic adenomatous hyperplasia　105

巨大淋巴结增生症　giant lymph node hyperplasia　356

巨颌症　cherubism　283

巨细胞纤维瘤　giant cell fibroma　67

巨细胞性龈瘤　giant cell epulis　303

K

颗粒细胞瘤　granular cell tumor　325

克罗恩病　Crohn's disease　47

口部浆细胞症　plasmacytosis circumorificialis　60

口腔白斑　oral leukoplakia　25

口腔黑棘皮瘤　oral melano acanthoma　41

口腔扁平苔藓　oral lichen planus, OLP　31

口腔单纯疱疹　herpes simplex　2

口腔黑棘皮病　oral melanoacanthosis　41

口腔黑棘皮瘤　oral melanoacanthoma　44

口腔畸胎样囊肿　teratoid cyst　224

口腔结核　tuberculosis of oral cavity　9

口腔淋巴上皮囊肿　oral lymphoepithelial cyst　222

口腔鳞状细胞癌　oral squamous cell carcinoma　71

口腔黏膜黑斑　oral melanotic macules　40

口腔黏膜下纤维化　oral submucous fibrosis, OSF　34

口腔念珠菌病　oral candidiasis　6

口腔转移性肿瘤　metastatic tumors in the oral tissues　348

口咽部 HPV 阳性鳞状细胞癌　oropharyngeal squamous cell carcinoma, HPV-positive　88

溃疡　ulcer　10

L

朗格汉斯细胞组织细胞增生症　Langerhans cell histiocytosis, LCH　394

类天疱疮样扁平苔藓　lichen planus pemphigoides　23

良性角化病　benign hyperkeratosis　37

良性黏膜类天疱疮　benign mucous membrane pemphigoid　19

淋巴管畸形　lymphatic malformation　316

淋巴管瘤　lymphangioma　316

淋巴浆细胞淋巴瘤　lymphoplasmacytic lymphoma, LPL　377

淋巴结结核　tuberculosis of lymph node　354

淋巴上皮癌　lymphoepithelial carcinoma　86

淋巴腺瘤　lymphadenoma　132

淋病　gonorrhea　55

鳞状细胞乳头状瘤　squamous cell papilloma　66

流行性腮腺炎　epidemic parotitis　97

隆凸性皮肤纤维肉瘤　dermatofibrosarcoma protuberans, DFSP　331

滤泡性淋巴瘤　follicular lymphoma　362

M

慢性非特异性唇炎　chronic cheilitis　58

慢性盘状红斑狼疮　chronic discoid lupus erythematosus　33

慢性硬化性唾液腺炎　chronic sclerosing sialadenitis　98

慢性阻塞性唾液腺炎　chronic obstructive sialadenitis　98

猫抓病　cat-scratch disease　355

梅-罗综合征　Melkersson-Rosenthal's syndrome　44

梅毒　syphilis　53

弥漫性大 B 细胞淋巴瘤　diffuse large B-cell lymphoma, DLBCL　371

弥漫性腱鞘巨细胞瘤　diffuse type giant cell tumor of tendon sheath　287

弥漫性嗜酸细胞增生　diffuse oncocytosis　105

迷芽瘤　choristomas　325

N

囊腺瘤　cystadenoma　134

囊肿　cyst　198

黏液表皮样癌　mucoepidermoid carcinoma　142

黏液瘤　myxoma　245

黏液囊肿　mucocele　224

黏液纤维瘤　myxofibroma　245

黏液样脂肪肉瘤　myxoid liposarcoma　340

P

疱　vesicle　16

皮样或表皮样囊肿　dermoid or epidermoid cyst　221

皮脂腺癌　secretory carcinoma　185

皮脂腺腺瘤　sebaceous adenoma　140

平滑肌瘤　leiomyoma　318

平滑肌肉瘤　leiomyosarcoma　341

Q

侵袭性纤维瘤病　aggressive fibromatosis　331

青少年沙瘤样骨化纤维瘤　juvenile psammomatoid ossifying fibroma, JPOF　273

青少年小梁状骨化纤维瘤　juvenile trabecular ossifying fibroma, JTOF　273

球菌性口炎　coccigenic stomatitis　7

球状上颌囊肿　globo-maxillary cyst　217

去分化脂肪肉瘤　dedifferentiated liposarcoma　340

R

韧带样瘤　desmoid tumor　331

韧带样型纤维瘤病　desmoid type fibromatosis　331

妊娠性龈瘤　pregnancy epulis　300

肉芽肿　granuloma　44

肉芽组织型血管瘤　granulation tissue type hemangioma　313

乳头状淋巴囊腺瘤　papillary cystadenoma lymphomatosum　124

乳头状鳞状细胞癌　papillary squamous cell carcinoma　83

乳头状瘤　papilloma　66

乳头状唾液腺瘤　sialadenoma papilliferum　136

乳头状增生　papillary hyperplasia　67

软骨瘤　chondroma　259

软骨黏液样纤维瘤　chondromyxoid fibroma　260

软骨肉瘤　chondrosarcoma　269

软组织多形性玻璃样变血管扩张性肿瘤　pleomorphic hyalinizing angiectatic tumor of soft parts, PHAT　328

S

鳃裂囊肿　branchial cleft cyst　222

三期梅毒　tertiary syphilis　54

色素沉着肠道息肉综合征　hereditary intestinal polyposis syndrome　41

色素沉着息肉综合征　pigmentation polyposis syndrome　40,44

色素痣　pigmented neves　41,90

上皮-肌上皮癌　epithelial-myoepithelial carcinoma　153

上皮轻度异常增生　mild dysplasia　27

上皮异常增生　dysplasia　26

上皮中度异常增生　moderate dysplasia　27

舌扁桃体肥大　tonsilla lingualis　63

神经胶质异位　neuroglialheterotopia　329

神经鞘瘤　neurilemoma　318

神经纤维瘤　neurofibroma　320

神经纤维瘤病　neurofibromatosis　322

生理性色素沉着　physiologic pigmentation　39

施万细胞瘤　Schwannoma　318

嗜酸细胞癌　oncocytic carcinoma　177

嗜酸细胞瘤　oncocytoma　129

嗜酸细胞增生症　oncocytosis　105

嗜酸性淋巴肉芽肿　eosinophilic lymphogranuloma　48,356

嗜酸性舌溃疡　tongue ulceration with eosinophilia　15

手足口病　hand-foot-mouth disease　5

术后梭形细胞结节　postoperative spindle cell nodule　305

髓外浆细胞瘤　extramedullary plasmacytoma　288

髓系肉瘤　myeloid sarcoma　391

梭形细胞鳞状细胞癌　spindle cell squamous cell carcinoma　80

梭形细胞脂肪瘤　spindle cell lipoma　310

T

套细胞淋巴瘤　mantle cell lymphoma,MCL　366

天疱疮　pemphigus　17

透明细胞癌　clear cell carcinoma　164

唾液腺差分化癌　poorly differentiated carcinomas of salivary glands　191

唾液腺导管癌　salivary duct carcinoma　172

唾液腺异位　salivary gland heterotopia　96

W

外渗性黏液囊肿　mucous extravasation cyst　224

外周T细胞淋巴瘤-非特指　peripheral T-cell lymphoma,PTCL-NOS　378

外周性巨细胞肉芽肿　peripheral giant cell granuloma　303

X

下颌正中囊肿　median mandibular cyst　218

先天性角化异常　dyskeratosis congenita,DKC/DC　38

先天性龈瘤　congenital epulis　324

纤维结构不良　fibrous dysplasia,FD　276

纤维瘤　fibroma　305

纤维上皮息肉　fibroepithelial polyp　67

纤维性龈瘤　fibrous epulis　298

线状IgA病　linear IgA disease　24

线状IgA大疱性皮肤病　linear IgA bullous dermatitis　24

腺癌,非特指　adenocarcinoma,not otherwise specified　180

腺淋巴瘤　adenolymphoma　124

腺鳞癌　adenosquamous carcinoma　84

腺泡细胞癌　acinic cell carcinoma　150

腺泡状软组织肉瘤　alveolar soft part sarcoma,ASPS　346

腺性唇炎　cheilitis glandularis　59

腺牙源性囊肿　glandular odontogenic cyst　208

腺样鳞状细胞癌　adenoid squamous cell carcinoma　84

腺样囊性癌　adenoid cystic carcinoma　146

性病　venereal diseases　53

性传播疾病　sexually transmitted diseases　53

血管畸形　vascular malformations　303,310

血管瘤　hemangioma　310

血管性龈瘤　vascular epulis　300

寻常疣　verruca vulgaris　68

Y

牙本质生成性影细胞瘤　dentinogenic ghost cell tumor　243

牙骨质-骨化纤维瘤　cemento-ossifying fibroma　273

牙骨质-骨结构不良　cemento-osseous dysplasia　278

牙瘤　odontoma　241

牙龈瘤　epulis　297

牙源性癌　odontogenic carcinoma　249

牙源性癌肉瘤　odontogenic carcinosarcoma　255

牙源性钙化囊肿　calcifying odontogenic cyst　209

牙源性钙化上皮瘤　calcifying epithelial odontogenic tumor　236

牙源性鳞状细胞瘤　squamous odontogenic tumor　234

牙源性囊肿　odontogenic cyst　198

牙源性黏液瘤　odontogenic myxoma　245

牙源性肉瘤　odontogenic sarcoma　255

牙源性始基瘤　primordial odontogenic tumor　241

牙源性透明细胞癌　clear cell odontogenic carcinoma　252

牙源性纤维瘤　odontogenic fibroma　244

牙源性腺样瘤　adenomatoid odontogenic tumor　238

牙源性龈上皮错构瘤　odontogenic gingival epithelial hamartoma　245

牙源性影细胞癌　odontogenic ghost cell carcinoma　254

牙源性硬化性癌　sclerosing odontogenic carcinoma　251

牙源性肿瘤　odontogenic tumor　227

烟草及药物引起的色素沉着　tobacco smoke & drug-induced pigmentation　43

烟草性的口腔黏膜色素沉着　tobacco smoke-induced pigmentation　43

烟草性色素沉着　tobacco smoke-induced pigmentation　39

炎性肌纤维母细胞肿瘤　inflammatory myofibroblastic tumor　334

炎症性根侧囊肿　inflammatory collateral cyst　216

药物性色素沉着　drug-induced pigmentation　43

一期梅毒　primary syphilis　54

银汞纹　amalgam tattoo　42

银汞着色　amalgam pigmentation　42

龈囊肿　gingival cyst　208

婴儿黑色素神经外胚瘤　melanotic neuro-ectodermal tumor of infancy,MNTI　265

婴儿肌纤维瘤病　infantile myofibromatosis　307

婴儿期血管瘤　infantile hemangioma　311

婴儿血管瘤　infancy hemangioma　311

硬化性多囊性腺病　sclerosing polycystic adenosis,SPA　104

尤因肉瘤/原始神经外胚层肿瘤　Ewing sarcoma,EWS/primitive neuroectodermal tumour,PNET　289

疣状癌　verrucous carcinoma　75

疣状黄瘤　verruciform xanthoma　67,317

疣状增生　verrucous hyperplasia　67,76

幼年型黄色肉芽肿　juvenile xanthogranuloma　52

幼年性血管瘤　juvenile hemangioma　311

原发性骨内癌,非特指　primary intraosseous carcinoma,NOS　250

原发性慢性肾上腺皮质功能减退症　primary adrenal cortical impairment of chronic disease　42

原发性疱疹性龈口炎　primary herpetic gingivostomatitis　2

原发于唾液腺的鳞状细胞癌　primary salivary gland squamous cell carcinoma　190

Z

早期原位黑色素瘤　malignant melanoma　40

增生的牙滤泡　hyperplastic dental follicle　245

真菌性淋巴结炎　fungal lymphadenitis　356

正角化牙源性囊肿　orthokeratinized odontogenic cyst　210

正中菱形舌炎　median rhomboid glossitis　61

脂肪瘤　lipoma　309

脂肪肉瘤　liposarcoma　339

痣细胞痣　nevocellular naevus　90

中心性巨细胞肉芽肿　central giant cell granuloma　281

重度异常增生　severe dysplasia　27

重金属色素沉着　heavy-metal pigmentation　43

周围性巨细胞肉芽肿　peripheral giant cell granuloma　282

潴留性黏液囊肿　mucous retention cyst　224

组合性牙瘤　compound odontoma　241

组织细胞坏死性淋巴结炎　histiocytic necrotic lymphadenitis　358